本教材第9版曾获首届全国教材建设奖全国优秀教材二等奖

国家卫生健康委员会"十四五"规划教材

全 国 高 等 学 校 教 材

供基础、临床、预防、口腔医学类专业用

新形态教材

系统解剖学

Systematic Anatomy

U0292533

第 10 版

主　　审	丁文龙
主　　编	崔慧先　刘学政
副 主 编	孙晋浩　成晓龙　李　岩
数 字 主 编	崔慧先　孙晋浩
数字副主编	李　岩　杨向群　冉建华

人民卫生出版社

·北京·

图书在版编目（CIP）数据

系统解剖学 / 崔慧先，刘学政主编. -- 10 版.
北京：人民卫生出版社，2024. 7（2024. 11重印）.
（全国高等学校五年制本科临床医学专业第十轮规划
教材）. -- ISBN 978-7-117-36591-8

Ⅰ. R322

中国国家版本馆 CIP 数据核字第 2024FS1598 号

人卫智网	www.ipmph.com	医学教育、学术、考试、健康，购书智慧智能综合服务平台
人卫官网	www.pmph.com	人卫官方资讯发布平台

系统解剖学
Xitong Jiepouxue
第 10 版

主　　编：崔慧先　刘学政
出版发行：人民卫生出版社（中继线 010-59780011）
地　　址：北京市朝阳区潘家园南里 19 号
邮　　编：100021
E - mail：pmph @ pmph.com
购书热线：010-59787592　010-59787584　010-65264830
印　　刷：人卫印务（北京）有限公司
经　　销：新华书店
开　　本：850×1168　1/16　印张：28
字　　数：828 千字
版　　次：1978 年 12 月第 1 版　　2024 年 7 月第 10 版
印　　次：2024 年 11 月第 3 次印刷
标准书号：ISBN 978-7-117-36591-8
定　　价：109.00 元
打击盗版举报电话：010-59787491　E-mail：WQ @ pmph.com
质量问题联系电话：010-59787234　E-mail：zhiliang @ pmph.com
数字融合服务电话：4001118166　E-mail：zengzhi @ pmph.com

编委名单

编 委 （以姓氏笔画为序）

马志健　海南医科大学

王亚云　空军军医大学

左中夫　锦州医科大学

冉建华　重庆医科大学

成晓龙　山西医科大学

吕　捷　中国医科大学

吕广明　南通大学医学院

刘学政　锦州医科大学

刘海岩　吉林大学白求恩医学部

孙晋浩　山东大学齐鲁医学院

李　岩　上海交通大学医学院

李　莎　河北医科大学

李筱贺　内蒙古医科大学

杨向群　海军军医大学

杨慧科　哈尔滨医科大学

宋焱峰　兰州大学医学部

张　平　天津医科大学

张　潜　遵义医科大学

张永杰　南京医科大学

张晓明　浙江大学医学院

高　艳　首都医科大学

曹　靖　郑州大学医学院

崔慧先　河北医科大学

廖燕宏　华中科技大学同济医学院

谭国鹤　广西医科大学

编写秘书　马　隽　河北医科大学

数字编委

新形态教材使用说明

　　新形态教材是充分利用多种形式的数字资源及现代信息技术,通过二维码将纸书内容与数字资源进行深度融合的教材。本套教材全部以新形态教材形式出版;每本教材均配有特色的数字资源和电子教材,读者阅读纸书时可以扫描二维码,获取数字资源、电子教材。

　　电子教材是纸质教材的电子阅读版本,其内容及排版与纸质教材保持一致,支持手机、平板及电脑等多终端浏览,具有目录导航、全文检索功能,方便与纸质教材配合使用,进行随时随地阅读。

获取数字资源与电子教材的步骤

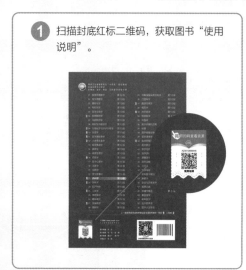

① 扫描封底红标二维码,获取图书"使用说明"。

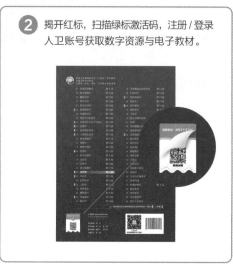

② 揭开红标,扫描绿标激活码,注册/登录人卫账号获取数字资源与电子教材。

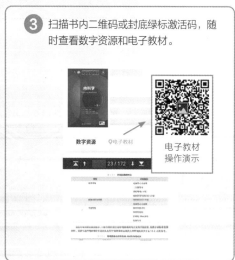

③ 扫描书内二维码或封底绿标激活码,随时查看数字资源和电子教材。

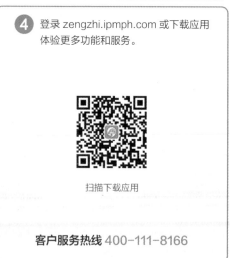

④ 登录 zengzhi.ipmph.com 或下载应用体验更多功能和服务。

扫描下载应用

客户服务热线 400-111-8166

读者信息反馈方式

人卫e教
medu.pmph.com

　　欢迎登录"人卫e教"平台官网"medu.pmph.com",在首页注册登录后,即可通过输入书名、书号或主编姓名等关键字,查询我社已出版教材,并可对该教材进行读者反馈、图书纠错、撰写书评以及分享资源等。

序言

百年大计,教育为本。教育立德树人,教材培根铸魂。

过去几年,面对突如其来的新冠疫情,以习近平同志为核心的党中央坚持人民至上、生命至上,团结带领全党全国各族人民同心抗疫,取得疫情防控重大决定性胜利。在这场抗疫战中,我国广大医务工作者为最大限度保护人民生命安全和身体健康发挥了至关重要的作用。事实证明,我国的医学教育培养出了一代代优秀的医务工作者,我国的医学教材体系发挥了重要的支撑作用。

党的二十大报告提出到 2035 年建成教育强国、健康中国的奋斗目标。我们必须深刻领会党的二十大精神,深刻理解新时代、新征程赋予医学教育的重大使命,立足基本国情,尊重医学教育规律,不断改革创新,加快建设更高质量的医学教育体系,全面提高医学人才培养质量。

尺寸教材,国家事权,国之大者。面对新时代对医学教育改革和医学人才培养的新要求,第十轮教材的修订工作落实习近平总书记的重要指示精神,用心打造培根铸魂、启智增慧、适应时代需求的精品教材,主要体现了以下特点。

1. 进一步落实立德树人根本任务。遵循《习近平新时代中国特色社会主义思想进课程教材指南》要求,努力发掘专业课程蕴含的思想政治教育资源,将课程思政贯穿于医学人才培养过程之中。注重加强医学人文精神培养,在医学院校普遍开设医学伦理学、卫生法以及医患沟通课程基础上,新增蕴含医学温度的《医学人文导论》,培养情系人民、服务人民、医德高尚、医术精湛的仁心医者。

2. 落实"大健康"理念。将保障人民全生命周期健康体现在医学教材中,聚焦人民健康服务需求,努力实现"以治病为中心"转向"以健康为中心",推动医学教育创新发展。为弥合临床与预防的裂痕作出积极探索,梳理临床医学教材体系中公共卫生与预防医学相关课程,建立更为系统的预防医学知识结构。进一步优化重组《流行病学》《预防医学》等教材内容,撤销内容重复的《卫生学》,推进医防协同、医防融合。

3. 守正创新。传承我国几代医学教育家探索形成的具有中国特色的高等医学教育教材体系和人才培养模式,准确反映学科新进展,把握跟进医学教育改革新趋势新要求,推进医科与理科、工科、文科等学科交叉融合,有机衔接毕业后教育和继续教育,着力提升医学生实践能力和创新能力。

4. 坚持新形态教材的纸数一体化设计。数字内容建设与教材知识内容契合,有效服务于教学应用,拓展教学内容和学习过程;充分体现"人工智能 +"在我国医学教育数字化转型升级、融合发展中的促进和引领作用。打造融合新技术、新形式和优质资源的新形态教材,推动重塑医学教育教学新生态。

5. 积极适应社会发展,增设一批新教材。包括:聚焦老年医疗、健康服务需求,新增《老年医学》,维护老年健康和生命尊严,与原有的《妇产科学》《儿科学》等形成较为完整的重点人群医学教材体系;重视营养的基础与一线治疗作用,新增《临床营养学》,更新营养治疗理念,规范营养治疗路径,提升营养治疗技能和全民营养素养;以满足重大疾病临床需求为导向,新增《重症医学》,强化重症医学人才的规范化培养,推进实现重症管理关口前移,提升应对突发重大公共卫生事件的能力。

我相信,第十轮教材的修订,能够传承老一辈医学教育家、医学科学家胸怀祖国、服务人民的爱国精神,勇攀高峰、敢为人先的创新精神,追求真理、严谨治学的求实精神,淡泊名利、潜心研究的奉献精神,集智攻关、团结协作的协同精神。在人民卫生出版社与全体编者的共同努力下,新修订教材将全面体现教材的思想性、科学性、先进性、启发性和适用性,以全套新形态教材的崭新面貌,以数字赋能医学教育现代化、培养医学领域时代新人的强劲动力,为推动健康中国建设作出积极贡献。

教育部医学教育专家委员会主任委员

教育部原副部长

林蕙青

2024 年 5 月

全国高等学校五年制本科临床医学专业
第十轮　规划教材修订说明

　　全国高等学校五年制本科临床医学专业国家卫生健康委员会规划教材自 1978 年第一轮出版至今已有 46 年的历史。近半个世纪以来,在教育部、国家卫生健康委员会的领导和支持下,以吴阶平、裘法祖、吴孟超、陈灏珠等院士为代表的几代德高望重、有丰富的临床和教学经验、有高度责任感和敬业精神的国内外著名院士、专家、医学家、教育家参与了本套教材的创建和每一轮教材的修订工作,使我国的五年制本科临床医学教材从无到有、从少到多、从多到精,不断丰富、完善与创新,形成了课程门类齐全、学科系统优化、内容衔接合理、结构体系科学的由纸质教材与数字教材、在线课程、专业题库、虚拟仿真和人工智能等深度融合的立体化教材格局。这套教材为我国千百万医学生的培养和成才提供了根本保障,为我国培养了一代又一代高水平、高素质的合格医学人才,为推动我国医疗卫生事业的改革和发展作出了历史性巨大贡献,并通过教材的创新建设和高质量发展,推动了我国高等医学本科教育的改革和发展,促进了我国医药学相关学科或领域的教材建设和教育发展,走出了一条适合中国医药学教育和卫生事业发展实际的具有中国特色医药学教材建设和发展的道路,创建了中国特色医药学教育教材建设模式。老一辈医学教育家和科学家们亲切地称这套教材是中国医学教育的“干细胞”教材。

　　本套第十轮教材修订启动之时,正是全党上下深入学习贯彻党的二十大精神之际。党的二十大报告首次提出要“加强教材建设和管理”,表明了教材建设是国家事权的重要属性,体现了以习近平同志为核心的党中央对教材工作的高度重视和对“尺寸课本、国之大者”的殷切期望。第十轮教材的修订始终坚持将贯彻落实习近平新时代中国特色社会主义思想和党的二十大精神进教材作为首要任务。同时以高度的政治责任感、使命感和紧迫感,与全体教材编者共同把打造精品落实到每一本教材、每一幅插图、每一个知识点,与全国院校共同将教材审核把关贯穿到编、审、出、修、选、用的每一个环节。

　　本轮教材修订全面贯彻党的教育方针,全面贯彻落实全国高校思想政治工作会议精神、全国医学教育改革发展工作会议精神、首届全国教材工作会议精神,以及《国务院办公厅关于深化医教协同进一步推进医学教育改革与发展的意见》(国办发〔2017〕63 号)与《国务院办公厅关于加快医学教育创新发展的指导意见》(国办发〔2020〕34 号)对深化医学教育机制体制改革的要求。认真贯彻执行《普通高等学校教材管理办法》,加强教材建设和管理,推进教育数字化,通过第十轮规划教材的全面修订,打造新一轮高质量新形态教材,不断拓展新领域、建设新赛道、激发新动能、形成新优势。

其修订和编写特点如下：

1. **坚持教材立德树人课程思政** 认真贯彻落实教育部《高等学校课程思政建设指导纲要》，以教材思政明确培养什么人、怎样培养人、为谁培养人的根本问题，落实立德树人的根本任务，积极推进习近平新时代中国特色社会主义思想进教材进课堂进头脑，坚持不懈用习近平新时代中国特色社会主义思想铸魂育人。在医学教材中注重加强医德医风教育，着力培养学生"敬佑生命、救死扶伤、甘于奉献、大爱无疆"的医者精神，注重加强医者仁心教育，在培养精湛医术的同时，教育引导学生始终把人民群众生命安全和身体健康放在首位，提升综合素养和人文修养，做党和人民信赖的好医生。

2. **坚持教材守正创新提质增效** 为了更好地适应新时代卫生健康改革及人才培养需求，进一步优化、完善教材品种。新增《重症医学》《老年医学》《临床营养学》《医学人文导论》，以顺应人民健康迫切需求，提高医学生积极应对突发重大公共卫生事件及人口老龄化的能力，提升医学生营养治疗技能，培养医学生传承中华优秀传统文化、厚植大医精诚医者仁心的人文素养。同时，不再修订第9版《卫生学》，将其内容有机融入《预防医学》《医学统计学》等教材，减轻学生课程负担。教材品种的调整，凸显了教材建设顺应新时代自我革新精神的要求。

3. **坚持教材精品质量铸就经典** 教材编写修订工作是在教育部、国家卫生健康委员会的领导和支持下，由全国高等医药教材建设学组规划，临床医学专业教材评审委员会审定，院士专家把关，全国各医学院校知名专家教授编写，人民卫生出版社高质量出版。在首届全国教材建设奖评选过程中，五年制本科临床医学专业第九轮规划教材共有13种教材获奖，其中一等奖5种、二等奖8种，先进个人7人，并助力人卫社荣获先进集体。在全国医学教材中获奖数量与比例之高，独树一帜，足以证明本套教材的精品质量，再造了本套教材经典传承的又一重要里程碑。

4. **坚持教材"三基""五性"编写原则** 教材编写立足临床医学专业五年制本科教育，牢牢坚持教材"三基"（基础理论、基本知识、基本技能）和"五性"（思想性、科学性、先进性、启发性、适用性）编写原则。严格控制纸质教材编写字数，主动响应广大师生坚决反对教材"越编越厚"的强烈呼声；提升全套教材印刷质量，在双色印制基础上，全彩教材调整纸张类型，便于书写、不反光。努力为院校提供最优质的内容、最准确的知识、最生动的载体、最满意的体验。

5. **坚持教材数字赋能开辟新赛道** 为了进一步满足教育数字化需求，实现教材系统化、立体化建设，同步建设了与纸质教材配套的电子教材、数字资源及在线课程。数字资源在延续第九轮教材的教学课件、案例、视频、动画、英文索引词读音、AR互动等内容基础上，创新提供基于虚拟现实和人工智能等技术打造的数字人案例和三维模型，并在教材中融入思维导图、目标测试、思考题解题思路，拓展数字切片、DICOM等图像内容。力争以教材的数字化开发与使用，全方位服务院校教学，持续推动教育数字化转型。

第十轮教材共有56种，均为国家卫生健康委员会"十四五"规划教材。全套教材将于2024年秋季出版发行，数字内容和电子教材也将同步上线。希望全国广大院校在使用过程中能够多提供宝贵意见，反馈使用信息，以逐步修改和完善教材内容，提高教材质量，为第十一轮教材的修订工作建言献策。

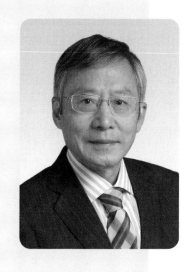

丁文龙

上海交通大学医学院教授,博士研究生导师,享受国务院政府特殊津贴专家。现任中国解剖学会监事长,《解剖学杂志》副主编,上海市解剖学会顾问,全国医师资格考试基础医学试题开发委员会专业组长。

从事解剖学教学 40 余年,指导培养博士、硕士研究生数十名。主编多部规划教材,其中《系统解剖学》(第 9 版)获首届全国教材建设奖全国优秀教材二等奖。研究神经损伤修复和再生机制,主持完成国家自然科学基金项目,国家 985 工程项目,上海市市级科技重大专项,省级、市级自然科学基金和教育教学研究项目等 20 余项。在国际、国内 SCI 及核心期刊发表论文 150 余篇,出版教材、专著 40 余部。获教育部高等学校科学研究优秀成果奖自然科学奖二等奖,卫生部科学技术进步奖三等奖,江西省科学技术进步奖二等奖,上海市优秀教学成果一等奖、二等奖等,主编教材被评为上海高等教育精品教材。获国家发明专利 1 项。获宝钢优秀教师奖。

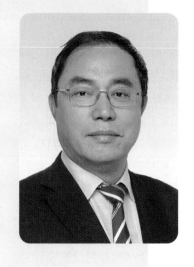

崔慧先

医学博士,教授,博士研究生导师。享受国务院政府特殊津贴专家。现担任中国解剖学会副理事长、教育部高等学校基础医学类教学指导委员会副主任委员、教育部临床医学专业认证工作委员会副主任委员;河北省神经科学学会理事长、河北省干细胞学会理事长、河北省解剖学会名誉理事长;河北省神经退行性疾病机制研究重点实验室主任、河北省干细胞医学转化工程研究中心主任、河北医科大学国际合作研究干细胞实验室主任。

从事人体解剖学教学和研究工作逾 40 年,目前担任教育部人体解剖学课程虚拟教研室负责人、国家级一流本科专业基础医学专业负责人、国家级一流本科课程系统解剖学课程负责人、国家级精品视频公开课系统解剖学课程负责人。主编国家级规划教材 6 部,获首届全国教材建设奖全国优秀教材二等奖 1 项。从事神经退行性疾病的基础研究和干细胞研究,主持国家自然科学基金以及河北省自然科学基金重点项目等 20 余项,发表学术论文 180 余篇;获河北省科学技术进步奖和教学成果奖共计 11 项;培养博士和硕士研究生 130 余名;获河北省省管优秀专家、河北省有突出贡献中青年专家、河北省教学名师等荣誉称号。

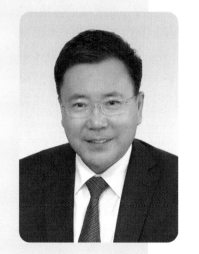

刘学政

教授,博士研究生导师。锦州医科大学原党委书记。享受国务院政府特殊津贴专家,辽宁省首批特聘教授。任教育部高等学校临床医学类专业教学指导委员会委员,中国解剖学会常务理事、教育与继续教育工作委员会主任委员、神经解剖学分会委员,辽宁省医学会医学教育学分会主任委员,全国医学考试专家指导委员会基础医学专业副主任委员,辽宁省高等教育学会常务理事。辽宁省“百千万人才工程”百人层次入选者,辽宁省综合改革试点专业负责人,辽宁省精品课程与双语教学示范课程负责人,辽宁省优秀教学团队带头人,辽宁省研究生精品课程负责人,辽宁省全科医学人才培养教育研究基地负责人。

从事教育、科研和管理一线工作 40 余年,主持国家自然科学基金、辽宁省自然科学基金、辽宁省普通高等教育本科教学改革研究项目等各类科研项目 40 多项。获得辽宁省科学技术进步奖、辽宁省普通高等教育(本科)教学成果奖、辽宁省教育科学规划课题优秀成果奖等各类科研奖励 30 余项。获辽宁省教学名师、辽宁省优秀专家、辽宁省青年学科带头人、辽宁省青年科技奖等称号和荣誉。发表 SCI 及核心期刊论文 100 余篇,主编教材和专著 20 余部。

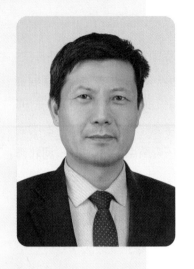

孙晋浩

教授,博士研究生导师。现任山东大学基础医学院人体解剖与神经生物学系主任。兼任中国解剖学会理事、运动解剖学分会副主任委员,《解剖学报》《中国临床解剖学杂志》编委。

从事教学科研工作 26 年,主编国家级规划教材 1 部,副主编国家级规划教材 4 部,主编国家医学教育题库《系统解剖学》,参编教材、著作 20 余部。主要从事神经发育与退行性疾病的研究,于 2006 年及 2013 年赴美国耶鲁大学访问学习,主持国家自然科学基金项目 6 项,主持省部级科研课题 10 余项。发表研究论文近百篇,其中 SCI 论文 50 余篇。获山东省高等学校优秀科研成果奖;作为副主编编写的《系统解剖学》(第 9 版)获首届全国教材建设奖全国优秀教材二等奖。

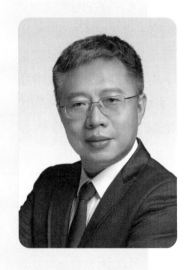

成晓龙

教授,博士研究生导师。现任山西医科大学第二医院党委书记。兼任中国抗癌协会肿瘤标志专业委员会委员、中华医学会医学科学研究管理学分会委员、中国民族卫生协会临床医学分会第二届常务理事、全国地方医学院校医学人文教育联盟副理事长、山西省解剖学会副理事长等。

从事教学科研工作 20 余年,副主编、参编教材 4 部。主要从事食管癌的致病机制研究。主持完成国家自然科学基金面上项目 3 项,科学技术部国家重点研发计划专项子课题 1 项,深圳市医学研究专项资金项目子课题 1 项。已在权威学术期刊发表论文 50 余篇。获批多项发明和实用新型专利。作为主要完成人,获 2023 年国家级教学成果奖二等奖、2021 年山西省科学技术进步奖一等奖、2018 年中国抗癌协会科技奖二等奖各 1 项。

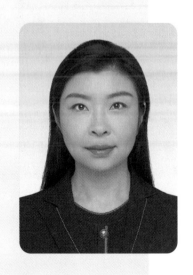

李 岩

教授,博士研究生导师。任职于上海交通大学医学院解剖学与生理学系,担任松江研究院办公室主任。兼任中国解剖学会断层影像解剖学分会常务委员、人脑库研究分会委员、虚拟现实分会委员、人体解剖学与数字解剖学分会委员。

从事人体解剖学教学科研工作 25 年,主编、副主编或参编规划教材、著作 10 余部。主持中华医学会、省教育厅教学课题多项,发表教学论文 10 余篇。获首届全国基础医学教学大赛二等奖,第四届中华医学会全国医学(医药)院校青年教师教学基本功比赛二等奖。主持国家自然科学基金项目、省自然科学基金项目、科技创新 2030—"脑科学与类脑研究"重大项目等 6 项。发表 SCI 论文 30 余篇。

前言

人民卫生出版社出版的全国高等学校五年制本科临床医学专业规划教材被称为我国医学教育的"干细胞"教材,其中的《系统解剖学》教材自 1978 年第一轮编写出版以来,历经 46 年、9 个版次的反复修订,在与中国特色医学教育改革和教材建设模式创新同向同行过程中,日臻完善。《系统解剖学》第 9 版于 2018 年出版,是国家卫生健康委员会"十三五"规划教材中的重点教材,获得首届全国教材建设奖全国优秀教材二等奖。

随着医学教育改革的不断深入,教材作为知识传授的重要载体,需要不断修订完善。《系统解剖学》第 10 版的编委由来自全国 23 所院校的 25 位教学一线的教授组成。编写会上,各位编委一致认为第 10 版的修编要贯彻全国高等学校五年制本科临床医学专业第十轮规划教材主编人会议精神,紧跟高等医学教育改革的步伐,遵循医学人才培养的规律,坚守精品战略,追求质量第一;秉承与时俱进、顺应医学教育改革、坚持继承发展的原则,把"三基"(基础理论、基本知识、基本技能)、"五性"(思想性、科学性、先进性、启发性、适用性)和"三特定"(特定对象、特定要求、特定限制)的基本要求体现在整个修编过程中,以五年制临床医学专业和基础医学专业本科师生为主要使用对象,与长学制和应用型本科教材适当错位、有机衔接,在传承第 9 版编写特色的基础上,参考各医学院校培养方案、课程设置、课时安排等实际情况和前期在师生中充分调研获得的信息,对教材进行修订完善。在保证知识结构完整性、系统性和发展性的前提下,经编委会充分讨论,编制形成第 10 版修编大纲,并以此为依据,对上版内容进行调整、更新和删减,形成适合我国当前五年制临床医学和基础医学等专业教育教学特点的高质量教材。编写过程中,编委们汲取了前版教材的经验和成果,以严谨认真和精益求精的态度投身于编写工作。根据修编要求,各位编委编写成稿后历经编委交叉互审、编委修改、副主编审校以及主编审定等环节,力求将第 10 版《系统解剖学》打造成精品教材。

《系统解剖学》第 10 版重点在以下几个方面进行了修订:

1. 修改目录编排,优化体例结构。《系统解剖学》第 10 版将前几版的篇-章-节结构调整为九章九系统的分章结构,即按人体的九大系统分章描述,使章的内容等级一致,每章对应一个系统,层次更加清晰、科学,利于学生从整体上把握解剖学的系统结构。同时,有些内容很难归入某一个系统,则采用了单独编排的形式,如绪论、内脏学总论、会阴、腹膜等。

2. 优化内在逻辑,调整内容顺序。根据知识的逻辑关系和认知规律,同时参考各学校授课实际,进一步优化教材的知识结构,注重知识的逻辑关系,调整部分内容的前后顺序。如将内分泌系统调整至第六章,"中枢神经系统"先于"周围神经系统"等。

3. 挖掘思政元素,强化人文教育。《系统解剖学》第 10 版进一步挖掘解剖学中的人文思政元素,将课程思政、医学人文元素以及以人为本、以健康为中心的理念自然地融入教材内容中。

4. 统筹规划建设，打造"立体教材"。统筹规划纸质教材、数字资源、慕课建设，纸质教材保质量、数字资源上水平、慕课制作创精品，为教师和学生提供多样性的知识信息和教学体验，打造纸数一体的立体化教材体系。

5. 修正插图错误，精炼文字表述。对有科学性错误或解剖结构辨识度欠佳的插图进行修改、重绘。同时，进一步精炼文字表达，力求叙述简洁、重点突出、详略有方、图文并茂，突出形态学特点。

6. 案例导出问题，培养临床思维。在每章后设置了思考题，采用案例模式导出，联系临床应用，结合研究生入学考试和国家执业医师资格考试命题模式，提高学生整合知识、联系应用以及发现问题、分析问题、解决问题的能力，引导学生建立初步的临床思维。

本版教材解剖学专业名词以 2014 年人体解剖学与组织胚胎学名词审定委员会公布的《人体解剖学名词》(第 2 版)为标准，重要的专业名词附有中英文名词对照索引。计量单位严格遵循《中华人民共和国法定计量单位》的统一规定。

本版教材将纸质教材与数字资源有机融合，使读者在阅读纸质教材的同时，可以不受时空限制，便捷地获得相关的数字资源，内容包括 PPT、测试题、思维导图、微课、视频、动画、三维模型以及思考题解题思路等，形成全方位、多视角、立体化的融合教材，极大地方便读者获取知识，提高阅读体验。同时，还修订了配套《系统解剖学习题集》，给予学生对知识学习的自我评价手段，促进其自主学习能力和科学创新能力的提高。

本版教材内容丰富、叙述简洁、语言流畅、图文并茂，不仅可以供五年制临床医学、基础医学等专业师生使用，也可以作为其他专业和学制的医学生及教师的教学用书或临床医生的参考用书。

在本版教材付梓之际，我们谨向前九版的所有编委致以崇高的敬意，感谢他们为本教材的编写、修订所作出的贡献，正是由于他们的赓续传承，才通过这一套教材为国家培养了一代又一代的医学人才。同时，感谢广大师生和读者提出的宝贵意见和建议；感谢参加本次教材编写工作的全体编委的大力支持和通力合作；感谢河北医科大学张秋霞老师为全书插图的修改、绘制所做的大量认真细致的工作。特别感谢河北医科大学李莎教授为保证本教材修编工作顺利完成所付出的辛勤劳动。在本教材编写过程中，还得到许多老师和学生的无私帮助，在此一并表示衷心感谢。

虽然各位编委在编写过程中力求精益求精，审校过程亦是严谨认真，但由于编委的认识和编写水平所限，疏漏甚至错误之处在所难免，恳请广大师生和读者不吝赐教。

崔慧先　刘学政

2024 年 1 月

目录

会阴　159

腹膜　163

绪　论

一、人体解剖学的定义和地位

人体解剖学 human anatomy 是研究正常人体形态结构及其发生发展的科学,属生物科学中的形态学范畴。医学研究的对象是人,学习人体解剖学的目的是让医学生掌握人体各器官系统的正常形态结构、位置与毗邻关系、生长发育规律及其功能意义,为其他医学课程的学习奠定坚实的基础。只有在掌握人体正常形态结构的基础上,才能正确判断人体的正常与异常,正确理解人体的生理现象和病理变化,从而对疾病进行准确的预防、诊断和治疗。医学名词中有大量的术语来源于人体解剖学,它与医学各学科之间联系密切,是医学科学中一门重要的基础课程,是学习医学各学科不可动摇的基石。

二、人体解剖学的分科

"解剖"一词直译是剖开、切割的意思。用刀剪剖割的方法是研究人体形态结构的基本方法之一。由于科学技术的进步、研究方法的更新、相关学科发展的推进等,解剖学科不断发展,研究范围和内容不断扩展与深入。从发展的角度,解剖学经历了大体解剖学、显微解剖学、超微解剖学三个阶段,逐渐分化形成许多新的分支学科。广义的解剖学包括人体解剖学、组织学、细胞学和胚胎学。我国对人体解剖学的分科有多种方法,通常分为系统解剖学和局部解剖学。

系统解剖学 systematic anatomy 是按人体的器官功能系统(如运动系统、消化系统、呼吸系统、泌尿系统、生殖系统、内分泌系统、脉管系统、感觉器和神经系统)阐述正常人体器官的形态结构及其生长发育规律的科学,是医学生的必修课。如果按人体的某一局部(如头部、颈部、胸部、腹部、盆部、背部和四肢等),重点描述人体的结构层次、器官配布、毗邻关系等,称为**局部解剖学** regional anatomy。

系统解剖学和局部解剖学主要通过肉眼观察来描述人体的形态结构,统称**巨视解剖学** macroanatomy。以显微镜观察为研究手段的组织学、细胞学、胚胎学,称**微视解剖学** microanatomy。此外,由于研究的角度、手段和目的不同,人体解剖学又逐渐分化形成许多新的分支学科。其中,密切联系外科手术的解剖学称**外科解剖学** surgical anatomy。联系临床应用,研究人体表面形态特征的解剖学称**表面解剖学** surface anatomy。运用 X 线摄影技术研究人体形态结构的解剖学称 **X 线解剖学** X-ray anatomy。研究人体各局部或器官的断面形态结构的解剖学称**断层解剖学** sectional anatomy。以提高体育运动效果为目的,研究体育运动与人体形态结构关系的解剖学称**运动解剖学** locomotive anatomy。以研究脑形态与功能为主的解剖学称**神经解剖学** neuroanatomy。研究人体外形轮廓和结构比例,为绘画造型奠定基础的解剖学称**艺术解剖学** art anatomy。

当前,人类进入了智能化、信息化和数字化的时代,解剖学也随之产生了微创解剖学、虚拟解剖学、数字解剖学等新学科。随着人体奥秘的不断揭示和破译,又会有新的学科不断从解剖学中脱颖而出,形成新兴的边缘交叉学科,但在广义上仍属于解剖学范畴。

三、人体解剖学发展简史

西方医学对解剖学的记载,是从古希腊名医希波克拉底(公元前 460—公元前 377 年)开始的。他认为心脏有两个心室和两个心房,在他的医学著作中对头骨进行了正确的描述。希腊的另一位学者亚里士多德(公元前384—公元前322年)进行过动物解剖,提出心是血液循环中心,并把神经和肌腱区分开来,但他误将动物解剖所得的结论移用于人体,错误较多。

古希腊医学家希罗菲卢斯(公元前335—公元前280年)对解剖学有较大的影响。他发现小肠的起始段大约有12个手指并列的长度,因此命名其为"十二指肠"。他还命名了"前列腺""睫状体""视网膜""乳糜管"和"淋巴"等,研究了肝、胰、子宫和输卵管等。解剖学记录较完整的论著,当推古罗马医学家盖伦(129—199年)的《医经》。该书是16世纪以前西方医学的权威巨著,书中有许多解剖学记载,诸如血液流动、神经分支和脑、心等器官,均描述得很清楚,但因其资料主要来自动物解剖,错误也在所难免。公元15—16世纪,为欧洲文艺复兴时期,科学艺术蓬勃发展,促进了解剖学的发展。意大利科学家、艺术家莱昂纳多·达·芬奇(1452—1519年)解剖过30多具尸体,用蜡灌注人体管道从而探明血管的走行,证明血管起源于心脏;他将空气吹入肺,证明空气不是由呼吸道进入心;他绘制了大量极为精致的人体解剖素描图,并写下数百页研究笔记详尽记录他的发现。

现代解剖学的奠基人是比利时解剖学家安德烈·维萨里(1514—1564年)。他亲自从事人的尸体解剖,进行细致的观察,最终在1543年出版了《人体构造》这一开拓性的解剖学巨著。全书共七册,系统地记述了人体器官和系统的形态与构造,对当时流行的一些错误论点予以纠正,为医学的发展开创了新路,奠定了人体解剖学的科学基础。

17世纪,英国生理学家威廉·哈维(1578—1657年)开展动物实验研究,阐释了血液循环的原理,首次提出心血管是一套封闭的管道系统。他开创了动物实验研究的方向,对生理学从解剖学中划分出去,发展成为独立的学科产生了巨大的影响。

意大利解剖学家马尔切罗·马尔皮基(1628—1694年)用显微镜观察到蛙的微循环血管,证明动脉与静脉相连通,为微循环学说的建立提供了形态学基础。他在动物和植物微细结构的研究中,总结出动、植物均由细胞构成,为组织学从解剖学中派生出来并形成一门新学科奠定了基础。

19世纪,英国生物学家查尔斯·达尔文(1809—1882年)的《物种起源》《人类起源与性的选择》等巨著问世,建立了崭新的人类起源和进化的理论,使探索人体形态结构的工作有了正确的遵循并走上了科学发展的道路,产生了深远的影响。

20世纪发明的电子显微镜,广泛应用于细胞的超微结构与三维构筑的研究,使形态科学研究达到细胞和亚细胞水平并发展到分子水平。形态学研究随着新技术的不断进步和创新方法的不断出现而不断发展,形成了大体解剖学、显微解剖学和超微解剖学三个阶段。

人体解剖学的发展并没有因为显微解剖学和超微解剖学的出现而停止,随着科学技术的发展、研究方法的改进,现代科学技术在医学上的应用不断前进。计算机断层扫描(CT)和正电子发射断层成像(PET)技术的产生和推广应用,促使人们研究人体断面或器官的内部结构,对解剖学提出了新的要求,从而产生了影像解剖学、数字解剖学和虚拟解剖学等新的学科。应用力学原理分析骨骼的形态结构、采用流体力学原理研究心血管的形态结构等,都是医学发展对解剖学提出的新的要求从而产生的新的交叉科学。心、肺、肝、肾等外科的发展,促进了对心的内部结构、肺段、肝段和肾段等器官内结构特征的研究;显微外科、微创外科的进步,推动了显微外科解剖学和微创外科解剖学的发展;免疫学的发展推动了器官移植解剖学、组织工程学等学科的发展。

我国文化、历史源远流长,传统医学中的解剖学起源很早。通常认为我国最早有文字记载的解剖学资料源自医学典籍《黄帝内经》(公元前476—公元前221年),其有关人体形态的描述是"若夫八尺之士,皮肉在此,外可度量切循而得之,其死可解剖而视之。其脏之坚脆,腑之大小,谷之多少,脉之长短,……皆有大数。"这是对"解剖"一词最早的记载。此后,史书曾记载,新莽天凤三年(公元16年),王莽令太医尚方与巧屠一起解剖被处死刑者王孙庆的尸体,不仅度量其五脏,而且"以竹筵导其脉,知所终始……"这是我国古代对人体解剖的描述。

两宋时代,有人体解剖的记载和《五脏六腑》《存真图》的绘制。宋慈著《洗冤集录》(1247年),广泛地描述了解剖学知识,对人体骨骼和胚胎的记载更为详细,并附有检骨图。

清代道光年间,名医王清任(1768—1831年)编著《医林改错》一书。他亲自解剖观察了30余具尸体,描述了人体各器官系统的形态结构,对骨骼和内脏的记载非常详细,纠正了古医书中的错误。书中对脑的认识,如"灵机记性不在心在脑""所听之声归于脑""两目即脑汁所生,两目系如线,长于脑,所见之物归于脑"等论述,都基本符合现代医学知识。

我国的解剖学研究,虽然在古代已有很大成就,但发展缓慢,始终融合在传统医学之中,没有自成体系,到19世纪才逐步发展起来。1867年从英国爱丁堡大学留学归国的黄宽博士(1828—1878年)在南华医学校亲自解剖了一具尸体,并进行解剖学教学。1881年清朝政府在天津开办了医学馆,1893年更名为北洋医学堂,开设的课程就有"人体解剖学"。此后,解剖学在我国逐步发展为一门独立的学科。中华人民共和国成立后,随着医学教育事业的蓬勃发展,解剖学工作者队伍迅速发展壮大,编辑出版了我国自己的解剖学教材和专著,修订了解剖学术语,完善了对中国人体质的调查,为我国医学的发展以及解剖学领域的不断延展作出了巨大贡献。

四、人体的组成与器官系统

细胞是构成人体的基本单位,细胞与细胞间质共同构成组织。人体的基本组织包括上皮组织、结缔组织、肌肉组织和神经组织。几种组织相互结合,组成器官。人体的诸多器官按功能的不同,分别组成9大系统:运动系统由骨、骨连结和骨骼肌组成,执行躯体的运动功能;消化系统由消化管和消化腺组成,主要执行消化食物、吸收营养物质和排出代谢产物的功能;呼吸系统由呼吸道和肺组成,执行气体交换功能,吸进氧气,排出二氧化碳;泌尿系统由肾、输尿管、膀胱和尿道构成,排出机体内多余的水分和溶于水的代谢产物,如尿素、尿酸等;生殖系统分为男性生殖器和女性生殖器,主要执行生殖繁衍后代的功能并具有分泌性激素的功能;内分泌系统由内分泌细胞、组织和器官组成,协调全身各系统的器官活动;脉管系统包括心血管系统和淋巴系统,输送血液和淋巴在体内循环流动;感觉器由感受器和附属器构成,感受机体内、外环境刺激并产生兴奋;神经系统由中枢神经系统和周围神经系统组成,调控人体全身各系统器官活动的协调和统一。

五、解剖学姿势、方位术语与人体的轴和面

人体各部与器官结构的位置关系不是恒定不变的,为了准确描述人体各器官的形态结构和位置,需要有公认的标准和规范的描述,以便统一认识,避免混淆与理解错误。因此,确立了解剖学姿势,形成了轴、面和方位等术语。这些概念和术语是学习解剖学必须遵循的基本原则。

(一)解剖学姿势

人体的标准**解剖学姿势** anatomical position 是指身体直立,面向前方,两眼平视正前方,两足并拢,足尖向前,双上肢下垂于躯干的两侧,掌心向前。描述任何人体结构时,均应以此姿势为标准,即使被观察的客体、标本或模型是俯卧位、仰卧位、横位或倒置,或只是身体的一个局部,仍应按人体的标准解剖学姿势进行描述。

(二)方位术语

按照人体的标准解剖学姿势,又规定了一些表示方位的术语(绪图-1)。

上 superior 和**下** inferior 是描述器官或结构距颅顶或足底的相对远近关系的术语。近颅者为上,近足者为下。如眼位于鼻的上方,而口位于鼻的下方。比较解剖学常用**颅侧** cranial 和**尾侧** caudal 作为对应名词。

前 anterior 和**后** posterior 是描述器官或结构距身体前、后面相对远近关系的术语。距身体腹侧面近者为前,也称为**腹侧** ventral;距身体背侧面近者为后,也称为**背侧** dorsal。如眼在前,耳在后。

内侧 medial 和**外侧** lateral 是描述器官或结构距人体正中矢状面相对远近关系的术语。距人体正中矢状面近者为内侧,远离正中矢状面者为外侧。如眼位于鼻的外侧、耳的内侧。

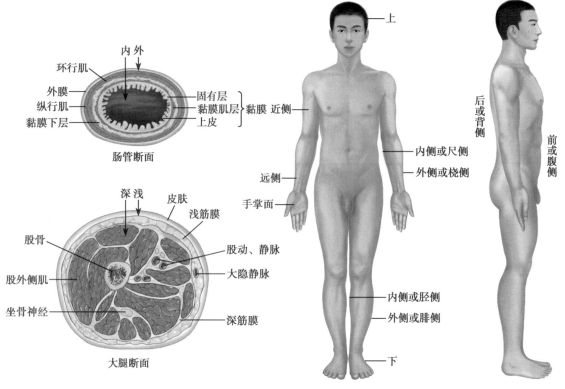

绪图-1　常用方位术语

内 internal 和外 external 是描述体腔或空腔器官相互位置关系的术语。近内腔者为内,离内腔远者为外。内、外与内侧、外侧是两种完全不同含义的解剖学术语,初学者一定要注意区别。

浅 superficial 和深 profundal 是描述器官或结构距皮肤表面相对远近的术语。距体表近者为浅,远离体表者为深。

近侧 proximal 和远侧 distal 是描述器官或结构距肢体根部相对远近的术语,常用于四肢。距肢体根部近者为近侧,远离肢体根部者为远侧。

上肢的尺侧 ulnar、桡侧 radial、下肢的胫侧 tibial 和腓侧 fibular 分别与其内侧和外侧相对应,是根据前臂桡骨、尺骨和小腿胫骨、腓骨的位置,描述前臂和小腿与正中矢状面相对位置的关系术语。在前臂,距尺骨近者为尺侧,距桡骨近者为桡侧;在小腿,距胫骨近者为胫侧,距腓骨近者为腓侧。

（三）轴和面

轴和面是描述人体器官的形态,尤其是描述关节运动时常用的术语。人体可设有互相垂直的 3 种轴,即垂直轴、矢状轴和冠状轴;依据上述 3 种轴,人体还可设有互相垂直的 3 种面,即矢状面、冠状面和水平面(绪图-2)。

1. 轴

（1）垂直轴 vertical axis:为上自头侧,下至尾侧并与地平面(水平面)相垂直的轴。

（2）矢状轴 sagittal axis:是指从腹侧面至背侧面,同时与垂直轴呈直角交叉的轴,又名腹背轴。

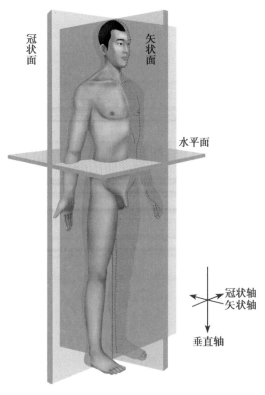

绪图-2　人体的轴和面

（3）**冠状轴** frontal axis：为左、右方向，与水平面平行，与前两个轴相垂直的轴。

2. **面**

（1）**矢状面** sagittal plane：是指前、后方向，将人体分成左、右两部的剖面，该切面与地平面垂直。经过人体正中的矢状面称为正中矢状面，它将人体分成左、右对等的两部分。

（2）**冠状面** frontal plane：是指左、右方向，将人体分为前、后两部的剖面，该切面与水平面及矢状面互相垂直。

（3）**水平面** horizontal plane：又称横切面，是指与地平面平行，与矢状面和冠状面相互垂直，将人体分为上、下两部的剖面。

在描述器官切面时，常以器官自身的长轴为标准，与其长轴平行的切面称为纵切面，与其长轴垂直的切面称为横切面，而不用冠状面、矢状面和水平面来描述。

六、人体器官的变异与畸形

人体解剖学中描述的器官形态、构造、位置、大小及其血液供应和神经配布均指正常状态，在统计学上为绝大多数。人体的有些结构与正常形态虽不完全相同，但与正常值比较接近，差异不显著，称为**变异** variation。如超出一般变异范围，统计学上出现率极低，甚至影响正常生理功能者，称为**异常** abnormal 或**畸形** deformation。

人体结构虽基本相同，但受到遗传因素、发育状况、营养、职业和锻炼等的影响，致使每个人的高矮、胖瘦及器官形态等均有各自的特点，这些特点在人体上的综合表现称为体型。通常人体可分为矮胖型、瘦长型和适中型。

七、学习人体解剖学的方法

要全面正确地认识人体形态结构，必须以辩证唯物主义的观点为指导，运用理论联系实际的方法去探讨、研究人体。学习人体解剖学时，要坚持进化发展的观点、形态与功能相互影响的观点、局部与整体统一的观点和理论与实际相结合的观点。

同时，解剖学是一门形态学科，形态结构描述多、专业名词多，如果死记硬背则效果不佳，且容易遗忘。因此，学好解剖学除了要坚持上述四个观点，特别要做到三个结合：①文字与图画相结合。看书学习时，对应着书中的插图或者借助有关的图谱、视频、动画等看文字描述更容易理解。②理论与实物相结合。要充分利用标本、模型等，通过对标本和模型的观察、触摸、辨识，对人体形态和结构形成直观的认识，触发形象思维和记忆。③解剖与临床相结合。通过思考题提供的临床案例、查阅有关临床资料等把解剖学知识与临床实际案例结合起来，把书中对各器官系统形态结构知识的单独介绍串联起来，并结合其功能和变化形成系统思维和初步的临床思维。

（崔慧先）

第一章 | 运动系统

运动系统由骨、骨连结和骨骼肌组成,约占成人体重的 60%～70%,执行支持、保护和运动功能。全身各骨以不同形式连结构成骨骼,支持体重,保护内脏,维持体姿,赋予人体基本形态,并为骨骼肌提供了广阔的附着点。骨还是重要的造血器官,并储存体内的钙、磷等矿物质。骨骼肌是运动系统的动力装置,跨过一个或多个关节,在神经系统支配下,收缩牵拉其所附着的骨,以骨连结为枢纽,产生杠杆运动。骨和骨连结是运动系统的被动部分,骨骼肌则是运动系统的主动部分。

第一节 | 骨

一、概述

骨 bone 是以骨组织(包括骨细胞、胶原纤维和基质等)为主体构成的器官,在结缔组织或软骨的基础上发育(骨化)形成。骨具有一定的形态,表面有较厚的致密结缔组织膜即骨膜包被,骨髓腔及小梁间隙分布有骨髓,骨膜内含丰富的血管、淋巴管及神经,能不断进行新陈代谢和生长发育,并有修复、再生和改建的能力。经常锻炼可促进骨的良好发育,长期废用则出现骨质疏松。骨为体内最坚硬的结缔组织,体内 99% 的钙以羟基磷灰石形式贮存于骨内,因而骨为体内最大的钙库,与钙、磷代谢关系密切。骨髓具有造血功能。

(一)骨的分类

成人有 206 块骨,其中 6 块听小骨属于感觉器。骨按部位可分为颅骨、躯干骨和附肢骨(图 1-1),前二者合称为中轴骨。按形态,骨可分为 4 类,内部构造各有特点(图 1-2)。

1. **长骨** long bone 分布于四肢,呈长管状,分为一体两端。体又称骨干 diaphysis, shaft,内有空腔称髓腔 medullary cavity,容纳骨髓。体表面可见血管出入的孔,称滋养孔。两端膨大称骺 epiphysis,表面有光滑的关节面,与相邻关节面构成关节。骨干与骺相邻的部分称干骺端 metaphysis,幼年时保留透明软骨成分,称骺软骨 epiphysial cartilage,骺软骨细胞不断分裂增殖和骨化,使骨不断加长。成年后,骺软骨骨化,骨干与骺融为一体,遗留的痕迹称骺线 epiphysial line。骺软骨损伤会导致儿童长骨骨骺与干骺端之间形成骨性连接即骨桥,使骺板全部或部分提前闭合,造成肢体短缩和/或成角畸形。

2. **短骨** short bone 形似立方体,多成群分布于连结牢固且运动较灵活的部位,如腕骨和跗骨。

3. **扁骨** flat bone 呈板状,参与构成颅腔、胸腔和盆腔壁,可保护脏器,如颅盖骨和肋骨。

4. **不规则骨** irregular bone 形状不规则,如椎骨。有些不规则骨内有与外界相通的腔洞,称**含气骨** pneumatic bone,如上颌骨。

位于肌腱内的扁圆形小骨称**籽骨** sesamoid bone,在运动中起着减少摩擦和改变肌肉牵拉方向的作用。髌骨是人体最大的籽骨。

(二)骨的表面形态

骨表面常有肌肉附着、血管和神经通过,或与邻近器官接触。这些因素会影响并赋予骨特定的形态。

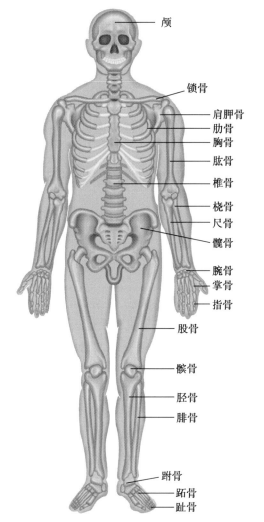

图 1-1 全身骨骼

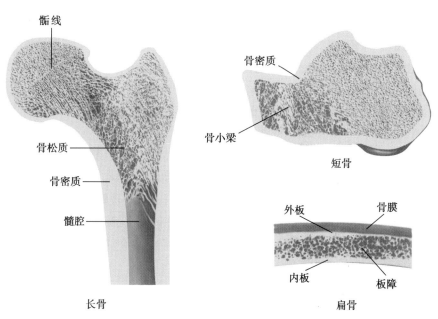

图 1-2 骨的内部构造

1. **骨面突起** 因肌腱或韧带的牵拉,骨表面形成程度不同的隆起,其中明显高起于骨面的称**突** process;较尖锐的小突称**棘** spine;基底较广的突起称**隆起** eminence;表面粗糙的隆起称**粗隆** tuberosity 或**结节** tubercle;线形的高隆起称**嵴** crest;低而粗涩的嵴称**线** line。

2. **骨面凹陷** 因骨与邻位器官、结构相接触或肌肉附着而形成。大而浅的光滑凹面称**窝** fossa;略小的窝称**凹** fovea 或**小凹** foveola;长形的凹称**沟** sulcus;浅凹陷称**压迹** impression。

3. **骨的空腔** 为容纳空气,或因某些结构穿行而成。骨内较大的腔洞称**腔** cavity、**窦** sinus 或**房** antrum;小腔称**小房** cellule;长形通道称**管** canal 或**道** meatus;腔或管的开口称**口** aperture 或**孔** foramen;边缘不完整的孔称**裂孔** hiatus。

4. **骨端的膨大** 骨端圆形膨大称**头** head 或**小头** capitulum;头下略细部分称**颈** neck;椭圆形膨大称**髁** condyle;髁的突出处称**上髁** epicondyle。

5. **其他特征** 平滑骨面称**面** surface;骨的边缘称**缘** border;边缘的缺口或凹入称**切迹** notch,常为血管、神经或肌腱通过处。

(三)骨的构造

骨由骨质、骨膜和骨髓构成(图 1-3)。

1. **骨质 osseous substance** 由骨组织构成,按结构可分为密质和松质。**骨密质** compact bone 结构致密,抗压、抗扭曲性强,分布于骨的表面。**骨松质** spongy bone 呈海绵状,由相互交织的**骨小梁** bone trabecula 排列而成,配布于骨的内部。骨小梁的排列方向与骨所承受的压力和张力的方向平行,因而骨能承受较大的重量。扁骨的骨密质配布于表层,称内板和外板。外板厚而坚韧,富有弹性,内板薄而松脆,故颅盖骨骨折多见于内板。骨松质配布于中间,称**板障** diploë,有板障静脉经过。短骨和长骨的骨骺,外周是薄层的骨密质,内部为大量的骨松质(见图 1-2)。

2. **骨膜 periosteum** 主要由纤维结缔组织构成,被覆于关节面以外的骨表面,含有丰富的神经、血管和淋巴管,对骨的营养、再生和感觉有重要作用。骨膜可分内、外两层,外层致密,有许多胶原纤维束穿入骨质,使之固着于骨面,内层疏松。骨髓腔和骨松质的网眼也衬有一层菲薄的结缔组织膜,称**骨内膜** endosteum。骨膜的内层和骨内膜有分化成骨细胞和破骨细胞的能力,可产生新骨质、破坏原骨质以重塑骨。幼年期骨膜功能活跃,以促进骨的生长;成年时相对静止,维持骨的生理状态。骨损伤时,如骨折,骨膜成骨功能重新活跃,以促进骨折的修复愈合。如骨膜过度剥离或损伤,则骨折愈合困难。

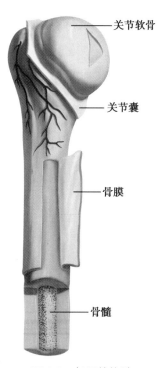

关节软骨

关节囊

骨膜

骨髓

图 1-3 **长骨的构造**

3. **骨髓 bone marrow** 为充填于骨髓腔和骨松质间隙内的软组织,分为红骨髓和黄骨髓。**红骨髓** red bone marrow 含有不同发育阶段的红细胞和其他幼稚型血细胞,呈红色,有造血和免疫功能。胎儿和幼儿的骨髓均为红骨髓,5 岁以后,长骨骨干内的红骨髓逐渐被脂肪组织代替,呈黄色,称**黄骨髓** yellow bone marrow,失去造血能力。失血过多或重度贫血时,黄骨髓能转化为红骨髓,恢复造血功能。椎骨、髂骨、肋骨、胸骨,以及肱骨和股骨等长骨的骺内终身存在红骨髓,临床常选髂前上棘或髂后上棘等处进行骨髓穿刺,检查骨髓象。

(四)骨的血管、淋巴管和神经

1. **血管** 长骨的动脉包括滋养动脉、干骺端动脉、骺动脉及骨膜动脉。可分为骨干营养系统、骨骺 - 干骺端系统、骨膜 - 骨皮质系统。滋养动脉是长骨的主要动脉,一般有 1～2 支,经骨干滋养孔进入骨髓腔,分升支和降支达骨端,分支分布于骨干密质的内层、骨髓和干骺端,在成年人可与干骺端动

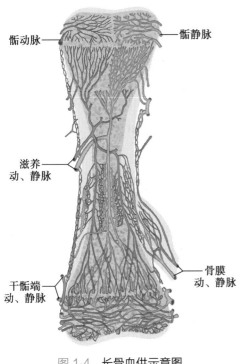

髂动脉　　　　髂静脉

滋养
动、静脉

骨膜
动、静脉

干骺端
动、静脉

图 1-4　长骨血供示意图

脉及骺动脉分支吻合。干骺端动脉和骺动脉均发自邻近动脉,从骺软骨附近穿入骨质(图1-4)。不规则骨、扁骨和短骨的动脉来自骨膜动脉或滋养动脉。大多数动脉有静脉伴行。

2. 淋巴管　骨膜有丰富的淋巴管,但骨髓内、骨皮质内是否存在淋巴管,尚有争论。

3. 神经　伴滋养血管进入骨内,分布至哈弗斯管的血管周隙中,以内脏传出纤维(无髓)居多,分布至血管壁;躯体传入纤维(有髓)则多分布于骨膜。骨膜对张力或撕扯的刺激较敏感,故骨脓肿和骨折常引起剧痛。

(五)骨的化学成分和物理性质

骨由有机质和无机质组成。有机质主要是胶原纤维束和黏多糖蛋白等,构成骨的支架,赋予骨弹性和韧性。无机质主要是碱性磷酸钙,使骨坚硬挺实。脱钙骨(去除无机质)仍具原骨形状,但柔软有弹性;煅烧骨(去除有机质)虽形状不变,但脆而易碎。两种成分的比例,随年龄的增长发生变化。幼儿时期骨的有机质和无机质各占一半,故弹性较大,柔软,易变形,在外力作用下不易骨折或折而不断,称青枝骨折。成年人骨有机质和无机质的比例约为 3∶7,最为合适,因而骨具有较大的硬度和一定的弹性。老年人的骨无机质所占比例更大,脆性增加,但因激素水平下降,影响钙、磷的吸收和沉积,骨质呈现多孔性,骨组织总量减少,出现骨质疏松,此时骨的脆性较大,易发生骨折。

(六)骨的发育和生长及维持和重建

骨发生于中胚层间充质。自胚胎第 8 周开始,间充质呈膜状分布,并逐渐骨化,称膜化骨;或首先发育为软骨,继续骨化,称软骨化骨。

1. 膜化骨　间充质膜内部分细胞分化为成骨细胞,产生骨胶原纤维和基质,基质内逐渐沉积钙,构成骨质。初始化骨的部位,称骨化点(中心),由此向外呈放射状增生,形成海绵状骨质。新生骨质周围的间充质膜即成为骨膜。骨膜下的成骨细胞不断形成新骨,使骨不断加厚;骨化点边缘不断形成新骨质,使骨不断加宽。同时,破骨细胞将已形成的骨质按计划进行破坏与吸收,成骨细胞再加以改造和重建,最终塑造成体骨的形态。颅顶骨和面颅骨的发生属于此型。

2. 软骨化骨　间充质内首先形成软骨雏形,软骨外周的间充质形成软骨膜,膜下部分细胞分化为成骨细胞。围绕软骨体中部产生的骨质称骨领。骨领处原有的软骨膜即成为骨膜。骨领生成的同时,有血管侵入软骨体中央,间充质跟随进入,形成红骨髓。进入的间充质细胞分化为成骨细胞与破骨细胞,并启动造骨,此处即称原发骨化点(初级骨化中心)。中心区被破骨细胞破坏形成骨髓腔。婴儿出生前后,长骨骺处出现继发骨化点(次级骨化中心),于骺部开始造骨。骨膜、原发骨化点和继发骨化点不断造骨,分别形成骨干与骺,两者之间有骺软骨。外周的骨膜不断成骨使骨干加粗;髓腔内的成骨、破骨与重建则使骨髓腔逐渐扩大;骺软骨的不断增长和骨化促使骨不断加长。近成年时,骺软骨停止增长并全部骨化,骨干与骺之间遗留一骺线(在 X 线下不显影,呈空节)。骺则形成关节软骨,终身不骨化。四肢骨(锁骨除外)和颅底骨的发生属于此型(图1-5)。

附肢主要各骨骨化点出现及长合时期见表1-1。

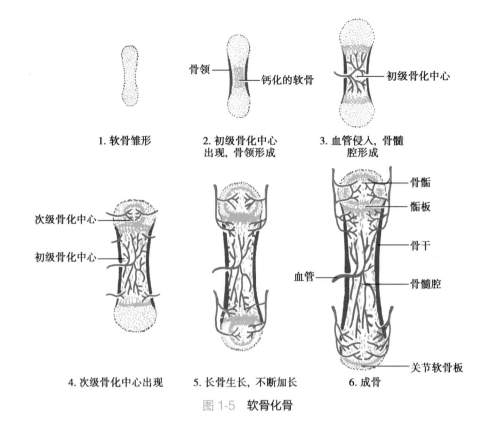

1. 软骨雏形　　2. 初级骨化中心出现, 骨领形成　　3. 血管侵入, 骨髓腔形成

4. 次级骨化中心出现　　5. 长骨生长, 不断加长　　6. 成骨

图 1-5　软骨化骨

表 1-1　附肢主要各骨骨化点出现及长合时期

骨名		骨化点		骨化点出现时期		长合时期/岁
		名称	数目	胎龄/周	生后/岁	
肱骨	上端	头	1	8	1	20～22
		大结节	1		2～3	20～22
		小结节	1		3～4	20～22
	体	体	1			
	下端	肱骨小头	1		2	18～20
		内上髁	1		6～8	18～20
		滑车	1		9～10	18～20
		外上髁	1		12～13	18～20
尺骨	上端(鹰嘴)		1	8	8～11	16～17
	体		1			
	下端(头)		1		7～8	20
桡骨	上端		1	8	5～6	17～18
	体		1			
	下端		1		1～2	20
腕骨	头状骨		1		1	
	钩骨		1		1	
	三角骨		1		3	
	月骨		1		4	
	手舟骨		1		5	

骨名	骨化点			骨化点出现时期		长合时期/岁
	名称		数目	胎龄/周	生后/岁	
	大多角骨		1		6	
	小多角骨		1		7	
	豌豆骨		1		8~14	
股骨	上端	大转子	1		3~4	17~18
		小转子	1		9~14	17~19
		头	1		1	17~24
	体		1	7		19~24
	下端		1	36		19~24
髌骨			数个		3~5	6~7
胫骨	上端		1	8		19~20
	体		1			16~20
	下端		1			16~20
腓骨	上端		1	8		22~24
	体		1			20~24
	下端		1			20~24

二、躯干骨

躯干骨包括 24 块椎骨、1 块骶骨、1 块尾骨、1 块胸骨和 12 对肋骨,参与构成脊柱、骨性胸廓和骨盆。

(一) 椎骨

幼年时为 32 或 33 块,分为颈椎 7 块,胸椎 12 块,腰椎 5 块,骶椎 5 块,尾椎 3~4 块。成年后 5 块骶椎融合成骶骨,3~4 块尾椎融合成尾骨。

1. **椎骨的一般形态**　椎骨 vertebrae 由前方短圆柱形的椎体和后方板状的椎弓组成。

椎体 vertebral body 是椎骨负重的主要部分,内部充满松质,表面的密质较薄,上、下面粗糙,借椎间盘与邻近椎骨相接。椎体后面微凹陷,与椎弓共同围成**椎孔** vertebral foramen。各椎孔上下贯通,构成容纳脊髓的**椎管** vertebral canal。

椎弓 vertebral arch 为弓形骨板,其紧连椎体的缩窄部分称**椎弓根** pedicle of vertebral arch,根的上、下缘分别称椎上、下切迹。相邻椎骨的上、下切迹共同围成**椎间孔** intervertebral foramen,有脊神经和血管通过。椎弓根向后内扩展变宽,称**椎弓板** lamina of vertebral arch,两侧椎弓板于中线会合。由椎弓发出 7 个突起:①**棘突** spinous process 1 个,由椎弓后面正中伸向后方或后下方,尖端可在体表扪到。②**横突** transverse process 1 对,伸向两侧。棘突和横突都是肌和韧带的附着处。③**关节突** articular process 2 对。在椎弓根与椎弓板结合处分别向上、下方突起,即上关节突和下关节突,相邻关节突构成关节突关节。

2. **各部椎骨主要的形态特征**

(1) **胸椎** thoracic vertebrae(图 1-6):椎体自上向下逐渐增大,横断面呈心形。其矢径较横径略长,上部胸椎椎体近似颈椎,下部则近似腰椎。在椎体两侧面后份的上缘和下缘处,有半圆形浅凹,称上、下肋凹,与肋头相关节。在横突末端前面,有横突肋凹与肋结节相关节。关节突的关节面呈冠状位,上关节突关节面朝向后,下关节突关节面则朝向前。棘突较长,向后下方倾斜,各相邻棘突呈叠瓦状排列。

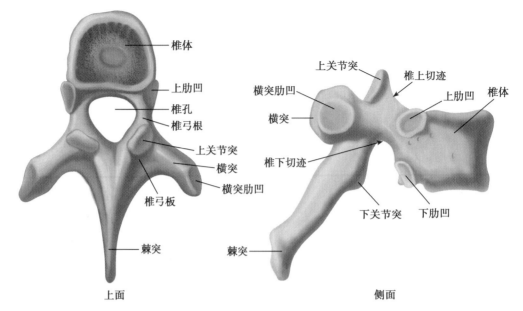

图 1-6　胸椎

第 1 胸椎棘突粗大并水平向后,椎体有一圆形的全肋凹和一半圆形的下肋凹。第 9 胸椎可能存在下半肋凹缺如,第 10 胸椎只有一个上肋凹,第 11、12 胸椎各有一个全肋凹,横突无肋凹。

(2)**颈椎** cervical vertebrae(图 1-7):椎体较小,横断面呈椭圆形。上、下关节突的关节面呈水平位。第 3~7 颈椎椎体上面侧缘向上突起称**椎体钩** uncus of vertebrate body。椎体钩与上位椎体下面的两侧唇缘相接,形成钩椎关节,又称 Luschka 关节。如椎体钩过度增生肥大,可致椎间孔狭窄,压迫脊神经,产生颈椎病的症状和体征。颈椎椎孔较大,呈三角形。横突有孔,称**横突孔** transverse foramen,有椎动脉(向上穿第 6 至第 1 颈椎横突孔)和椎静脉通过。第 6 颈椎横突末端前方有明显的隆起,称颈动脉结节,有颈总动脉经其前方。当头部出血时,用手指将颈总动脉压于此结节,可暂时止血。第 2~6 颈椎的棘突较短,末端分叉。

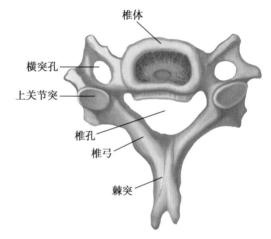

图 1-7　颈椎(上面)

第 1 颈椎又名**寰椎** atlas(图 1-8),呈环状,无椎体、棘突和关节突,由前弓、后弓及侧块组成。前弓较短,后面正中有**齿突凹** dental fovea,与枢椎的齿突相关节。侧块连接前后两弓,上面各有一椭圆形

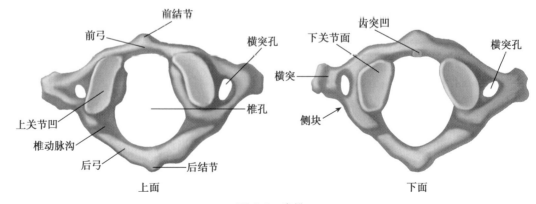

图 1-8　**寰椎**

关节面,与枕髁相关节;下面有圆形关节面与枢椎上关节面相关节。后弓较长,上面可见横行的椎动脉沟,有椎动脉通过。

第 2 颈椎又名**枢椎** axis(图 1-9),椎体向上伸出**齿突** dens,与寰椎齿突凹相关节。齿突原为寰椎椎体,发育过程中脱离寰椎而与枢椎椎体融合。

第 7 颈椎又名**隆椎** prominent vertebrae(图 1-10),棘突长,末端不分叉,活体易于触及,常作为计数椎骨序数的标志。

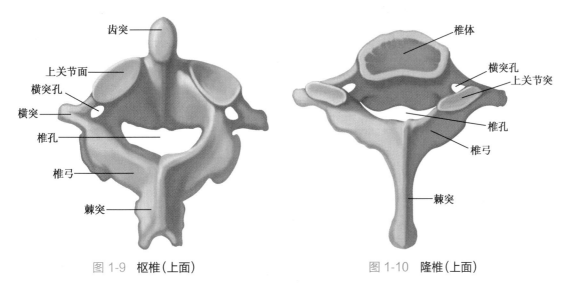

图 1-9　**枢椎(上面)**　　　　　　图 1-10　**隆椎(上面)**

(3) **腰椎** lumbar vertebrae(图 1-11):椎体粗壮,横断面呈肾形。椎孔呈卵圆形或三角形。上、下关节突粗大,关节面几呈矢状位。上关节突后缘的卵圆形隆起称乳突。棘突宽短呈板状,水平伸向后方。各棘突的间隙较宽,临床上可于此进行腰椎穿刺术。

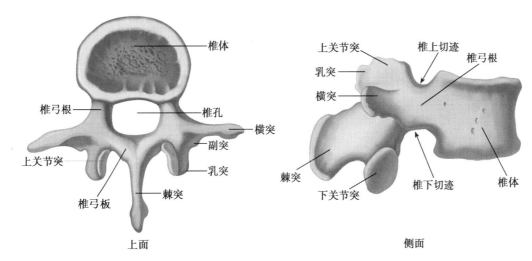

图 1-11　**腰椎**

(4) **骶骨** sacrum(图 1-12):由 5 块骶椎融合而成,呈三角形,底向上,尖朝下,盆面(前面)凹陷,上缘中份向前隆凸,称岬 promontory。盆面中部可见 4 条横线,是椎体融合的痕迹。横线两端有 4 对骶前孔。背面粗糙隆凸,正中线处为骶正中嵴,嵴外侧有 4 对骶后孔。骶前、后孔分别有骶神经前、后支通过。骶前、后孔均与骶管相通,骶管上端通连椎管,下端的裂孔称**骶管裂孔** sacral hiatus,裂孔两侧有向下突出的**骶角** sacral horn,骶管麻醉常以骶角作为标志。骶骨外侧部上宽下窄,上份有耳状面与髂骨的耳状面构成骶髂关节,耳状面后方骨面凹凸不平,称骶粗隆。骶骨参与构成骨盆后壁,上连第5腰椎,下接尾骨。

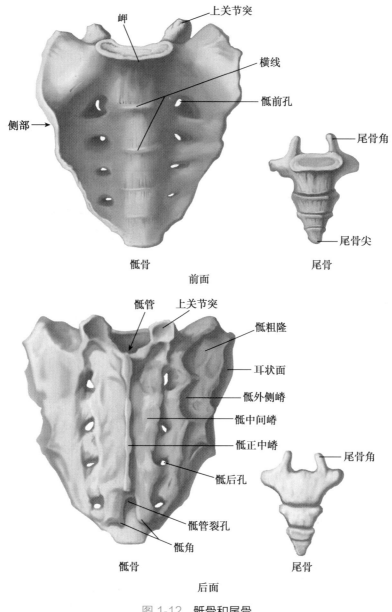

图 1-12 骶骨和尾骨

（5）**尾骨** coccyx（图 1-12）：由 3～4 块退化的尾椎融合而成。上接骶骨,下端游离为尾骨尖。跌倒或撞击可能导致尾骨骨折。

3. **椎骨的常见变异** 椎骨在胚胎发育过程中可出现变异。如两侧椎弓后端融合不全,则形成脊柱裂,常见于腰骶部。较轻者为隐性脊柱裂,常出现腰痛,重者则脊膜甚至脊髓和马尾经此膨出。椎骨的数目也可发生变异,如第 1 骶椎不与其他骶椎融合,而成第 6 腰椎,则称骶椎腰化;反之,如第 5 腰椎与骶骨融合,则称腰椎骶化。

（二）胸骨

胸骨 sternum（图 1-13）为长方形扁骨,位于胸前壁正中,前凸后凹,自上而下可分柄、体和剑突三部分。**胸骨柄** manubrium sterni 上宽下窄,上缘中份为**颈静脉切迹** jugular notch,两侧有锁切迹与锁骨连结。柄外侧缘上份接第 1 肋软骨。柄与体连接处微向前突,称**胸骨角** sternal angle,可在体表扪及,两侧平对第 2 肋,是计数肋的重要标志。胸骨角部位又相当于左、右主支气管分叉处,主动脉弓下缘水平,心房上缘,上、下纵隔交界部。胸骨角向后平对第 4 胸椎椎体下缘。**胸骨体** body of sternum 呈长方形,外侧缘连接第 2～7 肋软骨。**剑突** xiphoid process 扁而薄,形状变化较大,下端游离。

（三）肋

肋 rib 由肋骨与肋软骨组成,共 12 对。第 1~7 对肋前端直接与胸骨连结,称真肋。其中第 1 对肋与胸骨柄间为软骨结合,第 2~7 对肋与胸骨构成微动的胸肋关节。第 8~10 对肋不直接与胸骨相连,称假肋。肋前端借肋软骨与上位肋软骨连结,形成**肋弓** costal arch。第 11~12 对肋前端游离于腹壁肌层中,称浮肋。

1. **肋骨 costal bone**（图 1-14）　属扁骨,分为体和前、后两端。后端膨大,称**肋头** costal head,有关节面与胸椎上、下肋凹相关节。肋头外侧稍细,称**肋颈** costal neck。颈外侧的粗糙突起,称**肋结节** costal tubercle,与相应的胸椎横突肋凹相关节。**肋体** shaft of rib 长而扁,分内、外两面和上、下两缘。内面近下缘处有**肋沟** costal groove,肋间神经和血管走行其中。体的后份急转处称**肋角** costal angle。前端稍宽,与肋软骨相接。

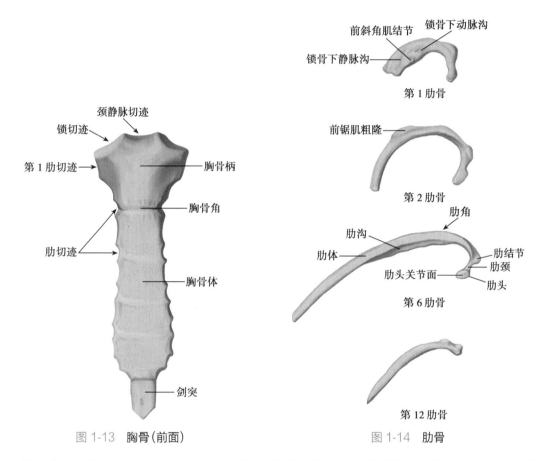

图 1-13　胸骨（前面）　　　　图 1-14　肋骨

第 1 肋骨扁宽而短,分上、下面和内、外缘,无肋角和肋沟。内缘前份有前斜角肌结节,为前斜角肌附着处。其前、后方分别有锁骨下静脉和锁骨下动脉经过的压迹（沟）。

第 2 肋骨为过渡型。第 11、12 肋骨无肋结节、肋颈及肋角。

2. **肋软骨 costal cartilage**　位于各肋骨前端,由透明软骨构成,终身不骨化。

3. **肋的先天变异**　肋骨可有多种先天变异,如以下几种。

（1）颈肋:见于一侧或两侧,表现为短小较直的小肋骨,多自第 7 颈椎处伸出。

（2）叉状肋:为最常见的肋骨变异,肋骨前端呈叉状,有时一支明显,另一支短小,甚至仅为肋骨上的突起,易误认为病变。

（3）肋骨联合:多见于第 5、6 肋的后端,表现为相邻两条肋骨局部呈骨性联合,肋间隙变窄,易误认为肺内病变。

三、颅骨

颅骨有23块(中耳的3对听小骨未计入)。除下颌骨和舌骨外,彼此借缝或软骨牢固连结形成**颅** skull,保护并支持脑和感觉器,并构成消化和呼吸系统的起始部。以眶上缘、外耳门上缘和枕外隆凸的连线为界,颅分为后上部的脑颅与前下部的面颅。

(一) 脑颅骨

脑颅由8块骨组成。其中不成对的有额骨、筛骨、蝶骨和枕骨,成对的有颞骨和顶骨,参与构成颅腔。颅腔的顶为穹窿形的**颅盖** calvaria,由额骨、顶骨和枕骨构成。颅腔的底由中部的蝶骨、后方的枕骨、两侧的颞骨、前方的额骨和筛骨构成。筛骨仅有一小部分参与脑颅的构成,其余构成面颅。

1. **额骨 frontal bone**(图 1-15) 位于颅的前上方,分三部:①额鳞:是贝壳状的扁骨,中央隆起称额结节,内含空腔称额窦,开口于鼻腔;②眶部:为后伸的水平薄骨板,构成眶上壁;③鼻部:位于两侧眶部之间,呈马蹄铁形,与筛骨和鼻骨连结,缺口处为筛切迹。

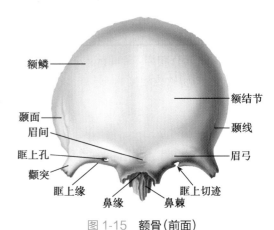

图 1-15　额骨(前面)

2. **筛骨 ethmoid bone**(图 1-16) 为脆弱的含气骨。位于两眶之间、额骨与蝶骨之间,参与构成鼻腔上部、鼻腔外侧壁和鼻中隔。筛骨在冠状切面上呈"巾"字形,分三部:①筛板:是多孔的水平骨板,构成鼻腔的顶,板的前份有向上伸出的骨嵴称鸡冠,其两侧有多个筛孔。②垂直板:自筛板中线下垂,居正中矢状位,构成骨性鼻中隔上部。③筛骨迷路:位于垂直板两侧,由菲薄骨片围成许多小腔。迷路内侧壁附有两个卷曲小骨片,称上鼻甲和中鼻甲。迷路外侧壁骨质极薄,构成眶的内侧壁,称眶板。

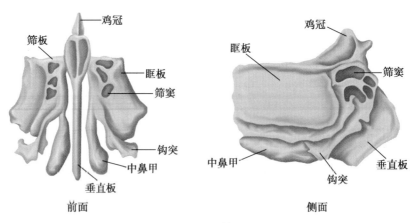

图 1-16　筛骨

3. **蝶骨 sphenoid bone**(图 1-17、图 1-18) 形似展翅的蝴蝶,居颅底中央,分体、大翼、小翼和翼突四部:①体:为中间部的立方形骨块,内含蝶窦,窦分隔为左右两半,分别向前开口于蝶筛隐窝。体上面呈马鞍状,称蝶鞍,中央的凹陷为**垂体窝** hypophysial fossa。体部两侧有由后向前穿行的浅沟,称颈动脉沟,颈内动脉经颈动脉管入颅后行于此沟内。②**大翼** greater wing:自蝶骨体两侧伸向上方,分为凹陷的大脑面、前内侧的眶面和外下方的颞面。颞面借颞下嵴分上下两部,上部为颞窝的一部分,下部构成颞下窝的顶。大翼根部自前内向后外可见**圆孔** foramen rotundum、**卵圆孔** foramen ovale 和**棘孔** foramen spinosum,分别通过重要的神经和血管。③**小翼** lesser wing:为三角形薄板,从体的前上份发出。其上面为颅前窝的后部,下面构成眶上壁的后部。小翼与体的交界处可见**视神经管** optic canal。两视神经管内口之间有交叉前沟连通。小翼与大翼间的裂隙为**眶上裂** superior orbital fissure。
④**翼突** pterygoid process:自体与大翼连接处下垂,向后敞开形成内侧板和外侧板。翼突根部呈矢状贯通的细管,称**翼管** pterygoid canal,向前通入翼腭窝。

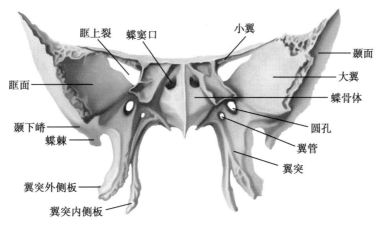

图 1-17 **蝶骨(前面)**

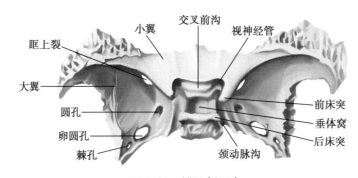

图 1-18 **蝶骨(上面)**

4. **颞骨** temporal bone(图 1-19、图 1-20) 位于颅两侧,并延至颅底,参与构成颅底和颅腔侧壁,形状不规则,以外耳门为中心分三部:①**鳞部** squamous part:位于外耳门前上方,呈鳞片状。内面有脑回的压迹和脑膜中动脉沟;外面光滑,前下部有前伸的颧突,与颧骨的颞突构成颧弓。颧突根部下面的深窝称**下颌窝** mandibular fossa,窝前缘的横行突起,称**关节结节** articular tubercle。②**鼓部** tympanic part:位于下颌窝后方,为弯曲的骨片。从前、下、后三面围绕外耳道。③**岩部(锥部)** petrous part(pyramid):呈三棱锥形,尖指向前内,紧邻蝶骨体,底与颞鳞、乳突部相接。岩部前面朝向颅中窝,中央有弓状隆起,隆起外侧较薄的部分称鼓室盖,近尖端处有光滑的三叉神经压迹。后面中央部可见**内耳门** internal acoustic pore,通入内耳道。下面凹凸不平,中央有颈动脉管外口,向前内通入**颈动脉管** carotid canal。此管先垂直上行,继而折向前内,开口于岩部尖端,称颈动脉管内口。颈动脉管外口后方的深窝为颈静脉窝,后外侧的细长骨突称**茎突** styloid process。岩部后份肥厚的突起,位于外耳门后方,称**乳突** mastoid process,其内的含气小腔隙称乳突小房,茎突根部后方的孔为**茎乳孔** stylomastoid foramen。颞骨岩部因含有多个孔隙、管道与气房,较为脆弱,1/3 的颅底骨折发生于此。

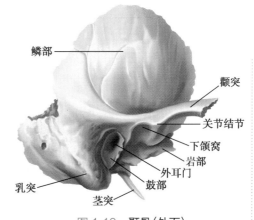

图 1-19 **颞骨(外面)**

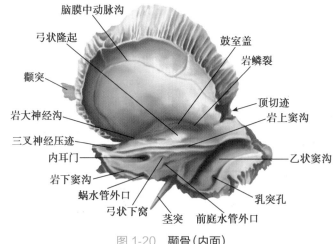

图 1-20　颞骨(内面)

5. **枕骨 occipital bone**　位于颅的后下部,呈勺状。前下部有**枕骨大孔 foramen magnum**。枕骨借此孔分为四部:前为基底部,后为枕鳞,两侧为侧部。侧部的下方有椭圆形关节面,称枕髁。枕骨大孔后方有枕外嵴延伸至枕外隆凸,隆凸向两侧延伸为上项线,其下方有与之平行的下项线。

6. **顶骨 parietal bone**　外隆内凹,呈四边形,居颅顶中部,左右各一。两块顶骨以矢状缝相连。前方经冠状缝同额骨相连,后方经人字缝与枕骨相连。

(二) 面颅骨

面颅有 15 块骨。成对的包括上颌骨、腭骨、颧骨、鼻骨、泪骨及下鼻甲,不成对的有犁骨、下颌骨和舌骨。面颅诸骨连结构成眼眶、鼻腔和口腔的骨性支架。

1. **下颌骨 mandible**(图 1-21)　为最大的面颅骨,分为一体两支:①下颌体为弓状板,有上、下两缘及内、外两面。下缘圆钝,为下颌底;上缘构成牙槽弓,有容纳下牙根的牙槽。体外面正中前凸形成

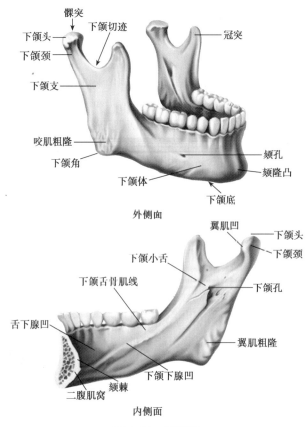

图 1-21　下颌骨

颏隆凸。其前外侧面有**颏孔** mental foramen。内面正中有两个小棘,称颏棘,为肌肉附着处。其下外方的椭圆形浅窝称二腹肌窝。②**下颌支** ramus of mandible 为体后方上耸的方形骨板,其外面后下部粗糙,为咬肌所附着,称咬肌粗隆;下颌支末端有两个突起,前方的称冠突,为颞肌附着处,后方的称髁突,两突之间的凹陷为下颌切迹。髁突上端的膨大为**下颌头** head of mandible,与下颌窝相关节,头下方较细处为**下颌颈** neck of mandible。下颌支后缘与下颌底相交处,称**下颌角** angle of mandible。下颌支内面中央有**下颌孔** mandibular foramen,孔的前缘有伸向上后的骨突,称下颌小舌。

2. **舌骨** hyoid bone(图 1-22) 居下颌骨下后方,呈马蹄铁形。中间部称体,向后外延伸的长突为大角,向上的短突为小角。大角和体都可在体表扪到。

3. **犁骨** vomer 为斜方形骨板,组成骨性鼻中隔后下份。

4. **上颌骨** maxilla(图 1-23) 成对,构成颜面的中央部,几乎与全部面颅骨相接,可分为 1 体和 4 突。

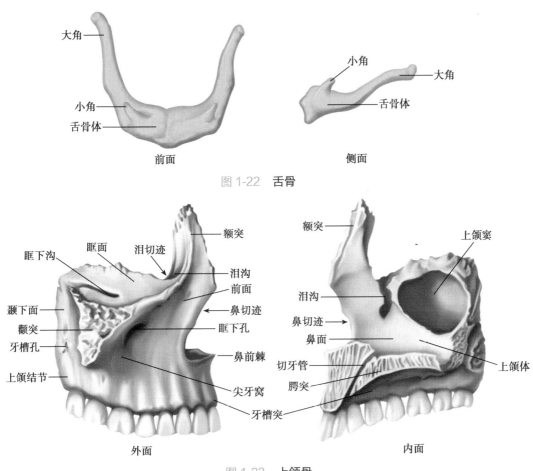

图 1-22　**舌骨**

图 1-23　**上颌骨**

上颌体内含上颌窦,分前面、颞下面、眶面及鼻面。前面上份有**眶下孔** infraorbital foramen,孔下方凹陷,称尖牙窝。颞下面朝向后外,中部有小的牙槽孔。眶面构成眶的下壁,有矢状位的眶下沟,向前下连于眶下管。鼻面构成鼻腔外侧壁,后份有大的上颌窦裂孔,通入上颌窦,前份有纵行的泪沟。

额突 frontal process 突向上方,接额骨、鼻骨和泪骨。**颧突** zygomatic process 伸向外侧,接颧骨。**牙槽突** alveolar process 由体向下伸出,其下缘有牙槽,容纳上颌牙根。**腭突** palatine process 由体向内水平伸出,于中线与对侧腭突结合,组成骨腭的前份。

5. **腭骨** palatine bone(图 1-24) 成对,呈 L 形,位于上颌骨腭突与蝶骨翼突之间,分为水平板和垂直板两部,水平板组成骨腭的后份,垂直板构成鼻腔外侧壁的后份。

6. **鼻骨** nasal bone 为成对的长条形小骨片,上窄下宽,构成鼻背的基础。

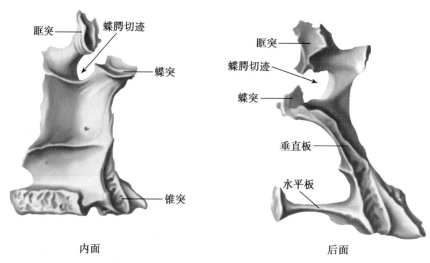

图 1-24 **腭骨**

7. **泪骨 lacrimal bone** 为菲薄的方形小骨片,位于眶内侧壁的前份。前接上颌骨额突,后连筛骨眶板。

8. **下鼻甲 inferior nasal concha** 为薄而卷曲的小骨片,附于上颌体和腭骨垂直板的鼻面。

9. **颧骨 zygomatic bone** 位于眶的外下方,呈菱形,形成面颊的骨性突起。颧骨的颞突向后接颞骨的颧突,构成颧弓。

（三）颅的整体观

除下颌骨和舌骨外,颅骨借膜和软骨牢固结合成一整体。全颅的形态特征,对临床应用极为重要。

1. **颅顶面观** 呈卵圆形,前窄后宽,光滑隆凸。顶骨中央最隆凸处,称顶结节。额骨与两侧顶骨连结构成**冠状缝 coronal suture**,两侧顶骨连结构成**矢状缝 sagittal suture**,两侧顶骨与枕骨连结构成**人字缝 lambdoid suture**。矢状缝后份两侧常有一小孔,称顶孔。

2. **颅后面观** 可见人字缝和枕鳞。枕鳞中央最突出部为**枕外隆凸 external occipital protuberance**。隆凸向两侧的弓形骨嵴称上项线,其下方有与之平行的下项线。

3. **颅内面观** 颅盖内面凹陷,有许多与脑沟回对应的压迹与骨嵴。两侧有树枝状动脉沟,是脑膜中动脉及其分支的压迹。正中线上可见纵行浅沟,为上矢状窦沟,沟两侧分布许多颗粒小凹,为蛛网膜粒的压迹。

颅底内面凹凸不平,自前向后有三个呈阶梯状加深的陷窝,分别称颅前、中、后窝。窝中有诸多孔、裂,多数与颅底外面相通（图 1-25）。

（1）**颅前窝 anterior cranial fossa**:位置最高,由额骨眶部、筛骨筛板和蝶骨小翼构成。自正中线由前至后,有额嵴、盲孔、鸡冠等结构。筛板上有筛孔通鼻腔。

（2）**颅中窝 middle cranial fossa**:由蝶骨体及大翼、颞骨岩部等构成。中间狭窄,两侧宽广。以颞骨岩部上缘及鞍背与颅后窝分界。中央为蝶骨体,上面有垂体窝,窝前外侧为视神经管,通入眶腔,管口外侧有突向后方的前床突。垂体窝前方圆形的骨隆起为鞍结节,后方横位的骨隆起称鞍背。鞍背两侧角向上突起为后床突。垂体窝和鞍背统称蝶鞍,其两侧浅沟为颈动脉沟,沟向前外侧通入眶上裂,沟后端有孔称**破裂孔 foramen lacerum**,续于颈动脉管内口。蝶鞍两侧,由前内向后外,依次可见圆孔、卵圆孔和棘孔。脑膜中动脉沟自棘孔向外上方走行。弓状隆起与颞鳞之间的薄骨板为鼓室盖,岩部尖端的浅窝称三叉神经压迹。

（3）**颅后窝 posterior cranial fossa**:位置最深,主要由枕骨和颞骨岩部后部构成。窝中央可见枕骨大孔,孔前上方的平坦斜面称**斜坡 clivus**。孔前外缘有舌下神经管内口,孔后上方可见十字形隆起,其交会处称**枕内隆凸 internal occipital protuberance**。由此向上延续为上矢状窦沟,该沟向下续于枕内嵴,向两侧续于横窦沟,横窦沟继转向前下内改称乙状窦沟,末端终于**颈静脉孔** jugular foramen。颞骨岩部后面有向前内的开口,即内耳门,通入内耳道。

4. **颅底外面观(图 1-26）**　颅底外面高低不平,神经血管通过的孔裂甚多。自前向后可见:由两侧牙槽突合成的牙槽弓,以及由上颌骨腭突与腭骨水平板构成的骨腭。骨腭正中可见腭中缝,其前端为切牙孔,通入切牙管。骨腭近后缘两侧有腭大孔。

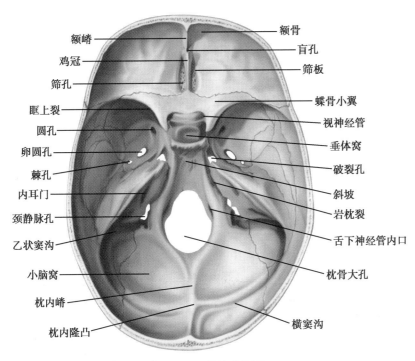

图 1-25　颅底内面观

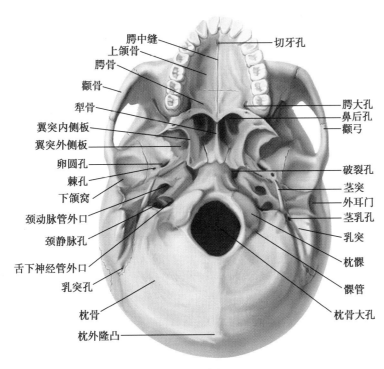

图 1-26　颅底外面观

骨腭以上,鼻后孔被鼻中隔后缘(犁骨)分成左右两半。鼻后孔两侧的垂直骨板即翼突内侧板。翼突外侧板根部后外方,可见较大的卵圆孔和较小的棘孔。鼻后孔后方中央可见枕骨大孔,孔前方为枕骨基底部,与蝶骨体直接结合(25岁以前借软骨结合);孔两侧的椭圆形关节面称枕髁,髁前外侧稍上有舌下神经管外口;髁后方为不恒定的髁管开口。枕髁外侧,枕骨与颞骨岩部交界处有不规则的颈静脉孔,其前方圆孔为颈动脉管外口。颈静脉孔的后外侧,有细长的茎突,茎突根部后方可见茎乳孔。颧弓根部后方为下颌窝,与下颌头相关节。窝前缘的隆起称关节结节。蝶骨、枕骨基底部和颞骨岩部会合处,围成不规则的破裂孔,活体为软骨所封闭。

5. **颅侧面观**(图1-27) 由额骨、蝶骨、顶骨、颞骨及枕骨构成,亦可见面颅的颧骨和上、下颌骨。侧面中部有外耳门,其后方为乳突,前方为颧弓,二者均可在体表触及。颧弓将颅侧面分为上方的颞窝和下方的颞下窝。

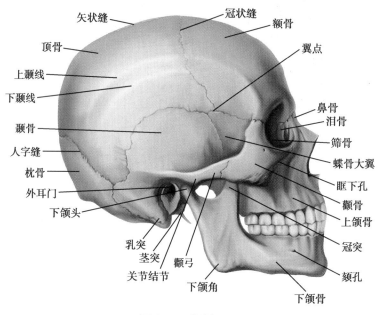

图 1-27 颅侧面观

(1)**颞窝** temporal fossa:上界为颞线,起自额骨与颧骨相接处,弯向上后,经额骨和顶骨,继转向下前达乳突根部。颞窝前下部较薄,在额、顶、颞、蝶骨会合处最为薄弱,此处常构成H形的缝,称**翼点** pterion,位于颧弓中点上方两横指(或3.5~4.0cm)处。其内面常有血管沟,脑膜中动脉前支由此沟通过。此处骨板薄弱,骨折时易伤及该动脉,形成硬膜外血肿。

(2)**颞下窝** infratemporal fossa:位于颧弓平面以下,是上颌骨体和颧骨后方的不规则间隙,容纳咀嚼肌和血管神经等,向上与颞窝通连。窝前壁为上颌骨体和颧骨,内壁为翼突外侧板,外壁为下颌支,下壁与后壁缺如。此窝向上经卵圆孔和棘孔与颅中窝相通,向前经眶下裂通眶,向内经上颌骨与蝶骨翼突之间的翼上颌裂通翼腭窝。

(3)**翼腭窝** pterygopalatine fossa(图1-28):为上颌骨体、蝶骨翼突和腭骨之间的窄间隙,深藏于颞下窝内侧。此窝向外通颞下窝,向前借眶下裂通眶,向内借腭骨与蝶骨围成的蝶腭孔通鼻腔,向后借圆孔通颅中窝,借翼管通颅底外面,向下移行于腭大管,继经腭大孔通口腔。源于口鼻腔、眶内、颅中窝、颞下窝和鼻旁窦的病变均可能蔓延至此窝。翼腭窝内有重要的血管、神经等结构通过。

6. **颅前面观**(图1-29) 可见额骨和面颅诸骨,面部中央为梨状孔,向后通鼻腔。孔的外上方为眶,下方为上、下颌骨围成的骨性口腔。分为额区、眶、骨性鼻腔和骨性口腔。

(1)额区:为眶以上的部分,由**额鳞** frontal squama组成。两侧可见隆起的额结节,结节下方有与眶上缘平行的弓形隆起,称眉弓,其内侧份的深面有额窦。左右眉弓间的平坦部,称眉间。眉弓与眉间都是重要的体表标志。

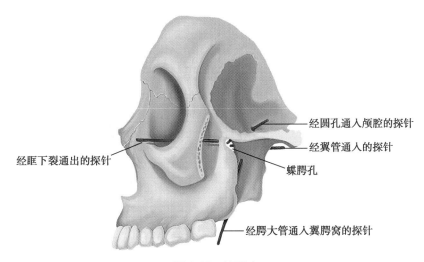

经圆孔通入颅腔的探针

经翼管通入的探针

蝶腭孔

经眶下裂通出的探针

经腭大管通入翼腭窝的探针

图 1-28 **翼腭窝**

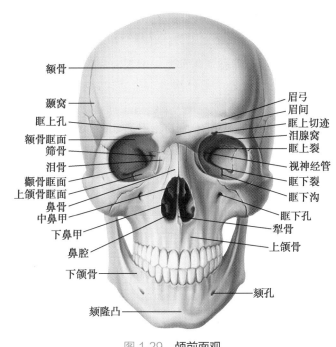

额骨

颞窝
眶上孔
额骨眶面
筛骨
泪骨
颧骨眶面
上颌骨眶面
鼻骨
中鼻甲
下鼻甲
鼻腔
下颌骨

颏隆凸

眉弓
眉间
眶上切迹
泪腺窝
眶上裂
视神经管
眶下裂
眶下沟
眶下孔
犁骨
上颌骨

颏孔

图 1-29 **颅前面观**

扫描图片
体验 AR

（2）**眶 orbit**：为底朝前外，尖向后内的一对四棱锥形深腔，可分上、下、内侧、外侧四壁，容纳眼球及附属结构（图 1-30）。

1）底：即眶口，略呈四边形，向前下外倾斜。眶上缘中、内 1/3 交界处有眶上孔或眶上切迹，眶下缘中份下方有眶下孔。

2）尖：指向后内，尖端的圆形孔即视神经管口，通入颅中窝。

3）上壁：由额骨眶部及蝶骨小翼构成，与颅前窝相邻，前外侧份的深窝称泪腺窝，容纳泪腺。

4）内侧壁：最薄，由前向后由上颌骨额突、泪骨、筛骨眶板和蝶骨体组成，与筛窦和鼻腔相邻。前下份有一长圆形窝，容纳泪囊，称泪囊窝，此窝向下经**鼻泪管** nasolacrimal duct 通鼻腔。

5）下壁：主要由上颌骨构成，壁下方为上颌窦。下壁和外侧壁交界处后份，有**眶下裂** inferior orbital fissure 向后通入颞下窝和翼腭窝，裂中部有前行的眶下沟，向前导入眶下管，并开口于眶下孔。

6）外侧壁：较厚，由颧骨和蝶骨大翼构成。外侧壁与上壁交界处的后份有**眶上裂** superior orbital fissure，向后通入颅中窝。

眶下壁和内侧壁骨质较薄弱，是眼眶骨折最常累及的部位。

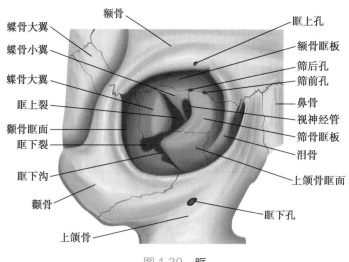

图 1-30　眶

（3）**骨性鼻腔** bony nasal cavity（图 1-31）：为顶窄底宽的狭长腔隙,位于面颅中央,介于两眶和上颌骨之间,由犁骨和筛骨垂直板构成的骨性鼻中隔将其分为左右两半。

鼻腔顶主要由筛骨筛板构成,有筛孔通颅前窝。筛板薄而脆,外伤时易骨折,为鼻部手术的危险区。底为骨腭,由上颌骨腭突和腭骨水平板构成。前端有切牙管通口腔。外侧壁由上颌骨、泪骨、下鼻甲、筛骨迷路、腭骨垂直板及蝶骨翼突构成。自上而下可见三个向下弯曲的突出骨片,称上、中、下鼻甲,每个鼻甲下方为相应的鼻道,分别称**上鼻道** superior nasal meatus、**中鼻道** middle nasal meatus 和**下鼻道** inferior nasal meatus,各鼻甲与鼻中隔之间的共同狭窄腔隙称总鼻道。上鼻甲后上方与蝶骨之间的间隙,称蝶筛隐窝。中鼻甲后方有蝶腭孔,通翼腭窝。中鼻道位于中鼻甲外侧,其外侧壁前、中部可见筛泡,内含中筛窦。筛泡前下方的弧形嵴状隆起为钩突,构成筛骨内侧壁的上部。筛泡和钩突之间的半月形裂隙称半月裂孔。裂孔向前下和外上延伸形成筛漏斗。下鼻道前上方有鼻泪管开口,位于下鼻甲附着处下方（图 1-32）。鼻腔前方开口称梨状孔,后方开口称鼻后孔,通咽腔。

（4）**鼻旁窦** paranasal sinus（图 1-32、图 1-33）：是上颌骨、额骨、蝶骨及筛骨内的骨腔,位于鼻腔周围并开口于鼻腔。具有发音共鸣和减轻颅骨重量的作用。

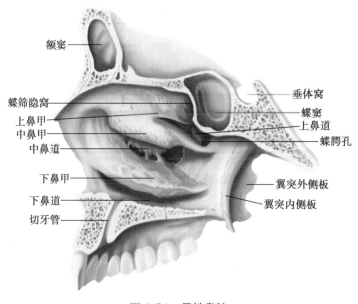

图 1-31　**骨性鼻腔**

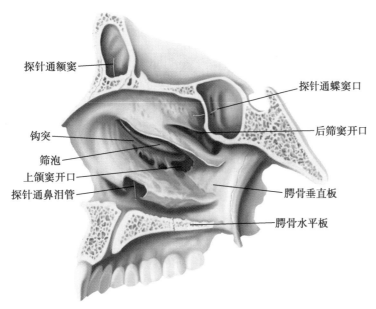

图 1-32　鼻腔外侧壁（切除部分鼻甲）

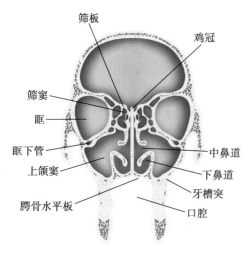

图 1-33　颅的冠状切面（通过第三磨牙）

1）**额窦** frontal sinus：居眉弓深面，左右各一，窦口向后下，开口于中鼻道前部的筛漏斗处。

2）**筛窦** ethmoidal sinus：又称**筛小房** ethmoidal cellule。呈蜂窝状，分前、中、后三群，前、中群开口于中鼻道，后群开口于上鼻道。

3）**蝶窦** sphenoidal sinus：居蝶骨体内，被内板隔成左右两腔，多不对称，向前开口于蝶筛隐窝。

4）**上颌窦** maxillary sinus：最大，居上颌骨体内。窦顶为眶下壁，底为上颌骨牙槽突，与第一、二磨牙及第二前磨牙紧邻。前壁的凹陷处称尖牙窝，骨质最薄。内侧壁即鼻腔外侧壁，有窦的开口通入中鼻道半月裂孔。窦口高于窦底，故窦内积液时直立位不易引流。

（5）**骨性口腔** bony oral cavity：由上颌骨、腭骨及下颌骨围成。顶即骨腭，其前方正中有切牙孔，后方两侧有腭大孔和腭小孔。前壁及外侧壁由上、下颌骨牙槽部及牙围成，向后通咽，底由软组织封闭。

（四）新生儿颅的特征及生后变化

胎儿时期由于脑及感觉器官发育早，而咀嚼和呼吸器官，尤其是鼻旁窦尚不发达，因此脑颅远大于面颅。新生儿面颅占全颅的 1/8，而成人为 1/4。额结节、顶结节和枕鳞都是骨化中心部位，发育明显，从颅顶观察，新生儿颅呈五角形（图 1-34）。额骨正中缝尚未愈合，额窦尚未发育，眉弓及眉间不明显。颅顶各骨尚未完全发育，骨缝间充满纤维组织膜，在多骨交接处，间隙的膜较大，称**颅囟** cranial fontanelle。**前囟（额囟）** anterior fontanelle 最大，呈菱形，位于矢状缝与冠状缝相接处。**后囟（枕囟）** posterior fontanelle 位于矢状缝与人字缝会合处，呈三角形。另外，还有位于顶骨前下角的蝶囟和顶骨后下角的乳突囟。前囟在 1~2 岁时闭合，其余各囟均于生后不久闭合。新生儿颅的上、下颌骨不发达，下颌角呈钝角。鼻旁窦尚未发育，乳突不明显，口鼻显得较小。

四、附肢骨

附肢骨包括上肢骨和下肢骨。上、下肢骨分别由与躯干相连接的肢带骨和游离的自由肢骨组成。

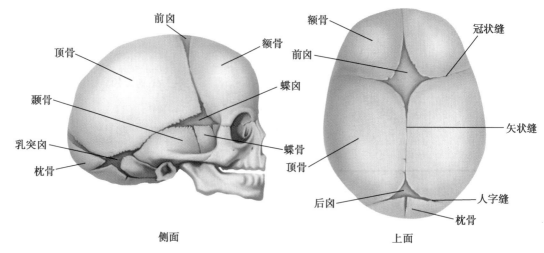

图 1-34　新生儿颅

上、下肢骨的数目和排列方式基本相同，上肢骨每侧 32 块，共 64 块，下肢骨每侧 31 块，共 62 块。由于人体直立，上肢从支持功能中解放出来，成为灵活运动的劳动器官，下肢起着支持和移位的作用。因而，上肢骨纤细轻巧，下肢骨粗大坚固。附肢骨的配布如表 1-2。

表 1-2　附肢骨的配布

分类		上肢骨	下肢骨
肢带骨		肩胛骨、锁骨	髋骨
自由肢骨	近侧部	肱骨	股骨
	中间部	桡骨、尺骨	胫骨、腓骨、髌骨
	远侧部	腕骨（8）、掌骨（5）、指骨（14）	跗骨（7）、跖骨（5）、趾骨（14）

（一）上肢骨

1. 上肢带骨

（1）锁骨 clavicle（图 1-35）：呈"～"形弯曲，横架于胸廓前上方。全长可在体表扪到。内侧端粗大，为胸骨端，有关节面与胸骨柄相关节。外侧端扁平，为肩峰端，有小关节面与肩胛骨肩峰相关节。内侧 2/3 凸向前，呈三棱形，外侧 1/3 凸向后，呈扁平形。锁骨位置表浅，易发生骨折，骨折部位多为内、外侧交界处。锁骨上面光滑，下面粗糙，形似长骨，但无骨髓腔。锁骨是唯一直接与躯干相连的上肢骨，呈杠杆状支撑肩胛骨，使上肢远离胸壁，以保证上肢的灵活运动，并将应力自上肢传给躯干。

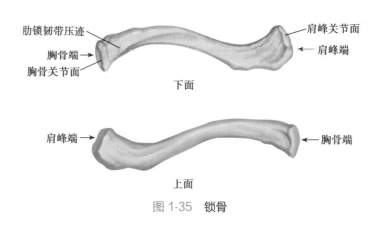

图 1-35　锁骨

（2）**肩胛骨** scapula（图 1-36、图 1-37）：为三角形扁骨,贴于胸廓后外面,介于第 2 至第 7 肋之间。可分二面、三缘和三个角。腹侧面或肋面与胸廓相对,称**肩胛下窝** subscapular fossa。背侧面的横嵴称**肩胛冈** spine of scapula。冈上、下方的窝,分别称**冈上窝** supraspinous fossa 和**冈下窝** infraspinous fossa。肩胛冈向外侧延伸的扁平突起,称**肩峰** acromion,与锁骨外侧端相接。

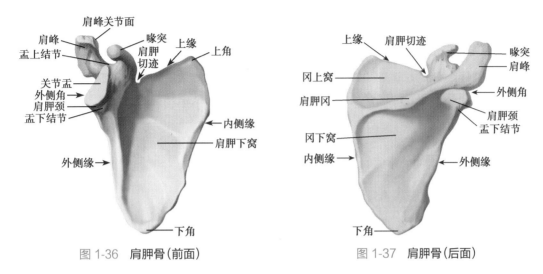

图 1-36　肩胛骨(前面)　　　　　　　图 1-37　肩胛骨(后面)

上缘短而薄,外侧份有肩胛切迹,更外侧有向前的指状突起称**喙突** coracoid process。内侧缘薄而锐利,因邻近脊柱,又称脊柱缘。外侧缘肥厚邻近腋窝,称腋缘。上角为上缘与脊柱缘会合处,平对第 2 肋。下角为脊柱缘与腋缘会合处,平对第 7 肋或第 7 肋间隙,为计数肋的标志。外侧角为腋缘与上缘会合处,较肥厚,朝外侧方的梨形浅窝,称**关节盂** glenoid cavity,与肱骨头相关节。盂上、下方各有一粗糙隆起,分别称盂上结节和盂下结节。肩胛冈、肩峰、肩胛下角、内侧缘及喙突均可在体表扪到。

肩胛骨骨折多见于直接暴力损伤,可分为体部、肩胛颈、肩胛冈、肩胛盂、喙突和肩峰骨折,其中体部骨折最为常见。

2. 自由上肢骨

（1）**肱骨** humerus（图 1-38）：为上肢最大的管状骨,分为肱骨体及上、下两端。上端有朝向上后内方呈半球形的**肱骨头** head of humerus,与肩胛骨的关节盂相关节。头周围的环状浅沟,称**解剖颈** anatomical neck。肱骨头的外侧和前方有隆起的**大结节** greater tubercle 和**小结节** lesser tubercle,大、小结节向下分别延伸为大结节嵴和小结节嵴。两结节间的纵沟称结节间沟。上端与体交界处稍细,称**外科颈** surgical neck,是肱骨头骨松质和肱骨干骨皮质交界的部位,较易发生骨折。

肱骨体上半部呈圆柱形,下半部呈三棱柱形。中部外侧面有粗糙的**三角肌粗隆** deltoid tuberosity。后面中部可见自内上斜向外下的浅沟,称**桡神经沟** sulcus for radial nerve,桡神经和肱深动脉沿此沟经过,肱骨中部骨折可能伤及桡神经。内侧缘近中点处有开口向上的滋养孔。

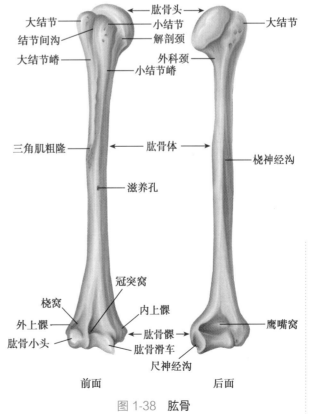

图 1-38　肱骨

肱骨下端较扁,外侧部前面有半球状的**肱骨小头** capitulum of humerus,与桡骨相关节;内侧部有滑车状的**肱骨滑车** trochlea of humerus,与尺骨形成关节。滑车前上方可见冠突窝;肱骨小头前上方为桡窝;滑车后上方为鹰嘴窝,伸肘时容纳尺骨鹰嘴。小头外侧和滑车内侧各有一突起,分别称**外上髁** lateral epicondyle 和**内上髁** medial epicondyle。内上髁后方的浅沟称尺神经沟,尺神经由此经过。下端与体交界处,即肱骨内、外上髁稍上方,骨质较薄弱,受暴力可发生肱骨髁上骨折。肱骨大结节和内、外上髁均可在体表扪及。

(2)**桡骨** radius(图 1-39):居前臂外侧,分一体两端。上端膨大称**桡骨头** head of radius,头上面的关节凹与肱骨小头相关节,其周围的环状关节面与尺骨相关节。头下方略细,称**桡骨颈** neck of radius。颈的内下侧有突起的**桡骨粗隆** radial tuberosity,是肱二头肌的抵止处。桡骨体呈三棱柱形,内侧缘为薄锐的骨间缘(又称骨间嵴),与尺骨的骨间缘相对。外侧面中点的粗糙面为旋前圆肌粗隆。下端前凹后凸,外侧向下突出,称**茎突** styloid process。下端内面有关节面,称尺切迹,与尺骨头相关节。下面有腕关节面与桡骨相关节。体表可扪及桡骨茎突和桡骨头。

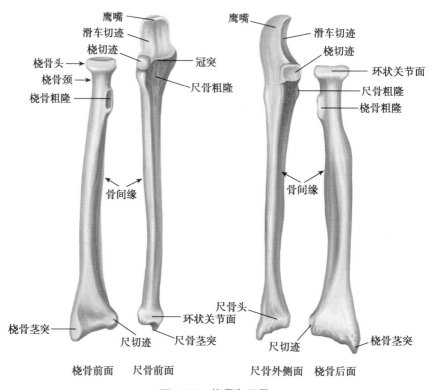

图 1-39 桡骨和尺骨

(3)**尺骨** ulna(图 1-39):居前臂内侧,分一体两端。上端粗大,前面有一半圆形深凹,称**滑车切迹** trochlear notch,与肱骨滑车相关节。切迹后上方的突起为**鹰嘴** olecranon,前下方的突起为**冠突** coronoid process。冠突外侧面有桡切迹,与桡骨头相关节。冠突下方的粗糙隆起,称**尺骨粗隆** ulnar tuberosity。尺骨体上段粗,下段细,外缘锐利,为骨间缘,与桡骨骨间缘相对。下端为**尺骨头** head of ulna,其前、外、后有环状关节面与桡骨的尺切迹相关节,下面光滑,借三角形的关节盘与腕骨分隔。头后内侧的锥状突起,称尺骨茎突。生理情况下,尺骨茎突较桡骨茎突高约 1cm。鹰嘴、后缘全长、尺骨头和茎突均可在体表扪及。

(4)**手骨**:包括腕骨、掌骨和指骨(图 1-40)。

1)**腕骨** carpal bone:属于短骨,共 8 块,排成近、远二列。近侧列由桡侧向尺侧分别为:**手舟骨** scaphoid bone、**月骨** lunate bone、**三角骨** triquetral bone 和**豌豆骨** pisiform bone。远侧列为:**大多角骨** trapezium bone、**小多角骨** trapezoid bone、**头状骨** capitate bone 和**钩骨** hamate bone。8 块腕骨构成掌面

凹陷的腕骨沟。各骨相邻的关节面形成腕骨间关节。手舟骨、月骨和三角骨近端形成的椭圆形关节面,与桡骨腕关节面及尺骨下端的关节盘构成桡腕关节。腕骨骨折多由间接暴力引起,以手舟骨骨折最为多见。

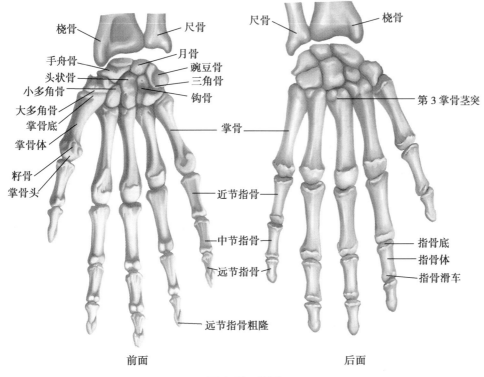

前面　　　　　　　　　　　　后面

图 1-40　**手骨**

2)**掌骨** metacarpal bone:共 5 块。由桡侧向尺侧,依次为第 1~5 掌骨。近端为底,接腕骨;远端为头,接指骨;中间部为体。第 1 掌骨短而粗,其底有鞍状关节面,与大多角骨的鞍状关节面相关节。

3)**指骨** phalange of finger:属长骨,共 14 块。拇指有 2 节,分为近节指骨和远节指骨;其余各指为 3 节,分别为近节指骨、中节指骨和远节指骨。每节指骨的近端为底,中间部为体,远端为滑车。远节指骨远端掌面粗糙,称远节指骨粗隆。

3. 上肢骨常见的变异和畸形　包括:①锁骨:可见先天性锁骨缺如。②肱骨:冠突窝与鹰嘴窝之间出现穿孔,称滑车上孔;内上髁上方有时出现向下的突起,称髁上突,借韧带连于内上髁,韧带若骨化则形成髁上孔。③桡骨:可部分或全部缺如。④尺骨:鹰嘴与尺骨干可不融合。⑤腕骨:可出现二分舟骨。⑥掌骨、指骨:可出现多指或并指。

(二)下肢骨

1. 下肢带骨　髋骨 hip bone(图 1-41~图 1-43)为不规则骨,上部扁阔,中部窄厚,有朝向下外的深窝,称髋臼;下部的大孔称闭孔。左右髋骨与骶、尾骨组成骨盆。髋骨由髂骨、坐骨和耻骨组成,三骨会合于髋臼,16 岁左右完全融合。

(1)**髂骨** ilium:构成髋骨上部,分为肥厚的髂骨体和扁阔的髂骨翼。髂骨体构成髋臼的上 2/5,翼上缘肥厚,形成弓形的**髂嵴** iliac crest。两侧髂嵴最高点的连线约平第 4 腰椎棘突,是计数椎骨的标志。髂嵴前端为**髂前上棘** anterior superior iliac spine,后端为**髂后上棘** posterior superior iliac spine。髂前上棘后方 5~7cm 处,髂嵴外唇向外突起,称**髂结节** tubercle of iliac crest。在髂前、后上棘的下方各有一薄锐突起,分别称髂前下棘和髂后下棘。髂后下棘下方有深陷的**坐骨大切迹** greater sciatic notch。髂骨翼内面的浅窝称**髂窝** iliac fossa,为大骨盆的侧壁。髂窝下界有圆钝骨嵴,称**弓状线** arcuate line。髂骨翼后下方为粗糙的耳状面,与骶骨耳状面相关节。耳状面后上方有髂粗隆,与骶骨借韧带相连。髂骨翼外面称臀面,有臀肌附着。

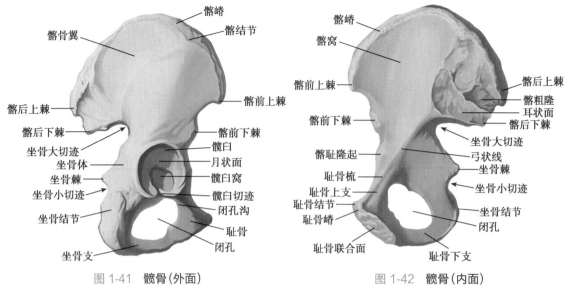

图 1-41　髋骨（外面）

图 1-42　髋骨（内面）

图 1-43　6 岁幼儿髋骨

（2）**坐骨** ischium：分坐骨体和坐骨支。体组成髋臼的后下 2/5，后缘有突起的**坐骨棘** ischial spine，棘下方为**坐骨小切迹** lesser sciatic notch。坐骨棘与髂后下棘之间为坐骨大切迹。坐骨体下后部向前内上延伸为较细的坐骨支，其末端与耻骨下支结合。坐骨体与坐骨支移行处的后部可见粗糙隆起，称**坐骨结节** ischial tuberosity，是坐位时体重的承受点，为坐骨最低部，可在体表扪及。

（3）**耻骨** pubis：构成髋骨前下部，分体和上、下二支。体组成髋臼前下 1/5。与髂骨体的结合处，骨面粗糙隆起，称髂耻隆起，由此向前内伸出耻骨上支，其末端急转向下，成为耻骨下支。耻骨上支上面的锐嵴称**耻骨梳** pecten pubis，向后移行于弓状线，向前终于**耻骨结节** pubic tubercle。耻骨结节到中线的粗钝上缘为耻骨嵴，可在体表扪到。耻骨上、下支相互移行处内侧的椭圆形粗糙面，称**耻骨联合面** symphysial surface，两侧联合面借纤维软骨相接，构成耻骨联合。耻骨下支伸向后下外，与坐骨支结合。耻骨与坐骨共同围成**闭孔** obturator foramen，活体有闭孔膜封闭。孔上缘可见闭孔沟。

髋臼 acetabulum 由髂、坐、耻三骨的体合成。窝内半月形的关节面称**月状面** lunate surface。窝中央的凹陷部分称髋臼窝。髋臼边缘下部的缺口称髋臼切迹。

因骨质疏松和骨质脆弱导致的髋骨骨折是常见的老年性骨折。

2. 自由下肢骨

（1）**股骨** femur（图 1-44）：是人体最长最结实的长骨，其长度约为体高的 1/4，分一体两端。上端有朝向内上的**股骨头** femoral head，与髋臼相关节。头中央稍下可见小的股骨头凹，为股骨头韧带的附着处。头下外侧的狭细部称**股骨颈** femoral neck。颈与体的夹角称颈干角，男性平均为 132°，女性平均为 127°。颈与体连接处上外侧的方形隆起，称**大转子** greater trochanter；内下方的隆起，称**小转子** lesser trochanter，有肌肉附着。大转子内侧面的凹陷称转子窝，为闭孔内、外肌腱及上、下孖肌腱附着处。大、小转子之间，前面有转子间线，后面有转子间嵴。两者连成环线的部位称股骨粗隆间，是骨折多发处。大转子是重要的体表标志，可在体表扪及。

股骨体略弓向前，上段呈圆柱形，中段呈三棱柱形，下段前后略扁。体后面有纵行骨嵴，称**粗线** linea aspera。此线上端分叉，向上外延续于粗糙的**臀肌粗隆** gluteal tuberosity，向上内侧延续为耻骨肌

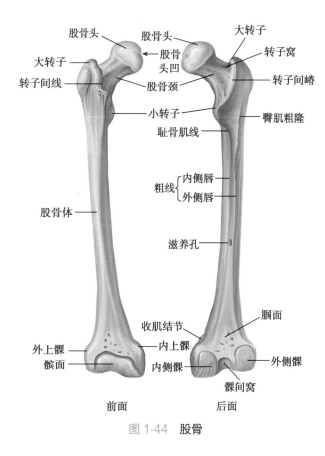

图 1-44 **股骨**

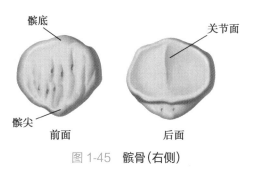

图 1-45 **髌骨(右侧)**

线。粗线下端也分为内、外两线,两线间的骨面为腘面。粗线中点附近,有口朝下的滋养孔。

下端有两个后突的膨大,为**内侧髁** medial condyle 和**外侧髁** lateral condyle。内、外侧髁的前面、下面和后面都是光滑的关节面。两髁前方的关节面彼此相连,形成髌面,与髌骨相接。两髁后份之间的深窝称**髁间窝** intercondylar fossa。两髁侧面最突起处,分别为**内上髁** medial epicondyle 和**外上髁** lateral epicondyle。内上髁上方的小突起,称**收肌结节** adductor tubercle,为内收肌腱附着处。它们均为体表可扪及的重要标志。

(2)**髌骨** patella(图 1-45):是人体最大的籽骨,位于股骨下端前面、股四头肌腱内,上宽下尖,前面粗糙,后面为关节面,与股骨髌面相关节。髌骨具有保护膝关节、避免股四头肌腱对股骨髁软骨面的摩擦、增加膝关节稳定性的功能。髌骨可在体表扪及。

(3)**胫骨** tibia(图 1-46):居小腿内侧,属粗大长骨,为小腿主要承重骨。分一体两端。上端膨大,向两侧突出,形成内侧髁和外侧髁。两髁上面各有上关节面,与股骨内、外侧髁相关节。两关节面之间有向上的粗糙隆起,称**髁间隆起** intercondylar eminence。外侧髁后下方有腓关节面与腓骨头相关节。上端前面的隆起称胫骨粗隆 tibial tuberosity。内、外侧髁和胫骨粗隆于体表均可扪到。胫骨体呈三棱柱形,较锐的前

缘和平滑的内侧面直接位于皮下,外侧缘有小腿骨间膜附着,称骨间缘。后面上份有斜向下内的比目鱼肌线。体上、中 1/3 交界处附近,有向上开口的滋养孔。胫骨下端稍膨大,其内下方的突起称**内踝** medial malleolus。下端的下面和内踝的外侧面有关节面与距骨相关节。下端的外侧面有腓切迹与腓骨相接。内踝可在体表扪及。

由于皮下组织和肌肉较薄弱,血供较差,胫骨骨折易出现愈合延迟。

(4)**腓骨** fibula(图 1-46):细长,位于胫骨外后方,分一体两端。上端稍膨大,称**腓骨头** fibular head,有腓骨头关节面与胫骨相关节。头下方缩窄,称**腓骨颈** fibular neck。体内侧缘锐利,称骨间缘,有小腿骨间膜附着。体内侧近中点处,可见向上开口的滋养孔。下端膨大,形成**外踝** lateral malleolus。其内侧有外踝关节面,与距骨相关节。腓骨头和外踝可在体表扪及。

(5)**足骨**:包括跗骨、跖骨和趾骨(图 1-47)。

1)**跗骨** tarsal bone:共 7 块,属短骨。分前、中、后三列。后列包括上方的**距骨** talus 和下方的**跟骨** calcaneus;中列为位于距骨前方的**足舟骨** navicular bone;前列为**内侧楔骨** medial cuneiform bone、**中间楔骨** intermedius cuneiform bone、**外侧楔骨** lateral cuneiform bone 及跟骨前方的**骰骨** cuboid bone。

跗骨几乎占据全足的一半,与下肢的支持和负重功能相适应,距骨上面有前宽后窄的关节面,称

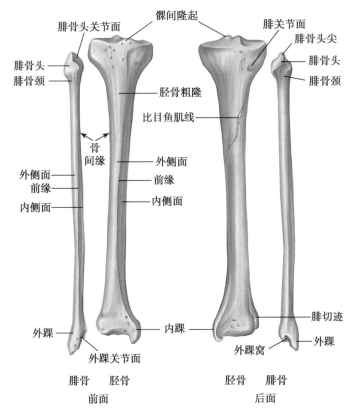

腓骨头关节面 髁间隆起 腓关节面
腓骨头尖
腓骨头 腓骨头
腓骨颈 腓骨颈

胫骨粗隆
比目鱼肌线

骨间缘 外侧面
前缘
外侧面 内侧面
前缘
内侧面

腓切迹

外踝 内踝 外踝
外踝关节面 外踝窝

腓骨 胫骨 胫骨 腓骨
前面 后面

图 1-46 胫骨和腓骨（右侧）

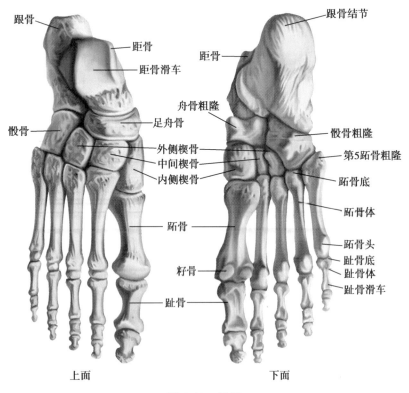

跟骨 跟骨结节
距骨 距骨
距骨滑车
舟骨粗隆
骰骨 足舟骨 骰骨粗隆
外侧楔骨 第5跖骨粗隆
中间楔骨 跖骨底
内侧楔骨
跖骨体
跖骨
跖骨头
趾骨底
籽骨 趾骨体
趾骨滑车
趾骨

上面 下面

图 1-47 足骨

距骨滑车,与内、外踝和胫骨的下关节面相关节。距骨下方与跟骨相关节。跟骨后端隆凸,为跟骨结节。距骨前接足舟骨,其内下方隆起为舟骨粗隆,是重要的体表标志。足舟骨前方与三块楔骨相关节,外侧的骰骨与跟骨相接。

跟骨骨折为常见的跗骨骨折,约占全部跗骨骨折的60%,多由高处跌下,足部着地,足跟遭受垂直撞击所致。

2)跖骨 metatarsal bone:共5块,由内侧向外侧分别为第1~5跖骨,形状和排列大致与掌骨相当,但较掌骨粗大。每一跖骨近端为底,与跗骨相接,中间为体,远端称头,与近节趾骨底相接。第5跖骨底向后突出,称第5跖骨粗隆,在体表可扪及。

3)趾骨 phalange of toe:共14块。拇趾为2节,其余各趾为3节。形态和命名与指骨相同。拇趾骨粗壮,其余趾骨细小,第5趾的远节趾骨甚小,往往与中节趾骨长合。

3. 下肢骨常见的变异和畸形 包括:①髋骨:髂窝穿孔,耻、坐支不长合;②股骨:臀肌粗隆异常粗大,形成第3转子;③髌骨:可缺如或为二分髌骨;④距骨:后下部和前上部可出现三角骨和距上骨;⑤楔骨:内侧和中间楔骨之间可出现楔间骨;⑥跖骨:第1与第2跖骨之间可出现跖间骨;⑦趾骨:多趾。

五、体表的骨性标志

(一)头颈部

1. **乳突** 位于外耳下方,其根部前缘的前内方有茎乳突,面神经由此出颅。

2. **下颌角** 为下颌支后缘与下颌体下缘转折之处,此处骨质较薄,容易骨折。

3. **枕外隆凸** 为枕部向后最突出的隆起。

4. **颧弓** 位于眶下缘和枕外隆凸之间连线的同一水平面上。

5. **翼点** 为顶骨、额骨、蝶骨和颞骨四骨会合处,在颧弓中点上方3.5~4.0cm处,是颅骨的薄弱部位,其深面附近的沟内有脑膜中动脉的前支经过。

6. **第7颈椎棘突** 为颈背部最突出的隆起,头部前屈时更容易触及,为计数椎骨的标志。

7. **颈动脉结节** 即第6颈椎横突前结节,位于胸锁乳突肌前缘深处,正对环状软骨平面。平环状软骨,在胸锁乳突肌前缘,以拇指向后加压,可将颈总动脉压向颈动脉结节,阻断血流,达到止血的目的。

(二)躯干部

1. **胸骨颈静脉切迹** 为位于胸骨上缘,两侧胸锁关节之间的凹陷,其上方为胸骨上窝。

2. **胸骨角** 为位于胸骨柄与胸骨体的连接处向前的横向突起,是重要的骨性标志。胸骨角的两侧平对第2肋软骨,为计数肋骨的标志。胸骨角平面是上、下纵隔的分界线。

3. **剑突** 为胸骨下方的突出,位于两侧肋弓之间。

4. **骶角** 沿骶中嵴向下扪及骶管裂孔,在裂孔的两侧可扪及骶角。

(三)上肢

1. **锁骨** 锁骨位于胸廓前上方,左右各一。锁骨位于皮下,位置表浅,全长在体表可扪及。

2. **肩峰、肩胛冈及肱骨大结节** 肩峰位于肩关节上方,是肩部最高的骨性标志。沿肩峰向后可触及肩胛冈。肩峰的下外方为肱骨大结节。

3. **肩胛下角** 平对第7肋,可作为在背部计数肋骨的标志。

4. **肱骨内、外上髁** 肱骨内、外上髁是肘部内、外侧最突出的骨性突起。

5. **桡骨茎突和尺骨茎突** 为腕桡侧和尺侧的骨性隆起,尺骨茎突较桡骨茎突高。

6. **尺骨鹰嘴** 肘后区最显著的隆起。

7. **尺神经沟** 肘后内侧沟是在肱骨内上髁与尺骨鹰嘴之间可触及的深沟,其深方为肱骨的尺神经沟。

8. **豌豆骨** 位于腕部远侧皮纹的内侧的突起。

（四）下肢

1. **髂嵴** 髂嵴全长在体表均能扪及，其前端为髂前上棘，后端为髂后上棘，髂嵴最高点平对第4腰椎棘突，腰椎穿刺可通过髂嵴定位。

2. **耻骨结节** 位于腹股沟内侧端。

3. **坐骨结节** 位于臀大肌下缘内侧，为屈大腿时在臀部扪到的骨性突出。

4. **股骨大转子** 大腿外侧上部的突出。

5. **胫骨粗隆** 位于髌骨下缘约四横指处。

6. **内踝和外踝** 踝部两侧的明显隆起分别是内踝和外踝，外踝低于内踝。

7. **髂结节** 在髂前上棘后方5～7cm处，髂嵴有一向外侧的突起，为髂结节。

8. **跟骨结节** 足跟后方的骨性突起为跟骨结节。跟骨结节是跟腱的附着部位。

第二节 │ 骨连结

一、概述

骨与骨之间借纤维结缔组织、软骨或骨相连，形成**骨连结**。按骨连结的不同方式，可分为**直接连结**和间接连结两大类（图 1-48）。

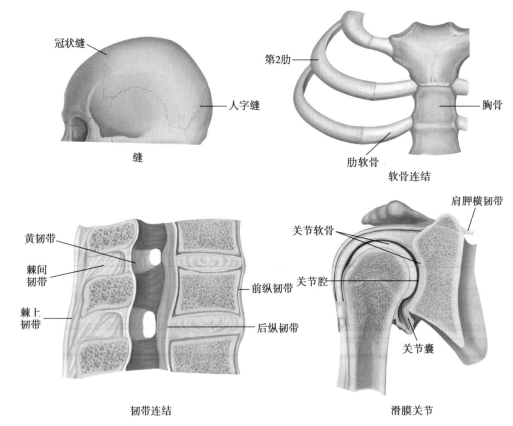

图 1-48 **骨连结的分类**

（一）直接连结

直接连结较牢固，不活动或少许活动。这种连结可分为**纤维连结** fibrous joint、**软骨连结** cartilaginous joint 和**骨性结合** synostosis 三类。

1. **纤维连结** 两骨之间以纤维结缔组织相连结，可分为两种。

（1）**韧带连结** syndesmosis：连接两骨的纤维结缔组织呈条索状或膜板状，如椎骨棘突之间的棘间韧带、前臂骨间膜等。

（2）**缝** suture：两骨间借少量纤维结缔组织相连，如颅的矢状缝和冠状缝等。如果缝骨化，则成为骨性结合。

2. **软骨连结**　两骨之间借软骨相连结，可分为两种。

（1）**透明软骨结合** synchondrosis：如长骨骨干与骺之间的骺软骨、蝶骨与枕骨的结合等，多见于幼年发育时期，随着年龄增长，可骨化形成骨性结合。

（2）**纤维软骨联合** symphysis：如椎骨椎体之间的椎间盘及耻骨联合等。

3. **骨性结合**　两骨间以骨组织连结，常由纤维连结或透明软骨骨化而成，如骶椎椎骨之间的骨性结合，以及髂、耻、坐骨之间在髋臼处的骨性结合等。

（二）间接连结

间接连结又称为**关节** articulation 或**滑膜关节** synovial joint（图 1-49），是骨连结的最高分化形式。为相对骨面间互相分离、充以滑液的腔隙，仅借其周围的结缔组织相连结，因而一般具有较大的活动性。

1. **关节的基本构造**

（1）**关节面** articular surface：是参与组成关节的各相关骨的接触面。每一关节至少包括两个关节面，一般为一凸一凹，凸者称为**关节头**，凹者称为**关节窝**。关节面上被覆**关节软骨** articular cartilage。关节软骨多数由**透明软骨**构成，少数为**纤维软骨**，其厚薄因关节和年龄不同而异，通常为 2～7mm。关节软骨不仅使粗糙不平的关节面变光滑，同时在运动时可以减少关节面的摩擦，缓冲震荡和冲击。

（2）**关节囊** articular capsule：是由纤维结缔组织膜构成的囊，附着于关节面的周围，并与骨膜融合续连，它包围关节，封闭关节腔，可分为内外两层。

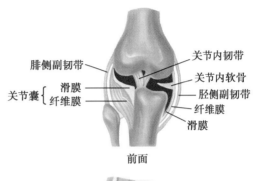

前面

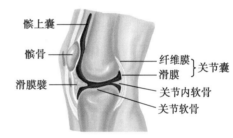

侧面

图 1-49　滑膜关节的构造

外层为**纤维膜** fibrous membrane，厚而坚韧，由致密结缔组织构成，含有丰富的血管和神经。纤维膜的厚薄通常与关节的功能有关。如下肢关节的负重较大，相对稳固，其关节囊的纤维膜坚韧而紧张。而上肢关节运动灵活，则纤维膜薄而松弛。纤维膜的有些部分，还可明显增厚形成韧带，以增强关节的稳固性，限制其过度运动。

内层为**滑膜** synovial membrane，由薄而柔润的疏松结缔组织膜构成，衬贴于纤维膜的内面，其边缘附着于关节软骨的周缘，包被着关节内除关节软骨、关节唇和关节盘以外的所有结构。滑膜表面有时形成许多小突起，称为**滑膜绒毛** synovial villus，多见于关节囊附着处附近。滑膜富含血管网，能产生**滑液** synovial fluid。滑液是透明的蛋清样液体，呈弱碱性，它为关节腔内提供了液态环境，不仅能增加润滑，而且也是关节软骨、半月板等新陈代谢的重要媒介。

（3）**关节腔** articular cavity：为关节囊滑膜层和关节面共同围成的密闭腔隙，腔内含有少量滑液，关节腔内呈负压，对维持关节的稳固有一定作用。

2. **关节的辅助结构**　关节除了具备上述的关节面、关节囊、关节腔三个基本结构，部分关节为适应其功能还形成了特殊的辅助结构，这些辅助结构对于增加关节的灵活性或稳固性都有重要作用。

（1）**韧带** ligament：是连于相邻两骨之间的致密纤维结缔组织束，有加强关节的稳固性或限制其过度运动的作用。位于关节囊外的称**囊外韧带**，有的与囊相贴，为囊的局部纤维增厚，如髋关节的髂股韧带;有的与囊不相贴,分离存在,如膝关节的腓侧副韧带;有的是关节周围肌腱的直接延续,如膝关节的髌韧带。位于关节囊内的称**囊内韧带**,有滑膜包裹,如膝关节内的**交叉韧带**等。

（2）**关节盘** articular disc **和关节唇** articular labrum:是关节腔两种不同形态的纤维软骨。

关节盘位于两骨的关节面之间,其周缘附着于关节囊,将关节腔分成两部分。关节盘多呈圆盘状,中部稍薄,周缘略厚。有的关节盘呈半月形,称关节**半月板**。关节盘可调整关节面,使其更为适配,以减少外力对关节的冲击和震荡。此外,分隔而成的两个腔可增加关节运动的形式和范围。

关节唇是附着于关节窝周缘的纤维软骨环,它加深关节窝,增大关节面,如髋臼唇等,增加了关节的稳固性。

（3）**滑膜襞** synovial fold **和滑膜囊** synovial bursa:有些关节囊的滑膜表面积大于纤维层,滑膜重叠卷折并突入关节腔形成**滑膜襞**。有时此襞内含脂肪,则形成**滑膜脂垫**。在关节运动时,关节腔的形状、容积、压力发生改变,滑膜脂垫可起调节或填充作用。滑膜襞和滑膜脂垫在关节腔内扩大了滑膜的面积,有利于滑液的分泌和吸收。有时滑膜也可从关节囊纤维膜的薄弱或缺如处呈囊状膨出,充填于肌腱与骨面之间,形成**滑膜囊**,它可减少肌肉活动时与骨面之间的摩擦。

3. **关节的运动**　滑膜关节的关节面的复杂形态、运动轴的数量和位置,决定了关节的运动形式和范围。滑膜关节的运动形式基本上是沿三个互相垂直的轴作运动。

（1）**移动** translation:是最简单的一个骨关节面在另一骨关节面上的滑动,如跗跖关节、腕骨间关节等。其实即便小的跗骨或腕骨运动时,也涉及多轴向的运动,用连续放射摄影技术观察,都显示了明显的旋转和角度运动。

（2）**屈** flexion **和伸** extension:通常是指关节沿冠状轴进行的运动。运动时,相关节的两骨之间的角度变小称为屈,反之,角度增大称为伸。一般关节的屈是指向腹侧面成角,而膝关节则相反,小腿向后贴近大腿的运动称为膝关节的屈,反之称为伸。在手部,由于拇指几乎与其他四指成直角,拇指背面朝向外侧,故该关节的屈伸运动是围绕矢状轴进行的,拇指与手掌面的角度减小称为屈,反之称为伸。足部的屈伸则反映了胚胎早期后肢芽旋转,足尖上抬,足背向小腿前面靠拢为踝关节的伸,习惯上称之为**背屈** dorsiflexion,足尖下垂为踝关节的屈,习惯上称为**跖屈** plantarflexion。

（3）**收** adduction **和展** abduction:是关节沿矢状轴进行的运动。运动时,骨向正中矢状面靠拢称为收,反之,远离正中矢状面称为展。对于手指和足趾的收和展,则被人为地规定以中指和第二趾为中轴的靠拢或散开的运动。而拇指的收和展是围绕冠状轴进行的,拇指向示指靠拢称为收,远离示指称为展。

（4）**旋转** rotation:是关节沿垂直轴进行的运动。如肱骨围绕骨中心轴向前内侧旋转,称**旋内** medial rotation;而向后外侧旋转,则称**旋外** lateral rotation。在前臂桡骨对尺骨的旋前、旋后运动,则是围绕桡骨头中心到尺骨茎突基底部的轴线旋转,将手背转向前方的运动称**旋前** pronation,将手掌恢复到向前而手背转向后方的运动称**旋后** supination。

（5）**环转** circumduction:运动骨的上端在原位转动,下端则作圆周运动,运动时全骨描绘出一圆锥形的轨迹。能沿两轴以上运动的关节均可作环转运动,如肩关节、髋关节和桡腕关节等,环转运动实际上是屈、展、伸、收依次结合的连续动作。

4. **关节的分类**　关节有多种分类方法,有的按构成关节的骨数目分成单关节（两块骨构成）和复关节（两块以上的骨构成）。有的按一个或多个关节同时运动的方式分成单动关节（如髋关节、肩关节等）和联动关节（如两侧的颞下颌关节等）。常用的关节分类方法为按关节运动轴的数目和关节面的形态,将关节分为以下三类(图 1-50)。

（1）**单轴关节**:关节只能绕一个运动轴作一组运动,包括两种形式。

1）**屈戌关节** hinge joint:又名**滑车关节**。一骨关节头呈滑车状,另一骨有相应的关节窝。通常只能绕冠状轴作屈伸运动,如指间关节。

2）**车轴关节** trochoid joint,pivot joint:由圆柱状的关节头与凹面状的关节窝构成,关节窝常由骨和韧带连成环。可沿垂直轴作旋转运动,如寰枢正中关节和桡尺近侧关节等。

（2）**双轴关节**:关节能绕两个互相垂直的运动轴进行两组运动,也可进行环转运动,包括以下两种形式。

1）**椭圆关节** ellipsoidal joint:关节头呈椭圆形凸面,关节窝呈相应椭圆形凹面,可沿冠状轴作屈、伸运动,沿矢状轴作内收、外展运动,并可作环转运动,如桡腕关节和寰枕关节等。

2）**鞍状关节** sellar joint,saddle joint:两骨的关节面均呈鞍状,互为关节头和关节窝。鞍状关节有两个运动轴,可沿两轴作屈、伸、收、展和环转运动,如拇指腕掌关节。

（3）**多轴关节**:关节具有两个以上的运动轴,可作多方向的运动。通常也有两种形式。

1）**球窝关节** ball-and-socket joint,spheroidal joint:关节头较大,呈球形,关节窝浅而小,与关节头的接触面积不到 1/3,如肩关节。可作屈、伸、收、展、旋内、旋外和环转运动。也有的关节窝很深,包绕关节头的大部分,虽然也属于球窝关节,但运动范围受到一定限制,如髋关节。掌指关节亦属球窝关节,因其侧副韧带较强,旋转运动受限。

2）**平面关节** plane joint:两骨的关节面均较平坦而光滑,但仍有一定的弯曲或弧度,也可列入多轴关节,可作多轴性的滑动或转动,如腕骨间关节和跗跖关节等。

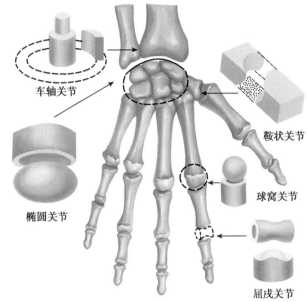

图 1-50　**滑膜关节的分类**

二、躯干骨的连结

躯干骨的连结包括椎骨间的连结和肋的连结。其中 24 块椎骨、1 块骶骨和 1 块尾骨借骨连结形成**脊柱** vertebral column,构成人体的中轴,上承载颅,下连肢带骨;12 块胸椎、12 对肋和 1 块胸骨连结构成**胸廓** thoracic cage。

（一）椎骨间的连结

各椎骨之间借韧带、软骨和滑膜关节相连,可分为椎体间连结和椎弓间连结。

1. **椎体间连结**　椎体之间借椎间盘及前、后纵韧带相连。

（1）**椎间盘** intervertebral disc:是连结相邻两个椎体的纤维软骨盘(第 1 及第 2 颈椎之间除外),成人有 23 个椎间盘(图1-51)。椎间盘由两部分构成,中央部为**髓核** nucleus pulposus,是柔软而富有弹性的胶状物质,为胚胎时脊索的残留物。周围部为**纤维环** annulus fibrosus,由多层纤维软骨环按同心圆排列组成,富于坚韧性,牢固连结各椎体上、下面,保护髓核并限制髓核向周围膨出。椎间盘既坚韧,又富有弹性,承受压力时被压缩,除去压力后又复原,具

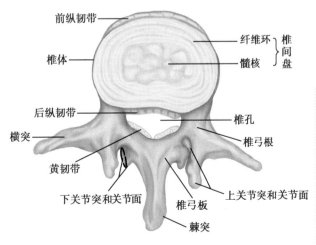

图 1-51　**椎间盘和关节突(腰椎上面)**

有"弹性垫"样作用,可缓冲外力对脊柱的震动,也可增加脊柱的运动幅度。23 个椎间盘的厚薄各不相同,中胸部较薄,颈部较厚,而腰部最厚,所以颈椎、腰椎的活动度较大。颈、腰部的椎间盘前厚后薄,胸部的则与此相反。其厚薄和大小可随年龄变化而有差异。当纤维环破裂时,髓核容易向后外侧脱出,突入椎管或椎间孔,压迫相邻的脊髓或脊神经根引起牵涉性痛,临床称为椎间盘突出症。

（2）**前纵韧带** anterior longitudinal ligament：是在椎体前面延伸的一束坚固的纤维束,宽而坚韧,上自枕骨大孔前缘,下达第 1 或第 2 骶椎椎体。其纵行的纤维牢固地附着于椎体和椎间盘,有防止脊柱过度后伸和椎间盘向前脱出的作用(图 1-52)。

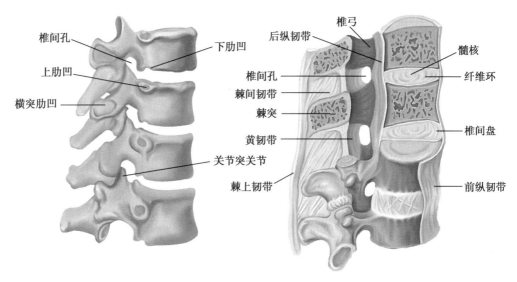

图 1-52　椎骨间的连结

（3）**后纵韧带** posterior longitudinal ligament：位于椎管内椎体的后面,窄而坚韧。起自枢椎并与覆盖枢椎椎体的覆膜相续,下达骶骨。与椎间盘纤维环及椎体上下缘紧密连结,而与椎体结合较为疏松,有限制脊柱过度前屈的作用(图 1-52)。

2. 椎弓间连结　包括椎弓板、棘突、横突间的韧带连结和上、下关节突间的滑膜关节连结(图 1-52)。

（1）**黄韧带** ligamenta flava：位于椎管内,为连结相邻两椎弓板的韧带,由黄色的弹性纤维构成。黄韧带协助围成椎管,并有限制脊柱过度前屈的作用(图 1-53)。

（2）**棘间韧带** interspinal ligament：为连结相邻棘突的薄层纤维,附着于棘突根部到棘突尖。向前与黄韧带、向后与棘上韧带相移行。

（3）**棘上韧带** supraspinal ligament **和项韧带** ligamentum nuchae：棘上韧带是连结胸、腰、骶椎各棘突尖的纵行韧带,前方与棘间韧带相融合,都有限制脊柱前屈的作用。而在颈部,从颈椎棘突尖向后扩展成三角形板状的弹性膜层,称为项韧带。项韧带常被认为与棘上韧带和颈椎棘突间韧带同源,向上附着于枕外隆凸及枕外嵴,向下达第 7 颈椎棘突并续于棘上韧带,是颈部肌肉附着的双层致密弹性纤维隔(图 1-54)。

（4）**横突间韧带** intertransverse ligament：为位于相邻椎骨横突间的纤维索,部分与横突间肌混合。

（5）**关节突关节** zygapophysial joint：由相邻椎骨的上、下关节突的关节面构成,属平面关节,只能作轻微滑动。

3. 寰椎与枕骨及枢椎的关节(图 1-55)

（1）**寰枕关节** atlantooccipital joint：为两侧枕髁与寰椎侧块的上关节凹构成的联合关节,属双轴性椭圆关节。两侧关节同时活动,可使头作俯仰和侧屈运动。关节囊和寰枕前、后膜相连结。**寰枕前膜** anterior atlantooccipital membrane 是前纵韧带的最上部分,连结枕骨大孔前缘与寰椎前弓上缘。**寰枕后膜** posterior atlantooccipital membrane 位于枕骨大孔后缘与寰椎后弓上缘之间。

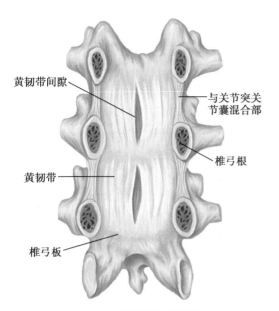

图 1-53　黄韧带（腰椎前面）

黄韧带间隙

与关节突关节囊混合部

黄韧带

椎弓根

椎弓板

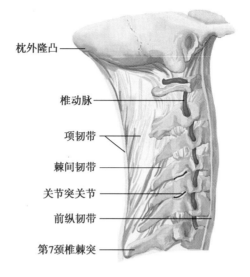

图 1-54　项韧带

枕外隆凸

椎动脉

项韧带

棘间韧带

关节突关节

前纵韧带

第7颈椎棘突

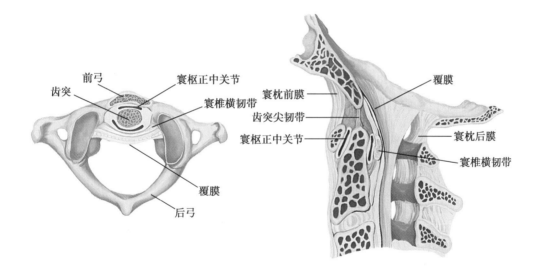

前弓

齿突

寰枢正中关节

寰椎横韧带

覆膜

后弓

覆膜

寰枕前膜

齿突尖韧带

寰枢正中关节

覆膜

寰枕后膜

寰椎横韧带

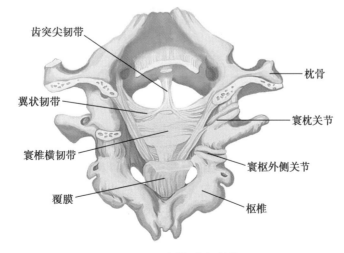

齿突尖韧带

翼状韧带

寰椎横韧带

覆膜

枕骨

寰枕关节

寰枢外侧关节

枢椎

图 1-55　寰枕、寰枢关节

（2）**寰枢关节** atlantoaxial joint：包括 3 个滑膜关节，2 个在寰椎侧块，1 个在正中复合体，分别称为寰枢外侧关节和寰枢正中关节。

1）**寰枢外侧关节**：左、右各一，由寰椎侧块的下关节面与枢椎上关节面构成，关节囊的后部及内侧均有韧带加强。

2）**寰枢正中关节**：由齿突与寰椎前弓后方的关节面和寰椎横韧带构成。

寰枢关节沿齿突垂直轴运动，使头连同寰椎进行旋转。寰枕、寰枢关节的联合活动能使头作俯仰、侧屈和旋转运动。寰枢关节还由下列韧带增强：①**齿突尖韧带**：由齿突尖延到枕骨大孔前缘。②**翼状韧带**：由齿突尖向外上方延至枕髁内侧。③**寰椎横韧带**：连结寰椎左、右侧块，防止齿突后退。从韧带中部向上有纤维束附于枕骨大孔前缘，向下有纤维束连结枢椎椎体后面，因此，寰椎横韧带与其上、下两纵行纤维索共同构成**寰椎十字韧带**。④**覆膜**：是坚韧的薄膜，从枕骨斜坡下降，覆盖于上述韧带的后面，向下移行于**后纵韧带**。

（二）脊柱的整体观及其运动

1. **脊柱的整体观** 脊柱（图 1-56）的功能是支持躯干和保护脊髓。成年男性脊柱长约 70cm，女性的略短，约 60cm。其长度可因姿势不同而略有差异，静卧比站立时可长 2～3cm，这是由于站立时椎间盘被压缩。椎间盘的总厚度约为脊柱全长的 1/4。老年时，椎间盘可因胶原成分改变而变薄，骨质疏松可致椎体加宽和高度降低，脊柱肌肉动力学下降可致胸曲和颈曲的凸度增加，这些变化都直接导致老年时脊柱的长度降低。

（1）**脊柱前面观**：从前面观察脊柱，自第 2 颈椎到第 3 腰椎的椎体，自上而下随负载增加而逐渐加宽，到第 2 骶椎为最宽。骶骨耳状面以下，由于重力经髂骨传到下肢骨，椎体已无承重意义，体积也逐渐缩小。从前面观察，正常人的脊柱有轻度侧屈，惯用右手的人，脊柱上部略凸向右侧，下部则代偿性地略凸向左侧。

（2）**脊柱后面观**：从后面观察脊柱，可见所有椎骨棘突连贯形成纵嵴，位于背部正中线上。颈椎棘突短而分叉，近水平位。胸椎棘突细长，斜向后下方，呈叠瓦状排列。腰椎棘突呈板状，水平伸向后方。

（3）**脊柱侧面观**：从侧面观察脊柱，可见成人

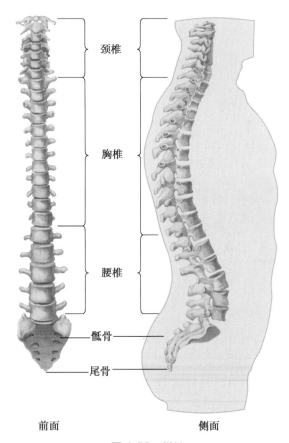

图 1-56 脊柱

（图中标注：颈椎、胸椎、腰椎、骶骨、尾骨；前面、侧面）

脊柱有颈、胸、腰、骶 4 个生理性弯曲。其中，**颈曲和腰曲凸向前，胸曲和骶曲凸向后**。脊柱的这些弯曲增大了脊柱的弹性，对维持人体的重心稳定和减轻震荡有重要意义。胸曲和骶曲凹向前方，在胚胎时已形成，胚胎是在全身屈曲状态下发育的。婴儿出生后的开始抬头、坐起及站立行走对颈曲和腰曲的形成有明显影响。也有学者认为凸向前方的颈曲在胚胎时也已显现，这是胚胎伸头动作肌肉发育的结果。脊柱的弯曲都有它的功能意义，颈曲支持头的抬起，腰曲使身体重心垂线后移、保持稳固的直立姿势，而胸曲和骶曲在一定意义上扩大了胸腔和盆腔的容积。

2. **脊柱的运动** 脊柱的运动在相邻两椎骨之间是有限的，但整个脊柱的活动范围较大，可作屈、伸、侧屈、旋转和环转运动。脊柱各部的运动性质和范围不同，这主要取决于关节突关节的方向和形状、椎间盘的厚度、韧带的位置及厚薄等。同时也与年龄、性别和锻炼程度有关。在颈部，颈椎关节突

NOTES

的关节面略呈水平位,关节囊松弛,椎间盘较厚,故屈、伸及旋转运动的幅度较大。在胸部,胸椎与肋骨相连,椎间盘较薄,关节突的关节面呈冠状位,棘突呈叠瓦状,这些因素限制了胸椎的运动,故活动范围较小。在腰部,椎间盘最厚,屈、伸运动灵活,关节突的关节面几乎呈矢状位,限制了旋转运动。由于颈、腰部运动灵活,故损伤也较多见。

(三)肋的连结

肋的连结由肋椎关节和胸肋关节组成。

1. **肋椎关节 costovertebral joint**　肋骨后端与脊柱胸椎的连结包括肋头和椎体的连结(称为肋头关节)以及肋结节和横突的连结(称为肋横突关节)。这两个关节在功能上是联合关节,运动时肋骨沿肋头至肋结节的轴线旋转,使肋上升或下降,以增加或缩小胸廓的前后径和横径,从而改变胸腔的容积,有助于呼吸(图 1-57)。

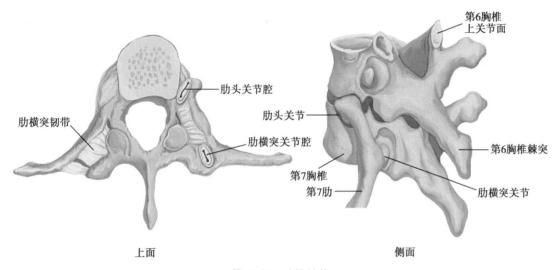

图 1-57　肋椎关节

(1)**肋头关节 joint of costal head**:由肋头的关节面与相邻胸椎椎体边缘的肋凹(常称半关节面)构成,属于微动关节且有肋头辐状韧带和关节内韧带加强。

(2)**肋横突关节 costotransverse joint**:由肋结节关节面与相应椎骨的横突肋凹构成,也属于微动关节。有肋横突韧带、囊韧带、肋横突上韧带和肋横突外侧韧带等加强。

2. **胸肋关节 sternocostal joint**　由第 2~7 肋软骨与胸骨相应的肋切迹构成,属微动关节。第 1 肋与胸骨柄之间的连结是一种特殊的不动关节,第 8~10 肋软骨的前端不直接与胸骨相连,而依次与上位肋软骨形成软骨连结,在剑突两侧各形成一个连续的软骨弓,称肋弓。第 11 和 12 肋的前端游离于腹壁肌肉之中(图 1-58)。

(四)胸廓

胸廓 thoracic cage 由 12 块胸椎、12 对肋、1 块胸骨和它们之间的连结共同构成(图 1-59)。它上窄下宽,前后扁平,由于胸椎椎体前凸,水平切面呈肾形。构成胸廓的主要关节有肋椎关节和胸肋关节。

胸廓的整体观及其运动　成人胸廓近似圆锥形,容纳胸腔脏器。胸廓有上、下两口和前、后、

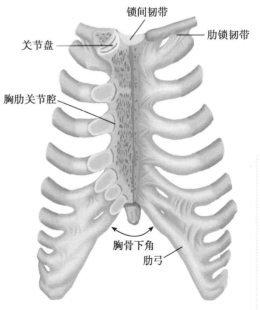

图 1-58　胸肋关节和胸锁关节

外侧壁。**胸廓上口**较小,由胸骨柄上缘、第 1 肋和第 1 胸椎椎体围成,是胸腔与颈部的通道。由于胸廓上口的平面与第 1 肋的方向一致,向前下倾斜,故**胸骨柄**上缘约平对第 2 胸椎椎体下缘。**胸廓下口**宽而不整,由第 12 胸椎、第 11 及第 12 对肋前端、肋弓和剑突围成,膈肌封闭胸腔底。两侧肋弓在中线构成向下开放的**胸骨下角**。角的尖部有剑突,剑突又将胸骨下角分成了左、右**剑肋角**。剑突尖约平对第 10 胸椎下缘。胸廓前壁最短,由胸骨、肋软骨及肋骨前端构成。后壁较长,由胸椎和肋角内侧的部分肋骨构成。外侧壁最长,由肋骨体构成。相邻两肋之间称**肋间隙**。

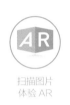

扫描图片
体验 AR

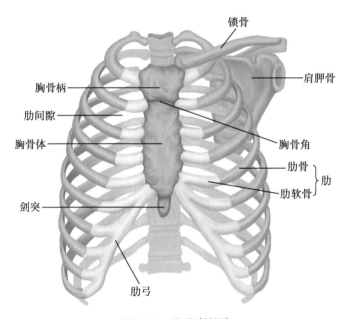

图 1-59　**胸廓(前面)**

　　胸廓除保护、支持功能外,主要参与呼吸运动。吸气时,在肌的作用下,肋的前部抬高,伴以胸骨上升,从而加大了胸廓的前后径。肋上提时,肋体向外扩展,加大胸廓横径,使胸腔容积增大。呼气时,在重力和肌肉作用下,胸廓作相反的运动,使胸腔容积减小。胸腔容积的改变,促成了呼吸运动。

三、颅骨的连结

颅骨的连结包括纤维连结、软骨连结和滑膜关节三种。

(一) 颅骨的纤维连结和软骨连结

各颅骨之间借缝、软骨和骨相连结,彼此之间结合较为牢固。

颅盖诸骨是在膜的基础上骨化的,骨与骨之间留有薄层结缔组织膜,构成缝。有**冠状缝**、**矢状缝**、**人字缝**和**蝶顶缝**等。随着年龄的增长,有的缝可发生骨化而成为骨性结合。

颅底诸骨是在软骨基础上骨化的,骨与骨之间多为软骨连结,如成年前蝶骨体后面与枕骨基底部之间的**蝶枕软骨结合**,此外,尚有**蝶岩**、**岩枕软骨结合**等。随着年龄的增长,它们都先后骨化而成为骨性结合。

(二) 颅骨的滑膜关节

　　颅骨的滑膜关节为**颞下颌关节** temporomandibular joint,又称**下颌关节**,由下颌骨的下颌头与颞骨的下颌窝和关节结节构成(图 1-60)。其关节面表面覆盖的是纤维软骨。关节囊松弛,上方附着于下颌窝和关节结节的周围,下方附着于下颌颈,囊外有外侧韧带加强。关节腔内有纤维软骨构成的**关节盘**,盘呈椭圆形,上面如鞍状,前凹后凸,与关节结节和下颌窝的形状相对应。关节盘的周缘与关节囊相连,将关节腔分为上、下两部分。关节囊的前份较薄弱,故颞下颌关节易向前脱位。

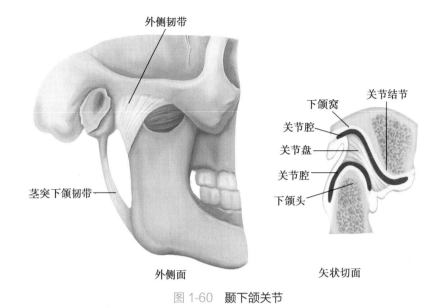

外侧韧带
茎突下颌韧带
关节结节
下颌窝
关节腔
关节盘
关节腔
下颌头

外侧面　　　　　　　　　　矢状切面

图 1-60　颞下颌关节

颞下颌关节属于联合关节,两侧必须同时运动。下颌骨可作上提、下降、前进、后退和侧方运动。其中,下颌骨的上提和下降运动发生在下关节腔,前进和后退运动发生在上关节腔,侧方运动是一侧的下颌头对关节盘作旋转运动,而对侧的下颌头和关节盘一起对关节窝作前进运动。张口是下颌骨下降并伴有向前的运动,故大张口时,下颌骨体降向下后方,而下颌头随同关节盘滑至关节结节下方。如果张口过大且关节囊过于松弛,下颌头可滑至关节结节前方而不能退回关节窝,造成下颌关节脱位。手法复位时,必须先将下颌骨拉向下,超过关节结节,再将下颌骨向后推,才能将下颌头纳回下颌窝内。闭口则是下颌骨上提并伴下颌头和关节盘一起滑回关节窝的运动。

四、附肢骨的连结

附肢的主要功能是支持和运动,故附肢骨的连结以滑膜关节为主。人类由于直立,上肢获得了适于抓握和操作的很大的活动度,因而上肢关节以运动的灵活性为主;下肢起着支持身体的重要作用,所以下肢关节以运动的稳定性为主。

(一)上肢骨的连结

上肢骨的连结包括上肢带骨的连结和自由上肢骨的连结。

1. 上肢带骨的连结

(1)**胸锁关节** sternoclavicular joint:是上肢骨与躯干骨间连结的唯一关节。由锁骨的胸骨端与胸骨的锁切迹及第 1 肋软骨的上面共同构成(图 1-61),属于多轴关节。关节囊坚韧并有**胸锁前、后韧**

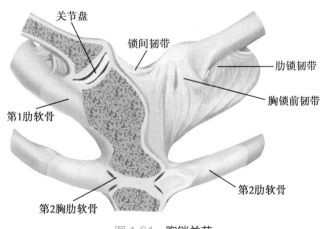

关节盘
锁间韧带
肋锁韧带
胸锁前韧带
第1肋软骨
第2胸肋软骨
第2肋软骨

图 1-61　胸锁关节

带,锁间韧带,肋锁韧带等囊外韧带加强。囊内有纤维软骨构成的**关节盘**,将关节腔分为外上和内下两部分。关节盘使关节头和关节窝更为适应,由于关节盘下缘附着于第 1 肋软骨,所以能阻止锁骨向内上方脱位。胸锁关节允许锁骨外侧端向前、向后运动 20°~30°,向上、向下运动约 60°,并绕冠状轴作微小的旋转和环转运动。胸锁关节的活动度虽小,但以此为支点扩大了上肢的活动范围。

(2)**肩锁关节** acromioclavicular joint:由锁骨的肩峰端与肩峰的关节面构成,属于平面关节,是肩胛骨活动的支点。关节的上方有肩锁韧带加强,关节囊和锁骨下方有坚韧的**喙锁韧带**连于喙突。囊内的关节盘常出现于关节上部,部分分隔关节(完全分隔关节的情况罕见),关节活动度小。

(3)**喙肩韧带** coracoacromial ligament:为三角形的扁韧带,连于肩胛骨的喙突与肩峰之间,它与喙突、肩峰共同构成喙肩弓,架于肩关节上方,有防止肱骨头向上脱位的作用。

2. 自由上肢骨的连结

(1)**肩关节** shoulder joint:由肱骨头与肩胛骨的关节盂构成,也称**盂肱关节**,是典型的多轴球窝关节。虽然关节盂周缘有纤维软骨构成的**盂唇**加深关节窝,仍仅能容纳关节头的 1/4~1/3。肩关节的这种结构特点增加了运动幅度和灵活性,但也减少了关节的稳固性,因此,关节周围的肌肉、韧带对其稳固性起了重要作用(图 1-62)。

肩关节囊薄而松弛,其肩胛骨端附着于关节盂缘,肱骨端附于肱骨解剖颈,在内侧可达肱骨外科颈。关节囊的滑膜层可膨出形成滑膜鞘或滑膜囊,以利于肌腱的活动。肱二头肌长头腱就在结节间滑膜鞘内穿过关节。关节囊的上壁有**喙肱韧带**,从喙突根部至肱骨大结节前面,与冈上肌腱交织在一起并融入关节囊的纤维层。囊的前壁和后壁也有许多肌腱加入,以增加关节的稳固性。囊的下壁相对最为薄弱,故肩关节脱位时,肱骨头常从下份滑出,发生前下方脱位。

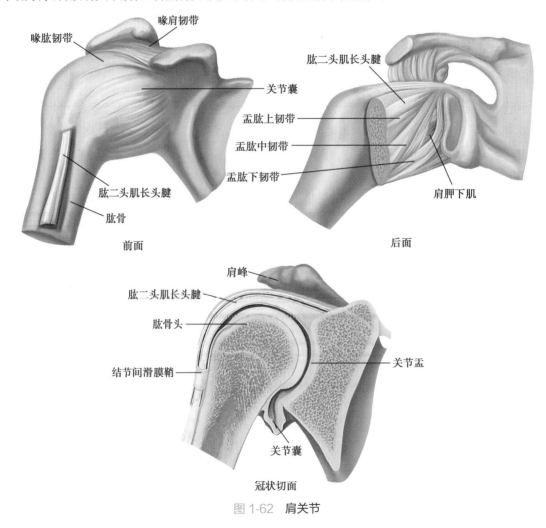

图 1-62 **肩关节**

肩关节为全身最灵活的关节,可作三轴运动,即冠状轴上的屈和伸,矢状轴上的收和展,垂直轴上的旋内、旋外及环转运动。臂外展超过 40°～60°,继续抬高至 180° 时,常伴随胸锁与肩锁关节的运动及肩胛骨的旋转运动。肩关节的灵活也易导致关节的损伤。随着新设计的人工替代物的进展,肩关节损伤外科修复的治疗效果也得到不断改善。无论是替换肱骨头的半关节成形还是包括关节盂在内的全关节修复,小心修复关节周围肌腱、韧带等是十分重要的。

(2)**肘关节**elbow joint:是由肱骨下端与尺、桡骨上端构成的复关节,包括以下三个关节(图 1-63)。

1)**肱尺关节** humeroulnar joint:由肱骨滑车和尺骨滑车切迹构成。

2)**肱桡关节** humeroradial joint:由肱骨小头和桡骨关节凹构成。

3)**桡尺近侧关节** proximal radioulnar joint:由桡骨环状关节面和尺骨桡切迹构成。

上述 3 个关节包在一个关节囊内,肘关节囊前、后壁薄而松弛,两侧壁厚而紧张,并有韧带加强。囊的后壁最薄弱,故常见桡、尺两骨向后脱位,移向肱骨的后上方。

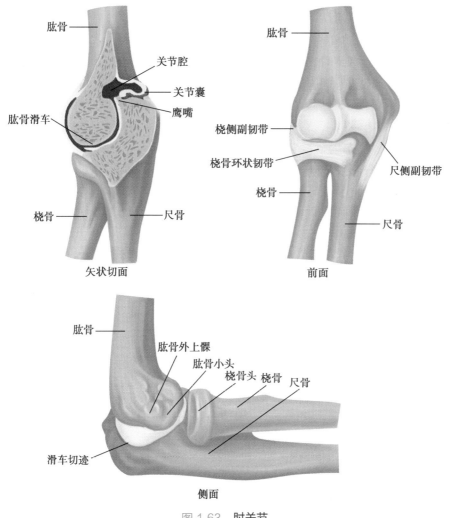

图 1-63 肘关节

肘关节的韧带如下。

桡侧副韧带 radial collateral ligament:位于囊的桡侧,由肱骨外上髁向下扩展,止于桡骨环状韧带。

尺侧副韧带 ulnar collateral ligament:位于囊的尺侧,由肱骨内上髁向下呈扇形扩展,止于尺骨滑车切迹内侧缘。

桡骨环状韧带 annular ligament of radius:位于桡骨环状关节面的周围,两端附着于尺骨桡切迹的前、后缘,与尺骨桡切迹共同构成一个上口大、下口小的骨纤维环来容纳桡骨头,防止桡骨头脱出。幼儿4岁以前,桡骨头尚在发育之中,环状韧带松弛,在肘关节伸直位猛力牵拉前臂时,桡骨头易被环状韧带卡住,或环状韧带部分夹在肱、桡骨之间,从而发生桡骨小头半脱位。

肘关节的运动以肱尺关节为主,允许作屈、伸运动,尺骨在肱骨滑车上运动,桡骨头在肱骨小头上运动。因肱骨滑车的内侧缘更为向前下突出,超过外侧缘约6mm,使关节的运动轴斜向下外,当伸前臂时,前臂偏向外侧,与上臂形成一向外开放的钝角,约为165°~170°,臂轴延长线和前臂轴之间形成其补角,为10°~15°,称提携角。肘关节的提携角使关节处于伸位时,前臂远离正中线,增大了运动幅度;关节处于屈位时,前臂贴近正中线,有利于生活和劳动的操作。肱桡关节能作屈、伸和旋前、旋后运动,桡尺近侧关节与桡尺远侧关节联合可使前臂旋前和旋后。

肱骨内、外上髁和尺骨鹰嘴都易在体表扪及。当肘关节伸直时,此三点位于一条直线上;当肘关节屈至90°时,此三点的连线构成一尖端朝下的等腰三角形。肘关节发生脱位时,鹰嘴移位,三点位置关系发生改变。而肱骨髁上骨折时,三点位置关系不变。

（3）**桡尺连结**:桡、尺骨借前臂骨间膜、桡尺近侧关节和桡尺远侧关节相连。

1）**前臂骨间膜** interosseous membrane of forearm:为连结尺骨和桡骨的骨间缘之间的坚韧纤维膜(图1-64)。纤维方向是从桡骨斜向下内达尺骨。当前臂处于旋前或旋后位时,骨间膜松弛。前臂处于半旋前位时,骨间膜最紧张,这也是骨间膜的最大宽度。因此,处理前臂骨折时,应将前臂固定于半旋前或半旋后位,以防骨间膜挛缩,影响前臂愈后的旋转功能。

2）**桡尺近侧关节**:见"肘关节"。

3）**桡尺远侧关节** distal radioulnar joint:由尺骨头环状关节面构成关节头,桡骨的尺切迹及自下缘至尺骨茎突根部的关节盘共同构成关节窝。关节盘为三角形纤维软骨板,将尺骨头与腕骨隔开。关节囊松弛,附着于关节面和关节盘周缘。

桡尺近侧和远侧关节是联合关节,前臂可作旋转运动,其旋转轴为通过桡骨头中心至尺骨头中心的连线。运动时,桡骨头在原位自转,而桡骨下端连同关节盘围绕尺骨头旋转,实际上只是桡骨作旋转运动。当桡骨转至尺骨前方并与之相交叉时,手背向前,称为**旋前**;与此相反的运动,即桡骨转回到尺骨外侧,称为**旋后**。

（4）**手关节** joint of hand:包括桡腕关节、腕骨间关节、腕掌关节、掌骨间关节和掌指关节和指骨间关节(图1-65)。

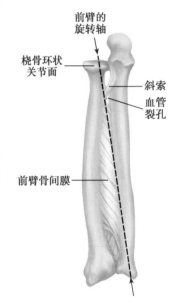

图1-64 前臂骨的连结

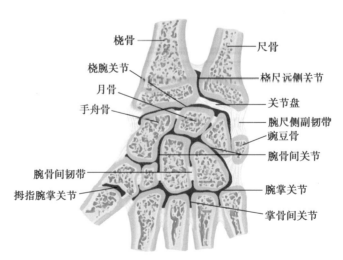

图1-65 手关节(冠状切面)

1）**桡腕关节** radiocarpal joint：又称**腕关节** wrist joint，是典型的椭圆关节。由手舟骨、月骨和三角骨的近侧关节面作为关节头，桡骨的腕关节面和尺骨头下方的关节盘作为关节窝而构成。关节囊松弛，关节的前、后和两侧均有韧带加强，其中掌侧韧带最为坚韧，所以腕的后伸运动受限。桡腕关节可作屈、伸、收、展及环转运动。

2）**腕骨间关节** intercarpal joint：为相邻各腕骨之间构成的关节，可分为近侧列腕骨间关节、远侧列腕骨间关节和两列腕骨之间的腕中关节。各腕骨之间借韧带连结成一整体，各关节腔彼此相通，只能作轻微滑动和转动，属微动关节。腕骨间关节和桡腕关节的运动通常是一起进行的，并受相同肌肉的作用。

3）**腕掌关节** carpometacarpal joint：由远侧列腕骨与 5 个掌骨底构成。除拇指和小指的腕掌关节较为灵活外，其余各指的腕掌关节运动范围极小。

拇指腕掌关节 carpometacarpal joint of thumb 由大多角骨与第 1 掌骨底构成，属于鞍状关节，为灵长目动物所特有。关节囊厚而松弛，可作屈、伸、收、展、环转和对掌运动。由于第 1 掌骨的位置向内侧旋转了近 90°，故拇指的屈、伸运动发生在冠状面上，即拇指在手掌平面上向掌心靠拢为屈，离开掌心为伸。而拇指的收、展运动发生在矢状面上，即拇指在与手掌垂直的平面上离开示指为展，靠拢示指为收。**对掌运动**则是拇指向掌心、拇指尖与其余四指尖掌侧面相接触的运动。这一运动加深了手掌的凹陷，是人类进行握持和精细操作时所必需的主要动作。

4）**掌骨间关节** intermetacarpal joint：是第 2～5 掌骨底相互之间的平面关节，其关节腔与腕掌关节腔交通。

5）**掌指关节** metacarpophalangeal joint：共 5 个，由掌骨头与近节指骨底构成。关节囊薄而松弛，其前、后有韧带加强，**掌侧韧带较坚韧**，并含有纤维软骨板。囊的两侧有**侧副韧带**，从掌骨头两侧延向下附于指骨底两侧，此韧带在屈指时紧张，伸指时松弛。当指处于伸位时，掌指关节可作屈、伸、收、展及环转运动，环转运动因受韧带限制，幅度小。当掌指关节处于屈位时，仅允许作屈、伸运动。手指的收、展是以通过中指的正中线为准的，向中线靠拢是收，远离中线是展。当手握拳时，掌指关节显露于手背的凸出处是掌骨头。

6）**指骨间关节** interphalangeal joint：共 9 个，由各指相邻两节指骨的底和滑车构成，是典型的屈戌关节。关节囊松弛，两侧有韧带加强，只能作屈、伸运动。指屈曲时，指背凸出的部分是指骨滑车。

（二）下肢骨的连结

下肢的主要功能是支持体重和运动，以及维持身体的直立姿势。下肢骨的形态结构为适应功能需要而变得更粗大强壮，适于支撑和抗拒机械重力，内部的骨小梁构造也呈现出特殊的重力线排列模式。为适应女性分娩，髋骨形态结构也表现出性别的差异。

人的直立姿势使身体重心移至脊柱前方。在髋关节水平，身体重心则位于髋关节后方和第 2 骶椎之前，以抵消重力所致的躯干前倾。重力线由此经两膝及踝关节之前，在踝部则通过足舟骨。由于股骨颈的倾斜和股骨在垂线的角度，膝、胫骨和足都十分靠近重力线。因此当行走时，在支撑腿上对维持重心的能量消耗最小，使离地腿有足够的向前摆动，以增加步幅长度。

下肢关节在结构上的牢固性是通过关节面的形态，关节囊韧带的粗细、数量和关节周围肌肉的大小及强度来获得的。下肢骨的连结包括下肢带骨的连结和自由下肢骨的连结。

1. 下肢带骨的连结

（1）**骶髂关节** sacroiliac joint：由骶骨和髂骨的耳状面构成，关节面凹凸不平，彼此结合十分紧密。关节囊紧张，有**骶髂前、后韧带**加强。关节后上方尚有**骶髂骨间韧带**充填和连结。骶髂关节具有相当大的稳固性，以适应支持体重的功能。妊娠妇女骶髂关节活动度可稍增大。

（2）**髋骨与脊柱间的韧带连结**：髋骨与脊柱之间常借下列韧带加固。

1）**髂腰韧带** iliolumbar ligament：强韧肥厚，由第 5 腰椎横突横行放散至髂嵴的后上部。

2）**骶结节韧带** sacrotuberous ligament：位于骨盆后方，起自骶、尾骨的侧缘，呈扇形，向外下集中附着于坐骨结节内侧缘。

3）**骶棘韧带** sacrospinous ligament：位于骶结节韧带的前方，起自骶、尾骨侧缘，呈三角形，止于坐骨棘，其起始部为骶结节韧带所遮掩。

骶棘韧带与坐骨大切迹围成**坐骨大孔**，骶棘韧带、骶结节韧带和坐骨小切迹围成**坐骨小孔**，有肌肉、血管和神经等从盆腔经坐骨大、小孔达臀部和会阴（图 1-66）。

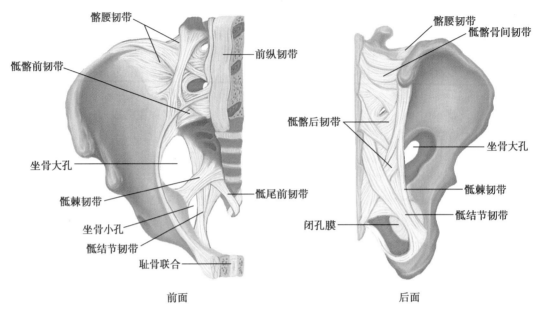

图 1-66 **骨盆的韧带**

（3）**耻骨联合** pubic symphysis：由两侧耻骨联合面借纤维软骨构成的**耻骨间盘**连结构成（图 1-67）。耻骨间盘中往往出现一矢状位的裂隙，女性较男性的厚，裂隙也较大，孕妇和经产妇尤为显著。在耻骨联合的上、下方分别有连结两侧耻骨的**耻骨上韧带**和**耻骨弓状韧带**。耻骨联合的活动甚微，但在分娩过程中，耻骨间盘中的裂隙增宽，以增大骨盆的径线。

（4）**髋骨的固有韧带**：亦即**闭孔膜** obturator membrane，它封闭闭孔并为盆内外肌肉提供附着。膜的上部与闭孔沟围成**闭膜管** obturator canal，有神经、血管通过。

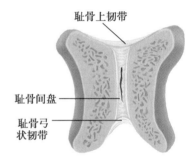

图 1-67 **耻骨联合（冠状切面）**

（5）**骨盆** pelvis：由左、右髋骨和骶、尾骨以及其间的骨连结构成。人体直立时，骨盆向前倾斜，两侧髂前上棘与两耻骨结节位于同一冠状面内。此时，尾骨尖与耻骨联合上缘位于同一水平面上。骨盆可由**骶骨岬**向两侧经**弓状线**、**耻骨梳**、**耻骨结节**至**耻骨联合上缘**构成的环形**界线**，分为上方的**大骨盆**（又称假骨盆）和下方的**小骨盆**（又称真骨盆）。

大骨盆 greater pelvis 由界线上方的髂骨翼和骶骨构成。由于骨盆呈向前倾斜状，故大骨盆几乎没有前壁。

小骨盆 lesser pelvis 是大骨盆向下延伸的骨性狭窄部，可分为**骨盆上口**、**骨盆下口**和**骨盆腔**。骨盆上口由上述界线围成，呈圆形或卵圆形。骨盆下口由尾骨尖、骶结节韧带、坐骨结节、坐骨支、耻骨下支和耻骨联合下缘围成，呈菱形。两侧坐骨支与耻骨下支连成**耻骨弓**，它们之间的夹角称为**耻骨下角**。骨盆上、下口之间的腔称为**骨盆腔**，也称为固有盆腔，该腔内有直肠、膀胱和部分生殖器官。小骨盆腔是一前壁短、侧壁和后壁较长的弯曲通道，其中轴为骨盆轴。分娩时，胎儿循此轴娩出（图 1-68）。

骨盆是躯干与自由下肢骨之间的骨性成分，起着传导重力和支持、保护盆腔脏器的作用。人体直立时，体重自第 5 腰椎、骶骨经两侧的骶髂关节、髋臼传导至两侧的股骨头，再由股骨头往下到达下肢，这种弓形力传递线称为**股骶弓**。当人在坐位时，重力由骶髂关节传导至两侧坐骨结节，此种弓形

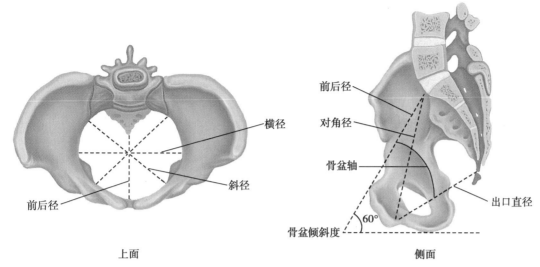

图 1-68　**骨盆径线**

力传递线称为**坐骶弓**。骨盆前部还有两条约束弓,以防止上述两弓向两侧分开。一条在耻骨联合处连结两侧耻骨上支,可防止股骶弓被压挤。另一条为两侧耻骨、坐骨下支连成的耻骨弓,能约束坐骶弓使其不致散开。约束弓不如**重力弓**坚强有力,外伤时,约束弓的耻骨上支较下支更易骨折(图 1-69)。

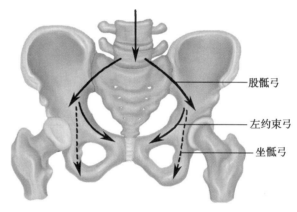

图 1-69　**骨盆的力传导方向**

骨盆的位置可因人体姿势不同而变动。人体直立时,骨盆向前倾斜,骨盆上口的平面与水平面构成约 50°～55° 的角(女性可为 60°),称为**骨盆倾斜度**。骨盆倾斜度的增减将影响脊柱的弯曲,如倾斜度增大,则重心前移,必然导致腰曲前凸增大。反之则腰曲前凸减小。

骨盆的性别差异在人的全身骨骼中是最为显著的,甚至在胎儿时期的耻骨弓就有明显性别差异。骨盆的性别差异与其功能有关,虽然骨盆的主要功能是运动,但女性骨盆还要满足分娩的需要。因此,女性骨盆外形短而宽,骨盆上口近似圆形,较宽大,骨盆下口和耻骨下角较大。女性耻骨下角可达 90°～100°,男性则为 70°～75°。

2. 自由下肢骨的连结

(1)**髋关节** hip joint:由髋臼与股骨头构成,属多轴的球窝关节(图 1-70)。髋臼的周缘附有纤维软骨构成的**髋臼唇** acetabular labrum,以增加髋臼的深度。髋臼切迹被**髋臼横韧带**封闭,使半月形的髋臼关节面扩大为环形以紧抱股骨头。髋臼窝内充填有脂肪组织。

髋关节的关节囊坚韧致密,向上附着于髋臼周缘及横韧带,向下附着于股骨颈,前面达转子间线,后面仅包罩股骨颈的内侧 2/3(转子间嵴略上方处),使股骨颈骨折有囊内、囊外骨折之分。关节囊周围有多条韧带加强。

1)**髂股韧带** iliofemoral ligament:最为坚韧,起自髂前下棘,呈"人"字形,向下经囊的前方止于转子间线。可限制大腿过伸,对维持人体直立姿势有很大作用。

2)**股骨头韧带** ligament of the head of the femur:位于关节囊内,连结于股骨头凹和髋臼横韧带之间,为滑膜所包被,内含营养股骨头的血管。当大腿半屈并内收时,韧带紧张,外展时韧带松弛。

3)**耻股韧带** pubofemoral ligament:由耻骨上支向外下于关节囊前下壁与髂股韧带的深部融合。可限制大腿的外展及旋外运动。

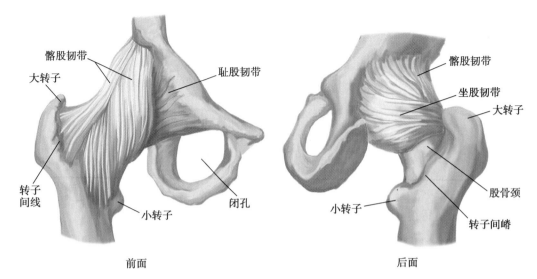

图 1-70　髋关节

4）**坐股韧带** ischiofemoral ligament：加强关节囊的后部，起自坐骨体，斜向外上与关节囊融合，附着于大转子根部。可限制大腿的旋内运动。

5）**轮匝带**：是关节囊的深层纤维围绕股骨颈的环形增厚，可约束股骨头向外脱出。

髋关节可作三轴的屈、伸、展、收、旋内、旋外以及环转运动。由于股骨头深埋于髋臼窝内，关节囊相对紧张而坚韧，又受多条韧带限制，故其运动幅度远不及肩关节，但具有较大的稳固性，以适应其承重和行走的功能。髋关节囊的后下部相对较薄弱，脱位时，股骨头易向下方脱出（图 1-71）。

（2）**膝关节** knee joint：由股骨下端、胫骨上端和髌骨构成，是人体最大、最复杂的关节（图 1-72）。髌骨与股骨的髌面相接，股骨的内、外侧髁分别与胫骨的内、外侧髁相对。

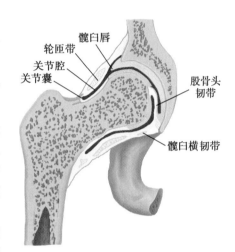

图 1-71　髋关节（冠状切面）

膝关节的关节囊薄而松弛，附着于各关节面的周缘，周围有韧带加固，以增加关节的稳定性。主要韧带如下。

1）**髌韧带** patellar ligament：为股四头肌腱的中央部纤维索，自髌骨向下止于胫骨粗隆。髌韧带扁平而强韧，其浅层纤维越过髌骨连于股四头肌腱。

2）**腓侧副韧带** fibular collateral ligament：为条索状坚韧的纤维索，起自股骨外上髁，向下延伸至腓骨头。韧带表面大部分被股二头肌腱所遮盖，与外侧半月板不直接相连。

3）**胫侧副韧带** tibial collateral ligament：呈宽扁束状，位于膝关节内侧后份。起自股骨内上髁，向下附着于胫骨内侧髁及相邻骨体，与关节囊和内侧半月板紧密结合。胫侧副韧带和腓侧副韧带在伸膝时紧张，屈膝时松弛，半屈膝时最松弛。因此，在半屈膝位允许膝关节作少许旋内和旋外运动。

4）**腘斜韧带** oblique popliteal ligament：由半膜肌腱延伸而来，起自胫骨内侧髁，斜向外上方，止于股骨外上髁，部分纤维与关节囊融合，可防止膝关节过伸。

5）**膝交叉韧带** cruciate ligament：位于膝关节中央稍后方，非常强韧，由滑膜衬覆，可分为前、后两条（图 1-73）。

前交叉韧带 anterior cruciate ligament 起自胫骨髁间隆起的前方内侧，与外侧半月板的前角愈着，斜向后上方外侧，纤维呈扇形附着于股骨外侧髁的内侧面。

后交叉韧带 posterior cruciate ligament 较前交叉韧带短而强韧，并较垂直。起自胫骨髁间隆起的后方，斜向前上方内侧，附着于股骨内侧髁的外侧面。

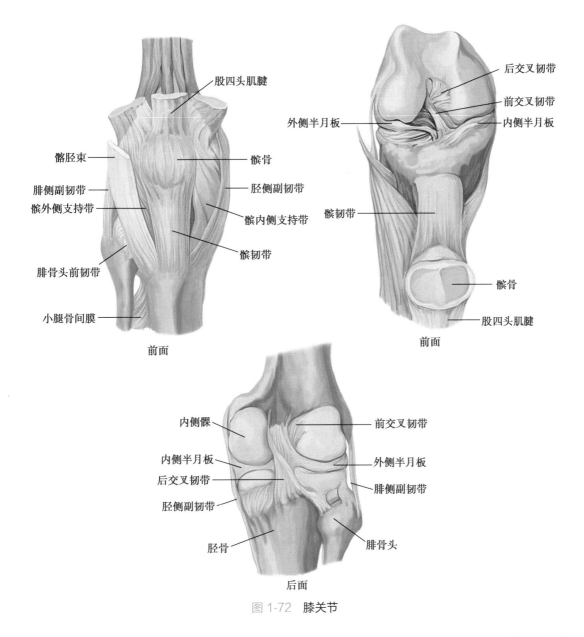

股四头肌腱

髂胫束

腓侧副韧带

髌外侧支持带

腓骨头前韧带

小腿骨间膜

前面

髌骨

胫侧副韧带

髌内侧支持带

髌韧带

后交叉韧带

前交叉韧带

外侧半月板

内侧半月板

髌韧带

髌骨

股四头肌腱

前面

内侧髁

内侧半月板

后交叉韧带

胫侧副韧带

胫骨

前交叉韧带

外侧半月板

腓侧副韧带

腓骨头

后面

图 1-72 膝关节

膝交叉韧带牢固地连结股骨和胫骨,可防止胫骨沿股骨向前、后移位。前交叉韧带在伸膝时最紧张,能防止胫骨前移。后交叉韧带在屈膝时最紧张,可防止胫骨后移。

膝关节囊的滑膜层是全身关节中最宽阔、最复杂的,附着于该关节各骨的关节面周缘,覆盖关节内除关节软骨和半月板以外的所有结构。滑膜在髌骨上缘的上方,向上突起形成深达 5cm 左右的**髌上囊**于股四头肌腱和股骨体下部之间。在髌骨下方的中线两侧,部分滑膜层突向关节腔内,形成一对**翼状襞** alar fold,襞内含有脂肪组织,充填关节腔内的空隙。还有不与关节腔相通的滑液囊,如位于髌韧带与胫骨上端之间的**髌下深囊**。

半月板 meniscus 是垫在股骨内、外侧髁与胫骨内、外侧髁关节面之间的两块半月形纤维软骨板,分别称为内、外侧半月板。

内侧半月板 medial meniscus 较大,呈 "C" 形,前端窄、后份宽,外缘与关节囊及胫侧副韧带紧密相连。

外侧半月板 lateral meniscus 较小,近似 "O" 形,外缘亦与关节囊相连(图 1-73)。

半月板使关节面更为适应,不仅能增加关节窝的深度,而且能连同股骨髁一起对胫骨作旋转运动。半月板具有缓冲压力、吸收震荡、弹性垫样的作用。由于半月板随着膝关节的运动而移动,因此,在膝关节强力骤然运动时,易造成半月板的损伤或撕裂。例如,当急速伸小腿并作强有力的旋转(如踢足球)时,原移位的半月板尚未来得及前滑,被膝关节上、下关节面挤住,即可发生半月板挤伤或破裂。由于内半月板与关节囊及胫侧副韧带紧密相连,内侧半月板损伤机会较多。

膝关节属屈戌关节,主要作屈、伸运动。屈可达130°,伸不超过10°,在膝关节半屈位时,小腿尚可作旋转运动,即胫骨髁沿垂直轴对半月板和股骨髁的运动。

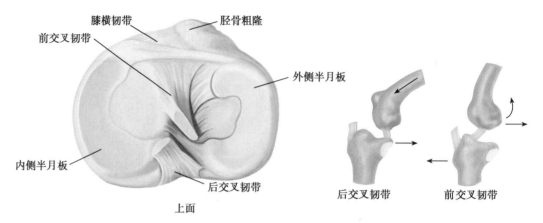

图 1-73 膝关节内韧带和软骨

（3）胫腓连结:胫、腓两骨之间连结紧密,上端由胫骨外侧髁的腓关节面与腓骨头构成微动的**胫腓关节**,两骨干之间有坚韧的**小腿骨间膜**相连;下端借胫腓前、后韧带构成坚强的韧带连结。所以小腿两骨间的活动度甚小。

（4）**足关节** joint of foot:包括距小腿关节(踝关节)、跗骨间关节、跗跖关节、跖骨间关节、跖趾关节和趾骨间关节(图 1-74)。

1）**距小腿关节** talocrural joint:亦称**踝关节** ankle joint,由胫、腓骨的下端与距骨滑车构成,近似单轴的屈戌关节,在足背屈或跖屈时,其旋转轴是可变的。踝关节的关节囊附着于各关节面的周围,囊的前、后壁薄而松弛,两侧有韧带增厚加强。内侧有**内侧韧带** medial ligament(或称**三角韧带**),为坚韧的三角形纤维索,起自内踝尖,向下呈扇形展开,止于足舟骨、距骨和跟骨。**外侧韧带** lateral ligament 由不连续的三条独立的韧带组成,前为**距腓前韧带** anterior talofibular ligament,中为**跟腓韧带** calcaneofibular ligament,后为**距腓后韧带** posterior talofibular ligament,三条韧带均起自外踝,分别向前、向下和向后内止于距骨及跟骨,均较薄弱,足过度内翻容易引起外侧韧带的扭伤(图 1-75)。

踝关节能作背屈(伸)和跖屈(屈)运动。距骨滑车前宽后窄,当背屈时,较宽的滑车前部嵌入关节窝内,踝关节较稳定。当跖屈时,由于较窄的滑车后部进入关节窝内,足能作轻微的侧方运动,关节不够稳定,故踝关节扭伤多发生在跖屈(如下山、下坡、下楼梯)的情况(图 1-75)。

2）**跗骨间关节** intertarsal joint:是跗骨诸骨之间的关节,以**距跟关节** talocalcaneal joint(也称**距下关节** subtalar joint)、**距跟舟关节** talocalcaneonavicular joint 和**跟骰关节** calcaneocuboid joint 较为重要。

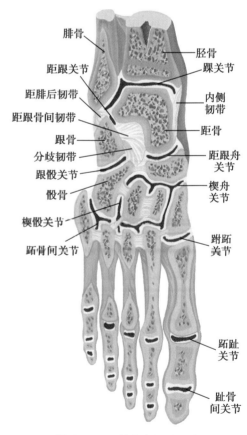

图 1-74 足关节(水平切面)

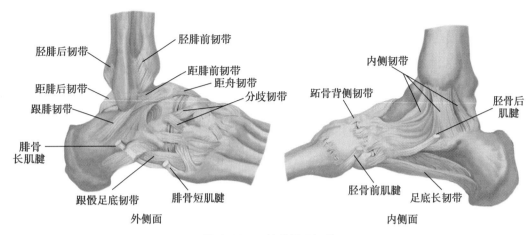

图 1-75　踝关节周围韧带

　　距跟关节和距跟舟关节在功能上是联合关节,在运动时,跟骨与足舟骨连同其余的足骨一起对距骨作内翻或外翻运动。足的内侧缘提起,足底转向内侧称为**内翻**。足的外侧缘提起,足底转向外侧称为**外翻**。内、外翻常与踝关节协同运动,即内翻常伴有足的跖屈,外翻常伴有足的背屈。跟骰关节和距跟舟关节联合构成**跗横关节** transverse tarsal joint,又称 Chopart 关节,其关节线横过跗骨中份,呈横位的"S"形,内侧部凸向前,外侧部凸向后。实际上这两个关节的关节腔互不相通,在解剖学上是两个独立的关节,临床上常可沿此线进行足的离断。

　　跗骨各骨之间还借许多坚强的韧带相连结,主要的韧带有:①**跟舟足底韧带** plantar calcaneonavicular ligament(又称**跳跃韧带** spring ligament):为宽而肥厚的纤维带,位于足底,连结于跟骨与足舟骨之间,对维持足的内侧纵弓起了重要作用;②**分歧韧带** bifurcate ligament:为强韧的"Y"形韧带,起自跟骨前部背面,向前分为两股,分别止于足舟骨和骰骨。在足底尚有一些其他的韧带,连结跟骨、骰骨和距骨底,对维持足弓有重要意义。

　　3)**跗跖关节** tarsometatarsal joint:又称 Lisfranc 关节,由 3 块楔骨和骰骨的前端与 5 块跖骨的底构成,属平面关节,可作轻微滑动。在内侧楔骨和第 1 跖骨之间可有轻微的屈、伸运动。

　　4)**跖骨间关节** intermetatarsal joint:由第 2~5 跖骨底的毗邻面借韧带连结构成,属平面关节,活动甚微。而第 1、2 跖骨底之间并未相连,在这一点上,踇趾与拇指相似。

　　5)**跖趾关节** metatarsophalangeal joint:由跖骨头与近节趾骨底构成,可作轻微的屈、伸、收、展运动。

　　6)**趾骨间关节** interphalangeal joint:由各趾相邻的两节趾骨的底与滑车构成,可作屈、伸运动。

　　(5)**足弓**:跗骨和跖骨借其连结形成凸向上的弓,称为足弓。在灵长月动物中,只有人类的足基于骨骼的形态而形成明显的弓形。足弓是动态的,它与肌肉、韧带一起构成了功能上不可分割的复合体。足弓习惯上可分为前后方向的内、外侧纵弓和内外方向的一个横弓(图 1-76)。

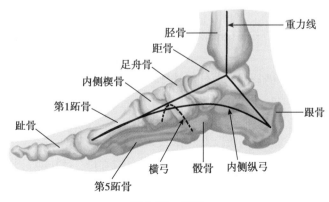

图 1-76　足弓

内侧纵弓由跟骨、距骨、足舟骨、3块楔骨和内侧的3块跖骨连结构成,弓的最高点为距骨头。内侧纵弓前端的承重点在第1跖骨头,后端的承重点是跟骨的跟结节。内侧纵弓比外侧纵弓高,活动性大,更具有弹性。

外侧纵弓由跟骨、骰骨和外侧的2块跖骨连结构成,弓的最高点在骰骨。外侧纵弓的运动幅度非常有限,活动度较小,适于传递重力和推力,而不是吸收这些力。

横弓由骰骨、3块楔骨和跖骨连结构成,弓的最高点在中间楔骨。横弓呈半穹窿形,其足底的凹陷朝内,当两足紧紧并拢时,则形成一完整的穹窿。横弓通常由跖骨头传递力,腓骨长肌腱是维持横弓的强大力量。

足弓增加了足的弹性,使足成为具有弹性的"三脚架",在行走和跳跃时发挥弹性和缓冲震荡的作用。除了依靠各骨的连结,足底的韧带以及足底的长、短肌腱的牵引对维持足弓也起着重要作用。这些韧带虽然十分坚韧,但缺乏主动收缩能力,一旦被拉长或受损,足弓便有可能塌陷,成为扁平足。

第三节 ｜ 骨骼肌

一、概述

肌 muscle 可根据组织结构和功能的不同分为心肌、平滑肌和骨骼肌。心肌 cardiac muscle 为心壁主要组成部分,平滑肌 smooth muscle 主要分布于内脏的中空性器官及血管壁,心肌与平滑肌不直接受人的意志支配。

骨骼肌 skeletal muscle 是运动系统的动力部分,多数附着于骨骼,主要存在于躯干和四肢,受人的意识控制,又称随意肌 voluntary muscle。骨骼肌在人体内分布极为广泛,有600多块,约占体重的40%。每块骨骼肌都具有一定的位置、形态、结构和辅助装置,并有丰富的血管、淋巴管和神经分布,执行一定的功能,所以每块肌都可视为一个器官。

(一)骨骼肌的构造和形态

骨骼肌包括肌腹和肌腱两部分。肌腹 muscle belly 为肌性部分,主要由肌纤维即肌细胞组成,因血供丰富且富含肌红蛋白而呈红色,有收缩能力。肌腱 muscle tendon 主要由平行致密的胶原纤维束构成,色白、强韧而无收缩功能,其抗张强度为肌腹的100多倍。肌多借肌腱附着于骨骼。

肌的形态多样,按其外形大致可分为长肌、短肌、扁肌和轮匝肌四种(图1-77)。

长肌 long muscle 肌束与肌的长轴平行,收缩时肌显著缩短,可引起大幅度的运动,多见于四肢。有些长肌起端有2个以上的头,以后合成1个肌腹,称为二头肌、三头肌或四头肌;有些长肌的肌腹被中间腱分成两个部分,如肩胛舌骨肌、二腹肌等,或由腱划分成多个部分,如腹直肌;还有些长肌肌束斜行排于腱的两侧或一侧,形如鸟羽毛或半侧鸟羽毛,称为羽肌或半羽肌,如趾长屈肌、趾长伸肌等,多个小的半羽肌或羽肌组成多羽肌,如三角肌等。

短肌 short muscle 外形小而短,具有明显的节段性,收缩幅度较小,多见于躯干深层。

扁肌 flat muscle 宽扁呈薄片状,除运动功能外,还兼有保护内脏的作用,多见于胸腹壁,其腱性部分呈薄膜状,称腱膜 aponeurosis。

轮匝肌 orbicular muscle 主要由环形肌纤维构成,位于孔和裂的周围,收缩时可以关闭孔裂,如眼轮匝肌、口轮匝肌。

(二)骨骼肌的起止、配布和功能

骨骼肌通常以两端附于两块或两块以上的骨,中间跨过一个或多个关节。肌收缩时,两骨彼此靠近或分离而产生运动,其中一块骨的位置相对固定,而另一块骨相对地移动。肌在固定骨上的附着点,称为起点或定点;在移动骨上的附着点,称为止点或动点(图1-78)。通常把靠近身体正中面或四肢近侧端的附着点看作为起点,反之为止点。肌在骨上的定点和动点是相对的,在一定条件下可以互相转换。

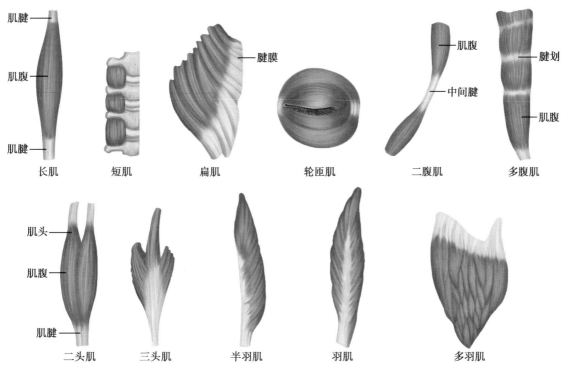

图 1-77 肌的各种形态

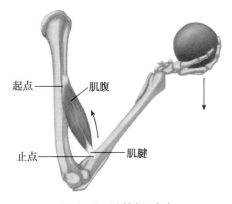

图 1-78 肌的起、止点

肌在关节周围的配布方式与关节运动轴的数量密切相关,即在一个运动轴的相对侧至少配布有两组作用相反的肌或肌群,这些在作用上相互对抗的肌或肌群称为**拮抗肌**antagonist;而位于关节运动轴同侧并具有相同作用的两块或多块肌,称为**协同肌**synergist。各关节运动轴数目不同,其周围配置的肌组数量也不相同。单轴关节通常配备两组肌,如肘关节前方的屈肌组和后方的伸肌组;双轴关节周围通常有四组肌,如桡腕关节除有屈、伸肌组外,还配布有内收和外展肌组;三轴关节周围配备有六组肌,如肩关节等除有屈、伸、内收和外展肌组外,还有旋内和旋外两组肌。这些肌在神经系统支配下,彼此协调,互相配合,共同完成关节的各种运动。另外,一块肌如与两个以上的关节运动有关,即可产生两个以上的动作,如股四头肌跨过髋关节和膝关节的前方,故既能屈髋关节,又能伸膝关节。

(三)骨骼肌的命名

骨骼肌通常按照其位置、形态、大小、起止点、作用或肌束走行方向等来命名,也可以根据上述因素综合命名。如肋间内肌、肋间外肌等按其位置命名;斜方肌、三角肌等按其形态命名;肱二头肌、小腿三头肌等按肌的位置和形态综合命名;胸大肌、臀大肌等按肌的位置和大小综合命名;胸锁乳突肌、肩胛舌骨肌等按其起止点命名;旋后肌、拇收肌等按其作用命名;腹外斜肌、腹横肌等按肌的位置和肌束走行方向命名。掌握肌的命名原则有助于理解肌的起止和作用。

(四)骨骼肌的辅助装置

骨骼肌的周围有筋膜、滑膜囊、腱鞘和籽骨等辅助装置,具有保持肌的位置、保护和协助肌的活动的作用。

1. **筋膜** 筋膜fascia由结缔组织构成,分为浅筋膜和深筋膜两种,被覆全身(图1-79)。

(1)**浅筋膜**superficial fascia:又称皮下筋膜、皮下组织或皮下脂肪,位于真皮之下,包被全身各部,由疏松结缔组织构成,富含脂肪,浅筋膜的厚度因人而异,与遗传、性别、营养状况有关;浅筋膜内还有

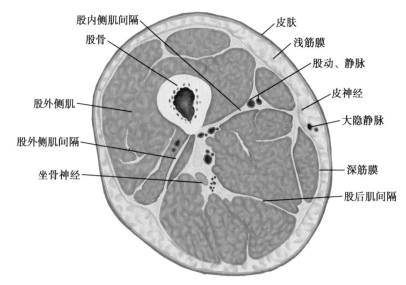

图 1-79 大腿中部水平切面(示筋膜)

浅动脉、浅静脉、皮神经及淋巴管,有些局部还可有乳腺和皮肌。某些部位如下腹部及会阴部,浅筋膜分为两层,浅层含脂肪较多,深层呈膜状,一般不含脂肪而含有较多的弹性组织。

(2)**深筋膜** deep fascia:又称固有筋膜,位于浅筋膜的深面,包被体壁和四肢的肌、血管和神经等,由致密结缔组织构成。深筋膜与肌的关系密切,可随肌的分层而分层;在四肢,深筋膜插入肌群之间,并附着于骨,形成肌间隔,将功能、发育过程和神经支配不同的肌群分隔开来,肌间隔与包被肌群的深筋膜构成筋膜鞘,可保证肌群能单独进行活动;在腕部和踝部,深筋膜增厚形成支持带,对经过其深部的肌腱有支持和约束作用;在某些部位,它可供肌附着。深筋膜还包绕血管、神经形成血管神经鞘。在病理情况下,深筋膜可潴留脓液、限制炎症扩散,临床上可根据深筋膜的层次和配布推测积液的蔓延方向。

2. **滑膜囊** 滑膜囊 synovial bursa 为封闭的结缔组织囊,形扁、壁薄,内有滑液,多位于肌或肌腱与骨面相接触处,以减少两者之间的摩擦。在关节附近的滑膜囊可与关节腔相通。滑膜囊炎症可影响肢体局部的运动功能。

3. **腱鞘** 腱鞘 tendinous sheath 是包围在肌腱外面的鞘管,存在于肌腱活动较灵活的部位,如腕、踝、手指和足趾等处(图 1-80)。腱鞘可分为纤维层和滑膜层两部分。腱鞘的**纤维层** fibrous layer 又称**腱纤维鞘** fibrous sheath of tendon,位于腱鞘外层,为深筋膜增厚所形成的骨性纤维性管道,起滑车和约束肌腱的作用。腱鞘的**滑膜层** synovial layer 又称**腱滑膜鞘** synovial sheath of tendon,位于腱纤维鞘内,是由滑膜构成的双层圆筒形鞘。其内层包在肌腱表面,称为脏层;外层紧贴在纤维层的内面和骨面,称为壁层。脏、壁两层相互移行,形成腔隙,内含少量滑液,使肌腱能在鞘内自由滑动。腱滑膜鞘从骨面移行到肌腱的部分,称为**腱系膜** mesotendon,供应肌腱的血管由此通过。若手指不恰当地进行长期、过度且快速的活动,可导致腱鞘损伤,产生疼痛并影响肌腱的滑动,称为腱鞘炎,为临床常见病。

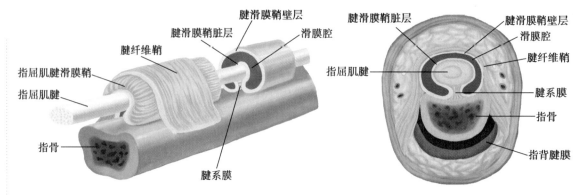

图 1-80 腱鞘示意图

4. 籽骨 籽骨 sesamoid bone 是发生在某些肌腱内的扁圆形小骨,髌骨是人体最大的籽骨。在运动中,籽骨可减少肌腱与骨面的摩擦并改变骨骼肌的牵引方向。

二、头肌

头肌 muscle of head 可分为面肌和咀嚼肌两部分(表 1-3,图 1-81、图 1-82)。

表 1-3　头肌的起止点、主要作用和神经支配

肌群	肌名		起点	止点	主要作用	神经支配
面肌	枕额肌	额腹	帽状腱膜	眉部皮肤	提眉,形成额部皱纹	面神经
		枕腹	枕骨	帽状腱膜	向后牵拉帽状腱膜	
	眼轮匝肌		位于眼裂周围		闭合眼裂	
	口轮匝肌		位于口裂周围		闭合口裂	
	提上唇肌		上唇上方的骨面	口角或唇的皮肤等	与肌名称一致	
	提口角肌					
	颧肌				提上唇与口角	
	降口角肌		下唇下方的下颌骨前面		与肌名称一致	
	降下唇肌					
	颊肌		面颊深层		使唇、颊贴紧牙齿,帮助咀嚼和吸吮,牵拉口角向外侧	
	鼻肌		分布于鼻孔周围		开大或缩小鼻孔	
咀嚼肌	咬肌		颧弓	下颌骨的咬肌粗隆	上提下颌骨(闭口);使下颌骨向前或向后运动	三叉神经
	颞肌		颞窝	下颌骨冠突		
	翼内肌		翼突窝	下颌角内面的翼肌粗隆		
	翼外肌		蝶骨大翼下面和翼突外侧面	下颌颈	两侧同时收缩作张口运动;一侧收缩使下颌骨移向对侧	

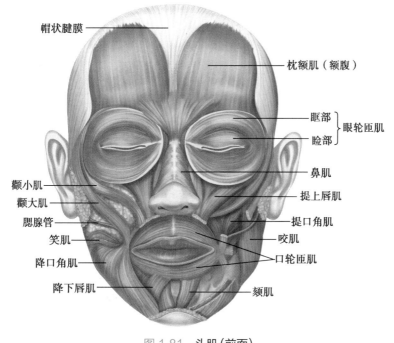

扫描图片
体验 AR

图 1-81　头肌(前面)

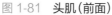

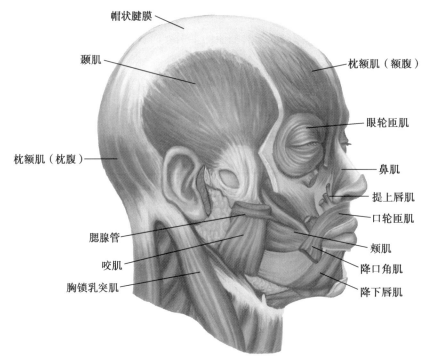

图 1-82 头肌(侧面)

(一) 面肌

面肌 facial muscle 为面部扁薄的皮肌,位置表浅,大多起自颅骨的不同部位,止于面部的皮肤,主要分布于面部的口、眼、鼻等孔裂周围,可分为环形肌和辐射状肌两种,有闭合或开大上述孔裂的作用,同时牵动面部皮肤显示喜、怒、哀、乐等各种表情,故面肌又称表情肌。

1. **颅顶肌** 颅顶肌 epicranius 为颅顶部阔而薄的肌,如左、右各一的枕额肌(见图 1-81,图 1-82)。枕额肌 occipitofrontalis 由前、后两个肌腹及中间的**帽状腱膜** galea aponeurotica 构成。前部的肌腹称**额腹** frontal belly,位于额部皮下,止于眉部皮肤;后部的肌腹称**枕腹** occipital belly,位于枕部皮下,起自枕骨,止于帽状腱膜。枕额肌与颅部的皮肤和皮下组织紧密结合共同组成头皮,与深部的骨膜隔以疏松结缔组织。收缩时,枕腹可向后牵拉帽状腱膜,额腹可提眉并使额部皮肤出现皱纹。

2. **眼轮匝肌** 眼轮匝肌 orbicularis oculi 位于眼裂周围,呈椭圆形,分为眶部、睑部和泪囊部(图 1-83)。睑部纤维收缩时可眨眼,与眶部纤维共同收缩使眼裂闭合;泪囊部纤维收缩可扩大泪囊,使囊内产生负压,以利泪液引流。

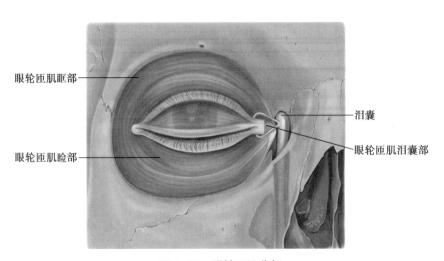

图 1-83 眼轮匝肌分部

3. **口周围肌** 人类口周围肌在结构上高度分化，形成复杂的肌群，包括环形肌和辐射状肌。环绕口裂的环形肌称**口轮匝肌** orbicularis oris，收缩时闭口，并使上、下唇与牙贴紧（见图 1-81）。辐射状肌分别位于口唇的上、下方，能上提上唇、降下唇或拉口角向上、向下或向外侧。辐射状肌中较重要的是**颊肌** buccinator，起自面颊深层，止于口角（见图 1-82），收缩时使唇、颊贴紧牙齿，帮助咀嚼和吸吮，并可将口角拉向外侧；与口轮匝肌共同作用，可作吹口哨动作。

4. **鼻肌** 鼻肌 nasalis 为几块不发达的薄扁小肌，分布在鼻孔周围，有开大或缩小鼻孔的作用（见图 1-81、图 1-82）。

（二）咀嚼肌

咀嚼肌 masticatory muscle 包括咬肌、颞肌、翼内肌和翼外肌，配布于颞下颌关节周围，参与咀嚼运动。

1. **咬肌** 咬肌 masseter 起自颧弓的下缘和内面，肌纤维斜向后下止于咬肌粗隆（见图 1-82）。收缩时上提下颌骨，同时向前牵引下颌骨。

2. **颞肌** 颞肌 temporalis 起自颞窝，肌束如扇形向下汇聚，通过颧弓的深面，止于下颌骨的冠突（见图 1-82）。收缩时上提下颌骨，并可向后牵拉下颌骨。

3. **翼内肌** 翼内肌 medial pterygoid 起自蝶骨的翼突窝，止于下颌角内面的翼肌粗隆（图 1-84）。收缩时上提下颌骨，并使其向前运动。

4. **翼外肌** 翼外肌 lateral pterygoid 位于颞下窝内，起自蝶骨大翼下面和翼突外侧面，向后外止于下颌颈（图 1-84）。两侧同时收缩作张口运动；一侧收缩则使下颌骨移向对侧。

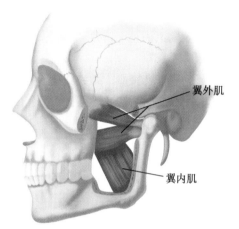

图 1-84 **翼内肌和翼外肌**

三、颈肌

颈肌可依其所在位置分为颈浅肌与颈外侧肌、颈前肌和颈深肌三群（表 1-4）。

表 1-4 **颈肌的起止点、主要作用和神经支配**

肌群		肌名	起点	止点	主要作用	神经支配
颈浅肌与颈外侧肌		颈阔肌	三角肌和胸大肌的筋膜	口角、下颌骨下缘及面部皮肤	拉口角及下颌向下	面神经颈支
		胸锁乳突肌	胸骨柄前面、锁骨的胸骨端	颞骨乳突	一侧收缩使头向同侧倾斜，脸转向对侧；两侧同时收缩使头后仰	副神经
颈前肌	舌骨上肌群	二腹肌	前腹：下颌骨二腹肌窝 后腹：乳突内侧	舌骨	上提舌骨，可使舌升高；当舌骨固定时，可拉下颌骨向下而张口	前腹：三叉神经 后腹：面神经
		下颌舌骨肌	下颌舌骨肌线			三叉神经
		茎突舌骨肌	茎突			面神经
		颏舌骨肌	下颌骨颏棘			第 1 颈神经前支
	舌骨下肌群	胸骨舌骨肌	与肌名称一致		下降舌骨和喉	颈袢
		肩胛舌骨肌				
		胸骨甲状肌				
		甲状舌骨肌				

肌群	肌名	起点	止点	主要作用	神经支配
颈深肌外侧群	前斜角肌	第3~6颈椎横突前结节	第1肋上面	使颈侧屈或前屈；上提第1、2肋，助吸气	颈神经前支
	中斜角肌	第2~7颈椎横突后结节			
	后斜角肌	第5~7颈椎横突后结节	第2肋上面		

（一）颈浅肌与颈外侧肌

1. **颈阔肌**　颈阔肌 platysma 为位于颈部浅筋膜内的皮肌，薄而宽阔。起自胸大肌和三角肌表面的筋膜，向上内止于口角、下颌骨下缘及面下部皮肤（图 1-85）。收缩时拉口角及下颌向下，并使颈部皮肤出现皱褶。

2. **胸锁乳突肌**　胸锁乳突肌 sternocleidomastoid 位于颈部两侧，大部分被颈阔肌所覆盖。起自胸骨柄前面和锁骨的胸骨端，二头会合斜向后上方，止于颞骨的乳突（图 1-85）。作用是一侧收缩使头向同侧倾斜，脸转向对侧；两侧同时收缩可使头后仰。

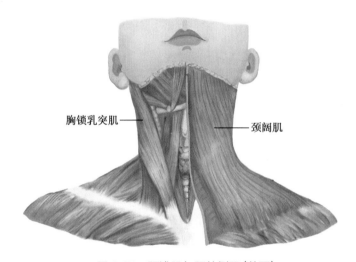

胸锁乳突肌　　　　　颈阔肌

图 1-85　颈浅肌与颈外侧肌（前面）

（二）颈前肌

颈前肌包括舌骨上肌群和舌骨下肌群。

1. **舌骨上肌群**　舌骨上肌群位于舌骨与下颌骨和颅底之间，每侧有 4 块肌，皆止于舌骨。

（1）**二腹肌** digastric：位于下颌骨下方，有前、后两个肌腹，二者以中间腱相连。前腹起自下颌骨二腹肌窝，斜向后下方；后腹起自乳突内侧，斜向前下；中间腱借筋膜形成的滑车系于舌骨（图 1-86、图 1-87）。

（2）**下颌舌骨肌** mylohyoid：为位于二腹肌前腹深面的三角形扁肌，起自下颌骨的下颌舌骨肌线（图 1-86~图 1-88）。

（3）**茎突舌骨肌** stylohyoid：位于二腹肌后腹之上并与之伴行，起自茎突（图 1-86、图 1-87）。

（4）**颏舌骨肌** geniohyoid：位于下颌舌骨肌深面，起自下颌骨颏棘（图 1-88）。

舌骨上肌群的作用：下颌骨固定时，上提舌骨，帮助吞咽；舌骨固定时，下拉下颌骨。

2. **舌骨下肌群**　舌骨下肌群位于颈前部、舌骨下方正中线的两旁，居喉、气管、甲状腺的前方，每侧有 4 块肌，分浅、深两层排列，浅层自外向内，为肩胛舌骨肌、胸骨舌骨肌；深层自下而上，为胸骨甲状肌和甲状舌骨肌，各肌的起止点与其名称相一致。

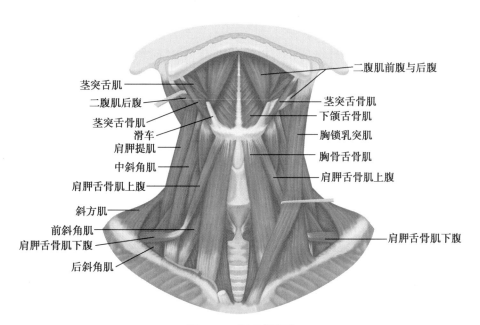

茎突舌肌

二腹肌后腹

茎突舌骨肌

滑车

肩胛提肌

中斜角肌

肩胛舌骨肌上腹

斜方肌

前斜角肌

肩胛舌骨肌下腹

后斜角肌

二腹肌前腹与后腹

茎突舌骨肌

下颌舌骨肌

胸锁乳突肌

胸骨舌骨肌

肩胛舌骨肌上腹

肩胛舌骨肌下腹

图 1-86　颈肌（前面）

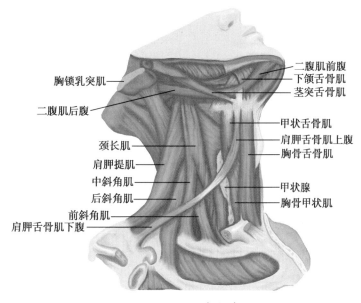

胸锁乳突肌

二腹肌后腹

颈长肌

肩胛提肌

中斜角肌

后斜角肌

前斜角肌

肩胛舌骨肌下腹

二腹肌前腹

下颌舌骨肌

茎突舌骨肌

甲状舌骨肌

肩胛舌骨肌上腹

胸骨舌骨肌

甲状腺

胸骨甲状肌

图 1-87　颈肌（侧面）

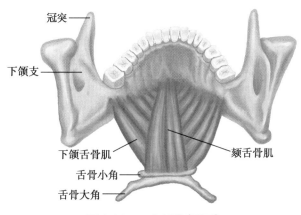

冠突

下颌支

下颌舌骨肌

颏舌骨肌

舌骨小角

舌骨大角

图 1-88　口底部肌（后面）

（1）**胸骨舌骨肌** sternohyoid：位于颈部正中线的两侧，为薄片带状肌（见图 1-86、图 1-87）。

（2）**肩胛舌骨肌** omohyoid：位于胸骨舌骨肌的外侧，大部分被胸锁乳突肌遮盖，为细而长的带状肌，分为上腹和下腹，由位于胸锁乳突肌下部深面的中间腱相连（见图 1-86、图 1-87）。

（3）**胸骨甲状肌** sternothyroid：位于胸骨舌骨肌深面，紧贴于甲状腺的浅面，也是长带状肌肉（见图 1-87）。

（4）**甲状舌骨肌** thyrohyoid：位于胸骨甲状肌上方，为短小的长方形肌，被胸骨舌骨肌遮盖（见图 1-87）。

舌骨下肌群的作用：下降舌骨和喉，有利于吞咽活动。

（三）颈深肌

颈深肌可分为内、外侧两群。

1. **外侧群** 外侧群位于脊柱颈段的两侧，包括三块斜角肌，即**前斜角肌** scalenus anterior、**中斜角肌** scalenus medius 和**后斜角肌** scalenus posterior。各肌均起自颈椎横突；前、中斜角肌止于第 1 肋，后斜角肌止于第 2 肋。前、中斜角肌与第 1 肋之间的间隙为**斜角肌间隙** scalene fissure，有锁骨下动脉和臂丛神经通过（图 1-89）。

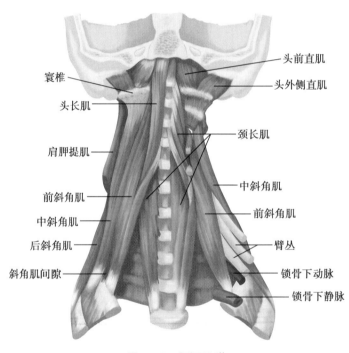

图 1-89　**颈深肌群**

当胸廓固定时，一侧斜角肌收缩使颈向同侧屈，两侧同时收缩使颈前屈；当颈部固定时，双侧肌收缩可上提第 1、2 肋助吸气。

2. **内侧群** 内侧群位于脊柱颈段前面、正中线的两侧，每侧有头长肌 longus scapitis、颈长肌 longus colli、**头前直肌** rectus capitis anterior 和**头外侧直肌** rectus capitis lateralis 共 4 块肌（图 1-89）。其中，头前直肌使头前屈和转头，头外侧直肌使头侧屈，一侧头长肌和颈长肌收缩使颈向同侧屈；两侧同时收缩使颈前屈。

四、躯干肌

躯干肌可分为背肌、胸肌、膈肌、腹肌和会阴肌。会阴肌（包括盆肌）在"会阴"部分叙述。

（一）背肌

背肌位于背部，分为背浅肌和背深肌两群（表 1-5）。

表 1-5　背肌的起止点、主要作用和神经支配

肌群	肌名	起点	止点	主要作用	神经支配
背浅肌群	斜方肌	上项线、枕外隆凸、项韧带、第7颈椎棘突和全部胸椎棘突	锁骨外侧1/3、肩峰、肩胛冈	拉肩胛骨向脊柱靠拢;如果肩胛骨固定,作用同胸锁乳突肌	副神经
	背阔肌	下位6个胸椎棘突、全部腰椎棘突、骶正中嵴、髂嵴后部及下位3个肋骨外面	肱骨小结节嵴	使肩关节后伸、内收及旋内	胸背神经
	肩胛提肌	上位4个颈椎横突	肩胛骨上角和内侧缘上部	上提肩胛骨	肩胛背神经
	菱形肌	下位2个颈椎和上位4个胸椎棘突	肩胛骨内侧缘	牵引肩胛骨向内上并向脊柱靠拢	
背深肌群	竖脊肌	骶骨背面、髂嵴后部和腰椎棘突	肋骨、椎骨及颞骨乳突等	一侧肌收缩使脊柱向同侧屈;两侧同时收缩使脊柱后伸和仰头	脊神经后支节段性支配
	夹肌	项韧带下半、下位颈椎棘突、上位胸椎棘突及棘上韧带	上位2～3颈椎横突、颞骨乳突和上项线	使头向同侧旋转或后仰	颈神经后支

1. 背浅肌　背浅肌分为两层,均起自脊柱的不同部位,止于上肢带骨或肱骨。浅层有斜方肌和背阔肌,其深面有肩胛提肌和菱形肌(图 1-90)。

（1）**斜方肌** trapezius:位于项部和背上部的浅层,为三角形的扁肌,左、右两侧合在一起呈斜方形。以腱膜起自上项线、枕外隆凸、项韧带、第 7 颈椎棘突及全部胸椎棘突,上部纤维斜向外下方,中部纤维平行向外侧,下部纤维斜向外上方,止于锁骨外侧 1/3、肩峰和肩胛冈。作用为拉肩胛骨向脊柱靠拢,上部肌束上提肩胛骨,下部肌束下拉肩胛骨;如果肩胛骨固定,一侧肌收缩使颈向同侧屈、脸转向

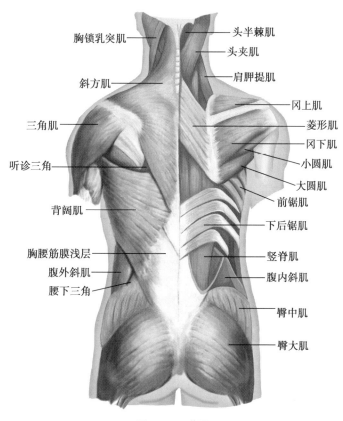

图 1-90　背肌

胸锁乳突肌　　头半棘肌
　　　　　　　头夹肌
斜方肌　　　　肩胛提肌
　　　　　　　冈上肌
三角肌　　　　菱形肌
　　　　　　　冈下肌
　　　　　　　小圆肌
听诊三角　　　大圆肌
　　　　　　　前锯肌
背阔肌　　　　下后锯肌
胸腰筋膜浅层　竖脊肌
腹外斜肌　　　腹内斜肌
腰下三角　　　臀中肌
　　　　　　　臀大肌

对侧,两侧同时收缩可使头后仰。该肌瘫痪时,产生"塌肩"。

（2）**背阔肌** latissimus dorsi：为全身最大的扁肌,位于背下部及胸后外侧壁,起点比较广泛,以腱膜起自下位 6 个胸椎棘突、全部腰椎棘突、骶正中嵴、髂嵴后部及下位 3 个肋骨外面,肌纤维向外上方集中,止于肱骨小结节嵴。收缩时使肩关节后伸、内收及旋内；当上肢上举固定时,可协助引体向上。

（3）**肩胛提肌** levator scapulae：位于项部两侧、斜方肌的深面,起自上位 4 个颈椎横突,止于肩胛骨上角和内侧缘的上部。收缩时上提肩胛骨；如肩胛骨固定,可使颈向同侧屈。

（4）**菱形肌** rhomboideus：为菱形的扁肌,位于斜方肌的深面,起自第 6、7 颈椎和第 1～4 胸椎的棘突,肌纤维行向外下,止于肩胛骨内侧缘。收缩时牵引肩胛骨向内上并向脊柱靠拢。

2. **背深肌**　背深肌在脊柱两侧排列,分为长肌和短肌。长肌位置较浅,主要有竖脊肌和夹肌(见图 1-90),短肌位于深部。

（1）**竖脊肌** erector spinae：位于脊柱棘突两侧、斜方肌和背阔肌深面,为最粗的背肌,起自骶骨背面、髂嵴后部和腰椎棘突。肌纤维向外上分为 3 组,由外向内分别为髂肋肌、最长肌和棘肌,沿途分别止于肋骨、椎骨及颞骨乳突等。作用为一侧肌收缩使脊柱向同侧屈,两侧同时收缩使脊柱后伸和仰头,对维持人体自立起重要作用。

（2）**夹肌** splenius：位于上后锯肌深面。分头夹肌和颈夹肌两部分,起自项韧带下半、下位颈椎棘突、上位胸椎棘突及棘上韧带,向外上止于上位 2～3 颈椎横突、颞骨乳突和上项线。作用为一侧肌收缩使头向同侧旋转,两侧肌同时收缩使头后仰。

3. **背部筋膜**　斜方肌和背阔肌表面的深筋膜较薄弱。被覆于背部深层肌的深筋膜较发达,称为**胸腰筋膜** thoracolumbar fascia,向上通过上后锯肌前面与项部颈筋膜浅层相续,胸段内侧附着于胸椎棘突,外侧附着于肋角。在腰部,筋膜明显增厚,分为浅、中、深三层,包裹竖脊肌和腰方肌(图 1-91),浅层位于竖脊肌的后面,向下附着于髂嵴后部和骶骨背面,内侧附着于腰、骶椎棘突和棘上韧带；中层位于第 12 肋与髂嵴之间,分隔竖脊肌和腰方肌,浅、中两层筋膜在竖脊肌外侧缘愈合,构成竖脊肌鞘；深层覆盖在腰方肌的前面。三层筋膜于腰方肌外侧缘会合,成为腹内斜

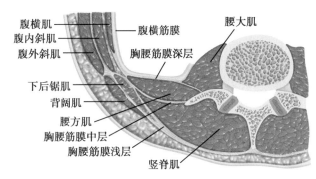

图 1-91　胸腰筋膜

肌和腹横肌的起点。胸腰筋膜在腰部剧烈运动中常可扭伤,为腰背劳损病因之一。

（二）胸肌

胸肌位于胸廓前方,均为扁肌,根据附着骨的不同分为胸上肢肌和胸固有肌两群(表 1-6)。胸上肢肌起自胸壁,止于上肢带骨或肱骨；胸固有肌参与构成胸壁,在肋间隙内。

1. **胸上肢肌**

（1）**胸大肌** pectoralis major：位于胸廓前上部的浅层,为扇形扁肌,可分为锁骨部、胸肋部和腹部三部分。起自锁骨内侧 2/3 段、胸骨前面和第 1～6 肋软骨前面等,各部肌束聚合向外侧,以扁腱止于肱骨大结节嵴(图 1-92)。收缩时,使肩关节内收和旋内,锁骨部肌束还可使肩关节前屈；当上肢固定时,可牵引躯体向上,与背阔肌一起完成引体向上的动作,也可提肋助吸气。

（2）**胸小肌** pectoralis minor：位于胸大肌深面,呈三角形。起自第 3～5 肋骨,肌束向上外方,止于肩胛骨的喙突(图 1-92)。作用是拉肩胛骨向前下方；当肩胛骨固定时,可上提第 3～5 肋助吸气。

（3）**前锯肌** serratus anterior：位于胸廓侧壁,为宽大的扁肌。以肌齿起自上位 8～9 个肋骨外面,肌束向后绕胸廓侧面,经肩胛下肌前方,止于肩胛骨内侧缘和下角(图 1-93)。收缩时,拉肩胛骨向前并紧贴胸廓,下部肌束使肩胛骨下角旋外,助外展的臂举高；当肩胛骨固定时,可上提肋骨助深吸气。若此肌瘫痪,则肩胛骨内侧缘与下角离开胸廓而突出于皮下,称为"翼状肩"。

表 1-6 胸肌与膈肌的起止点、主要作用和神经支配

肌群	肌名	起点	止点	主要作用	神经支配
胸上肢肌	胸大肌	锁骨内侧 2/3 段、胸骨前面、第 1～6 肋软骨前面等	肱骨大结节嵴	使肩关节内收、旋内和前屈	胸内、外侧神经
	胸小肌	第 3～5 肋骨	肩胛骨喙突	拉肩胛骨向前下方	胸内、外侧神经
	前锯肌	上位 8 或 9 个肋骨外面	肩胛骨内侧缘和下角	拉肩胛骨向前并紧贴胸廓	胸长神经
胸固有肌	肋间外肌	上位肋骨下缘	下位肋骨上缘	提肋助吸气	肋间神经
	肋间内肌	下位肋骨上缘	上位肋骨下缘	降肋助呼气	
	肋间最内肌				
	胸横肌	剑突及胸骨下部内面	第 2～6 肋内面		
膈肌	胸骨部	剑突后面	中心腱	助呼吸、增加腹压	膈神经
	肋部	下位 6 对肋			
	腰部	上位 2～3 个腰椎			

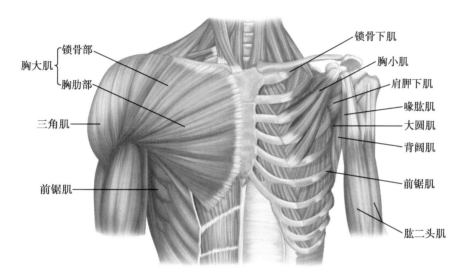

图 1-92 胸肌

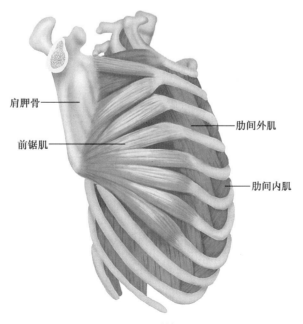

图 1-93 前锯肌

2. 胸固有肌

（1）**肋间外肌** intercostales externi：共 11 对，位于各肋间隙的浅层。起自上位肋骨下缘，肌束斜向前下，止于下位肋骨的上缘，其前部肌束仅达肋骨与肋软骨的结合处，在肋软骨间隙处，移行为一片状结缔组织膜，称**肋间外膜** external intercostal membrane（见图 1-93）。作用是提肋，使胸廓体积扩大，助吸气。

（2）**肋间内肌** intercostales interni：位于肋间外肌的深面。起自下位肋骨的上缘，肌束斜向前上，走行方向与肋间外肌相交，止于上位肋骨下缘，其后部肌束仅达肋角，自此向后移行为一片状结缔组织膜，称**肋间内膜** internal intercostal membrane（见图 1-93）。作用是降肋助呼气。

（3）**肋间最内肌** intercostales intimi：位于肋间隙中份、肋间内肌深面。肌束方向和作用与肋间内肌相同。

（4）**胸横肌** transversus thoracis：位于胸前壁的内面。起自胸骨下部，纤维向上外，止于第 2～6 肋的内面。作用是降肋助呼气。

3. 胸部筋膜　胸部筋膜包括浅筋膜、深筋膜和胸内筋膜。浅筋膜主要由脂肪组织组成，与皮肤结合疏松，内有乳腺。深筋膜分浅、深二层，浅层较薄弱，覆盖在胸大肌表面，称**胸肌筋膜** pectoral fascia；深层位于胸大肌深面，包裹锁骨下肌和胸小肌，向上附于锁骨，其中在喙突、锁骨下肌与胸小肌上缘之间增厚的部分称**锁胸筋膜** clavipectoral fascia，有血管和神经穿过。在胸壁内面和膈的上面衬有胸内筋膜。

（三）膈肌

膈肌 diaphragm 位于胸、腹腔之间，为穹窿状扁肌，封闭胸廓。膈肌的周边是肌性部，中央为腱膜，称**中心腱** central tendon。肌性部纤维起自胸廓下口的周缘和腰椎前面，可分为三部：胸骨部起自剑突后面；肋部起自下 6 对肋；腰部以左、右两个膈脚起自上位 2～3 个腰椎以及内、外侧弓状韧带。各部肌束均止于中心腱（见表 1-6，图 1-94、图 1-95）。

膈肌上有三个裂孔：**主动脉裂孔** aortic hiatus 位于第 12 胸椎前方，左、右两个膈脚与脊柱之间，有主动脉和胸导管通过；**食管裂孔** esophageal hiatus 位于主动脉裂孔左前上方，约平第 10 胸椎水平，有食管和迷走神经通过；**腔静脉孔** vena caval foramen 位于食管裂孔右前上方的中心腱内，约平第 8 胸椎水平，有下腔静脉通过。

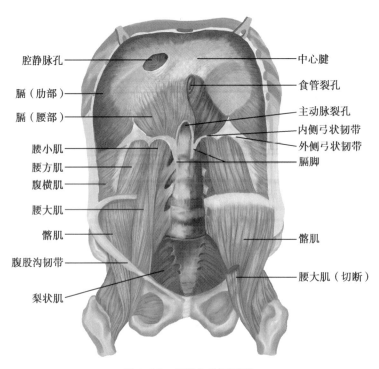

图 1-94　**膈肌与腹后壁肌**

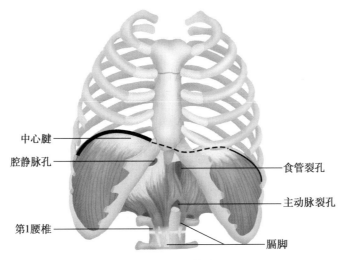

中心腱

腔静脉孔

食管裂孔

主动脉裂孔

第1腰椎

膈脚

图 1-95　膈肌的位置

膈肌的三个起始部之间常留有三角形的小间隙,无肌纤维,仅覆盖结缔组织,为薄弱区。其中,位于胸骨部与肋部起点之间的间隙称**胸肋三角** sternocostal triangle,有腹壁上血管和来自腹壁及肝上面的淋巴管通过;位于腰部与肋部起点之间,为尖向上的三角形区域称**腰肋三角** lumbocostal triangle。腹部脏器若经上述的三角区突入胸腔则形成膈疝,最常见的是食管裂孔疝。

膈肌为主要的呼吸肌,收缩时,膈肌穹窿下降,胸腔容积扩大,以助吸气;松弛时,膈肌穹窿上升恢复原位,胸腔容积减小,以助呼气。膈肌与腹肌同时收缩,则能增加腹压,协助排便、呕吐、咳嗽、打喷嚏及分娩等活动。

（四）腹肌

腹肌位于胸廓与骨盆之间,参与腹壁的组成,可分为前外侧群和后群两部分（表 1-7）。

表 1-7　腹肌的起止点、主要作用和神经支配

肌群	肌名	起点	止点	主要作用	神经支配
前外侧群	腹外斜肌	下位 8 对肋骨的外面	髂嵴前部、腹股沟韧带、白线	保护腹腔脏器,维持腹内压。收缩时,增加腹压;使脊柱前屈、侧屈及旋转;降肋助呼气	第 5～11 肋间神经、肋下神经、髂腹下神经、髂腹股沟神经
	腹内斜肌	胸腰筋膜、髂嵴和腹股沟韧带外侧 1/2	白线		
	腹横肌	下位 6 对肋软骨内面、胸腰筋膜、髂嵴和腹股沟韧带外侧 1/3			
	腹直肌	耻骨联合、耻骨嵴	胸骨剑突、第 5～7 肋软骨前面		第 5～11 肋间神经、肋下神经
后群	腰方肌	髂嵴后份	第 12 肋、第 1～4 腰椎横突	降第 12 肋;使脊柱侧屈	腰神经前支

1. 前外侧群　前外侧群肌构成腹腔的前外侧壁,包括腹外斜肌、腹内斜肌、腹横肌和腹直肌。

（1）**腹外斜肌** obliquus externus abdominis:位于腹前外侧部浅层,为宽阔扁肌（图 1-96）。该肌以 8 对肌齿起自下位 8 对肋骨的外面,与背阔肌及下部前锯肌的肌齿交错,肌束由外上斜向前下方,后部肌束向下止于髂嵴前部,其余肌束在腹直肌外侧缘、髂前上棘与脐连线以下移行为腱膜,经腹直肌前面,参与形成腹直肌鞘前层,止于白线。腱膜下缘卷曲增厚,连于髂前上棘与耻骨结节之间,形成**腹股沟韧带** inguinal ligament,也称**腹股沟弓** inguinal arch。位于腹股沟韧带内侧端一小部分腱膜由耻骨结节向下后外侧转折并附于耻骨梳,其转折处形成三角形的**腔隙韧带** lacunar ligament,

又称陷窝韧带。腔隙韧带延伸并附于耻骨梳的部分称**耻骨梳韧带** pectineal ligament。腹外斜肌腱膜在耻骨结节外上方形成三角形的裂孔，称**腹股沟管浅环** superficial inguinal ring，又称腹股沟管皮下环。

（2）**腹内斜肌** obliquus internus abdominis：位于腹外斜肌深面（图 1-96、图 1-97），亦为扁肌。肌纤维起自胸腰筋膜、髂嵴和腹股沟韧带外侧 1/2。呈扇形斜向内上，后部肌束几乎垂直向上止于下位 3 对肋骨；其余肌束向前上方移行为腱膜，其中，上 2/3 腱膜在腹直肌外侧缘分为前、后两层包裹腹直肌，参与构成腹直肌鞘的前层及后层，下 1/3 腱膜全部行于腹直肌前面，参与构成腹直肌鞘前层，腱膜至腹正中线止于白线；下部起自腹股沟韧带的肌束呈弓形行向前下，越过男性精索或女性子宫圆韧带后移行为腱膜，与腹横肌相应腱膜结合，形成**腹股沟镰** inguinal falx，又称**联合腱** conjoined tendon，止于耻骨梳内侧端及耻骨结节附近。腹内斜肌最下部发出一些细散肌束，与腹横肌最下部的肌束一起包绕精索和睾丸，称为**提睾肌** cremaster，可反射性上提睾丸。

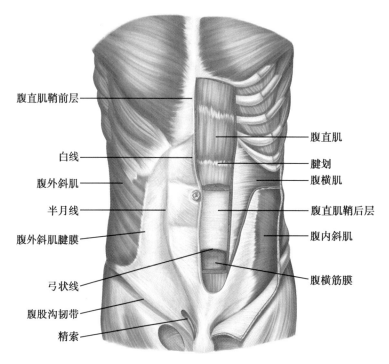

图 1-96 腹前外侧壁肌

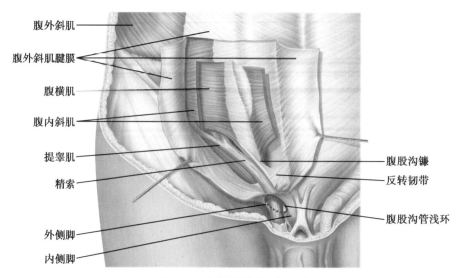

图 1-97 腹前外侧壁肌（下部）

NOTES

（3）**腹横肌** transversus abdominis：位于腹内斜肌深面，为腹前外侧壁最深层的扁肌（见图 1-97）。起自下位 6 对肋软骨的内面、胸腰筋膜、髂嵴和腹股沟韧带外侧 1/3，肌束自后横行向前内侧移行为腱膜，行于腹直肌后面（上 2/3）或前面（下 1/3），参与构成腹直肌鞘后层或前层，止于白线。腹横肌最下部的肌束和腱膜下缘的内侧部分分别参与构成提睾肌和腹股沟镰。

（4）**腹直肌** rectus abdominis：位于腹前壁正中线两侧，居腹直肌鞘中，上宽下窄（见图 1-96）。起自耻骨联合和耻骨嵴，肌束向上止于胸骨剑突和第 5～7 肋软骨的前面。肌的全长被 3～4 条横行的**腱划** tendinous intersection 分成多个肌腹。腱划为肌节愈合的痕迹，由结缔组织构成，与腹直肌鞘的前层紧密结合，在腹直肌的后面，腱划不明显，不与腹直肌鞘的后层愈合，因而腹直肌的后面是游离的。

腹前外侧群肌的作用是保护腹腔脏器，维持腹内压。收缩时，增加腹压，协助排便、呕吐、咳嗽及分娩等活动；使脊柱前屈、侧屈和旋转；还可降肋助呼气。

2. **后群** 后群有腰大肌和腰方肌，腰大肌将在下肢肌中叙述。

腰方肌 quadratus lumborum 呈长方形，位于腹后壁、腰大肌外侧，起自髂嵴后份，向上止于第 12 肋和第 1～4 腰椎横突（见图 1-94）。作用是下降第 12 肋并使脊柱侧屈。

3. **腹直肌鞘** 腹直肌鞘 sheath of rectus abdominis 位于腹前壁，由腹外侧壁三块扁肌的腱膜构成，包绕腹直肌，分前、后两层。鞘的上 2/3，前层由腹外斜肌腱膜与腹内斜肌腱膜的前层构成；后层由腹内斜肌腱膜的后层与腹横肌腱膜构成。鞘的下 1/3，三块扁肌的腱膜全部行于腹直肌前面，构成鞘的前层，因而腹直肌鞘后层下部缺如，其下端游离，约在脐下 4～5cm 水平，形成一凸向上方的弧形下缘，称**弓状线** arcuate line，又称半环线，此线以下腹直肌后面与腹横筋膜相贴（见图 1-96，图 1-98）。

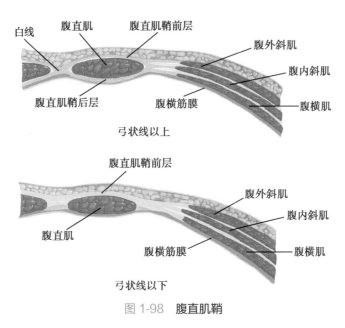

图 1-98 **腹直肌鞘**

4. **白线** 白线 linea alba 位于腹前壁正中线上，是由两侧腹直肌鞘的纤维彼此交织形成的腱性结构，上方起自剑突，下方止于耻骨联合（见图 1-96，图 1-98）。白线上宽下窄，坚韧而缺少血管，约在中点处有疏松的瘢痕组织区即**脐环** umbilical ring，为胎儿时期脐带附着处，是腹壁的一个薄弱点。若腹部脏器经此处膨出，则称为脐疝。

5. **腹股沟管** 腹股沟管 inguinal canal 为腹前外侧壁三层扁肌和腱膜之间的一条裂隙，位于腹前外侧壁下部、腹股沟韧带内侧半上方，由外上斜向内下，长约 4～5cm，有男性精索或女性子宫圆韧带通过（见图 1-97）。

腹股沟管有两个口和四个壁。内口称**腹股沟管深（腹）环** deep inguinal ring，位于腹股沟韧带中点上方约 1.5cm 处，为腹横筋膜向外突而形成的卵圆形孔；外口即**腹股沟管浅（皮下）环** superficial inguinal ring。前壁为腹外斜肌腱膜和腹内斜肌；后壁为腹横筋膜和腹股沟镰；上壁为腹内斜肌和腹横肌的弓状下缘；下壁为腹股沟韧带。

6. **腹股沟（海氏）三角**　腹股沟（海氏）三角 inguinal（Hesselbach）triangle 位于腹前壁下部，是由腹直肌外侧缘、腹股沟韧带和腹壁下动脉围成的三角区。

腹股沟管和腹股沟三角都是腹壁下部的薄弱区。在病理情况下，腹腔内容物可经腹股沟管深环进入腹股沟管，再经浅环突出，下降入阴囊，构成腹股沟斜疝；若腹腔内容物不经深环，而从腹股沟三角处膨出，则称为腹股沟直疝。

7. **腹部筋膜**　包括浅筋膜、深筋膜和腹内筋膜。

（1）浅筋膜：在腹上部为一层，脐平面以下分为浅、深两层。浅层内含大量脂肪，称 Camper 筋膜，向下与股部浅筋膜、会阴浅筋膜及阴囊肉膜相续，内侧止于白线；深层为膜性层，富含弹性纤维，称 Scarpa 筋膜，在中线处附着于白线，向下与股部阔筋膜愈着。

（2）深筋膜：可分为数层，分别覆盖在前外侧群各肌的表面和深面。

（3）腹内筋膜：贴附在腹腔各壁的内面。各部筋膜的名称大多与所覆盖的肌相同，如膈下筋膜、腰方筋膜、髂腰筋膜、盆筋膜和腹横筋膜等。其中**腹横筋膜** transverse fascia 衬贴于腹横肌、腹直肌鞘后层和腹直肌（弓状线平面以下）的深面（见图 1-96、图 1-98）。

五、上肢肌

上肢肌分为上肢带肌、臂肌、前臂肌和手肌。

（一）上肢带肌

上肢带肌配布于肩关节周围，均起自上肢带骨，止于肱骨，能运动肩关节并增强关节的稳固性（表 1-8，图 1-99、图 1-100）。

1. **三角肌**　三角肌 deltoid 位于肩部，呈三角形。其起点恰与斜方肌的止点相对应，即锁骨外侧 1/3、肩峰和肩胛冈，肌束逐渐向外下方集中，止于肱骨体外侧的三角肌粗隆。该肌包绕肩关节除下内侧外的各个面，形成肩部的圆隆外形，若此肌瘫痪萎缩，则肩峰突出于皮下，使肩部呈方形。主要作用是使肩关节外展，前部肌束可以使肩关节屈和旋内，后部肌束能使肩关节伸和旋外。

2. **冈上肌**　冈上肌 supraspinatus 位于斜方肌深面。起自肩胛骨冈上窝，肌束向外侧经肩峰和喙肩韧带下方会合成肌腱，越过肩关节上方并与肩关节囊融合，止于肱骨大结节上部。作用是使肩关节外展。

3. **冈下肌**　冈下肌 infraspinatus 位于肩胛骨冈下窝内。起自肩胛骨冈下窝，肌束向外侧移行为肌腱，经肩关节囊的后面，止于肱骨大结节中部。收缩时使肩关节旋外。

4. **小圆肌**　小圆肌 teres minor 位于冈下肌下方。起自肩胛骨外侧缘上 2/3 的背面，肌束向上外方移行为扁腱，经肩关节囊的后面，止于肱骨大结节下部。收缩时使肩关节旋外。

表 1-8　上肢带肌的起止点、主要作用和神经支配

肌群	肌名	起点	止点	主要作用	神经支配
浅层	三角肌	锁骨外侧 1/3、肩峰和肩胛冈	肱骨三角肌粗隆	使肩关节外展	腋神经
	冈上肌	肩胛骨冈上窝			肩胛上神经
	冈下肌	肩胛骨冈下窝	肱骨大结节	使肩关节旋外	
深层	小圆肌	肩胛骨外侧缘上 2/3 背面			腋神经
	大圆肌	肩胛骨下角背面	肱骨小结节嵴	使肩关节后伸、内收、旋内	肩胛下神经
	肩胛下肌	肩胛下窝	肱骨小结节	使肩关节内收、旋内	

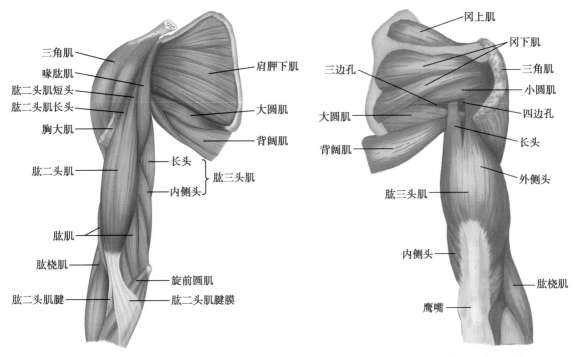

图 1-99　上肢带肌与臂肌前群　　　　　图 1-100　上肢带肌与臂肌后群

5. 大圆肌　大圆肌 teres major 位于小圆肌下方。起自肩胛骨下角背面,肌束向上外方集中,经臂的内侧、肱三头肌长头前面,止于肱骨小结节嵴。收缩时使肩关节后伸、内收和旋内。

6. 肩胛下肌　肩胛下肌 subscapularis 位于肩胛骨前面,呈三角形。起自肩胛下窝,肌束向上外方移行为扁腱,经肩关节囊前面,止于肱骨小结节。收缩时使肩关节内收和旋内。

肩胛下肌、冈上肌、冈下肌和小圆肌的肌腱在经过肩关节囊前面、上面和后面时,与关节囊紧贴,且有许多腱纤维编入关节囊内,形成"**肌腱袖**"muscle tendinous cuff,对肩关节的稳定起重要作用。

(二) 臂肌

臂肌覆盖肱骨,分为前、后两群,前群为屈肌,后群为伸肌(图 1-99、图 1-100,表 1-9)。

表 1-9　臂肌的起止点、主要作用和神经支配

肌群	肌名	起点	止点	主要作用	神经支配
前群	肱二头肌	长头:肩胛骨盂上结节 短头:肩胛骨喙突	桡骨粗隆	屈肘关节,使前臂旋后;协助屈肩关节	肌皮神经
	喙肱肌	肩胛骨喙突	肱骨中部内侧	使肩关节屈和内收	
	肱肌	肱骨体下半前面	尺骨粗隆	屈肘关节	
后群	肱三头肌	长头:肩胛骨盂下结节 内侧头:桡神经沟内下方骨面 外侧头:桡神经沟外上方骨面	尺骨鹰嘴	伸肘关节;协助肩关节伸及内收(长头)	桡神经

1. 前群　前群包括浅层的肱二头肌及深层的喙肱肌和肱肌。

(1) **肱二头肌** biceps brachii:呈梭形。近侧端有长、短两个头,长头以长腱起自肩胛骨盂上结节,通过肩关节囊,经肱骨结节间沟下降,周围包以结节间腱鞘;短头位于长头内侧,与喙肱肌共同以扁腱起自肩胛骨喙突。两头在臂下部合并成一个肌腹,向下移行为肌腱,止于桡骨粗隆,并分出腱膜向内下编入前臂深筋膜。此肌收缩时,屈肘关节,当前臂在旋前位时能使其旋后;协助屈肩关节。

(2) **喙肱肌** coracobrachialis:位于臂上 1/2 的前内侧,肱二头肌短头后内方。与肱二头肌短头共同以扁腱起自肩胛骨喙突,止于肱骨中部的内侧。作用是使肩关节前屈和内收。

（3）**肱肌** brachialis：位于肱二头肌下半部深面。起自肱骨体下半的前面,止于尺骨粗隆。作用是屈肘关节。

2. 后群 肱三头肌 triceps brachii 近侧端有长头、内侧头和外侧头三个头,长头以扁腱起自肩胛骨盂下结节,向下行经大、小圆肌之间,肌束于外侧头内侧、内侧头浅面下降;外侧头与内侧头分别起自肱骨后面桡神经沟外上方和内下方的骨面。三个头向下会合,以一坚韧的肌腱止于尺骨鹰嘴。作用是伸肘关节,长头还可使肩关节后伸和内收。

（三）前臂肌

前臂肌位于桡、尺骨的周围,大多数是长肌,近侧为肌腹,远侧为细长的腱。分为前(屈肌)、后(伸肌)两群。主要运动肘关节、腕关节和手关节(表 1-10)。

1. 前群 前群共 9 块肌,分四层排列(图 1-101、图 1-102)。

表 1-10 前臂肌的起止点、主要作用和神经支配

肌群		肌名	起点	止点	主要作用	神经支配
前群	第一层	肱桡肌	肱骨外上髁上方	桡骨茎突	屈肘关节	桡神经
		旋前圆肌	肱骨内上髁、前臂深筋膜	桡骨外侧面中部	使前臂旋前;屈肘	正中神经
		桡侧腕屈肌		第 2 掌骨底掌面	屈和外展腕;屈肘	
		掌长肌		掌腱膜	屈腕;紧张掌腱膜	
		尺侧腕屈肌		豌豆骨	屈和内收腕;屈肘	尺神经
	第二层	指浅屈肌	肱骨内上髁和尺、桡骨前面	第 2~5 指中节指骨体两侧	屈第 2~5 指近侧指骨间关节和掌指关节;屈腕和屈肘	正中神经
	第三层	指深屈肌	尺骨上端前面、附近骨间膜	第 2~5 指远节指骨底掌面	屈第 2~5 指指骨间关节和掌指关节;屈腕	正中神经尺神经
		拇长屈肌	桡骨上端前面、附近骨间膜	拇指远节指骨底掌面	屈拇指指骨间关节和掌指关节	正中神经
	第四层	旋前方肌	尺骨下端前面	桡骨下端前面	使前臂旋前	
后群	浅层	桡侧腕长伸肌	肱骨外上髁及邻近深筋膜	第 2 掌骨底	伸和外展腕	桡神经
		桡侧腕短伸肌		第 3 掌骨底		
		指伸肌		第 2~5 指中节和远节指骨底	伸第 2~5 指和伸腕	
		小指伸肌		小指中节和远节指骨底	伸小指	
		尺侧腕伸肌		第 5 掌骨底	伸和内收腕	
	深层	旋后肌	肱骨外上髁、尺骨近侧端	桡骨上 1/3 的前面	使前臂旋后	
		拇长展肌	桡、尺骨和骨间膜的背面	第 1 掌骨底	与名称一致	
		拇短伸肌		拇指近节指骨底		
		拇长伸肌		拇指远节指骨底		
		示指伸肌		示指指背腱膜		

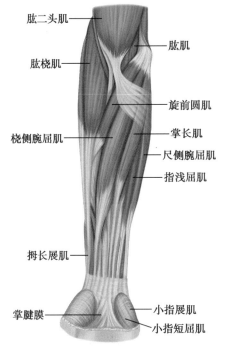

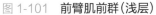

图 1-101　前臂肌前群(浅层)

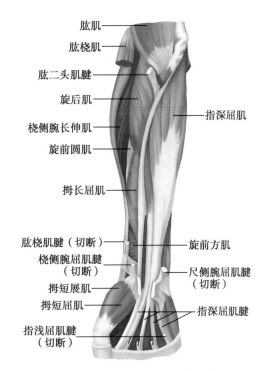

图 1-102　前臂肌前群(深层)

（1）第一层（浅层）：有 5 块肌，自桡侧向尺侧依次为肱桡肌、旋前圆肌、桡侧腕屈肌、掌长肌、尺侧腕屈肌。

1）**肱桡肌** brachioradialis：起自肱骨外上髁上方，下 1/3 为扁腱，止于桡骨茎突。作用是屈肘关节，当前臂处于旋前位时能使其旋后。

以下四肌共同以屈肌总腱起自肱骨内上髁以及前臂深筋膜。

2）**旋前圆肌** pronator teres：止于桡骨外侧面中部。作用是使前臂旋前和屈肘关节。

3）**桡侧腕屈肌** flexor carpi radialis：以长腱止于第 2 掌骨底掌面。作用是屈和外展腕关节；屈肘关节。

4）**掌长肌** palmaris longus：肌腹小而腱细长，向下连于掌腱膜。作用是屈腕关节和紧张掌腱膜。

5）**尺侧腕屈肌** flexor carpi ulnaris：向下移行为肌腱，止于豌豆骨。作用是屈和内收腕关节；屈肘关节。

（2）第二层：只有 1 块肌，即**指浅屈肌** flexor digitorum superficialis，肌的上端为浅层肌所覆盖。起自肱骨内上髁和尺、桡骨前面，肌束向下移行为 4 条腱，经腕管入手掌，每条腱在近节指骨中部分为两脚，分别止于第 2～5 指中节指骨体两侧。作用是屈第 2～5 指近侧指骨间关节和掌指关节；屈腕关节和肘关节。

（3）第三层：有 2 块肌。

1）**拇长屈肌** flexor pollicis longus：位于外侧半，起自桡骨上端前面及附近的骨间膜，肌下行移行为腱，经腕管入手掌，止于拇指远节指骨底掌面。作用是屈拇指指骨间关节和掌指关节。

2）**指深屈肌** flexor digitorum profundus：位于内侧半，起自尺骨上端前面及附近的骨间膜，肌向下移行为 4 条腱，经腕管入手掌，穿经指浅屈肌各相应腱两脚之间，分别止于第 2～5 指远节指骨底掌面。作用是屈第 2～5 指远侧、近侧指骨间关节和掌指关节；屈腕关节。

（4）第四层：只有 1 块肌，即**旋前方肌** pronator quadratus，为扁的四方形小肌。起自尺骨下端前面，肌束横行，止于桡骨下端前面。作用是使前臂旋前。

2.**后群**　共 10 块肌，分浅、深两层排列（图 1-103、图 1-104）。

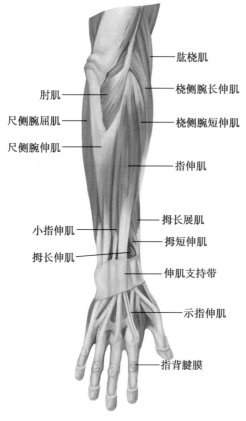

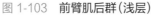

图 1-103　前臂肌后群（浅层）

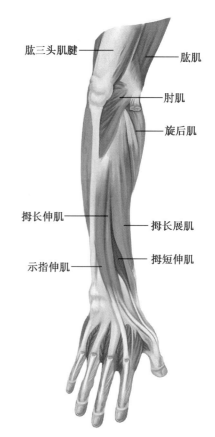

图 1-104　前臂肌后群（深层）

（1）浅层：有 5 块肌，以一个共同的腱即伸肌总腱起自肱骨外上髁以及邻近的深筋膜，自桡侧向尺侧依次为桡侧腕长伸肌、桡侧腕短伸肌、指伸肌、小指伸肌、尺侧腕伸肌。

1）**桡侧腕长伸肌** extensor carpi radialis longus：向下移行为长腱至手背，止于第 2 掌骨底。

2）**桡侧腕短伸肌** extensor carpi radialis brevis：在桡侧腕长伸肌的后内侧，止于第 3 掌骨底。

上述二肌的主要作用是伸和外展腕关节。

3）**指伸肌** extensor digitorum：肌腹向下移行为 4 条腱，经手背以指背腱膜分别止于第 2～5 指中节和远节指骨底。作用是伸第 2～5 指和伸腕关节。

4）**小指伸肌** extensor digiti minimi：是一条细长的肌，附于指伸肌内侧，肌腱移行为指背腱膜，止于小指中节和远节指骨底。作用是伸小指。

5）**尺侧腕伸肌** extensor carpi ulnaris：止于第 5 掌骨底。作用是伸和内收腕关节。

（2）深层：也有 5 块肌，从上外向下内依次为旋后肌、拇长展肌、拇短伸肌、拇长伸肌、示指伸肌。

1）**旋后肌** supinator：位置较深，起自肱骨外上髁和尺骨近侧端，肌束斜向下外并向前包绕桡骨，止于桡骨上 1/3 的前面。作用是使前臂旋后。

以下四肌皆起自桡、尺骨和骨间膜的背面。各肌的作用与其名称一致。

2）**拇长展肌** abductor pollicis longus：止于第 1 掌骨底。

3）**拇短伸肌** extensor pollicis brevis：止于拇指近节指骨底。

4）**拇长伸肌** extensor pollicis longus：止于拇指远节指骨底。

5）**示指伸肌** extensor indicis：止于示指的指背腱膜。

（四）手肌

手肌位于手的掌侧，是一些短小的肌，其作用为运动手指。手肌分为外侧、中间和内侧三群（表 1-11）。

表 1-11 手肌的起止点、主要作用和神经支配

肌群	肌名	起点	止点	主要作用	神经支配
外侧群	拇短展肌	屈肌支持带、手舟骨	拇指近节指骨底	外展拇指	正中神经
	拇短屈肌	屈肌支持带、大多角骨		屈拇指近节指骨	
	拇对掌肌		第 1 掌骨	使拇指对掌	
	拇收肌	屈肌支持带、头状骨、第 3 掌骨	拇指近节指骨	内收拇指、屈拇指近节指骨	
内侧群	小指展肌	屈肌支持带、豌豆骨	小指近节指骨底	外展小指	尺神经
	小指短屈肌	屈肌支持带、钩骨		屈小指	
	小指对掌肌		第 5 掌骨内侧	使小指对掌	
中间群	蚓状肌	指深屈肌腱	第 2～5 指指背腱膜	屈第 2～5 指掌指关节和伸其指骨间关节	正中神经 尺神经
	骨间掌侧肌	第 2 掌骨内侧面和第 4、5 掌骨外侧面	第 2、4、5 指指背腱膜	内收第 2、4、5 指；屈第 2、4、5 指掌指关节和伸其指骨间关节	尺神经
	骨间背侧肌	第 1～5 掌骨相邻侧	第 2～4 指指背腱膜	固定第 3 指，外展第 2、4 指；屈第 2～4 指掌指关节和伸其指骨间关节	

1. **外侧群** 外侧群较为发达,在手掌拇指侧形成一隆起,称**鱼际** thenar,有 4 块肌,分浅、深两层排列(图 1-105)。各肌的作用与其名称一致。

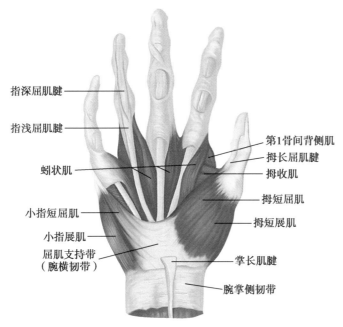

图 1-105 手肌(浅层)

（1）**拇短展肌** abductor pollicis brevis:位于浅层外侧。

（2）**拇短屈肌** flexor pollicis brevis:位于浅层内侧。

（3）**拇对掌肌** opponens pollicis:位于拇短展肌的深面。

（4）**拇收肌** adductor pollicis:位于拇对掌肌的内侧。

2. **内侧群** 内侧群位于手掌小指侧,形成一隆起,称**小鱼际** hypothenar,有 3 块肌,也分浅、深两层排列(图 1-105)。各肌的作用与其名称一致。

（1）**小指展肌** abductor digiti minimi：位于浅层内侧。

（2）**小指短屈肌** flexor digiti minimi brevis：位于浅层外侧。

（3）**小指对掌肌** opponens digiti minimi：位于上述两肌深面。

3. 中间群 中间群位于掌心，包括蚓状肌和骨间肌（图 1-106、图 1-107）。

（1）**蚓状肌** lumbricales：为 4 条细束状小肌，位于手掌中部，掌腱膜深面。第 1、2 蚓状肌分别起自第 2、3 指深屈肌腱外侧，第 3、4 蚓状肌分别起自第 3～5 指深屈肌腱相邻侧，4 条肌依次经第 2～5 指掌指关节外侧，止于指背腱膜。收缩时屈第 2～5 指掌指关节和伸其指骨间关节。

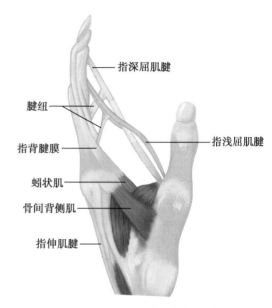

图 1-106 **屈肌腱和指背腱膜**

指深屈肌腱
腱纽
指浅屈肌腱
指背腱膜
蚓状肌
骨间背侧肌
指伸肌腱

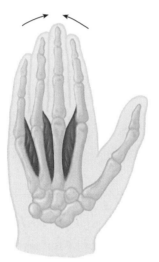
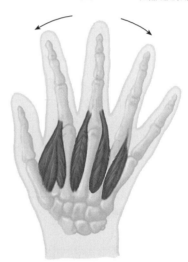

骨间掌侧肌作用示意图　　骨间背侧肌作用示意图

图 1-107 **骨间肌**

（2）**骨间掌侧肌** palmar interossei：共 3 块，位于指深屈肌腱和蚓状肌深面，第 2、4、5 掌骨掌侧面。起自第 2 掌骨内侧面和第 4、5 掌骨外侧面，分别经第 2、4、5 指近节指骨底相应侧，止于指背腱膜。收缩时内收第 2、4、5 指（向中指靠拢）；屈第 2、4、5 指掌指关节和伸其指骨间关节。

（3）**骨间背侧肌** dorsal interossei：共 4 块，位于 4 个掌骨间隙的背侧。起自第 1～5 掌骨的相邻侧，分别经第 2 指近节指骨底外侧、第 3 指近节指骨底两侧和第 4 指近节指骨底内侧，止于第 2～4 指背腱膜。收缩时固定第 3 指，外展第 2、4 指（远离中指）；屈第 2～4 指掌指关节和伸其指骨间关节。

手固有肌主要完成手的精细动作；来自前臂的长肌（外部肌）完成手和手指的用力运动。长肌、短肌共同作用，使手能执行一系列重要功能，如抓、捏、握持、夹、提等。

六、下肢肌

下肢肌分为髋肌、大腿肌、小腿肌和足肌。由于下肢功能主要是维持直立姿势、支持体重和行走，故下肢肌比上肢肌粗壮。

（一）髋肌

髋肌又称盆带肌，主要起自骨盆的内面和外面，跨过髋关节，止于股骨上部，主要运动髋关节。按其所在的部位和作用，可分为前、后两群（表 1-12）。

表 1-12 髋肌的起止点、主要作用和神经支配

肌群	肌名		起点	止点	主要作用	神经支配
前群	髂腰肌	髂肌	髂窝	股骨小转子	使髋关节前屈和旋外;下肢固定时,可使躯干前屈	腰丛神经
		腰大肌	腰椎椎体侧面、横突			
	阔筋膜张肌		髂前上棘	胫骨外侧髁	紧张阔筋膜和屈髋关节	臀上神经
后群	臀大肌		髂骨翼外面、骶骨背面	髂胫束、臀肌粗隆	使髋关节伸和旋外	臀下神经
	臀中肌		髂骨翼外面	股骨大转子	使髋关节外展、旋内(前部肌束)和旋外(后部肌束)	臀上神经
	臀小肌					
	梨状肌		骶骨前面、骶前孔外侧		使髋关节外展和旋外	骶丛分支
	闭孔内肌		闭孔膜内面及其周围骨面	股骨转子窝	使髋关节旋外	
	股方肌		坐骨结节	股骨转子间嵴		
	闭孔外肌		闭孔膜外面及其周围骨面	股骨转子窝		闭孔神经

1. 前群 前群有 2 块肌(图 1-108)。

(1)**髂腰肌** iliopsoas:由腰大肌和髂肌组成。**腰大肌** psoas major 位于脊柱腰部两侧,起自腰椎椎体侧面和横突;**髂肌** iliacus 位于腰大肌外侧,呈扇形,起自髂窝。两肌向下会合,经腹股沟韧带深面,止于股骨小转子。此肌收缩时,使髋关节前屈和旋外;下肢固定时,可使躯干前屈,如仰卧起坐。

(2)**阔筋膜张肌** tensor fasciae latae:位于大腿上部前外侧。起自髂前上棘,肌腹在阔筋膜两层之间,向下移行于髂胫束,止于胫骨外侧髁。作用是紧张阔筋膜和屈髋关节。

2. 后群 后群主要位于臀部,故又称臀肌,有 7 块(图 1-109~图 1-112)。

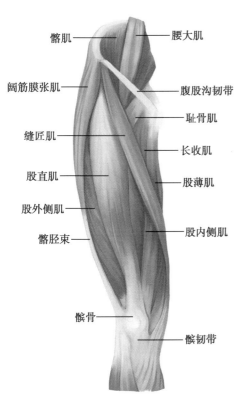

图 1-108 髋肌、大腿肌前群及内侧群

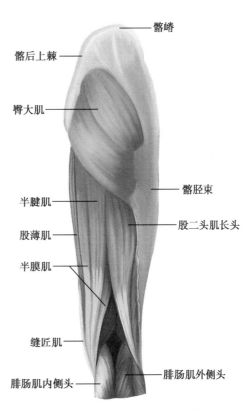

图 1-109 髋肌和大腿肌后群(浅层)

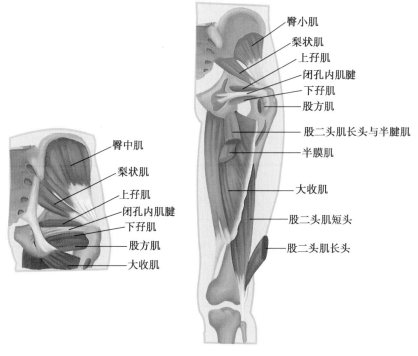

图 1-110 髋肌和大腿肌后群(深层)

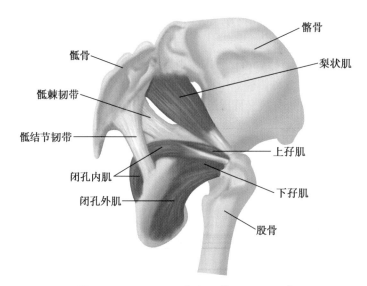

图 1-111 臀肌深层(后面、外面及下面观)

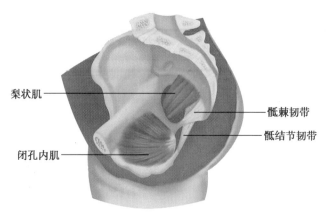

图 1-112 骨盆内面肌(右侧)

（1）**臀大肌** gluteus maximus：位于臀部肌的浅层，大而肥厚。起自髂骨翼外面和骶骨背面，肌束斜向下外，止于髂胫束和股骨的臀肌粗隆。此肌收缩时，使髋关节伸和旋外；下肢固定时能伸直躯干，防止躯干前倾。

（2）**臀中肌** gluteus medius：前上部位于皮下，后下部位于臀大肌的深面。

（3）**臀小肌** gluteus minimus：位于臀中肌的深面。

臀中肌和臀小肌都呈扇形，皆起自髂骨翼外面，肌束向下集中形成短腱，止于股骨大转子。二肌的作用是使髋关节外展，前部肌束可使髋关节旋内，后部肌束可使髋关节旋外。

（4）**梨状肌** piriformis：位于臀中肌的下方。起自盆内骶骨前面、骶前孔的外侧，肌束向外出坐骨大孔达臀部，止于股骨大转子尖端。此肌收缩时，使髋关节外展和旋外。

（5）**闭孔内肌** obturator internus：起自闭孔膜内面及其周围骨面，肌束向后集中成为肌腱，穿坐骨小孔出骨盆后，呈直角转折向外侧，并与其上、下方的上孖肌和下孖肌部分融合，止于转子窝。作用是使髋关节旋外。

（6）**股方肌** quadratus femoris：位于闭孔外肌的浅面。起自坐骨结节，向外止于转子间嵴。作用是使髋关节旋外。

（7）**闭孔外肌** obturator externus：位于股方肌深面。起自闭孔膜外面及其周围骨面，经股骨颈的后方，止于转子窝。作用是使髋关节旋外。

上述后六肌皆经髋关节囊后面，均可使髋关节旋外，它们的主要作用类似于上肢肩关节周围的"肌腱袖"，是髋关节的固定肌。

（二）大腿肌

大腿肌分为前群、后群和内侧群（表 1-13）。

表 1-13　大腿肌的起止点、主要作用和神经支配

肌群	肌名	起点	止点	主要作用		神经支配
前群	缝匠肌	髂前上棘	胫骨上端内侧面	屈髋、屈膝关节，使已屈的膝关节旋内		股神经
	股四头肌	髂前下棘、股骨粗线内外侧唇、股骨体前面	胫骨粗隆	屈髋关节和伸膝关节		
内侧群	耻骨肌	耻骨支和坐骨支前面	股骨的耻骨肌线	使髋关节内收和旋外		股神经、闭孔神经
	股薄肌		胫骨上端内侧面			闭孔神经
	长收肌		股骨粗线			
	短收肌					
	大收肌	耻骨支、坐骨支、坐骨结节	股骨粗线和收肌结节			
后群	股二头肌	长头：坐骨结节　短头：股骨粗线	腓骨头	屈膝关节、伸髋关节	使已屈的膝关节旋外	坐骨神经
	半腱肌	坐骨结节	胫骨上端内侧		使已屈的膝关节旋内	
	半膜肌		胫骨内侧髁后面			

1. 前群　前群有 2 块肌（见图 1-108）。

（1）**缝匠肌** sartorius：位于大腿前面及内侧面浅层，是全身最长的肌，呈扁带状。起自髂前上棘，经大腿前面斜向下内，止于胫骨上端的内侧面。此肌的作用是屈髋关节和膝关节，并使已屈的膝关节旋内。

（2）**股四头肌** quadriceps femoris：位于大腿前面，是全身最大的肌，有四个头，即股直肌、股内侧肌、股外侧肌和股中间肌。股直肌起自髂前下棘；股内侧肌和股外侧肌分别起自股骨粗线内、外侧唇；股中间肌位于股直肌深面和股内、外侧肌之间，起自股骨体前面。四个头向下构成髌腱，包绕髌骨的前面和两侧，向下续为髌韧带，止于胫骨粗隆。此肌的作用是屈髋关节和伸膝关节。

2. **内侧群**　内侧群共5块，分层排列。均起自耻骨支、坐骨支和坐骨结节等前面，除股薄肌止于胫骨上端内侧面外，其他各肌都止于股骨粗线等，大收肌还有一个腱止于股骨内上髁上方的收肌结节（见图1-108，图1-113）。

（1）**耻骨肌** pectineus：位于髂腰肌的内侧，为长方形的短肌。

（2）**长收肌** adductor longus：位于耻骨肌内侧，呈三角形。

（3）**股薄肌** gracilis：位于最内侧，为长肌。

（4）**短收肌** adductor brevis：位于耻骨肌和长收肌的深面，为近似三角形的扁肌。

（5）**大收肌** adductor magnus：位于上述肌的深面，大而厚，呈三角形。

大收肌止于收肌结节的腱与股骨之间形成一裂孔，称为收肌腱裂孔 adductor tendinous opening，为收肌管下口，向下通腘窝，有股血管通过。

内侧群肌作用是使髋关节内收和旋外。

3. **后群**　后群共3块。均起自坐骨结节，向下跨过髋关节和膝关节的后面（见图1-109）。

（1）**股二头肌** biceps femoris：位于股后部外侧。有长、短两个头，长头起自坐骨结节，短头起自股骨粗线，两头会合后，以长腱止于腓骨头。

（2）**半腱肌** semitendinosus：位于股后部的内侧。肌腱细长，约占肌的下半，止于胫骨上端内侧。

半腱肌是一块适合作转移肌瓣或肌皮瓣的良好供肌，临床常用来覆盖修补坐骨部褥疮或外伤缺损。

（3）**半膜肌** semimembranosus：位于半腱肌深面。上部是扁薄的腱膜，几乎占肌的一半，肌的下端以腱止于胫骨内侧髁的后面。

后群肌作用是屈膝关节和伸髋关节；屈膝时股二头肌还可使膝关节旋外，半腱肌和半膜肌可使膝关节旋内。

（三）**小腿肌**

小腿肌分为前群、外侧群和后群（表1-14）。

1. **前群**　前群有3块肌（图1-114）。

（1）**胫骨前肌** tibialis anterior：起自胫骨上端外侧面，肌腱向下经伸肌上、下支持带深面，止于内侧楔骨内侧面和第1跖骨底。作用是伸踝关节（背屈）和使足内翻。

（2）**趾长伸肌** extensor digitorum longus：起自腓骨前面、胫骨上端和小腿骨间膜，向下经伸肌上、下支持带深面至足背，分为4条腱到第2～5趾背，形成趾背腱膜止于中节、远节趾骨底。作用是伸踝关节和伸第2～5趾。

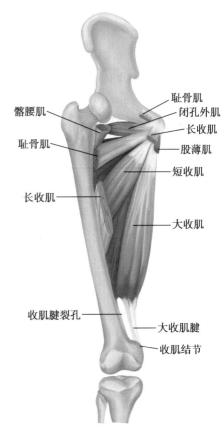

图1-113　**大腿肌内侧群（深层）**

髂腰肌
耻骨肌
长收肌
收肌腱裂孔

耻骨肌
闭孔外肌
长收肌
股薄肌
短收肌
大收肌
大收肌腱
收肌结节

表 1-14　小腿肌的起止点、主要作用和神经支配

肌群	肌名	起点	止点	主要作用		神经支配
前群	胫骨前肌	胫骨上端外侧面	内侧楔骨内侧面、第 1 跖骨底	伸踝关节（背屈）	使足内翻	腓深神经
	踇长伸肌	胫、腓骨上端和骨间膜前面	踇趾远节趾骨底背面		伸踇趾	
	趾长伸肌	腓骨前面、胫骨上端和小腿骨间膜	第 2～5 趾中、远节趾骨底		伸第 2～5 趾	
外侧群	腓骨长肌	腓骨外侧面	内侧楔骨、第 1 跖骨底	屈踝关节（跖屈）和使足外翻		腓浅神经
	腓骨短肌		第 5 跖骨粗隆			
后群	浅层 腓肠肌	股骨内、外上髁后面	跟骨结节	屈踝关节和膝关节		胫神经
	比目鱼肌	腓骨后面上部、胫骨比目鱼肌线		屈踝关节		
	深层 腘肌	股骨外侧髁外侧面上缘	胫骨比目鱼肌线以上骨面	屈膝关节和使小腿旋内		
	趾长屈肌	胫骨后面中 1/3	第 2～5 趾远节趾骨底	屈踝关节	屈第 2～5 趾	
	胫骨后肌	小腿骨间膜后面和胫、腓骨	足舟骨粗隆及楔骨		使足内翻	
	踇长屈肌	腓骨后面下 2/3	踇趾远节趾骨底		屈踇趾	

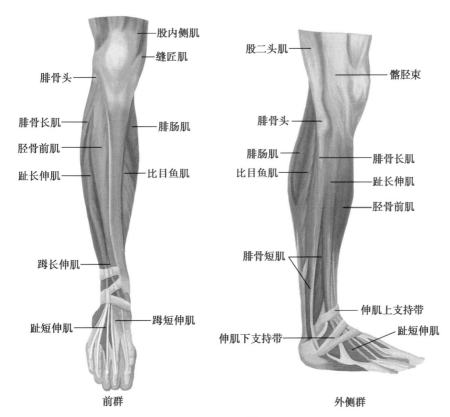

图 1-114　小腿肌

（3）**跚长伸肌** extensor hallucis longus：位于胫骨前肌和趾长伸肌之间。起自胫、腓骨上端和骨间膜前面，肌束行向远端移行为肌腱，止于跚趾远节趾骨底的背面。作用是伸踝关节和伸跚趾。

2. **外侧群**　外侧群有 2 块肌，即**腓骨长肌** peroneus longus 和**腓骨短肌** peroneus brevis。皆起自腓骨外侧面，长肌起点较高，并掩盖短肌，两肌的腱经外踝后方转向前，在跟骨外侧面分开。其中，腓骨短肌腱向前止于第 5 跖骨粗隆；腓骨长肌腱绕至足底，斜行向足内侧，止于内侧楔骨和第 1 跖骨底（见图 1-114）。

3. **后群**　后群分浅、深两层（图 1-115）。

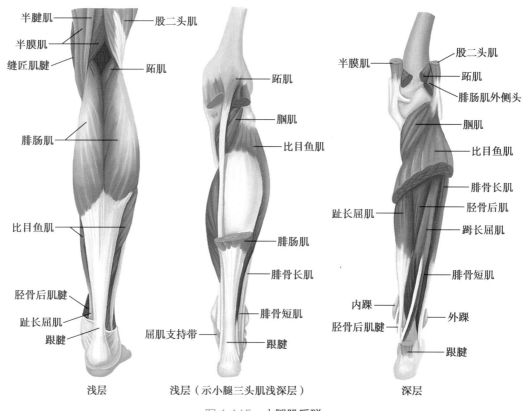

图 1-115　小腿肌后群

（1）浅层：有 1 块强大的**小腿三头肌** triceps surae，由浅层的**腓肠肌** gastrocnemius 和深层的**比目鱼肌** soleus 组成。腓肠肌有内、外侧两个头，分别起自股骨内、外上髁后面，两头会合，约在小腿中点移行为腱性结构；比目鱼肌位置较深，起自腓骨后面的上部和胫骨比目鱼肌线，肌束向下移行为肌腱。两肌腱合成粗大的**跟腱** tendo calcaneus 止于跟骨。小腿三头肌收缩时，屈踝关节和膝关节；站立时可固定上述两个关节，防止身体前倾。

（2）深层：有 4 块肌，腘肌在上方，另 3 块肌在下方。

1）**腘肌** popliteus：斜位于腘窝底。起自股骨外侧髁的外侧面上缘，止于胫骨比目鱼肌线以上的骨面。作用是屈膝关节并使小腿旋内。

2）**趾长屈肌** flexor digitorum longus：位于胫侧。起自胫骨后面中 1/3，肌束向下移行为长腱，经内踝后方、屈肌支持带深面至足底，然后分为 4 条肌腱，止于第 2～5 趾的远节趾骨底。作用是屈踝关节和屈第 2～5 趾。

3）**跚长屈肌** flexor hallucis longus：起自腓骨后面下 2/3，肌腱经内踝后方至足底，止于跚趾远节趾骨底。作用是屈踝关节和屈跚趾。

4）**胫骨后肌** tibialis posterior：位于趾长屈肌和跚长屈肌之间。起自小腿骨间膜后面上 2/3 及邻近的胫、腓骨，肌腱经内踝后方至足底内侧，止于足舟骨粗隆及楔骨。作用是屈踝关节和使足内翻。

（四）足肌

足肌可分为足背肌和足底肌（表 1-15）。

足背肌较弱小，为伸蹞趾的蹞短伸肌和伸第 2～4 趾的趾短伸肌。足底肌的配布情况和作用与手掌肌相似，也分为内侧群、外侧群和中间群，但无与拇指和小指相当的对掌肌。

内侧群有蹞展肌、蹞短屈肌和蹞收肌；外侧群有小趾展肌和小趾短屈肌；中间群由浅入深排列有趾短屈肌、足底方肌、4 条蚓状肌、3 块骨间足底肌和 4 块骨间背侧肌。各肌的作用同其名，主要作用为维持足弓（图 1-116）。

七、体表的肌性标志

（一）头颈部

1. **咬肌**　当牙咬紧时，在下颌角的前上方、颧弓下方可摸到坚硬的条状隆起。

2. **颞肌**　当牙咬紧时，在颞窝，于颧弓上方可摸到坚硬的隆起。

3. **胸锁乳突肌**　当头向一侧转动时，在对侧可明显看到从前下方斜向后上方呈长条状的隆起。

（二）躯干部

1. **斜方肌**　在项部和背上部，可见斜方肌的外上缘的轮廓。

2. **背阔肌**　在背下部可见此肌的轮廓，它的外下缘参与形成腋后壁。

3. **竖脊肌**　脊柱两旁的纵行肌性隆起。

4. **胸大肌**　胸前壁较膨隆的肌性隆起，其下缘构成腋前壁。

5. **前锯肌**　在胸部外侧壁，发达者可见其肌齿。

6. **腹直肌**　腹前正中线两侧的纵行隆起，肌肉发达者可见脐以上有 3 条横沟，即为腹直肌的腱划。

表 1-15　足肌的起止点、主要作用和神经支配

肌群		肌名	起点	止点	主要作用	神经支配
足背肌		趾短伸肌	跟骨	第 2～5 趾近节趾骨底	伸第 2～5 趾	腓深神经
		蹞短伸肌			伸蹞趾	
足底肌	内侧群	蹞展肌	跟骨、足舟骨	蹞趾近节趾骨底	外展和屈蹞趾	足底内侧神经
		蹞短屈肌	内侧楔骨		屈蹞趾	
		蹞收肌	第 2～4 跖骨底		内收和屈蹞趾	
	外侧群	小趾展肌	跟骨	小趾近节趾骨底	外展和屈小趾	足底外侧神经
		小趾短屈肌	第 5 跖骨底		屈小趾	
	中间群	趾短屈肌	跟骨	第 2～5 中节趾骨底	屈第 2～5 趾	足底内侧神经
		足底方肌		趾长屈肌腱		足底外侧神经
		蚓状肌	趾长屈肌腱	趾背腱膜	屈跖趾关节和伸趾骨间关节	足底内、外侧神经
		骨间足底肌	第 3～5 跖骨内侧半	第 3～5 近节趾骨底和趾背腱膜	内收第 3～5 趾，并屈跖趾关节和伸趾骨间关节	足底外侧神经
		骨间背侧肌	跖骨相对缘	第 2～4 近节趾骨底和趾背腱膜	外展第 2～4 趾，并屈跖趾关节和伸趾骨间关节	

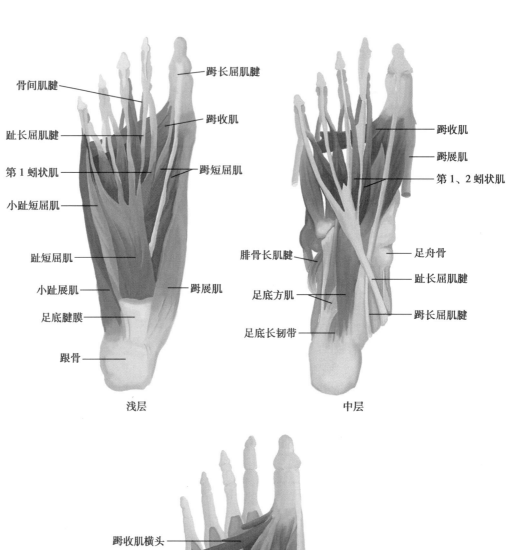

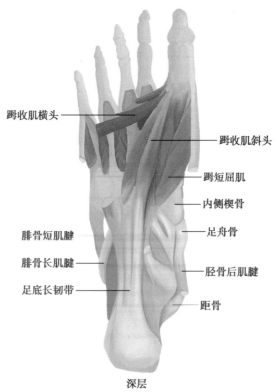

图 1-116 足底肌

（三）上肢

1. **三角肌** 在肩部形成圆隆的外形,其止点在臂外侧中部呈现一小凹。

2. **肱二头肌** 当屈肘握拳旋后时,可明显在臂前面见到膨隆的肌腹。在肘窝中央,亦可摸到此肌的肌腱。

3. **肱三头肌** 在臂的后面,三角肌后缘的下方可见到肱三头肌长头。

4. **肱桡肌** 当握拳用力屈肘时,在肘部可见到肱桡肌的膨隆肌腹。

5. **鼻烟窝** 在腕背侧面,当拇指伸直外展时,自桡侧向尺侧可见拇长展肌、拇短伸肌和拇长伸肌腱。在后二肌腱之间有深的凹陷,称鼻烟窝。

（四）下肢

1. **股四头肌** 在大腿屈和内收时,可见股直肌在缝匠肌和阔筋膜张肌所组成的夹角内。股内侧肌和股外侧肌在大腿前面的下部,分别位于股直肌的内、外侧。

2. **臀大肌** 在臀部形成圆隆外形。

3. **股二头肌** 在腘窝的外上界,可摸到它的肌腱止于腓骨头。

4. **半腱肌、半膜肌** 在腘窝的内上界,可摸到它们的肌腱止于胫骨,其中半腱肌腱较窄,位置浅表且略靠外,而半膜肌腱粗而圆钝,位于半腱肌腱的深面内侧。

5. **小腿三头肌(腓肠肌和比目鱼肌)** 在小腿后面,可明显见到该肌膨隆的肌腹及跟腱。

思考题

1. 暴力撞击颞区会产生致命危险,试用所学解剖知识解释原因。

思考题解题思路

2. 男,35岁。因感冒头痛,头晕,时有喷嚏,经治后稍轻,因未注意,3天后又发作,发热,头痛,鼻塞左侧重,左上颌牙痛,鼻黏膜、鼻甲均充血肿胀,左中鼻甲更重,中鼻道及鼻腔底部有少量黏脓性分泌物,诊断为急性单纯型上颌窦炎。试从上颌窦的位置和开口、窦口和窦底的关系角度,分析上颌窦发炎时容易造成引流不畅的原因。

3. 女,12岁。1天前单手拉单杠时突感肩部剧痛,不能活动肩关节,诊断为肩关节脱位。试从肩关节的构成和特点角度,分析其容易脱位的原因。

4. 男,30岁。2天前在踢球时,突感右膝关节剧痛,关节肿胀。检查发现患者右膝关节屈膝、牵拉小腿时胫骨可向前移位。试从膝关节的构成、特点和运动角度,分析其最有可能损伤的结构。

5. 男,48岁。弯腰搬重物后,突然腰背部疼痛,并向下肢后面放射。试从椎体间连结的角度,分析该患者疼痛最有可能的原因。

6. 男,37岁。近期常有反酸、胃烧灼感、胸骨后疼痛等不适感,胃镜检查发现食管下段括约肌松弛,可见左侧食管裂孔内移行疝囊,并有轻度食管黏膜充血,诊断为食管裂孔疝。结合上述临床症状和体征,试从解剖学角度描述膈肌的位置、形态、结构特点及作用。

7. 女,28岁。2天前无明显诱因出现上腹部剑突下疼痛,数小时后经脐周转移至右下腹。呈持续性隐痛,伴恶心、呕吐,遂急诊入院,血常规检查提示:红细胞计数 4.38×10^{12}/L,血红蛋白浓度 140g/L,血小板计数 189×10^9/L。诊断为急性化脓性阑尾炎,入院后予以手术治疗。试从解剖学角度分析经麦氏切口进入腹膜腔,依次要经过的腹壁结构。

8. 女,56岁。上午打哈欠后双侧面部疼痛,下颌不能活动,无法吃饭与讲话,检查发现下颌骨下垂,口张开不能闭合,流涎不止,酸痛难受,诊断为颞下颌关节双侧脱位。试从解剖学角度分析颞下颌关节脱位的原因以及参与颞下颌关节运动的肌肉。

9. 肱骨外上髁炎俗称"网球肘",多见于网球运动员和羽毛球运动员前臂反复猛烈反手抽球,患者肱骨外上髁附近有明显压痛点。试从解剖学角度分析肱骨外上髁炎所累及的骨骼肌,以及哪些动作会加重疼痛。

10. 先天性马蹄内翻足是常见的足部先天性畸形,胫骨前肌腱转移术可矫正足内翻,胫骨后肌腱转移术可矫正马蹄足。试从解剖学角度分析马蹄内翻足的形成机制。

（张　平　张晓明　张　潜　高　艳）

内脏学总论

一、内脏的概念

解剖学上,将位于胸、腹、盆腔内的消化、呼吸、泌尿和生殖系统的器官,称为**内脏** viscera。研究内脏器官的位置、形态结构和功能的科学,称为**内脏学** splanchnology。某些与内脏密切相关的结构,如胸膜、腹膜和会阴等,也归于内脏学范畴。内脏各系统在形态结构、位置和功能上,都具有密切的联系和某些相似之处。

在形态结构上,内脏各系统都由一套连续的管道和一个或几个实质性器官组成,并且都通过孔道直接或间接地与外界相通。

在位置上,内脏大部分器官位于胸腔、腹腔和盆腔内。消化、呼吸两系统的部分器官位于头颈部,泌尿、生殖和消化系统的部分器官位于会阴部。

在功能上,内脏器官的主要功能是进行物质代谢和繁殖后代。消化系统的功能是消化食物,吸收营养物质,并将食物的残渣形成粪便排出体外;呼吸系统的功能是从空气中摄取氧气并将体内产生的二氧化碳排出体外;泌尿系统能把机体在物质代谢过程中所产生的代谢产物,特别是含氮的物质(如尿酸、尿素等)和多余的水、盐等,形成尿液,排出体外;生殖系统能产生生殖细胞和分泌性激素,并进行生殖活动,繁殖后代。此外,内脏各系统中的许多器官还具有内分泌功能,产生多种激素,参与对机体多种功能的调节活动。

内脏各器官虽然各有其特征,但从基本构造上来看,可分为中空性器官和实质性器官两大类。

(一) 中空性器官

器官呈管状或囊状,内部有空腔,如消化道的胃、空肠,呼吸道的气管、支气管,泌尿道的输尿管、膀胱和生殖道的输精管、输卵管、子宫等。中空性器官的壁由数层组织构成。其中,消化道各器官的壁均由4层组织构成;而呼吸道、泌尿道和生殖道各器官的壁由3层组织构成。以消化管为例,由内向外依次为:黏膜、黏膜下层、肌层和外膜(内脏学总论图-1)。

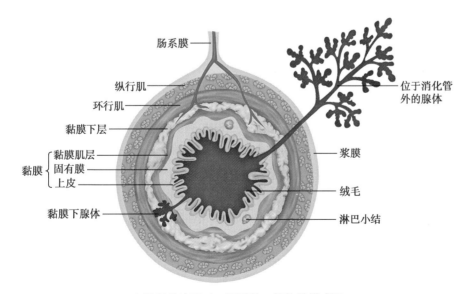

内脏学总论图-1　**肠壁的一般构造模式图**

(二) 实质性器官

器官内部没有特定的空腔,多属腺组织,表面包以结缔组织的被膜或浆膜,如肝、胰、肾及生殖腺等。结缔组织被膜深入器官实质内,将器官的实质分割成若干个小单位,称小叶,如肝小叶。分布于实质性器官的血管、神经和淋巴管,以及该器官的导管等出入器官之处,常为一凹陷,称此处为该器官的门 hilum,porta,如肺门 hilum of lung 和肝门 porta hepatis 等。

二、胸部标志线和腹部分区

内脏大部分器官在胸、腹、盆腔内占据的位置相对固定,掌握内脏器官的正常位置,对于临床诊断检查,有重要实用意义。为了描述胸、腹腔内各器官的位置及其体表投影,通常在胸、腹部体表确定一些标志线和划分一些区域(内脏学总论图 -2,内脏学总论表 -1)。

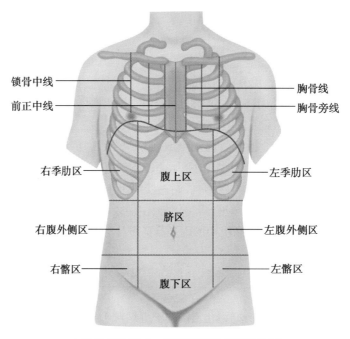

内脏学总论图 -2　胸腹部的标志线及分区

内脏学总论表 -1　腹、盆腔各器官在腹部各区的位置

右季肋区	腹上区	左季肋区
右半肝大部分、胆囊一部分、结肠右曲、右肾一部分	右半肝小部分、左半肝大部分、胆囊一部分、胃贲门部、胃幽门部、胃体一部分、胆总管、十二指肠一部分、胰大部分、两肾各一部分、肾上腺	左半肝小部分、胃底、胃体一部分、脾、胰尾、结肠左曲、左肾一部分
右腹外侧(腰)区	**脐区**	**左腹外侧(腰)区**
升结肠、回肠一部分、右肾一部分	胃大弯(胃充盈时)、横结肠、大网膜、两侧输尿管各一部分、十二指肠一部分、空肠一部分、回肠一部分	降结肠、空肠一部分、左肾一部分
右髂(腹股沟)区	**腹下(耻)区**	**左髂(腹股沟)区**
盲肠、阑尾、回肠末段	回肠一部分、膀胱(充盈时)、子宫(妊娠期)、乙状结肠一部分、两侧输尿管各一部分	乙状结肠一部分、回肠一部分

(一) 胸部标志线

1. 前正中线 anterior median line　沿身体前面正中线所作的垂直线。

2. 胸骨线 sternal line　沿胸骨最宽处的外侧缘所作的垂直线。

3. **锁骨中线 midclavicular line**　经锁骨中点向下所作的垂直线。

4. **胸骨旁线 parasternal line**　经胸骨线与锁骨中线之间连线的中点所作的垂直线。

5. **腋前线 anterior axillary line**　沿腋前襞向下所作的垂直线。

6. **腋后线 posterior axillary line**　沿腋后襞向下所作的垂直线。

7. **腋中线 midaxillary line**　沿腋前、后线之间连线的中点所作的垂直线。

8. **肩胛线 scapular line**　经肩胛骨下角所作的垂直线。

9. **后正中线 posterior median line**　经身体后面正中线即沿各椎骨棘突所作的垂直线。

(二)腹部分区

为便于描述腹腔脏器的位置,可将腹部分成若干区域,方法较多。临床上常用的简便方法是通过脐作一水平面和一矢状面,将腹部分为左上腹、右上腹、左下腹和右下腹4个区。更实用的是9区分法,即通过两侧肋弓最低点(或第10肋的最低点)所作的肋下平面和通过两侧髂结节所作的结节间平面将腹部分成上腹部、中腹部和下腹部,再由经两侧腹股沟韧带中点所作的两个矢状面,将腹部分成9个区域,即上腹部的腹上区和左、右季肋区,中腹部的脐区和左、右腹外侧(腰)区,下腹部的腹下(耻)区和左、右髂(腹股沟)区(见内脏学总论图-2)。

?

思考题

1. 中空性器官与实质性器官构造有何区别? 请各举两例说明。

2. 男,35岁。因车祸致右腹外侧区受到挤压。患者出现腹痛,尿液呈肉眼可见的淡红色。右侧肾区叩痛阳性。试从解剖学角度分析患者可能受损的脏器。

思考题解题思路

(刘学政)

第二章 | 消化系统

消化系统 alimentary system 由消化管和消化腺组成(图 2-1)。**消化管** alimentary canal 是指从口腔到肛门的管道,其各部的功能不同,形态各异,可分为口腔、咽、食管、胃、小肠(十二指肠、空肠和回肠)和大肠(盲肠、阑尾、结肠、直肠和肛管)。临床上通常把从口腔到十二指肠的这部分管道称上消化道,空肠以下的部分称下消化道。**消化腺** alimentary gland 包括口腔腺、肝、胰和消化管壁内的许多小腺体。消化腺按体积的大小和位置的不同,可分为大消化腺和小消化腺两种。大消化腺位于消化管壁外,为一个独立的器官,所分泌的消化液经导管流入消化管腔内,如大唾液腺、肝和胰。小消化腺分布于消化管壁内,位于黏膜层或黏膜下层,如唇腺、颊腺、舌腺、食管腺、胃腺和肠腺等。

消化系统的基本功能是摄取食物并进行物理性和化学性消化,经消化管黏膜上皮细胞吸收营养物质,最后将食物残渣形成粪便排出体外。

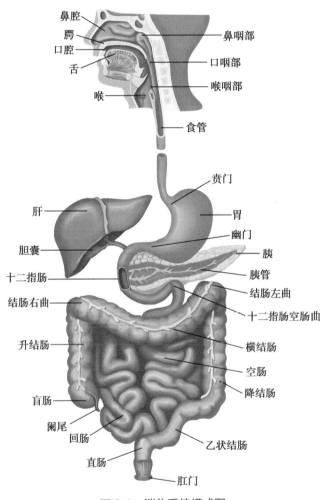

图 2-1　消化系统模式图

第一节 ｜ 消化管

一、口腔

口腔 oral cavity 是消化管的起始部,其前壁为上、下唇,侧壁为颊,上壁为腭,下壁为口腔底。口腔向前经口唇围成的口裂通向外界,向后经咽峡与咽相通。

整个口腔借上、下牙弓和牙龈分为前外侧部的**口腔前庭** oral vestibule 和后内侧部的**固有口腔** oral cavity proper。口腔前庭是上、下唇和颊与上、下牙弓和牙龈之间的狭窄间隙;固有口腔是上、下牙弓和牙龈所围成的空间,其顶为腭,底由黏膜、肌和皮肤组成(图 2-2)。

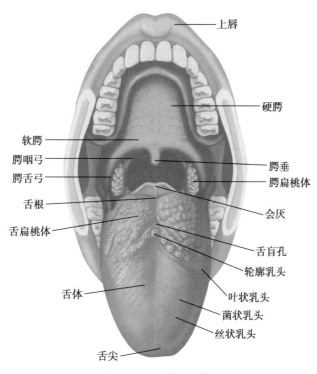

上唇
硬腭
软腭
腭咽弓
腭舌弓
舌根
舌扁桃体
舌体
舌尖
腭垂
腭扁桃体
会厌
舌盲孔
轮廓乳头
叶状乳头
菌状乳头
丝状乳头

图 2-2　口腔及咽峡

(一) 口唇

口唇 oral lip 分上唇和下唇,外面为皮肤,中间为口轮匝肌,内面为黏膜。口唇的游离缘是皮肤与黏膜的移行部,称唇红,其内含皮脂腺。唇红是体表毛细血管最丰富的部位之一,呈红色,当缺氧时则呈绛紫色,临床称为发绀。在上唇外面中线处有一纵行浅沟称**人中** philtrum;上唇外面的两侧与颊部交界处,各有一斜行的浅沟称**鼻唇沟** nasolabial sulcus。在口裂的两侧,上、下唇结合处形成口角,约平对第一前磨牙。在上、下唇内面正中线上,分别有上、下唇系带从口唇连于牙龈基部。

(二) 颊

颊 cheek 是口腔的两侧壁,其构造与唇相似,即自外向内分别由皮肤、颊肌、颊脂体和口腔黏膜构成。在上颌第二磨牙牙冠相对的颊黏膜上有**腮腺管乳头** papilla of parotid duct,其上有腮腺管的开口。

(三) 腭

腭 palate 分为硬腭和软腭两部分,构成口腔的上壁,分隔鼻腔与口腔。

硬腭 hard palate 位于腭的前 2/3,主要由骨腭及表面覆盖的黏膜构成。黏膜厚而致密,与骨膜紧密相贴。

软腭 soft palate 位于腭的后 1/3,主要由腭腱膜、腭肌、腭腺、血管、神经和黏膜构成。软腭的前份呈水平位,后份斜向后下称**腭帆** velum palatinum。腭帆后缘游离,其中部有垂向下方的突起,称**腭垂** uvula 或悬雍垂。自腭帆两侧各向下方分出两条黏膜皱襞,前方的一对为**腭舌弓** palatoglossal arch,延续于舌根的外侧;后方的一对为**腭咽弓** palatopharyngeal arch,向下延至咽侧壁。两弓间的三角形凹陷区称扁桃体窝,窝内容纳腭扁桃体。腭垂、腭帆游离缘、两侧的腭舌弓及舌根共同围成**咽峡** isthmus of fauces,它是口腔和咽之间的狭窄部,也是两者的分界(见图 2-2)。软腭在静止状态时垂向下方,当吞咽或说话时,软腭上提,贴近咽后壁,从而将鼻咽与口咽隔离开来。

软腭肌均为骨骼肌,有腭帆张肌、腭帆提肌、腭垂肌、腭舌肌和腭咽肌,其起止点和作用见表 2-1、图 2-3。

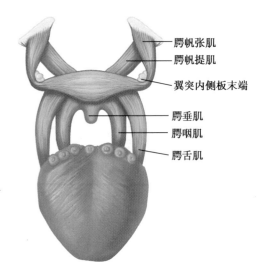

图 2-3　腭肌模式图

腭帆张肌
腭帆提肌
翼突内侧板末端
腭垂肌
腭咽肌
腭舌肌

表 2-1　软腭肌的起止点和作用

肌肉名称	起点	止点	作用
腭帆张肌	咽鼓管软骨部、颅底	腭骨水平部	张开咽鼓管、紧张腭帆
腭帆提肌	咽鼓管软骨部、颅底	腭腱膜、腭帆提肌吊带、腭垂	上提腭帆
腭垂肌	硬腭后缘中点、腭腱膜	腭垂黏膜	上提腭垂
腭舌肌	舌的侧缘	腭腱膜	下降腭帆、缩小咽峡
腭咽肌	咽后壁	腭帆	上提咽喉,使两侧腭咽弓靠拢

(四) 牙

牙 tooth 是人体内最坚硬的器官,具有咀嚼食物和辅助发音等作用。牙位于口腔前庭与固有口腔之间,镶嵌于上、下颌骨的牙槽内,分别排列成**上牙弓** upper dental arch 和**下牙弓** lower dental arch。

1. **牙的种类和排列**　人的一生中,先后有两组牙发生,第一组称乳牙,第二组称恒牙。**乳牙** deciduous tooth 一般在出生后 6 个月时开始萌出,到 3 岁左右出齐,共 20 颗,上、下颌各 10 颗。6 岁左右,乳牙开始脱落,逐渐更换成**恒牙** permanent tooth。恒牙中,第一磨牙首先长出,除第三磨牙外,其他各牙在 14 岁左右出齐。第三磨牙萌出时间最晚,有的要迟至 28 岁或更晚,故又称**智牙** wisdom tooth,因该牙通常到青春期才萌出,所以也称为迟牙。由于第三磨牙萌出较晚,萌出时颌骨发育将近成熟,若无足够的位置,常影响其正常萌出,从而发生各种阻生牙。第三磨牙终身不萌出者约占 30%。恒牙全部出齐共 32 颗,上、下颌各 16 颗。牙的萌出和脱落的时间见表 2-2。

根据牙的形状和功能,乳牙和恒牙均可分**切牙** incisor、**尖牙** canine tooth 和**磨牙** molar 3 种。但是恒牙又有磨牙和**前磨牙** premolar 之分。切牙、尖牙分别用以咬切和撕扯食物,磨牙和前磨牙则有研磨和粉碎食物的功能。

表 2-2　牙的萌出和脱落时间表

牙		萌出时间	脱落时间
乳牙	乳中切牙	6~8 个月	7 岁
	乳侧切牙	6~10 个月	8 岁
	乳尖牙	16~20 个月	12 岁
	第一乳磨牙	12~16 个月	10 岁
	第二乳磨牙	20~30 个月	11~12 岁

续表

牙		萌出时间	脱落时间
恒牙	中切牙	6～8 岁	
	侧切牙	7～9 岁	
	尖牙	9～12 岁	
	第一前磨牙	10～12 岁	
	第二前磨牙	10～12 岁	
	第一磨牙	6～7 岁	
	第二磨牙	11～13 岁	
	第三磨牙	17～25 岁或更迟	

乳牙与恒牙的名称及排列顺序如图 2-4、图 2-5 所示。乳牙在上、下颌的左、右半侧各 5 颗,共计 20 颗。恒牙在上、下颌的左、右半侧各 8 颗,共计 32 颗。临床上,为了记录牙的位置,常以被检查者的方位为准,以 "+" 记号划分成 4 区,并以罗马数字 I～V 标示乳牙,用阿拉伯数字 1～8 标示恒牙,如 "V̄|" 则表示右下颌第二乳磨牙,"|6" 表示左上颌第一磨牙。

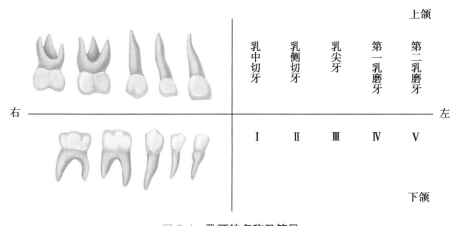

图 2-4　乳牙的名称及符号

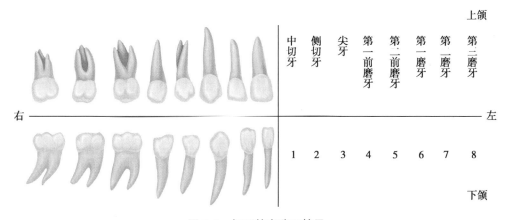

图 2-5　恒牙的名称及符号

2. 牙的形态　牙的形状和大小虽然各不相同,但其基本形态是相同的。即每个牙均可分为**牙冠** crown of tooth、**牙根** root of tooth 和**牙颈** neck of tooth 3 部分(图 2-6)。牙冠是暴露于口腔,露出于牙龈以外的部分。切牙的牙冠扁平,呈凿状;尖牙的牙冠呈锥形;前磨牙的牙冠较大,呈方圆形,面上有 2 个小结节;磨牙的牙冠最大,呈方形,面上有 4 个小结节。牙根是嵌入牙槽内的部分。切牙和尖牙只

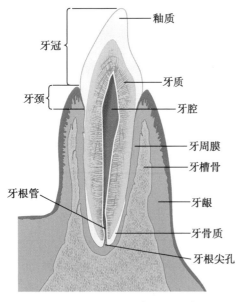

图 2-6　下颌切牙(矢状切面)

牙冠
釉质
牙质
牙腔
牙颈
牙周膜
牙槽骨
牙龈
牙根管
牙骨质
牙根尖孔

有 1 个牙根,前磨牙一般也只有 1 个牙根,下颌磨牙有 2 个牙根,上颌磨牙有 3 个牙根。牙颈是牙冠与牙根之间的部分,被牙龈所包绕。牙冠和牙颈内部的腔隙较宽阔,称**牙冠腔** pulp chamber。牙根内的细管称**牙根管** root canal,此管开口于牙根尖端的**牙根尖孔** apical foramen。牙的血管和神经通过牙根尖孔和牙根管进入牙冠腔。牙根管与牙冠腔合称**牙腔** dental cavity,其内容纳牙髓。

3. **牙组织**　牙由**牙质** dentine、**釉质** enamel、**牙骨质** cement 和**牙髓** dental pulp 组成。

牙质构成牙的大部分,呈淡黄色,硬度仅次于釉质,大于牙骨质。在牙冠部的牙质外面覆有釉质,为人体内最坚硬的组织。正常所见的釉质呈淡黄色,是透过釉质所见的牙质的色泽。在牙根及牙颈的牙质外面包有牙骨质,其结构与骨组织类似,是牙钙化组织中硬度最小的一种。牙髓位于牙腔内,由结缔组织、神经和血管共同组成(图 2-6)。由于牙髓内含有丰富的感觉神经末梢,所以牙髓发炎时,可引起剧烈的疼痛。

4. **牙周组织**　牙周组织包括**牙周膜** periodontal membrane、**牙槽骨** alveolar bone 和**牙龈** gingiva 3 部分,对牙起保护、固定和支持作用。牙周膜是介于牙槽骨与牙根之间的致密结缔组织膜,主要由胶原纤维束组成,具有固定牙根和缓解咀嚼时所产生压力的作用。牙龈是口腔黏膜的一部分,紧贴于牙颈周围及邻近的牙槽骨,血管丰富,呈淡红色,坚韧而有弹性,因缺少黏膜下层,直接与骨膜紧密相连,故牙龈不能移动(图 2-6)。

(五) 舌

舌 tongue 是位于口腔底的肌性器官。由纵、横和垂直三种不同方向的骨骼肌交织而成,表面被覆黏膜,有协助咀嚼、吞咽、感受味觉和发音等功能。

1. **舌的形态**　舌在舌背以向前开放的 V 形的**界沟** terminal sulcus 为界分为**舌体** body of tongue 和**舌根** root of tongue 2 部分。界沟的尖端处有一小凹称**舌盲孔** foramen cecum of tongue,是胚胎时期甲状舌管的遗迹。舌体占舌的前 2/3,为界沟之前可游离活动的部分,其前端为**舌尖** apex of tongue。舌根占舌的后 1/3,以舌肌固定于舌骨和下颌骨等处。舌根的背面朝后对向咽部,延续至会厌的腹侧面(图 2-7)。

2. **舌黏膜**　舌体背面黏膜呈淡红色,其表面可见许多小突起,统称为**舌乳头** papilla of tongue。舌乳头分为丝状乳头、菌状乳头、叶状乳头和轮廓乳头 4 种。**丝状乳头** filiform papilla 呈白色,数目最多,体积最小,遍布于舌背前 2/3;**菌状乳头** fungiform papilla 呈红色,稍大于丝状乳头,数目较少,散在于丝状乳头之间,多见于舌尖和舌侧缘;**叶状乳头** foliate papilla 位于舌侧缘的后部,腭舌弓的前方,每侧为 4~8 条并列的叶片形的黏膜皱襞,小儿较清楚;**轮廓乳头** vallate papilla 体积最大,约 7~11 个,排列于界沟前方,其中央隆起,周围有环状沟。轮廓乳头、菌状乳头、叶状乳头以及软腭、会厌等处的黏膜上皮中含有味蕾,为味觉感受器,具有感受酸、甜、苦、咸等味觉的功能。由于丝状乳头中无味蕾,故无味觉功能。

舌根背面黏膜表面,可见由淋巴组织组成的大小不等的丘状隆起,称**舌扁桃体** lingual tonsil(图 2-7)。

舌下面黏膜在舌的正中线上,形成一黏膜皱襞,向下连于口腔底前部,称**舌系带** frenulum of tongue。在舌系带根部的两侧各有一小黏膜隆起称**舌下阜** sublingual caruncle,其上有下颌下腺管和舌下腺大管的开口。由舌下阜向口底后外侧延续的带状黏膜皱襞称**舌下襞** sublingual fold,其深面藏有舌下腺。舌下腺小管开口于舌下襞表面(图 2-8)。

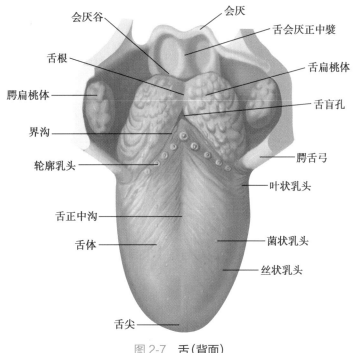

图 2-7 舌(背面)

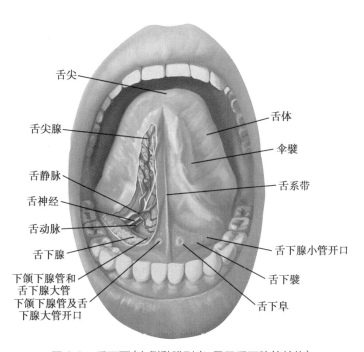

图 2-8 舌下面(右侧黏膜剥离,显示舌下腺等结构)

3. **舌肌** 舌肌为骨骼肌,分**舌内肌** intrinsic lingual muscle 和**舌外肌** extrinsic lingual muscle。舌内肌的起止点均在舌内,有纵肌、横肌和垂直肌(图 2-9),收缩时,可改变舌的形态。舌外肌起于舌周围各骨,止于舌内,有颏舌肌、舌骨舌肌和茎突舌肌等(图 2-10),收缩时可改变舌的位置。其中,以**颏舌肌** genioglossus 在临床上较为重要,是一对强而有力的肌,起自下颌体后面的颏棘,肌纤维呈扇形向后上方分散,止于舌正中线两侧。两侧颏舌肌同时收缩,拉舌向前下方,即伸舌;单侧收缩可使舌尖伸向对侧。如一侧颏舌肌瘫痪,令患者伸舌时,舌尖偏向瘫痪侧。舌肌的起止点和作用见表 2-3。

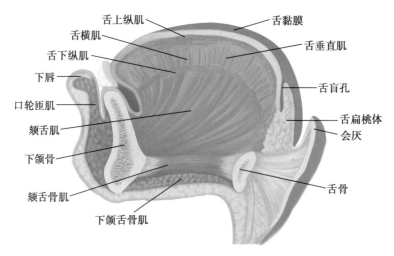

图 2-9 舌(矢状切面)

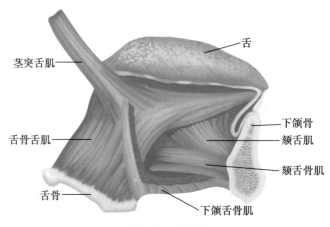

图 2-10 舌外肌

表 2-3 舌肌的起止点和作用

分类	名称	起点	止点	作用
舌内肌	舌纵肌	舌内	舌内	使舌变短卷曲
	舌横肌	舌内	舌内	使舌变窄变厚
	舌垂直肌	舌内	舌内	使舌变宽变薄
舌外肌	颏舌肌	颏棘	舌体中线两侧	引舌向前下
	舌骨舌肌	舌骨大角	舌的侧部	引舌向后下
	茎突舌肌	茎突	舌旁和舌底	引舌向后上

(六)唾液腺

唾液腺 salivary gland 位于口腔周围,分泌唾液并经过导管排入口腔。唾液腺分大、小两类。**小唾液腺** minor salivary gland 位于口腔各部黏膜内,属黏液腺,如唇腺、颊腺、腭腺和舌腺等。**大唾液腺** major salivary gland 有 3 对,即腮腺、下颌下腺和舌下腺(图 2-11)。

1. **腮腺** 腮腺 parotid gland 最大,重 15~30g,形状不规则,可分浅部和深部。浅部略呈三角形,上达颧弓,下至下颌角,前至咬肌后 1/3 的浅面,后续腺的深部。深部伸入下颌支与胸锁乳突肌之间的下颌后窝内。**腮腺管** parotid duct 自腮腺浅部前缘发出,于颧弓下一横指处向前横越咬肌表面,至咬肌前缘处弯向内侧,斜穿颊肌,开口于平对上颌第二磨牙牙冠所对颊黏膜上的腮腺管乳头。**副腮腺** accessory parotid gland 出现率约为 35%,其组织结构与腮腺相同,分布于腮腺管附近,但形态及大小不等。其导管汇入腮腺管。

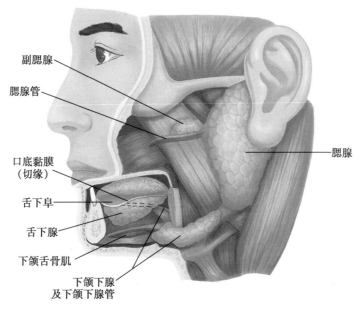

图 2-11　**大唾液腺**

2. 下颌下腺　下颌下腺 submandibular gland 呈扁椭圆形,重约 15g。位于下颌体下缘及二腹肌前、后腹所围成的下颌下三角内,其导管自腺的内侧面发出,沿口腔底黏膜深面前行,开口于舌下阜。

3. 舌下腺　舌下腺 sublingual gland 较小,重约 2~3g。位于口腔底舌下襞的深面。舌下腺导管有大、小 2 种,大管有一条,与下颌下腺管共同开口于舌下阜,小管约有 5~15 条,短而细,直接开口于舌下襞黏膜表面。

二、咽

(一) 咽的位置和形态

咽 pharynx 是消化管上端扩大的部分,是消化管与呼吸道的共同通道。咽呈上宽下窄、前后略扁的漏斗形肌性管道,长约 12cm。咽位于第 1~6 颈椎前方,上端起于颅底,下端约在第 6 颈椎下缘或环状软骨的高度移行于食管。咽的前壁不完整,自上向下有通向鼻腔、口腔和喉腔的开口;后壁平坦,借疏松结缔组织连于上位 6 个颈椎椎体前面的椎前筋膜。咽的两侧壁与颈部大血管和甲状腺侧叶等相毗邻(图 2-12)。

(二) 咽的分部

咽以腭帆游离缘和会厌上缘平面为界分为鼻咽、口咽和喉咽 3 部分。其中,口咽和喉咽两部分是消化管与呼吸道的共同通道。

1. 鼻咽　鼻咽 nasopharynx 是咽的上部,位于鼻腔后方,上达颅底,下至腭帆游离缘平面续口咽部,向前经鼻后孔通鼻腔。

鼻咽部的两侧壁上,于下鼻甲后方约 1cm 处,各有一**咽鼓管咽口** pharyngeal opening of auditory tube,咽腔经此口通过咽鼓管与中耳的鼓室相通。咽鼓管咽口平时是关闭的,当吞咽或用力张口时,空气通过咽鼓管进入鼓室,以维持鼓膜两侧的气压平衡。咽部感染时,细菌可经咽鼓管波及中耳,引起中耳炎。由于小儿的咽鼓管较短而宽,且略呈水平位,故儿童患急性中耳炎远较成人多。咽鼓管咽口的前、上、后方的弧形隆起称**咽鼓管圆枕** tubal torus,它是寻找咽鼓管咽口的标志。咽鼓管圆枕后方与咽后壁之间的纵行深窝称**咽隐窝** pharyngeal recess,是鼻咽癌的好发部位。位于咽鼓管咽口周围至软腭之间的许多颗粒状淋巴组织,称**咽鼓管扁桃体** tubal tonsil,系咽扁桃体的延续(图 2-12)。

鼻咽部上壁后部的黏膜内有丰富的淋巴组织称**咽扁桃体** pharyngeal tonsil,幼儿时期较发达,6~7 岁时开始萎缩,约至 10 岁以后完全退化。有的儿童咽扁桃体可出现异常的增大,致使鼻咽腔变窄,影响呼吸,熟睡时表现张口呼吸。

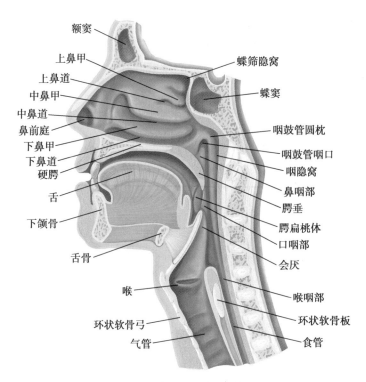

图 2-12 头颈部正中矢状切面

标注（自上而下、左右）：额窦　上鼻甲　上鼻道　中鼻甲　中鼻道　鼻前庭　下鼻甲　下鼻道　硬腭　舌　下颌骨　舌骨　喉　环状软骨弓　气管　蝶筛隐窝　蝶窦　咽鼓管圆枕　咽鼓管咽口　咽隐窝　鼻咽部　腭垂　腭扁桃体　口咽部　会厌　喉咽部　环状软骨板　食管

2. 口咽 口咽 oropharynx 位于腭帆游离缘与会厌上缘平面之间,向前经咽峡与口腔相通,上续鼻咽部,下通喉咽部。口咽的前壁主要为舌根后部,此处有一呈矢状位的黏膜皱襞称**舌会厌正中襞** median glossoepiglottic fold,连于舌根后部正中与会厌之间。舌会厌正中襞两侧的深窝称**会厌谷** epiglottic vallecula,为异物易停留处(见图 2-7)。口咽的侧壁上有腭扁桃体。

腭扁桃体 palatine tonsil 位于口咽部侧壁的扁桃体窝内,是淋巴上皮器官,具有防御功能。腭扁桃体呈椭圆形,其内侧面朝向咽腔,表面覆以黏膜,并有许多深陷的小凹称**扁桃体小窝** tonsillar fossula,细菌易在此存留繁殖,成为感染病灶。腭扁桃体的外侧面及前、后面均被结缔组织形成的扁桃体囊包绕。此外,扁桃体窝上份未被腭扁桃体充满的空间称**扁桃体上窝** supratonsillar fossa,异物常易停留于此处。

咽后上方的咽扁桃体、两侧的咽鼓管扁桃体、腭扁桃体和下方的舌扁桃体,共同构成咽淋巴环,对消化道和呼吸道具有防御功能。

3. 喉咽 喉咽 laryngopharynx 是咽的最下部,稍狭窄,上起自会厌上缘平面,下至第6颈椎椎体下缘平面与食管相续。喉咽部的前壁上份有喉口通入喉腔。在喉口的两侧各有一深窝称**梨状隐窝** piriform recess,常为异物滞留之处(图 2-13)。

(三) 咽壁肌

咽壁肌为骨骼肌,包括咽缩肌和咽提肌(图 2-14)。咽缩肌包括上、中、下 3 部分,呈叠瓦状排列,即咽下缩肌覆盖于咽中缩肌下部,咽中缩肌覆盖于咽上缩肌下部。当吞咽时,各咽缩肌自上而下依次收缩,即将食团推向食管。咽提肌位于咽缩肌深部,肌纤维纵行,起自茎突(茎突咽肌)、咽鼓管软骨(咽鼓管咽肌)及腭骨(腭咽肌),止于咽壁及甲状软骨上缘。咽提肌收缩时,上提咽和喉,舌根后压,会厌封闭喉口,食团越过会厌,经喉咽进入食管。

三、食管

(一) 食管的位置和分部

食管 esophagus 是一前后扁平的肌性管状器官,是消化管各部中最狭窄的部分,长约 25cm。食管上端在第 6 颈椎椎体下缘平面与咽相接,下端约平第 11 胸椎椎体高度与胃的贲门连接。食管可分为颈部、胸部和腹部(图 2-15)。颈部长约 5cm,为自食管起始端至平对胸骨颈静脉切迹平面的一段,前面借疏松结缔组织附于气管后壁上。胸部最长,约 18~20cm,位于胸骨颈静脉切迹平面至膈的食管裂孔之间。腹部最短,仅 1~2cm,自食管裂孔至贲门。

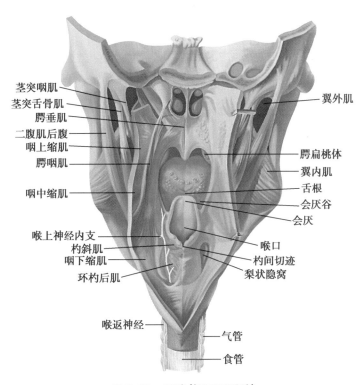

图 2-13　咽腔(切开咽后壁)

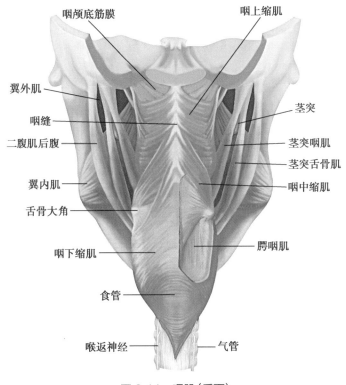

图 2-14　咽肌(后面)

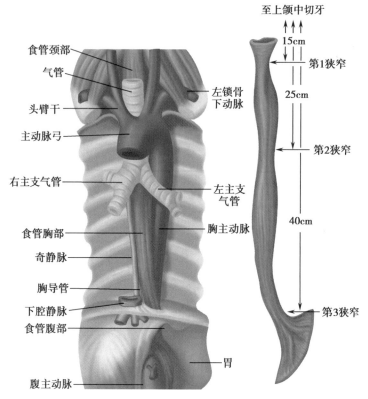

图 2-15 食管位置及三个狭窄

（二）食管的狭窄

食管全长除沿脊柱的颈、胸曲相应地形成前后方向上的弯曲之外,在左右方向上亦有轻度弯曲,但在形态上食管最重要的特点是有 3 处生理性狭窄。第 1 狭窄为食管的起始处,相当于第 6 颈椎椎体下缘水平,距中切牙约 15cm;第 2 狭窄为食管在左主支气管的后方与其交叉处,相当于第 4、5 胸椎椎体之间水平,距中切牙约 25cm;第 3 狭窄为食管通过膈的食管裂孔处,相当于第 10 胸椎水平,距中切牙约 40cm。上述狭窄部是食管异物易滞留和食管癌的好发部位(图 2-15)。

四、胃

胃 stomach 是消化管各部中最膨大的部分,上连食管,下续十二指肠。成人胃的容量约为 1 500ml。胃除有受纳食物和分泌胃液的作用外,还有内分泌功能。

（一）胃的形态和分部

胃的形态可受体位、体型、年龄、性别和胃的充盈状态等多种因素的影响。胃在完全空虚时略呈管状,高度充盈时可呈球囊形。

胃分前、后壁,大、小弯,入、出口(图 2-16)。胃前壁朝向前上方,后壁朝向后下方。**胃小弯** lesser curvature of stomach 凹向右上方,其最低点弯度明显折转处称**角切迹** angular incisure。**胃大弯** greater curvature of stomach 大部分凸向左下方。胃的近端与食管连接处是胃的入口称**贲门** cardia。贲门的左侧,食管末端左缘与胃底所形成的锐角称**贲门切迹** cardiac incisure。胃的远端接续十二指肠处,是胃的出口,称**幽门** pylorus。由于幽门括约肌的存在,在幽门表面,有一缩窄的环行沟,幽门前静脉常横过幽门前方,是胃手术确定幽门的标志。

通常将胃分为 4 部:贲门附近的部分称**贲门部** cardiac part,界域不明显;贲门平面以上,向左上方膨出的部分为**胃底** fundus of stomach,临床有时称**胃穹窿** fornix of stomach,内含吞咽时进入的空气,约 50ml,X 线片此处可见气泡;自胃底向下至角切迹处的中间大部分称**胃体** body of stomach;胃体下界与幽门之间的部分称**幽门部** pyloric part,临床上也称胃窦。幽门部的大弯侧有一不甚明显的浅沟称

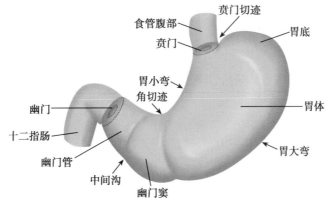

图 2-16 胃的形态和分部

中间沟,将幽门部分为右侧的**幽门管** pyloric canal 和左侧的**幽门窦** pyloric antrum。幽门管长约 2~3cm;幽门窦通常位于胃的最低部,胃溃疡和胃癌多发生于胃的幽门窦近胃小弯处(图 2-16~图 2-18)。

此外,根据活体 X 线钡餐透视,可将胃分成如下 3 型(图 2-17)。

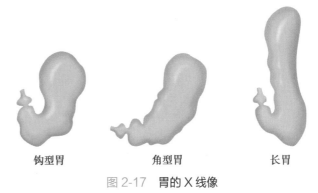

钩型胃　　　　角型胃　　　　长胃

图 2-17 胃的 X 线像

1. **钩型胃** 呈丁字形,胃体垂直,角切迹呈明显的鱼钩型,胃大弯下缘几乎与髂嵴同高,此型多见于中等体型的人。

2. **角型胃** 胃的位置较高,呈牛角型,略近横位,多位于腹上部,胃大弯常在脐以上,角切迹不明显,常见于矮胖体型的人。

3. **长胃** 胃的紧张力较低,全胃几乎均在中线左侧。内腔上窄下宽。胃体垂直呈水袋样,胃大弯可达髂嵴水平面以下,多见于瘦长体型的人,女性多见。

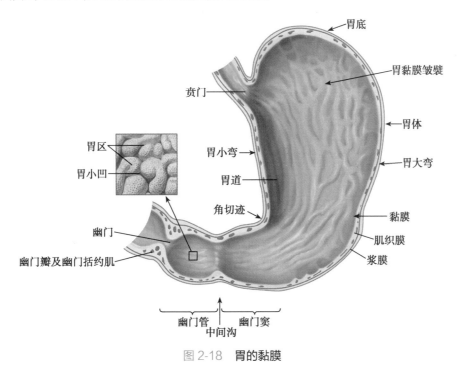

图 2-18 胃的黏膜

(二)胃的位置和毗邻

胃的位置常因体型、体位和充盈程度不同而有较大变化。通常,胃在中等程度充盈时,大部分位于左季肋区,小部分位于腹上区。胃前壁右侧部与肝左叶和方叶相邻,左侧部与膈相邻,被左肋弓掩盖。在剑突的下方,部分胃前壁直接与腹前壁相贴,是临床上进行胃触诊的部位。胃后壁与胰、横结肠、左肾上部和左肾上腺相邻,胃底与膈和脾相邻。

胃的贲门和幽门的位置比较固定,贲门位于第 11 胸椎椎体左侧,幽门约在第 1 腰椎椎体右侧。胃大弯的位置较低,其最低点一般在脐平面。胃高度充盈时,胃大弯下缘可达脐以下,甚至低于髂嵴平面。胃底最高点在左锁骨中线外侧,可达第 6 肋间隙高度。

(三)胃壁

胃壁分为黏膜、黏膜下层、肌层和外膜 4 层。黏膜柔软,胃空虚时形成许多皱襞,充盈时变平坦。沿胃小弯处有 4～5 条较恒定的纵行皱襞,襞间的沟称胃道。在食管与胃交接处的黏膜上,有一呈锯齿状的环形线,称食管胃黏膜线,该线是胃镜检查时鉴别病变位置的重要标志。在幽门处黏膜形成环形的皱襞称**幽门瓣** pyloric valve,突向十二指肠腔内(见图 2-18)。黏膜下层由疏松结缔组织构成,内有丰富的血管、淋巴管和神经丛,当胃扩张和蠕动时起缓冲作用。肌层较厚,由外纵、中环、内斜的三层平滑肌构成(图 2-19)。纵行肌在胃小弯和胃大弯处较厚。环行肌环绕于胃的全部,在幽门瓣的深面较厚,称为**幽门括约肌** pyloric sphincter,与幽门瓣一起有延缓胃内容物排空和防止肠内容物逆流至胃的作用。斜行肌是由食管的环行肌移行而来的,分布于胃的前、后壁,起支持胃的作用。胃的外膜为浆膜。临床上常将胃壁的四层一起称为全层,将肌层和浆膜两层合称为浆肌层。

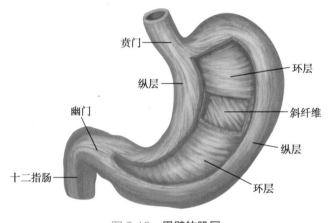

图 2-19 **胃壁的肌层**

五、小肠

小肠 small intestine 是消化管中最长的一段,在成人长 5～7m。上端起于胃幽门,下端接续盲肠,分十二指肠、空肠和回肠 3 部分。小肠是进行消化和吸收的重要器官,并具有某些内分泌功能。

(一)十二指肠

十二指肠 duodenum 介于胃与空肠之间,由于相当于十二个横指并列的长度而得名,全长 20～25cm。十二指肠是小肠中长度最短、管径最大、位置最深且最为固定的部分。十二指肠除始、末两端被腹膜包裹,较为活动之外,其余大部分均为腹膜外位器官,被腹膜覆盖而固定于腹后壁。因为它既接受胃液,又接受胰液和胆汁,所以十二指肠的消化功能十分重要。十二指肠整体上呈 C 形,包绕胰头(图 2-20),可分为上部、降部、水平部和升部。

1. **上部** 上部 superior part 长 4～5cm,起自胃的幽门,水平行向右后方,至肝门下方、胆囊颈的后下方,急转向下,移行为降部。上部与降部转折处形成的弯曲称**十二指肠上曲** superior duodenal flexure。十二指肠上部近侧与幽门相连接的一段肠管,由于其肠壁薄,管径大,黏膜面光滑平坦,无环状襞,故临床常称此段为**十二指肠球** duodenal bulb,是十二指肠溃疡及穿孔的好发部位。

2. **降部** 降部 descending part 长 7～8cm,起自十二指肠上曲,向下行于第 1～3 腰椎椎体和胰头的右侧,至第 3 腰椎椎体高度,弯向左行,移行为水平部,转折处的弯曲称**十二指肠下曲** inferior duodenal flexure。降部的黏膜形成发达的环状襞,其中份后内侧壁上有一纵行的皱襞称**十二指肠纵襞**

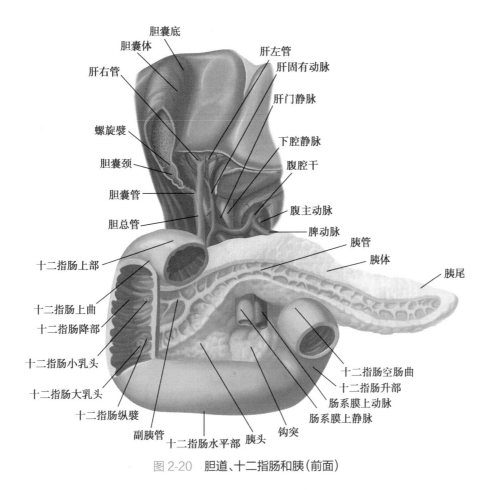

图 2-20 胆道、十二指肠和胰（前面）

longitudinal fold of duodenum，其下端的圆形隆起称**十二指肠大乳头** major duodenal papilla，距中切牙约 75cm，为肝胰壶腹的开口处。在大乳头上方（近侧）1～2cm 处，有时可见到**十二指肠小乳头** minor duodenal papilla，是副胰管的开口处（图 2-20）。

3. **水平部** 水平部 horizontal part 又称下部，长 5～6cm，起自十二指肠下曲，横过下腔静脉和第 3 腰椎椎体的前方，至腹主动脉前方、第 3 腰椎椎体左前方，移行于升部。临床上将十二指肠上部、降部和水平部呈 C 字形的部位称**十二指肠窗**。肠系膜上动、静脉紧贴此部前面下行，在某些情况下，肠系膜上动脉可压迫此部引起十二指肠梗阻，临床上称此为肠系膜上动脉压迫综合征。

4. **升部** 升部 ascending part 最短，仅 2～3cm，自水平部末端起始，斜向左上方，至第 2 腰椎椎体左侧转向下，移行为空肠。十二指肠与空肠转折处形成的弯曲称**十二指肠空肠曲** duodenojejunal flexure。十二指肠空肠曲的上后壁被一束由肌纤维和结缔组织构成的**十二指肠悬肌** suspensory muscle of duodenum 固定于右膈脚上。十二指肠悬肌和包绕于其下段表面的腹膜皱襞共同构成**十二指肠悬韧带** suspensory ligament of duodenum，又称 **Treitz 韧带** ligament of Treitz。在腹部外科手术中，Treitz 韧带可作为确定空肠起始的重要标志。

（二）空肠和回肠

空肠 jejunum 和回肠 ileum 上端起自十二指肠空肠曲，下端接续盲肠。空肠和回肠一起被肠系膜悬系于腹后壁，合称为系膜小肠，有系膜附着的边缘称系膜缘，其相对缘称游离缘或对系膜缘。

空肠和回肠的形态结构不完全一致，但变化是逐渐发生的，故两者间无明显界限。一般将系膜小肠的近侧 2/5 称空肠，远侧 3/5 称回肠。从位置上看，空肠常位于左腰区和脐区；回肠多位于脐区、右腹股沟区和盆腔内。从外观上看，空肠管径较大，管壁较厚，血管较多，颜色较红，呈粉红色；而回肠管径较小，管壁较薄，血管较少，颜色较浅，呈粉灰色。此外，肠系膜的厚度从上向下逐渐变厚，脂肪含量越来越多。肠系膜内血管的分布也有区别，空肠的动脉弓级数较少（有 1～2 级），直血管较长；而回肠的动脉弓级数较多(可达 4～5 级),直血管较短(图 2-21)。从组织结构上看,空、回肠都具有消化管典型的四层结构。其黏膜除形成环状襞外,内表面还有密集的绒毛,这些结构极大地增加了肠黏膜的表面积,有利于营养物质的消化和吸收。在黏膜固有层和黏膜下组织内含有淋巴滤泡。淋巴滤泡分**孤立淋巴滤泡 solitary lymphatic follicle** 和**集合淋巴滤泡 aggregated lymphatic follicle** 两种,前者分散存在于空肠和回肠的黏膜内,后者多见于回肠下部。集合淋巴滤泡又称 Peyer 斑,有 20～30 个,呈长椭圆形,其长轴与肠管的长轴一致,常位于回肠下部对肠系膜缘的肠壁内(图 2-21)。肠伤寒的病变发生于集合淋巴滤泡,可并发肠穿孔或肠出血。

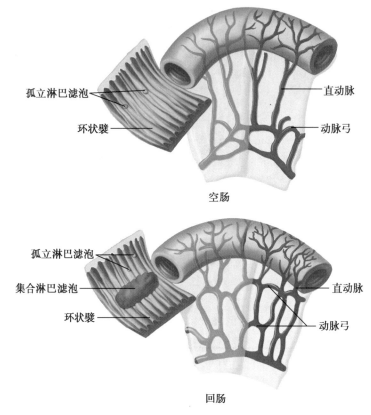

图 2-21　**空肠与回肠**

此外,约 2% 的成人,在距回肠末端 0.3～1.0m 范围的回肠对系膜缘上,有长 2～5cm 的囊状突起,自肠壁向外突出,称 Meckel 憩室,是胚胎时期卵黄囊管未完全消失而形成的。Meckel 憩室易发炎或合并溃疡穿孔,因其位置靠近阑尾,故症状与阑尾炎相似。

六、大肠

大肠 large intestine 是消化管的下段,全长 1.5m,全程围绕于空、回肠的周围,可分为盲肠、阑尾、结肠、直肠和肛管 5 部分(见图 2-1)。大肠的主要功能为吸收水分、维生素和无机盐,并将食物残渣形成粪便,排出体外。

除直肠、肛管和阑尾外,结肠和盲肠具有 3 个特征性结构,即结肠带、结肠袋和肠脂垂(图 2-22)。**结肠带 colic band** 由肠壁的纵行肌增厚所形成,沿大肠的纵轴平行排列,分为独立带、网膜带和系膜带 3 条,均会聚于阑尾根部。**结肠袋 haustra of colon** 是肠壁由横沟隔开并向外膨出的囊状突起,这是由于结肠带短于肠管的长度,肠管皱缩所形成的。**肠脂垂 epiploic appendice** 是沿结肠带两侧分布的许多小突起,由浆膜和其所包含的脂肪组织形成。在正常情况下,大肠管径较大,肠壁较薄,但在疾病情况下可有较大变化。因此在腹部手术中,鉴别大、小肠主要依据大肠的上述 3 个特征。

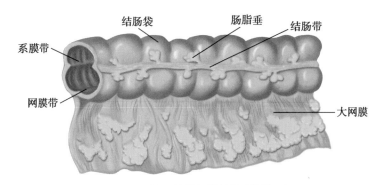

图 2-22　结肠的特征性结构（横结肠）

（一）盲肠

盲肠 cecum 是大肠的起始部，长约 6～7cm，其下端为盲端，上续升结肠，左侧与回肠相连接。盲肠位于右髂窝内，其体表投影在腹股沟韧带外侧半的上方。但在胚胎发育过程中，有少数情况，由于肠管旋转异常，可出现异位盲肠，既可高达髂嵴以上，也可低至骨盆腔内，甚至出现于腹腔左侧。

一般情况下，盲肠属于腹膜内位器官，其各面均有腹膜被覆，因无系膜或仅有短小系膜，故其位置相对较固定。少数人在胚胎发育过程中，由于升结肠系膜不同程度保留，升结肠、盲肠具有较大的活动范围，称移动性盲肠。这种情况可导致肠扭转的发生。另外，由于结肠系膜过长，在盲肠和升结肠后面，形成较深的盲肠后隐窝，小肠易突入，形成盲肠后疝。

回肠末端向盲肠的开口，称**回盲口** ileocecal orifice。此处肠壁内的环行肌增厚，并覆以黏膜而形成上、下两片半月形的皱襞称**回盲瓣** ileocecal valve，此瓣的作用为阻止小肠内容物过快地流入大肠，以便食物在小肠内充分消化吸收，并可防止盲肠内容物逆流回小肠。在回盲口下方约 2cm 处，有阑尾的开口（图 2-23）。

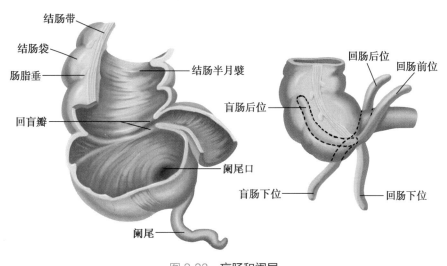

图 2-23　盲肠和阑尾

（二）阑尾

阑尾 vermiform appendix 是从盲肠下端后内侧壁向外延伸的一条细管状器官，因外形酷似蚯蚓，故又称蚓突。其长度因人而异，一般长约 5～7cm，偶有长达 20cm 或短至 1cm 者，阑尾缺如者极为罕见。阑尾根部较固定，多数在回盲口的后下方约 2cm 处开口于盲肠，此口为阑尾口。阑尾口的下缘有一条不明显的半月形黏膜皱襞称阑尾瓣，该瓣有防止粪块或异物坠入阑尾腔的作用。阑尾尖端为游离盲端，游动性较大，所以阑尾位置不固定。成人阑尾的管径多为 0.5～0.7cm，并随着年龄增长而缩小，易为粪石阻塞，形成阻塞性阑尾炎。阑尾系膜呈三角形或扇形，内含血管、神经、淋巴管及淋巴结等；由于阑尾系膜游离缘短于阑尾本身，阑尾呈钩形、S 形或卷曲状等不同程度的弯曲。这些都是易使阑尾发炎的形态基础。

阑尾的位置主要取决于盲肠的位置,因此,通常阑尾与盲肠一起位于右髂窝内,少数情况可随盲肠位置变化而出现异位阑尾。尽管阑尾根部与盲肠的位置关系比较固定,但由于阑尾体和尖游动性较大,因此阑尾在右髂窝内,与回盲部的位置关系有多种,即可在回肠下、盲肠后、盲肠下、回肠前及回肠后位等(见图2-23)。根据国内体质调查资料,阑尾以回肠下位和盲肠后位较多见。盲肠后位阑尾,多数位于盲肠后壁与腹后壁壁腹膜之间,少数位于腹后壁壁腹膜之外。由于阑尾位置差异较大,毗邻关系各异,故阑尾发炎时可能出现不同的症状和体征,这给阑尾炎的诊断和治疗增加了复杂性。阑尾位置变化较多,手术中有时寻找困难,由于3条结肠带会聚于阑尾根部,其中独立带更明显,故沿该结肠带向下追踪,是寻找阑尾的可靠方法。

阑尾根部的体表投影点,通常在右髂前上棘与脐连线的中、外1/3交点处,该点称McBurney点。有时也以Lanz点表示,即左、右髂前上棘连线的右、中1/3交点处。但这仅仅是外科学上比较接近的位置,事实上尚有一定差距。由于阑尾的位置常有变化,所以诊断阑尾炎时,确切的体表投影位置并非十分重要,而右下腹部的局限性压痛点更有诊断意义。

(三) 结肠

结肠 colon 是介于盲肠与直肠之间的一段大肠,整体呈M形,包绕于空、回肠周围。结肠分为升结肠、横结肠、降结肠和乙状结肠4部分(图2-24)。结肠的直径自起端6cm逐渐递减为乙状结肠末端的2~5cm,这是结肠腔最狭窄的部位。

1. **升结肠** 升结肠 ascending colon 长约15cm,在右髂窝处,起自盲肠上端,沿腰方肌和右肾前面上升至肝右叶下方,转折向左前下方移行于横结肠,转折处的弯曲称**结肠右曲** right colic flexure(或称肝曲)。升结肠属腹膜间位器官,无系膜,其后面借结缔组织贴附于腹后壁,因此活动性甚小。

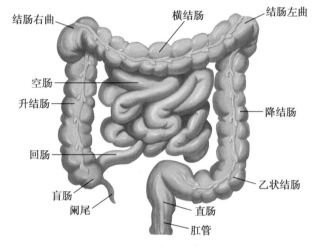

图 2-24 **小肠和大肠**

2. **横结肠** 横结肠 transverse colon 长约50cm,起自结肠右曲,先行向左前下方,后略转向左后上方,形成一略向下垂的弓形弯曲,至左季肋区,在脾脏面下份处,折转成**结肠左曲** left colic flexure(或称脾曲),向下续于降结肠。横结肠属腹膜内位器官,由横结肠系膜连于腹后壁,活动度较大,其中间部分可下垂全脐或低于脐平面。

3. **降结肠** 降结肠 descending colon 长约25cm,起自结肠左曲,沿左肾外侧缘和腰方肌前面下降,至左髂嵴处续于乙状结肠。降结肠与升结肠一样属腹膜间位器官,无系膜,借结缔组织直接贴附于腹后壁,活动性很小。

4. **乙状结肠** 乙状结肠 sigmoid colon 长约40cm,在左髂嵴处起自降结肠,沿左髂窝转入盆腔内,全长呈"乙"字形弯曲,至第3骶椎平面续于直肠。乙状结肠属腹膜内位器官,由乙状结肠系膜连于盆腔左后壁。由于乙状结肠系膜在肠管中段幅度较宽,所以乙状结肠中段活动范围较大,常成为乙状结肠扭转的因素之一。乙状结肠也是憩室和肿瘤等疾病的多发部位。

(四) 直肠

直肠 rectum 是消化管位于盆腔下部的一段,全长10~14cm。直肠在第3骶椎前方起自乙状结肠,沿骶、尾骨前面下行,穿过盆膈移行于肛管。直肠并不直,在矢状面上形成两个明显的弯曲:**直肠骶曲** sacral flexure of rectum 是直肠上段沿着骶尾骨的盆面下降,形成的一个凸向后方的弓形弯曲,距肛门7~9cm;**直肠会阴曲** perineal flexure of rectum 是直肠末段绕过尾骨尖,转向后下方,形成的一个凸向前方的弓形弯曲,距肛门3~5cm(图2-25)。在冠状面上也有三个突向侧方的弯曲,但不恒定,一般中间较大的凸向左侧,上、下两个凸向右侧。当临床进行直肠镜、乙状结肠镜检查时,应注意这些弯曲部位,以免损伤肠壁。

直肠上端与乙状结肠交接处管径较细,向下肠腔显著膨大称**直肠壶腹** ampulla of rectum。直肠内面有三个直肠横襞(Houston 瓣),由黏膜及环行肌构成,具有阻挡粪便下移的作用。最上方的直肠横襞接近直肠与乙状结肠交界处,位于直肠左侧壁上,距肛门约 11cm,偶见该襞环绕肠腔一周,致使肠腔出现不同程度的缩窄。中间的直肠横襞大而明显,位置恒定,通常位于直肠壶腹稍上方的直肠右前壁上,距肛门约 7cm,相当于直肠前壁腹膜返折的水平,因此,在乙状结肠镜检查中,确定肿瘤与腹膜腔的位置关系时,常以中直肠横襞为标志。最下方的直肠横襞位置不恒定,一般多位于直肠左侧壁上,距肛门约 5cm(图 2-26)。当直肠充盈时,此皱襞常消失。了解上述三条直肠横襞的位置,对直肠镜或乙状结肠镜检查具有一定的临床意义。

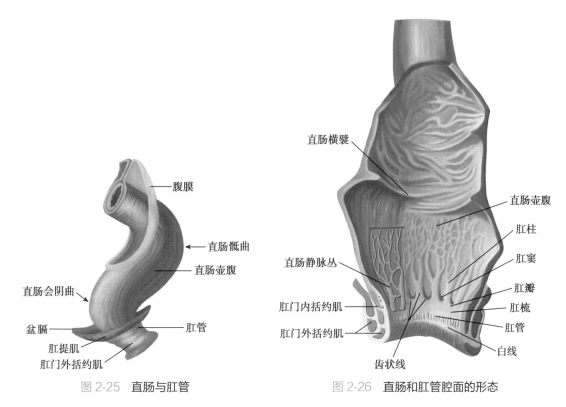

图 2-25 **直肠与肛管**   图 2-26 **直肠和肛管腔面的形态**

(五) 肛管

肛管 anal canal 的上界为直肠穿过盆膈的平面,下界为肛门,长约 4cm。肛管被肛门括约肌包绕,平时处于收缩状态,有控制排便的作用。

肛管内面有 6～10 条纵行的黏膜皱襞称**肛柱** anal column,儿童时期更清楚,成年人则不明显,内有血管和纵行肌。各肛柱下端彼此借半月形黏膜皱襞相连,此襞称**肛瓣** anal valve。每一肛瓣与其相邻的两个肛柱下端之间形成开口向上的隐窝称**肛窦** anal sinus,窦深 3～5mm,其底部有肛腺的开口。肛窦内往往积存粪屑,感染后易致肛窦炎,严重者可导致肛门周围脓肿或肛瘘等。

通常将各肛柱上端的连线称**肛直肠线** anorectal line,即直肠与肛管的分界线;将连接各肛柱下端与各肛瓣边缘的锯齿状环行线称**齿状线** dentate line(或**肛皮线** anocutaneous line)。

齿状线以上肛管由内胚层的泄殖腔演化而来,其内表面为黏膜,黏膜上皮为单层柱状上皮,癌变时为腺癌;齿状线以下肛管由外胚层的原肛演化而来,其内表面为皮肤,被覆上皮为复层扁平上皮,癌变时为鳞状细胞癌。此外,齿状线上、下部分的肠管在动脉来源、静脉回流、淋巴引流以及神经分布等方面都不相同(表 2-4)。

表 2-4　肛管齿状线上、下部的比较

内容	齿状线以上	齿状线以下
覆盖上皮	单层柱状上皮	复层扁平上皮
动脉来源	直肠上、下动脉	肛门动脉
静脉回流	直肠上静脉→肠系膜下静脉→脾静脉→肝门静脉	肛门静脉→阴部内静脉→髂内静脉→髂总静脉→下腔静脉
淋巴引流	肠系膜下淋巴结和髂内淋巴结	腹股沟浅淋巴结
神经分布	内脏神经	躯体神经

在齿状线下方有一宽约 1cm 的环状区域称**肛梳** anal pecten（或称**痔环** hemorrhoidal ring），表面光滑，因其深层有静脉丛，故呈浅蓝色。肛梳下缘有一不甚明显的环行线称**白线** white line（或称 Hilton 线），该线位于肛门外括约肌皮下部与肛门内括约肌下缘之间的水平，故活体肛诊时可触知此处为一环行浅沟即括约肌间沟（见图 2-26）。**肛门** anus 是肛管的下口，为一前后纵行的裂孔。肛门周围皮肤富有色素，呈暗褐色，成年男子肛门周围长有阴毛，并有汗腺（肛周腺）和丰富的皮脂腺。

肛梳部的皮下组织和肛柱部的黏膜下层内含有丰富的静脉丛，有时可因某种病理原因而形成静脉曲张，向肛管腔内突起形成痔。发生在齿状线以上的痔称内痔，发生在齿状线以下的称外痔，也有跨越于齿状线上、下的称混合痔。由于神经的分布不同，所以内痔不疼，而外痔常感疼痛。

肛管周围有肛门内、外括约肌和肛提肌等。**肛门内括约肌** internal anal sphincter 是由肠壁环行肌增厚形成的平滑肌管，环绕肛管上 3/4 段，从肛管直肠交界向下延伸到白线，故白线是肛门内括约肌下界的标志。肛门内括约肌有协助排便的作用，但无括约肛门的作用。直肠壁的纵行肌与肛提肌一起形成纤维性隔，分隔肛门内、外括约肌，向下分散止于皮肤。**肛门外括约肌** external anal sphincter 为骨骼肌管，位于肛管平滑肌层之外，围绕整个肛管。肛门外括约肌受意识支配，有较强的控制排便功能。

肛门外括约肌按其纤维所在部位，可分为皮下部、浅部和深部。**皮下部** subcutaneous part 位于内括约肌下缘和外括约肌浅部的下方，为围绕肛管下端的环行肌束，在肛门口附近和白线下方位于皮肤深层，如此部纤维被切断，不会产生大便失禁。**浅部** superficial part 位于皮下部上方，为环绕内括约肌下部的椭圆形肌束，前后分别附着于会阴中心腱和尾骨尖。这是外括约肌附着于骨的唯一部分。**深部** deep part 位于浅部上方，为环绕内括约肌上部的较厚环行肌束。浅部和深部是控制排便的重要肌束。

肛门外括约肌的浅部和深部、直肠下份的纵行肌、肛门内括约肌以及肛提肌等，共同构成围绕肛管的强大肌环称肛直肠环，此环对肛管起着极重要的括约作用，若手术损伤将导致大便失禁。

第二节 | 消化腺

一、肝

肝 liver 是人体内最大的腺体，也是人体内最大的实质性器官。我国成年人肝的重量，男性为 1 230～1 450g，女性为 1 100～1 300g，约占体重的 1/50～1/40。胎儿和新生儿的肝相对较大，重量可达体重的 1/20，其体积可占腹腔容积的一半以上。肝的长（左右径）×宽（上下径）×厚（前后径）约为 258mm×152mm×58mm。肝的血液供应十分丰富，故活体的肝呈棕红色。肝的质地柔软而脆弱，易受外力冲击而破裂，发生腹腔内大出血。

肝的功能极为复杂，它是机体新陈代谢最活跃的器官，不仅参与蛋白质、脂类、糖类和维生素等物质的合成、转化与分解，而且还参与激素、药物等物质的转化和解毒。肝还具有分泌胆汁，吞噬、防御以及在胚胎时期造血等重要功能。

（一）肝的形态

肝呈不规则的楔形，可分为上、下两面，前、后、左、右4缘。肝上面膨隆，与膈相接触，故称**膈面** diaphragmatic surface（图 2-27）。肝膈面上有镰状韧带和冠状韧带附着，**镰状韧带** falciform ligament 呈矢状位，肝借此分为左、右两叶。**肝左叶** left lobe of liver 小而薄，**肝右叶** right lobe of liver 大而厚。**冠状韧带** coronary ligament 呈冠状位，分前、后两层。膈面后部冠状韧带两层之间没有腹膜被覆的部分称**裸区** bare area，裸区的左侧部分有一较宽的沟，称为腔静脉沟，内有下腔静脉通过。肝下面凹凸不平，邻接一些腹腔器官，又称**脏面** visceral surface（图 2-28）。脏面中部有略呈 H 形的三条沟，其中间的横沟称**肝门** porta hepatis，位于脏面正中，有肝左、右管，肝固有动脉左、右支，肝门静脉左、右支和神经、淋巴管出入，又称第一肝门。出入肝门的这些结构被结缔组织包绕，构成肝蒂。左侧的纵沟较窄而深，沟的前部称**肝圆韧带裂** fissure for ligamentum teres hepatis，有肝圆韧带通过。**肝圆韧带** ligamentum teres hepatis 由胎儿时期的脐静脉闭锁而成，经镰状韧带的游离缘内行至脐。沟的后部称**静脉韧带裂** fissure for ligamentum venosum，容纳静脉韧带。**静脉韧带** ligamentum venosum 由胎儿时期的静脉导管闭锁而成。右侧的纵沟比左侧的宽而浅，沟的前部为一浅窝，容纳胆囊，故称**胆囊窝** fossa for gallbladder；后部为**腔静脉沟** sulcus for vena cava，容纳下腔静脉。腔静脉沟向后上伸入膈面，此沟与胆囊窝虽不相连，但可视为肝门右侧的纵沟。在腔静脉沟的上端处，有肝左、中、右静脉出肝后立即注入下腔静脉，临床上常称此处为**第二肝门** secondary porta of liver。

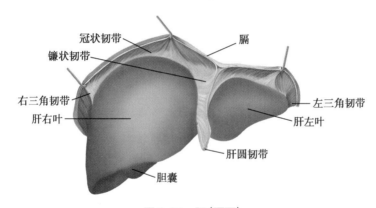

图 2-27 肝（膈面）

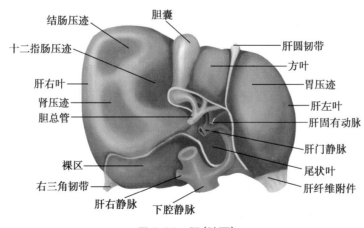

图 2-28 肝（脏面）

在肝的脏面，借 H 形的沟、裂和窝将肝分为 4 个叶：肝左叶位于肝圆韧带裂和静脉韧带裂的左侧，即左纵沟的左侧；肝右叶位于胆囊窝与腔静脉沟的右侧，即右纵沟的右侧；**方叶** quadrate lobe 位于肝门之前，肝圆韧带裂与胆囊窝之间；**尾状叶** caudate lobe 位于肝门之后，静脉韧带裂与腔静脉沟之间。脏面的肝左叶与膈面的一致。脏面的肝右叶、方叶和尾状叶一起，相当于膈面的肝右叶。

肝前缘是肝的脏面与膈面之间的分界线,薄而锐利。在胆囊窝处,肝前缘上有一胆囊切迹,胆囊底常在此处露出于肝前缘;在肝圆韧带通过处,肝前缘上有一**肝圆韧带切迹** notch for ligamentum teres hepatis,或称脐切迹。肝后缘钝圆,朝向脊柱。肝右缘是肝右叶的右下缘,亦钝圆。肝左缘即肝左叶的左缘,薄而锐利(见图 2-28)。

肝的表面,除膈面后份与膈愈着的部分(即肝裸区)以及脏面各沟处以外,均覆有浆膜。浆膜与肝实质间有一层结缔组织构成的纤维膜。在肝门处,肝的纤维膜较发达,并缠绕在肝固有动脉、肝门静脉和肝管及其分支的周围,构成血管周围纤维囊(或称 Glisson 囊)。

(二) 肝的位置和毗邻

肝大部分位于右季肋区和腹上区,小部分位于左季肋区。肝的前面大部分被肋所掩盖,仅在腹上区的左、右肋弓之间,有一小部分露出于剑突之下,直接与腹前壁相接触。当腹上区和右季肋区遭到暴力冲击或肋骨骨折时,肝可能被损伤而破裂。

肝上界与膈穹窿一致,可用下述三点的连线来表示:即右锁骨中线与第 5 肋的交点,前正中线与剑胸结合线的交点,左锁骨中线与第 5 肋间隙的交点。肝下界与肝前缘一致,右侧与右肋弓一致;中部超出剑突下约 3cm;左侧被肋弓掩盖。故在体格检查时,在右肋弓下不能触到肝。但 3 岁以下的健康幼儿,由于腹腔容积较小,而肝的体积相对较大,肝前缘常低于右肋弓下 1.5～2.0cm;到 7 岁以后,在右肋弓下不能触到,若能触及,则应考虑为病理性肝大。

肝上方为膈,膈上有右侧胸膜腔、右肺及心等,故肝脓肿有时可与膈粘连,并经膈侵入右肺,甚至其脓汁还能经支气管排出。肝右叶下面,前部与结肠右曲邻接,中部近肝门处邻接十二指肠上曲,后部邻接右肾上腺和右肾。肝左叶下面与胃前壁相邻,后上方邻接食管腹部。

肝借镰状韧带和冠状韧带连于膈下面和腹前壁,因而在呼吸时,肝可随膈的活动而上下移动。平静呼吸时,肝的上下移动范围为 2～3cm。

(三) 肝的分叶和分段

1. **肝叶与肝段**　肝包括肝左叶、右叶、方叶和尾状叶。肝内有 4 套管道,形成两个系统,即 Glisson 系统和肝静脉系统(图 2-29)。肝门静脉、肝固有动脉和肝管的各级分支在肝内的走行、分支和配布基本一致,并有 Glisson 囊包绕,共同组成 Glisson 系统。

肝段是依据 Glisson 系统在肝内的分布情况提出的。按照 Couinaud 肝段划分法,可将肝分为左、右半肝,进而再分成 5 个叶和 8 个段(表 2-5,图 2-30)。Glisson 系统位于肝叶和肝段内,肝静脉系统

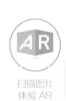
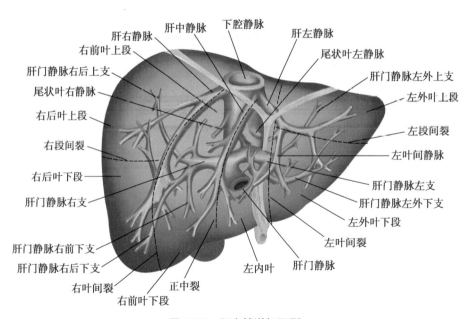

图 2-29　**肝内管道与肝裂**

表 2-5 Couinaud 肝段

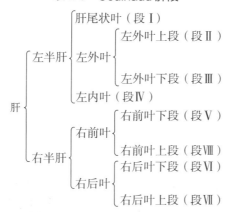

肝	左半肝	肝尾状叶（段Ⅰ）	
		左外叶	左外叶上段（段Ⅱ）
			左外叶下段（段Ⅲ）
		左内叶（段Ⅳ）	
	右半肝	右前叶	右前叶下段（段Ⅴ）
			右前叶上段（段Ⅷ）
		右后叶	右后叶下段（段Ⅵ）
			右后叶上段（段Ⅶ）

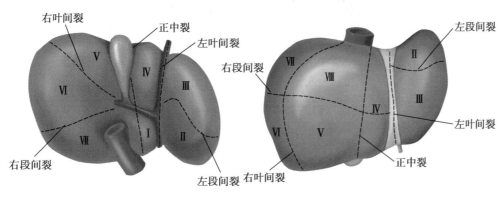

图 2-30 肝裂与肝段

的各级属支,行于肝段之间,而其主干即肝左、中、右静脉,相应地行于各肝裂中,最后在腔静脉沟的上端即第二肝门处出肝,分别注入下腔静脉(见图 2-29)。有若干条肝静脉系统的小静脉,如来自右半肝脏面的副肝右静脉和尾状叶的一些小静脉,在腔静脉沟的下段内汇入下腔静脉,该处称第三肝门。

2. **肝裂和肝段划分法** 通过对肝内各管道铸型标本的研究,发现肝内有些部位缺少 Glisson 系统的分布,这些部位称**肝裂** hepatic fissure。肝裂不仅是肝内分叶、分段的自然界线,也是肝部分切除的适宜部位。肝内有 3 个叶间裂、3 个段间裂。叶间裂有正中裂、左叶间裂和右叶间裂。段间裂有左段间裂、右段间裂和背裂(图 2-30)。

正中裂 middle hepatic fissure 在肝的膈面相当于自肝前缘的胆囊切迹中点,至下腔静脉左缘连线的平面。在肝的脏面以胆囊窝和腔静脉沟为标志。裂内有肝中静脉走行。此裂将肝分为对称的左、右半肝,直接分开相邻的左内叶与右前叶。**右叶间裂** right interlobar fissure 位于正中裂的右侧,此裂在膈面相当于从肝前缘的胆囊切迹右侧部的外、中 1/3 交界处,斜向右上方到达下腔静脉右缘连线的平面。转至脏面连于肝门右端。裂内有肝右静脉走行。此裂将右半肝分为右前叶和右后叶。**左叶间裂** left interlobar fissure 位于正中裂的左侧,起自肝前缘的肝圆韧带切迹,向后上方至肝左静脉汇入下腔静脉处连线的平面。在膈面相当于镰状韧带附着线的左侧 1cm,脏面以左纵沟为标志。裂内有肝左静脉的左叶间支走行。此裂将左半肝分为左外叶和左内叶。

左段间裂 left intersegmental fissure 相当于自肝左静脉汇入下腔静脉处与肝左缘的中、上 1/3 交界处连线的平面。裂内有肝左静脉走行。此裂将左外叶分为上、下两段。**右段间裂** right intersegmental fissure 在脏面相当于肝门横沟的右端与肝右缘中点连线的平面,再转到膈面,向左至正中裂。此裂相当于肝门静脉右支主干平面,既把右前叶分为右前上、下段,又将右后叶分为右后上、下段。**背裂** dorsal fissure 位于尾状叶前方,将尾状叶与左内叶和右前叶分开。它上起自肝左、中、右静脉出肝处(第二肝门),下至第一肝门,在肝上极形成一弧形线。

　　临床上可根据叶、段的区分对肝的疾病进行较为精确的定位诊断,也可施行肝叶或肝段切除,因此了解肝的分叶和分段具有重要的临床意义。

二、肝外胆道系统

　　肝外胆道系统是指肝门之外的胆道系统,包括胆囊和输胆管道(肝左管、肝右管、肝总管和胆总管)。这些管道与肝内胆道一起,将肝分泌的胆汁输送到十二指肠腔(图 2-31)。

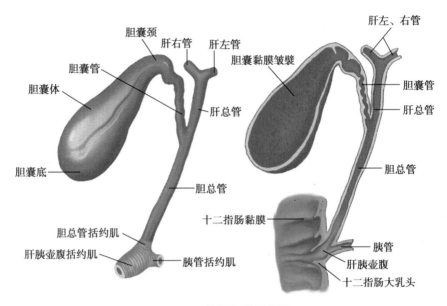

图 2-31　胆囊与输胆管道

(一) 胆囊

　　胆囊 gallbladder 为贮存和浓缩胆汁的囊状器官,呈梨形,长为 8~12cm,宽为 3~5cm,容量为 40~60ml。胆囊位于肝下面的胆囊窝内,其上面借疏松结缔组织与肝相连,易于分离;下面覆以浆膜,并与结肠右曲和十二指肠上曲相邻。胆囊的位置有的较深,甚至埋在肝实质内;有的胆囊各面均覆以浆膜,并借系膜连于胆囊窝,可以活动。

　　胆囊分底、体、颈、管 4 部分(图 2-31)。

　　胆囊底 fundus of gallbladder 是胆囊突向前下方的盲端,常在肝前缘的胆囊切迹处露出。当胆汁充满时,胆囊底叮贴近腹前壁。胆囊底的体表投影位于右腹直肌外缘或右锁骨中线与右肋弓交点附近。胆囊发炎时,该处可有压痛。

　　胆囊体 body of gallbladder 是胆囊的主体部分,与胆囊底之间无明显界限。胆囊体向后逐渐变细,约在肝门右端附近移行为胆囊颈。

　　胆囊颈 neck of gallbladder 狭细,在肝门右端常以直角起于胆囊体,略作 S 状扭转,即开始向前上方弯曲,继而转向后下方续为胆囊管。胆囊颈与胆囊管相延续处较狭窄。胆囊颈借疏松结缔组织连于肝,胆囊动脉通过该疏松结缔组织分布于胆囊。在胆囊颈的右侧壁常有一突向后下方的小囊,朝向十二指肠,称为 Hartmann 囊,胆囊结石常在此处存留。较大的 Hartmann 囊可与胆囊管产生粘连,手术中分离、结扎切断胆囊管时易将此囊包入而损伤。

　　胆囊管 cystic duct 比胆囊颈稍细,长约 3~4cm,直径为 0.2~0.3cm,在肝十二指肠韧带内与其左侧的肝总管汇合,形成胆总管。

　　胆囊内面衬以黏膜,其中胆囊底和胆囊体的黏膜呈蜂窝状,而衬于胆囊颈和胆囊管的黏膜呈螺旋状突入腔内,形成**螺旋襞** spiral fold(或称 Heister 瓣)(图 2-31),可控制胆汁的流入和流出。有时较大的结石,也常由于螺旋襞的阻碍而嵌顿于此。

胆囊管、肝总管和肝的脏面围成的三角形区域称胆囊三角(或称 Calot 三角),三角内常有胆囊动脉通过,因此该三角是胆囊手术中寻找胆囊动脉的标志。

(二) 肝管和肝总管

肝左、右管分别由左、右半肝内的毛细胆管逐渐汇合而成,出肝门之后即合成肝总管。**肝总管** common hepatic duct 长约3cm,下行于肝十二指肠韧带内,并在韧带内与胆囊管以锐角结合成胆总管(见图 2-31,图 2-32)。

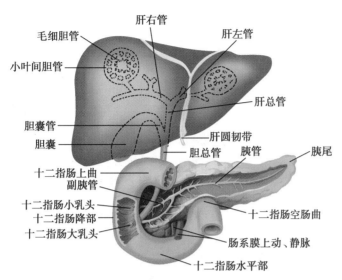

图 2-32　胆道、十二指肠和胰

(三) 胆总管

胆总管 common bile duct 由肝总管与胆囊管汇合而成,胆总管的长度取决于两者汇合部位的高低,一般长约 4～8cm,直径为 0.6～0.8cm。直径若超过 1cm,可视为病理状态。胆总管壁内含有大量的弹性纤维,有一定的舒缩能力,当胆总管下端梗阻时(如胆总管结石或胆道蛔虫症等),管腔可随之扩张到相当粗的程度,甚至达肠管粗细,而不致破裂。胆总管在肝十二指肠韧带内下行于肝固有动脉的右侧、肝门静脉的前方,向下经十二指肠上部的后方,降至胰头后方,再转向十二指肠降部中份,在此处的十二指肠后内侧壁内与胰管汇合,形成一略膨大的共同管道称**肝胰壶腹** hepatopancreatic ampulla(或称 Vater 壶腹),开口于十二指肠大乳头(见图 2-20、图 2-31)。少数情况,胆总管未与胰管汇合而单独开口于十二指肠腔。在肝胰壶腹周围有**肝胰壶腹括约肌** sphincter of hepatopancreatic ampulla 包绕,在胆总管末段及胰管末段周围亦有少量平滑肌包绕,以上三部分括约肌统称为 Oddi 括约肌(见图 2-31)。Oddi 括约肌平时保持收缩状态。由肝分泌的胆汁,经肝左管、肝右管、肝总管、胆囊管进入胆囊内贮存。进食后,尤其进食高脂肪食物时,在神经体液因素调节下,胆囊收缩,Oddi 括约肌舒张,使胆汁自胆囊内经胆囊管、胆总管、肝胰壶腹、十二指肠大乳头,排入十二指肠腔内(图 2-32)。

根据胆总管的行程,可将其分为 4 段:即十二指肠上段、十二指肠后段、胰腺段和十二指肠壁段。

三、胰

胰 pancreas 是人体第二大的消化腺,由外分泌部和内分泌部组成。胰的外分泌部(腺细胞)能分泌胰液,内含多种消化酶(如蛋白酶、脂肪酶及淀粉酶等),有分解和消化蛋白质、脂肪和糖类等的作用;其内分泌部即胰岛,散在于胰实质内,胰尾部较多,主要分泌胰岛素,调节血糖浓度。

(一) 胰的位置和毗邻

胰是一个狭长的腺体,质地柔软,呈灰红色,长 17～20cm,宽 3～5cm,厚 1.5～2.5cm,重 82～

117g,位于腹上区和左季肋区,横置于第 1～2 腰椎椎体前方,并紧贴于腹后壁。胰的前面隔网膜囊与胃相邻,后方有下腔静脉、胆总管、肝门静脉和腹主动脉等重要结构。其右端被十二指肠环抱,左端抵达脾门。胰的上缘约平脐上 10cm,下缘约相当于脐上 5cm 处。由于胰的位置较深,前方有胃、横结肠和大网膜等遮盖,故胰病变时,早期腹壁体征往往不明显,从而增加了诊断的困难性。

(二) 胰的分部

胰可分头、颈、体、尾 4 部分,各部之间无明显界限(图 2-33)。头、颈部在腹中线右侧,体、尾部在腹中线左侧。

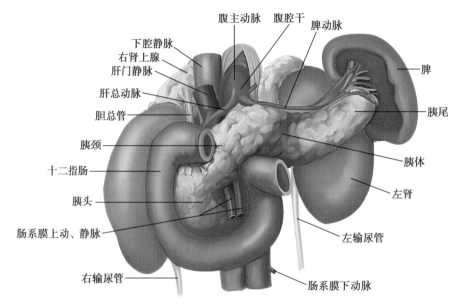

图 2-33　胰的分部和毗邻

胰头 head of pancreas 为胰右端膨大的部分,位于第 2 腰椎椎体的右前方,其上、下方和右侧被十二指肠包绕。在胰头的下部有一向左后上方的**钩突** uncinate process。由于钩突与胰头和胰颈之间夹有肝门静脉起始部和肠系膜上动、静脉,故胰头肿大时,可压迫肝门静脉起始部,影响其血液回流,出现腹水、脾大等症状。在胰头右后方与十二指肠降部之间常有胆总管经过,有时胆总管可部分或全部被胰头实质包埋。当胰头肿大压迫胆总管时,可影响胆汁排出,发生阻塞性黄疸。

胰颈 neck of pancreas 是位于胰头与胰体之间的狭窄扁薄部分,长 2.0～2.5cm。胰颈的前上方邻接胃幽门,其后面有肠系膜上静脉和肝门静脉起始部通过。由于肠系膜上静脉经过胰颈后面时,没有来自胰腺的小静脉注入其中,因此行胰头十二指肠切除术时,可沿肠系膜上静脉前面与胰颈后面之间进行剥离,以备切断胰腺(图 2-33)。

胰体 body of pancreas 位于胰颈与胰尾之间,占胰的大部分,略呈三棱柱形。胰体横位于第 1 腰椎椎体前方,故向前凸起。胰体的前面隔网膜囊与胃后壁相邻,故胃后壁癌肿或溃疡穿孔时常与胰体粘连。

胰尾 tail of pancreas 较细,行向左上方至左李肋区,在脾门下方与脾的脏面相接触。因胰尾各面均包有腹膜,此点可作为与胰体分界的标志。由于胰尾与脾血管一起,位于脾肾韧带两层之间,故在脾切除需结扎脾血管时,应注意勿损伤胰尾(图 2-33)。

胰管 pancreatic duct 位于胰实质内,偏背侧,其走行与胰的长轴一致,从胰尾经胰体走向胰头,沿途接受许多小叶间导管,最后于十二指肠降部的后内侧壁内与胆总管汇合成肝胰壶腹,开口于十二指肠大乳头,偶尔单独开口于十二指肠腔。在胰头上部常可见一小管,行于胰管上方,称**副胰管** accessory pancreatic duct,开口于十二指肠小乳头,主要引流胰头前上部的胰液(见图 2-32)。

思考题解题思路

思考题

1. 女,5 岁。误食 1 枚纽扣,2 天后在其大便中发现纽扣。该纽扣在其体内依次经过了哪些消化管?

2. 男,50 岁。突然腹部巨痛,恶心,呕吐,巩膜黄染。急诊检查,初步诊断为胆总管结石。为进一步确诊,医生采用胆道造影检查法,此法需将导管从口腔送至十二指肠大乳头处,向胆总管注对比剂。试分析此导管需经哪些生理狭窄到达十二指肠大乳头。

3. 女,45 岁。8 小时前出现脐周持续性钝痛,伴腹泻。此后,腹痛阵发性加剧,逐渐转移至右下腹,伴恶心、呕吐、发热,右下腹 McBurney 点压痛、反跳痛、肌张力增高,诊断为急性阑尾炎。试从阑尾根部的体表投影和阑尾的位置等解剖学知识解释临床检查和诊断的目的及依据。

(刘海岩)

第三章 | 呼吸系统

呼吸系统 respiratory system 由呼吸道和肺组成。呼吸道包括鼻、咽、喉、气管和支气管等。通常称鼻、咽、喉为上呼吸道,气管和各级支气管为下呼吸道。肺由肺实质和肺间质组成,前者包括支气管树和肺泡;后者包括结缔组织、血管、淋巴管、淋巴结和神经等(图3-1)。呼吸系统的主要功能是进行气体交换,即吸入氧,呼出二氧化碳。此外,呼吸系统还有发音、嗅觉、神经内分泌、协助静脉血回流入心和参与体内某些物质代谢等的功能。

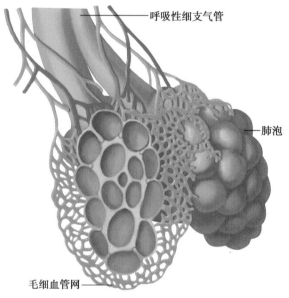

呼吸性细支气管

肺泡

毛细血管网

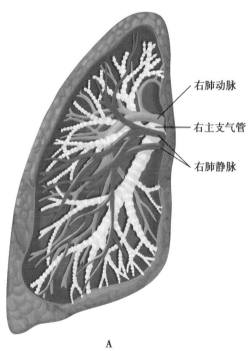

右肺动脉

右主支气管

右肺静脉

A

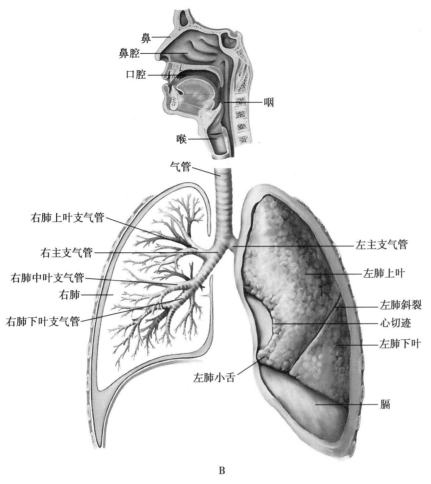

B

图 3-1 呼吸系统全貌

第一节 | 呼吸道

一、鼻

鼻 nose 是呼吸道的起始部,也是嗅觉器官,分为外鼻、鼻腔和鼻旁窦 3 部分。

(一) 外鼻

外鼻 external nose 位于面部中央,以鼻骨和鼻软骨为支架,外被皮肤,内覆黏膜,分为骨部和软骨部。软骨部的皮肤因富含皮脂腺和汗腺成为痤疮、酒渣鼻和疖肿的好发部位。外鼻与额相连的狭窄部分称鼻根,鼻根与鼻尖之间称鼻背,外鼻前下端的隆凸部位称鼻尖,鼻尖两侧的半圆形隆起称**鼻翼** nasal ala。当呼吸困难时可出现鼻翼扇动。

(二) 鼻腔

鼻腔 nasal cavity 由骨和软骨及其表面被覆的黏膜和皮肤构成,位于呼吸道起始部,是顶部窄、底部宽、前后狭长的腔隙(图 3-2)。鼻腔被鼻中隔分为左、右两腔,向前借**鼻孔** nostril 通外界,向后经**鼻后孔** choana 通鼻咽部。每侧鼻腔以**鼻阈** nasal limen 为界分为**鼻前庭** nasal vestibule 和**固有鼻腔** nasal cavity proper。鼻阈是鼻前庭上方的弧形隆起,是皮肤和黏膜的交界处。鼻前庭内面由皮肤覆盖,富含皮脂腺和汗腺,生有鼻毛,有滤过和净化空气的功能。鼻前庭是疖肿的好发部位,因此处缺少皮下组织,故发生疖肿时疼痛较为剧烈。固有鼻腔是鼻腔的主要部分,常简称为鼻腔,每侧鼻腔有顶、底和内、外侧壁。鼻腔顶自前向后由鼻骨、额骨、筛骨筛板和蝶骨体下面构成。鼻腔底即口腔顶,由硬腭构成。

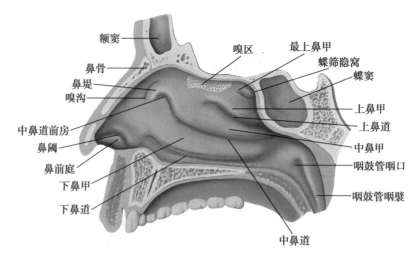

图 3-2　鼻腔外侧壁(右侧面观)

鼻中隔 nasal septum 由筛骨垂直板、犁骨和鼻中隔软骨组成支架,表面被覆黏膜而成,构成鼻腔的内侧壁。鼻中隔位置居中者较少,通常偏向一侧。鼻中隔前下部的血管丰富、位置浅表,外伤或干燥刺激均易引起出血,约90%的鼻出血发生于此区,故称易出血区(又称 Little 区或 Kiesselbach 区)。

鼻腔外侧壁自上而下可见上、中、下3个**鼻甲** nasal concha。上鼻甲和中鼻甲由筛骨迷路内侧壁向下卷曲的薄骨片覆以黏膜构成,二者之间称上鼻道;中鼻甲与下鼻甲之间称中鼻道;下鼻甲下方称下鼻道。多数人上鼻甲的后上方有**最上鼻甲** supreme nasal concha。最上鼻甲或上鼻甲后上方与蝶骨体之间的凹陷称**蝶筛隐窝** sphenoethmoidal recess。切除中鼻甲,在中鼻道中部凹向上方的弧形裂隙称**半月裂孔** semilunar hiatus,其前端的漏斗状管道称**筛漏斗** ethmoidal infundibulum,通额窦和前筛窦。半月裂孔上方的圆形隆起称**筛泡** ethmoidal bulla,筛泡内有中筛窦。鼻泪管开口于下鼻道的前上方。鼻黏膜分两部分,位于上鼻甲和与其相对的鼻中隔以及二者上方鼻腔顶部的区域称**嗅区** olfactory region,富含接受嗅觉刺激的嗅细胞,其余黏膜部分则富含鼻腺 nasal gland 称呼吸区(图 3-2)。

(三) 鼻旁窦

鼻旁窦是指鼻腔周围含气颅骨内的空腔,分别位于额骨、筛骨、蝶骨和上颌骨内,窦壁内衬黏膜并与鼻腔黏膜相移行,有温暖、湿润空气及对发音产生共鸣的作用,又称副鼻窦(图 3-3、图 3-4)。

1. **额窦**　额窦 frontal sinus 位于额骨额鳞的下部内,左、右各一,呈三棱锥体形。底向下,尖向上,中隔常偏向一侧,大小不一。国人额窦高为 3.2cm,宽为 2.6cm,前后深度为 1.8cm。额窦口在窦底部通筛漏斗,开口于中鼻道。

2. **筛窦**　筛窦 ethmoidal sinus 是位于筛骨迷路内的海绵状小气房,每侧 3~18 个。筛窦按部位分为前筛窦、中筛窦和后筛窦。前筛窦气房数为 1~6 个,中筛窦的气房有 1~7 个,二者均开口于中鼻道;后筛窦位于筛骨迷路的后部,开口于上鼻道。因后筛窦与视神经管毗邻,故后筛窦的感染向周围蔓延可引起视神经炎。

3. **蝶窦**　蝶窦 sphenoidal sinus 是蝶骨体内的含气空腔,位于鼻腔上部的后方,与后筛窦毗邻,容积平均为 7.5ml,被中隔分为左、右两个腔,窦口直径为 2~3mm,分别开口于左、右蝶筛隐窝。

4. **上颌窦**　上颌窦 maxillary sinus 位于上颌骨体内,呈三角锥体形。成人上颌窦平均高 3.3cm、宽 2.3cm、长 3.4cm,平均容积是 14.67ml,有 5 个壁。前壁是上颌骨体前面的尖牙窝,骨质较薄;后外壁较厚,与翼腭窝毗邻;内侧壁即鼻腔的外侧壁,由中鼻道和大部分下鼻道构成;上壁即眶下壁;底壁即上颌骨的牙槽突,常低于鼻腔下壁。因上颌第二前磨牙、第一和第二磨牙根部与窦底壁邻近,只有一层薄的骨质相隔,有时牙根可突入窦内,此处牙根仅以黏膜与窦腔相隔,故患牙病和上颌窦的炎症或肿瘤时可相互累及。上颌窦开口于中鼻道的半月裂孔。上颌窦的开口位置较高,分泌物不易排出,当窦腔积液时,应采取体位引流。

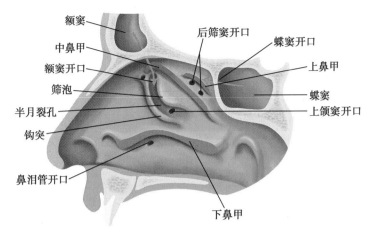

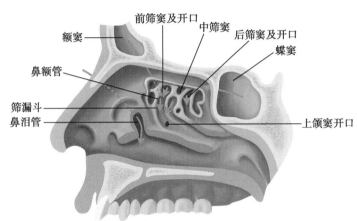

图 3-3 鼻旁窦开口（上、中、下鼻甲及筛骨迷路内侧壁切除）

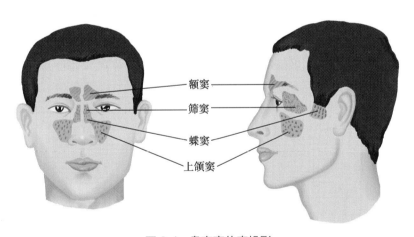

图 3-4 鼻旁窦体表投影

二、咽

具体内容见"消化系统"。

三、喉

喉 larynx 既是呼吸的管道，又是发音的器官，主要由喉软骨和喉肌构成。上界是会厌上缘，下界是环状软骨下缘。借喉口通喉咽部，以环状软骨气管韧带连接气管。成年人喉位于第 3～6 颈椎前方。喉的前方被皮肤、颈筋膜及舌骨下肌群所覆盖，喉的后方紧邻喉咽部，两侧有颈血管、神经和甲状腺侧叶。

(一) 喉软骨

喉的支架由甲状软骨、环状软骨、会厌软骨和成对的杓状软骨等喉软骨构成。

1. **甲状软骨** 甲状软骨 thyroid cartilage 是最大的喉软骨,位于环状软骨与会厌软骨之间,构成喉的前壁和侧壁。甲状软骨由前缘互相愈合的呈四边形的左、右软骨板组成。左、右软骨板的融合处称**前角** anterior horn,前角上端向前突出,称为**喉结** laryngeal prominence,在成年男子明显。喉结上方有呈 V 形的切迹,称为**上切迹** superior notch。左、右软骨板的后缘游离并向上、下发出突起,分别称为上角和下角。上角较长,借韧带与舌骨大角相连;下角较短,与环状软骨相关节(图 3-5)。

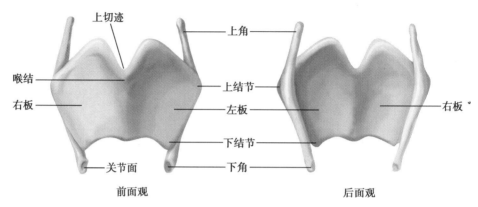

图 3-5 **甲状软骨前、后面观**

2. **环状软骨** 环状软骨 cricoid cartilage 是喉软骨中唯一完整的软骨环,位于甲状软骨的下方。环状软骨由前部低窄的**环状软骨弓** cricoid arch 和后部高阔的**环状软骨板** cricoid lamina 构成(图 3-6)。环状软骨弓平对第 6 颈椎高度,是颈部的重要标志之一。环状软骨板上缘两侧各有一杓关节面 arytenoid articular surface。在环状软骨弓与板的交界处,两侧各有一圆形的**甲关节面** thyroid articular surface。环状软骨的作用是支撑呼吸道,保持其畅通,若损伤会造成喉狭窄。

3. **会厌软骨** 会厌软骨 epiglottic cartilage 位于舌骨体后方,形似树叶,上宽下窄,上端游离,下端借甲状会厌韧带连于甲状软骨前角内面的上部(图 3-7)。会厌软骨被覆黏膜构成**会厌** epiglottis。会厌是喉口的活瓣,吞咽运动时,喉随咽上提并向前移动,会厌封闭喉口,阻止食团入喉并引导食团入咽。

4. **杓状软骨** 杓状软骨 arytenoid cartilage 位于环状软骨板上方中线两侧,形似三棱锥体,是成对的喉软骨。杓状软骨分为一尖、一底、两突和三面。杓状软骨底与环状软骨杓关节面形成环杓关节,

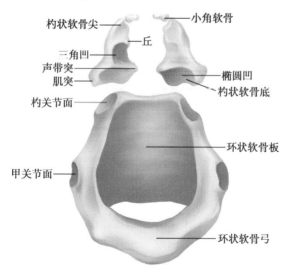

图 3-6 **环状软骨和杓状软骨(前面观)**

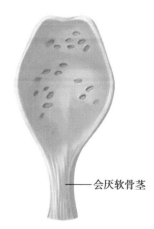

图 3-7 **会厌软骨(后面观)**

底面有向前伸出的突起称**声带突** vocal process，是声韧带附着处；向外侧伸出的突起称**肌突** muscular process，大部分喉肌附着于此（见图 3-6 ）。

（二）喉的连结

喉的连结包括喉软骨间的连结及舌骨、气管与喉之间的连结。

1. **甲状舌骨膜** 甲状舌骨膜 thyrohyoid membrane 是位于甲状软骨上缘与舌骨之间的结缔组织膜，其中部增厚称**甲状舌骨正中韧带** median thyrohyoid ligament。连接甲状软骨上角和舌骨大角的韧带是甲状舌骨外侧韧带，其内常含有**麦粒软骨** triticeal cartilage（图 3-8、图 3-9 ）。

2. **环甲关节** 环甲关节 cricothyroid joint 由环状软骨的甲关节面和甲状软骨下角构成，属于联合关节（图 3-8、图 3-9 ）。在环甲肌的牵引下，甲状软骨在冠状轴上作前倾运动。甲状软骨前倾使甲状软骨前角与杓状软骨间距加大，使声带紧张；甲状软骨复位时，两者间距缩小，使声带松弛。

3. **环杓关节** 环杓关节 cricoarytenoid joint 由环状软骨板上缘的杓关节面和杓状软骨底的关节

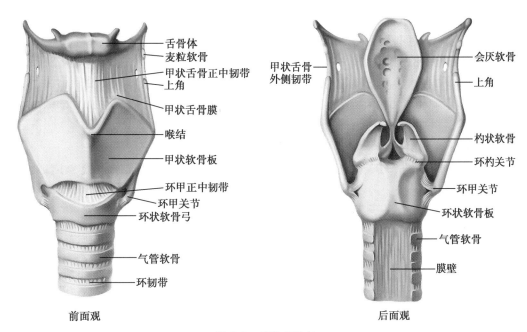

图 3-8　喉软骨连结

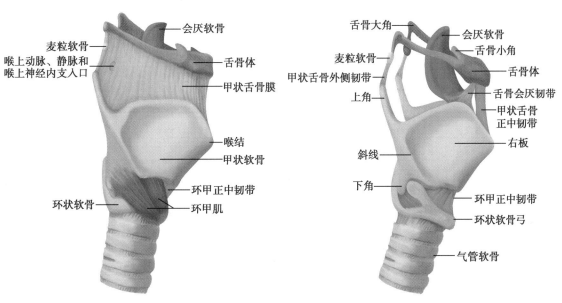

图 3-9　喉软骨连结（侧面观）

121

面构成(见图3-8)。杓状软骨可沿该关节垂直轴作旋内和旋外运动。杓状软骨旋内使声带突互相靠近,缩小声门裂;旋外使声带突互相分开,开大声门裂。环杓关节还可作向前、后、内侧、外侧等方向的滑动运动。

4. **方形膜** 方形膜 quadrangular membrane 起于甲状软骨前角后面和会厌软骨两侧缘,向后附着于杓状软骨前内侧缘,构成喉前庭外侧壁的基础。上缘位于杓状会厌襞内,下缘游离称**前庭韧带** vestibular ligament,即室韧带(图3-10)。

5. **弹性圆锥** 弹性圆锥 conus elasticus 是喉腔内呈圆锥形的弹性结缔组织膜,又称环声膜或环甲膜。弹性圆锥起于甲状软骨前角内面,呈扇形向后、向下止于杓状软骨声带突和环状软骨上缘。弹性圆锥上缘游离增厚,紧张于甲状软骨至

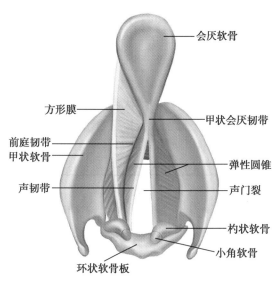

图 3-10 方形膜和弹性圆锥(上面观)

声带突之间,称为**声韧带** vocal ligament,较前庭韧带厚而短(图3-10)。声韧带连同声带肌及覆盖于其表面的喉黏膜一起构成**声带** vocal cord。弹性圆锥前面中部弹性纤维增厚称**环甲正中韧带** median cricothyroid ligament。急性喉阻塞时,可在环甲正中韧带处进行穿刺,以建立暂时性通气道。当紧急切开弹性圆锥进行抢救时,注意勿损伤环甲动脉吻合弓(图3-11)。

6. **环状软骨气管韧带** 环状软骨气管韧带 cricotracheal ligament 是连接环状软骨下缘和第1气管软骨环的结缔组织膜。

(三) 喉肌

喉肌 laryngeal muscle 是发音的动力器官,属于横纹肌。喉肌分为附着于喉和邻近结构的喉外肌和附着于喉软骨间的喉内肌。喉外肌的作用是使喉上升或下降。喉肌一般指喉内肌,具有紧张或松弛声带、缩小或开大声门裂以及缩小喉口等作用(表3-1)。喉内肌按其部位分内、外两群,按其功能分声门开大肌和声门括约肌(图3-12~图3-14)。

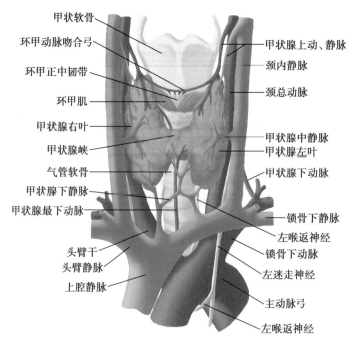

图 3-11 环甲动脉吻合弓与环甲正中韧带

表 3-1　喉肌的名称、起止和主要作用

名称	起止	主要作用
环甲肌	起于环状软骨弓前外侧面,止于甲状软骨下角和下缘	紧张声带
环杓后肌	起于环状软骨板后面,止于杓状软骨肌突	开大声门裂,紧张声带
环杓侧肌	起于环状软骨上缘和弹性圆锥的外面,止于杓状软骨肌突	使声门裂变窄
甲杓肌	起于甲状软骨前角后面,止于杓状软骨外侧面	松弛声带,缩小声门裂
杓横肌	肌束横行连于两侧杓状软骨肌突和外侧缘	缩小喉口和喉前庭,紧张声带
杓斜肌	起于杓状软骨肌突,止于对侧杓状软骨尖	缩小喉口和声门裂
杓会厌肌	起于杓状软骨尖,止于会厌软骨及甲状会厌韧带	拉会厌向后下,关闭喉口

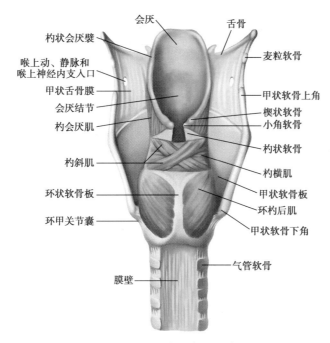

图 3-12　喉内肌(后面观)

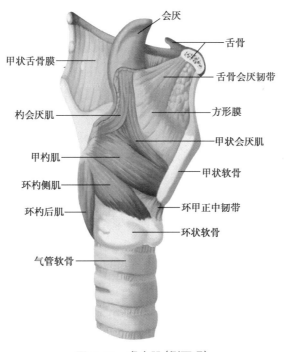

图 3-13　喉内肌(侧面观)

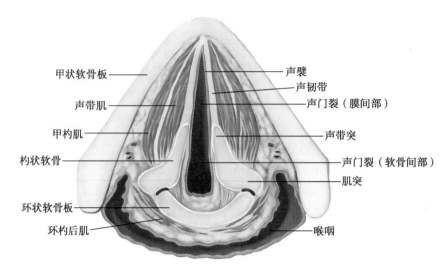

图 3-14　喉内肌(通过声带水平切面)

1. **环甲肌**　环甲肌 cricothyroid muscle 是唯一的一对喉外群肌。环甲肌起于环状软骨弓前外侧面,肌束斜向后上方,止于甲状软骨下角和下缘。环甲肌收缩将增加甲状软骨前角与杓状软骨的间距,紧张并拉长声带。

2. **环杓后肌**　环杓后肌 posterior cricoarytenoid muscle 起于环状软骨板后面,斜向外上方,止于同侧杓状软骨的肌突。环杓后肌收缩能使环杓关节在垂直轴上旋转,拉肌突转向后内下,使声带突转向外上,开大声门裂,紧张声带。

3. **环杓侧肌**　环杓侧肌 lateral cricoarytenoid muscle 起于环状软骨弓上缘和弹性圆锥的外面,自甲状软骨板的内侧向后上方斜行,止于杓状软骨肌突的前面。环杓侧肌收缩牵引肌突向前下方运动,使声带突转向内侧,声门裂变窄。

4. **甲杓肌**　甲杓肌 thyroarytenoid muscle 起于甲状软骨前角后面,向后止于杓状软骨外侧面。甲杓肌上部肌束位于前庭韧带外侧,收缩能缩短前庭襞;下部肌束位于声襞内、声韧带的外侧,称为**声带肌 vocalis**,声带肌收缩使声襞变短并松弛。

5. **杓肌**　杓肌 arytenoid 位于喉的后壁,包括杓横肌、杓斜肌和杓会厌肌。

(四) 喉腔

喉腔 laryngeal cavity 是由喉软骨、韧带、纤维膜、喉肌和喉黏膜等共同围成的管腔。喉腔上起自喉口,与咽相通;向下经气管通支气管和肺。喉腔侧壁有上、下两对黏膜皱襞,上方的一对称前庭襞,下方的一对称声襞。上述两对皱襞将喉腔分为 3 部分,即前庭襞上方的喉前庭,声襞下方的声门下腔,前庭襞和声襞之间的喉中间腔。

1. **喉口**　喉口 aditus laryngis 是喉腔的上口。由会厌上缘、杓状会厌襞和杓间切迹共同围成。连接杓状软骨尖与会厌软骨侧缘的黏膜皱襞称**杓状会厌襞 aryepiglottic fold**。

前庭襞 vestibular fold 是喉腔侧壁上呈矢状位、粉红色的黏膜皱襞。连于甲状软骨前角后面与杓状软骨声带突上方的前内侧缘之间。两侧前庭襞之间的裂隙称**前庭裂 rima vestibuli**,较声门裂宽。**声襞 vocal fold** 是连于甲状软骨前角后面和杓状软骨声带突之间的黏膜皱襞,位于前庭襞的下方,其较前庭襞更突向喉腔(图 3-15)。

2. **喉前庭**　喉前庭 laryngeal vestibule 位于喉口与前庭襞之间,上宽下窄呈漏斗状。前壁中下份有会厌软骨茎附着,附着处的上方有呈结节状的隆起称会厌结节。

3. **喉中间腔**　喉中间腔 intermediate cavity of larynx 是喉腔中声襞与前庭襞之间的部分,向两侧经前庭襞与声襞间的裂隙至**喉室 ventricle of larynx**。**声门裂 fissure of glottis** 是两侧声襞与杓状软骨底和声带突之间的裂隙,较前庭裂长而窄,是喉腔最狭窄之处。声门裂前 2/3 位于两侧声带之间称

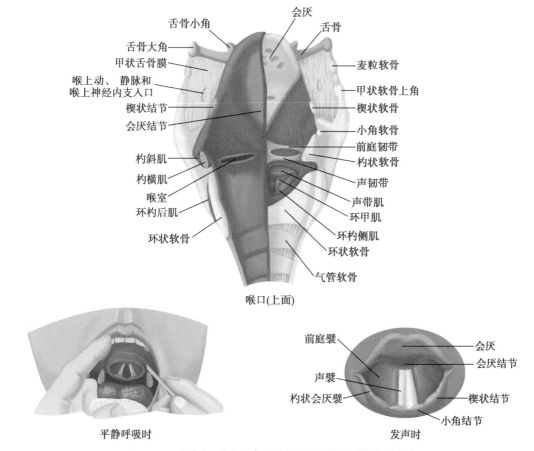

舌骨小角
会厌
舌骨
舌骨大角
麦粒软骨
甲状舌骨膜
甲状软骨上角
喉上动、静脉和
喉上神经内支入口
楔状软骨
楔状结节
小角软骨
会厌结节
前庭韧带
杓斜肌
杓状软骨
杓横肌
声韧带
喉室
声带肌
环杓后肌
环甲肌
环杓侧肌
环状软骨
环状软骨
气管软骨

喉口(上面)

前庭襞
会厌
会厌结节
声襞
楔状结节
杓状会厌襞
小角结节

平静呼吸时
发声时

图 3-15　喉(后正中切开)及平静呼吸、发声时的声带变化

膜间部 intermembranous part,后 1/3 位于两侧杓状软骨底和声带突之间称软骨间部 intercartilaginous part。声带和声门裂合称为声门 glottis(图 3-15)。

4. 声门下腔　声门下腔 infraglottic cavity 是声襞与环状软骨下缘之间的部分,其黏膜下组织疏松,炎症时易发生喉水肿,尤以婴幼儿更易发生急性喉水肿而致喉阻塞,造成呼吸困难。

四、气管和支气管

(一)气管

气管 trachea 位于喉与气管杈之间,成年男、女性气管平均长分别是 10.31cm 和 9.71cm。气管起自环状软骨下缘(约平第 6 颈椎),向下至胸骨角平面(约平第 4 胸椎椎体下缘),分叉形成左、右主支气管,分叉处称气管杈 bifurcation of trachea(图 3-16)。气管全长以胸廓上口为界,分为气管颈部和气管胸部。在气管杈的内面,有一矢状位向上凸出的半月状嵴称气管隆嵴 carina of trachea,略偏向左侧,是支气管镜检查时判断气管分叉的重要标志(图 3-17)。

气管由黏膜、气管软骨、平滑肌和结缔组织构成。气管软骨 tracheal cartilage 由 14~17 个呈 C 形缺口向后的透明软骨环构成。气管软骨后壁缺口由气管的膜壁 membranous wall 封闭,该膜壁由弹性纤维和平滑肌构成,这些平滑肌纤维又称气管肌 tracheal muscle。甲状腺峡多位于第 2~4 气管软骨环前方,气管切开术常在第 3~5 气管软骨环处施行。

(二)支气管

支气管 bronchi 是气管分出的各级分支,其中一级分支是左、右主支气管(图 3-16)。

1. 右主支气管　右主支气管 right principal bronchus 是气管杈与右肺门之间的通气管道。右主支气管在男性平均长 2.1cm,在女性平均长 1.9cm。其外径在男性平均是 1.5cm,在女性平均是 1.4cm。

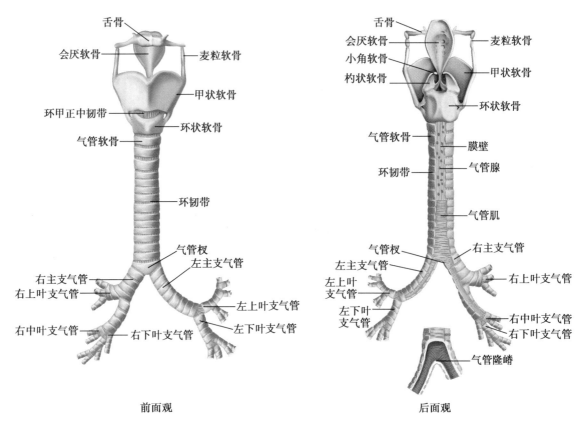

图 3-16　气管与支气管

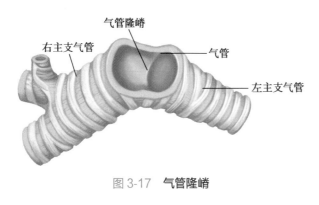

图 3-17　气管隆嵴

气管中线与主支气管下缘间的夹角称**嵴下角** subcarinal angle,男性右嵴下角平均是 21.96°,女性平均是 24.7°。

2. **左主支气管**　左主支气管 left principal bronchus 是气管杈与左肺门之间的通气管道。左主支气管在男性平均长 4.8cm,在女性平均长 4.5cm。其外径在男性平均是 1.4cm,在女性平均是 1.3cm。男性左嵴下角平均是 36.4°,女性平均是 39.3°。

3. **左、右主支气管的特点**　左主支气管细而长,嵴下角大,斜行,通常有 7~8 个软骨环;右主支气管短而粗,嵴下角小,走行较陡直,通常有 3~4 个软骨环。因此,经气管坠入的异物多进入右主支气管。

第二节 ｜ 肺

一、肺的位置和形态

肺 lung 位于胸腔内,纵隔的两侧,分为左肺和右肺。肺的表面覆盖脏胸膜,透过胸膜可见许多呈多角形的小区,称为肺小叶 pulmonary lobule,如感染称小叶性肺炎。生活状态下的正常肺呈浅红色,质柔软呈海绵状,富有弹性。一般成人肺的重量约等于本人体重的 1/50,男性平均为 1 000~1 300g,女性平均为 800~1 000g。健康成年男性两肺的空气容量约为 5 000~6 500ml,女性则小于男性。

两肺外形不同,右肺宽而短,左肺狭而长。肺呈圆锥形,包括一尖、一底、三面、三缘(图 3-18)。**肺尖** apex of lung 即肺的上端,钝圆,经胸廓上口突入颈根部,达锁骨内侧 1/3 段上方 2～3cm。**肺底** base of lung 即肺的下面,与膈相贴,受膈压迫肺底呈半月形凹陷。**肋面** costal surface 即肺的外侧面,与胸廓的侧壁和前、后壁相邻。**纵隔面** mediastinal surface 即内侧面,与纵隔相邻,其中央的椭圆形凹陷称**肺门** hilum of lung 或第一肺门。肺门是支气管、血管、神经和淋巴管等出入的门户,这些结构被胸膜包绕而形成**肺根** root of lung(图 3-19)。两肺根内的结构排列自前向后依次为:上肺静脉、肺动脉、主支气管和下肺静脉。两肺根内的结构自上而下排列不同,左肺根内的结构自上而下是左肺动脉、左主支气管、左上肺静脉和左下肺静脉;右肺根内的结构自上而下是右肺上叶支气管,右肺动脉,右肺中、下叶支气管,右上肺静脉和右下肺静脉。**膈面** diaphragmatic surface 即肺底,与膈相邻。前缘是肋面与纵隔面在前方的移行处,较锐利,左肺前缘下部有**心切迹** cardiac notch,切迹下方有一突起称**左肺小舌** lingula of left lung。后缘是肋面与纵隔面在后方的移行处,位于脊柱两侧的肺沟内。下缘是肋面与膈面和膈面与纵隔面的移行处,其位置随呼吸运动而变化。

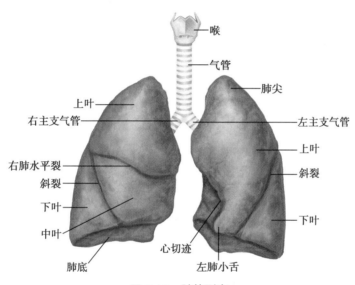

图 3-18 肺的形态

AR

扫描图片
体验 AR

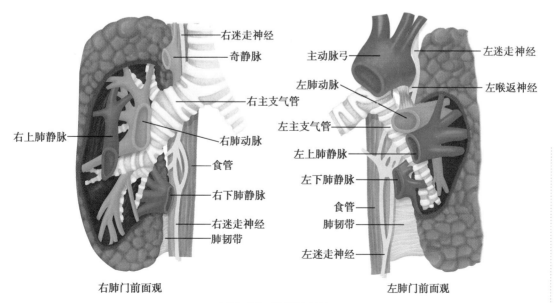

图 3-19 肺根的结构

肺借叶间裂分叶,左肺的叶间裂称**斜裂** oblique fissure,由肺门的后上斜向前下,将左肺分为上叶和下叶。右肺的叶间裂除了斜裂还有**右肺水平裂** horizontal fissure of right lung,将右肺分为上叶、中叶和下叶。肺的表面有被毗邻器官压迫形成的压迹或沟。两肺门前下方均有心压迹。右肺门后方有食管压迹,上方有奇静脉沟。左肺门后方和上方分别有胸主动脉和主动脉弓的压迹。

二、胎儿和婴幼儿肺的特点

胎儿和未曾呼吸过的新生儿肺不含空气,比重较大(1.045～1.056),可沉于水底。呼吸者因为肺内含空气,肺的比重较小(0.345～0.746),所以能浮出水面,这在法医鉴定上具有重要价值。婴幼儿肺呈淡红色,随着生长,空气中的尘埃和炭粒等被吸入肺内并沉积,使肺变为暗红色或深灰色,而烟尘重污染环境或吸烟可致肺呈棕黑色。

三、支气管树

在肺门处,左、右主支气管分出 2 级支气管,进入肺叶,称为**肺叶支气管** lobar bronchi。左肺有上叶和下叶支气管;右肺有上叶、中叶和下叶支气管。肺叶支气管进入肺叶后,继续再分出 3 级支气管,称为**肺段支气管** segmental bronchi。全部各级支气管在肺叶内反复分支直达肺泡管,共分 23～25 级,形状如树,称为**支气管树** bronchial tree(图 3-20)。

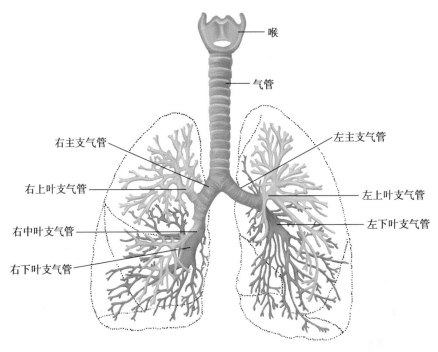

图 3-20　**支气管树整体观**

四、支气管肺段

每一肺段支气管及其分布区域的肺组织在结构和功能上均为一个独立的单位,称为**支气管肺段** bronchopulmonary segment,简称肺段。支气管肺段呈圆锥形,尖朝向肺门,底朝向肺的表面。通常左、右肺各有 10 个支气管肺段。有时左肺出现共干肺段支气管,例如后段与尖段、前底段与内侧底段支气管形成共干,此时左肺只有 8 个支气管肺段。每个支气管肺段由一个肺段支气管分布,相邻支气管肺段间隔以肺静脉属支及疏松结缔组织。支气管肺段具有结构和功能的相对独立性,因此,临床可以支气管肺段为单位进行手术切除(图 3-21,表 3-2)。

五、支气管和肺段的血液供应

肺动脉 pulmonary artery 是运送血液至肺进行气体交换的功能性血管。肺动脉由右心室动脉圆锥发出后在主动脉弓下方分为左、右肺动脉。左、右肺动脉分别进入左、右肺，在肺门，其先位于支气管前方，再转向后方。在肺内的分支多与支气管的分支伴行，直至分支进入肺泡隔，包绕肺泡壁形成肺泡毛细血管网。

支气管动脉 bronchial artery 是肺的营养血管，通常有 1～4 支。左侧支气管动脉主要起自胸主动脉和主动脉弓，右侧支气管动脉主要来自第 3～5 肋间后动脉。在肺门处，支气管动脉互相吻合，交通成网，并伴随肺叶支气管走行进入肺叶内，随肺段支气管进入支气管肺段内，形成 1～3 支肺段支气管

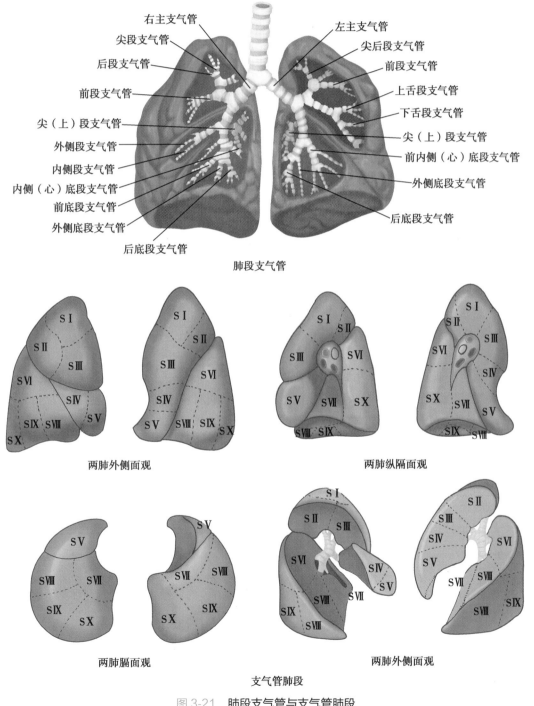

图 3-21　肺段支气管与支气管肺段

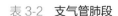

表 3-2　支气管肺段

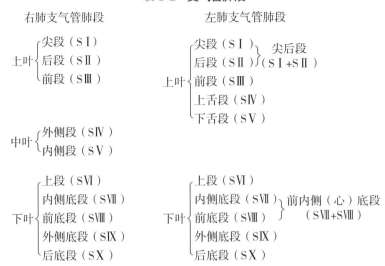

动脉。支气管动脉最终在支气管壁的外膜和黏膜下层形成供应支气管的毛细血管网。经支气管动脉的介入疗法目前已成为治疗肺肿瘤的方法之一。

第三节 ｜ 胸　膜

胸膜 pleura 是衬覆于胸壁内面、膈上面、纵隔两侧面和肺表面等部位的一层浆膜。依据衬覆部位的不同,将胸膜分为壁胸膜和脏胸膜。脏、壁两层胸膜间密闭、狭窄、呈负压的腔隙称胸膜腔。脏、壁两层胸膜在肺根表面及其下方互相移行,两层胸膜的移行处在两肺根下方融合,形成三角形的皱襞,称为**肺韧带** pulmonary ligament。

一、胸膜的分部

(一)壁胸膜

壁胸膜 parietal pleura 是指覆盖胸壁内面、纵隔两侧面、膈上面及突至颈根部胸廓上口平面以上的胸膜,按其衬覆部位的不同分为 4 部分。

1. **肋胸膜**　肋胸膜 costal pleura 衬覆于肋骨、胸骨、肋间肌、胸横肌及胸内筋膜等诸结构的内面。前缘位于胸骨后方,后缘达脊柱两侧,下缘以锐角移行为膈胸膜,上部移行为胸膜顶。

2. **膈胸膜**　膈胸膜 diaphragmatic pleura 覆盖于膈的上面,与膈紧密相贴、不易剥离。

3. **纵隔胸膜**　纵隔胸膜 mediastinal pleura 衬覆于纵隔的两侧面,其中部包裹肺根并移行为脏胸膜。纵隔胸膜向上移行为胸膜顶,下缘与膈胸膜相移行,前、后缘连接肋胸膜。

4. **胸膜顶**　胸膜顶 cupula of pleura 是肋胸膜和纵隔胸膜向上的延续,突至胸廓上口平面以上,与肺尖表面的脏胸膜相邻(图 3-22)。在胸锁关节与锁骨中、内 1/3 交界处之间,胸膜顶高出锁骨上方约 2.5cm。

(二)脏胸膜

脏胸膜 visceral pleura 是覆盖于肺表面,并伸入至叶间裂内的一层浆膜。因其与肺实质连接紧密,故又称肺胸膜。

二、胸膜腔

胸膜腔 pleural cavity 是指脏、壁胸膜在肺根处相互移行,二者之间围成的一个封闭的、潜在的腔隙,左、右各一,呈负压,互不相通。胸膜腔内仅有少量浆液,可减少呼吸时的摩擦。**胸膜隐窝** pleural

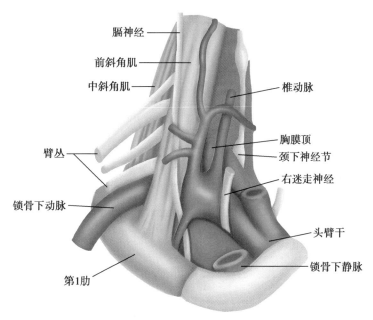

图 3-22　胸膜顶的位置与毗邻

recess 是不同部分的壁胸膜返折并相互移行处的胸膜腔,即使在深吸气时,肺缘也达不到其内,故称胸膜隐窝。胸膜隐窝包括肋膈隐窝、肋纵隔隐窝和膈纵隔隐窝等。

(一)肋膈隐窝

肋膈隐窝 costodiaphragmatic recess 是肋胸膜与膈胸膜返折形成的半环形间隙,左、右各一,是诸胸膜隐窝中位置最低、容量最大的部位,其深度可达两个肋间隙。胸膜腔积液常先积存于肋膈隐窝。

(二)肋纵隔隐窝

肋纵隔隐窝 costomediastinal recess 是覆盖心包表面的纵隔胸膜与肋胸膜相互移行处,因左肺前缘有心切迹,故左侧肋纵隔隐窝较大。

(三)膈纵隔隐窝

膈纵隔隐窝 phrenicomediastinal recess 位于膈胸膜与纵隔胸膜之间,因该隐窝是心尖向左侧突出形成的,故仅存在于左侧胸膜腔。

三、胸膜和肺的体表投影

各部壁胸膜相互移行返折之处称胸膜返折线。肋胸膜与纵隔胸膜前缘的返折线是胸膜前界;肋胸膜与纵隔胸膜后缘的返折线是胸膜后界;肋胸膜与膈胸膜的返折线则是胸膜下界(图 3-23)。

(一)胸膜的体表投影

胸膜前界上端起于锁骨中、内 1/3 交界处上方约 2.5cm 的胸膜顶,向内下斜行,在第 2 胸肋关节水平,两侧互相靠拢,在正中线附近垂直下行。右侧于第 6 胸肋关节处越过剑肋角 xiphocostal angle 与胸膜下界相移行。左侧在第 4 胸肋关节处转向外下方,沿胸骨的左侧缘约 2.0～2.5cm 的距离向下行,在第 6 肋软骨后方与胸膜下界相移行。因此左、右胸膜前界的上、下份彼此分开,中间部分彼此靠近。在第 2 胸肋关节平面以上,两侧胸膜前返折线之间呈倒三角形区,称为胸腺区 region of thymus。儿童胸腺区较宽,容纳胸腺;成人胸腺区较窄,内有胸腺遗迹和结缔组织。在第 4 胸肋关节平面以下,两侧胸膜返折线互相分开,形成位于胸骨体下部和左侧第 4、5 肋软骨后方的三角形区,称为心包区 pericardial region。此区心包前方无胸膜遮盖,因此,左剑肋角处是临床进行心包穿刺术的安全区。

右侧的胸膜下界前内侧端起自第 6 胸肋关节的后方,左侧的胸膜下界内侧端起自第 6 肋软骨后方。两侧胸膜下界起始后分别行向外下方,在锁骨中线与第 8 肋相交,在腋中线与第 10 肋相交,在肩胛线与第 11 肋相交,最终止于第 12 胸椎高度。

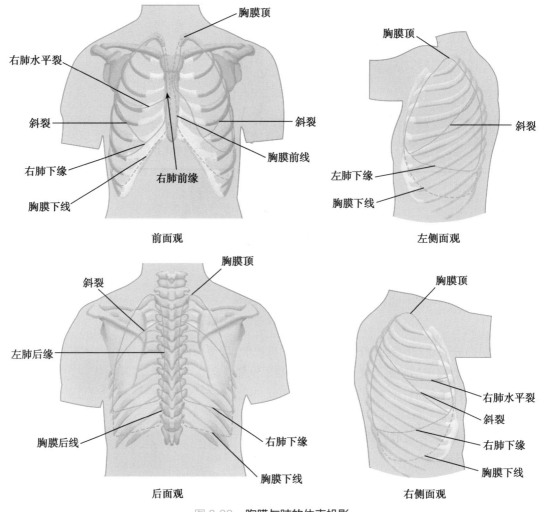

图 3-23　胸膜与肺的体表投影

（二）肺的体表投影

两肺下缘的体表投影相同,在同一部位,肺下界一般较胸膜下界高出两个肋的距离。即在锁骨中线处肺下缘与第 6 肋相交,在腋中线处与第 8 肋相交,在肩胛线处与第 10 肋相交,再向内于第 11 胸椎棘突外侧 2cm 左右向上与肺后缘相移行。

第四节 │ 纵　隔

纵隔 mediastinum 是两侧纵隔胸膜间全部器官、结构和结缔组织的总称。纵隔稍偏左,上窄下宽,前短后长呈矢状位。纵隔的前界是胸骨,后界是脊柱胸段,两侧是纵隔胸膜,上界是胸廓上口,下界是膈(图 3-24、图 3-25)。纵隔分区方法较多,解剖学常用四分法。该方法在胸骨角水平面将纵隔分为上纵隔和下纵隔。下纵隔以心包为界,分为前、中、后纵隔。

一、上纵隔

上纵隔 superior mediastinum 是指胸骨角平面以上的纵隔部分。上纵隔上界是胸廓上口,下界是胸骨角至第 4 胸椎椎体下缘的平面,前方是胸骨柄,后方是第 1~4 胸椎椎体。上纵隔内自前向后有胸腺、左头臂静脉、右头臂静脉、上腔静脉、膈神经、迷走神经、喉返神经、主动脉弓及其 3 大分支以及后方的气管、食管、胸导管等(图 3-26)。

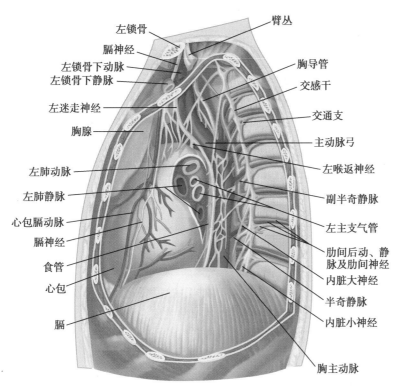

左锁骨　　　　　　臂丛

膈神经

左锁骨下动脉　　　　胸导管

左锁骨下静脉　　　　交感干

左迷走神经　　　　　交通支

胸腺　　　　　　　　主动脉弓

左肺动脉　　　　　　左喉返神经

左肺静脉　　　　　　副半奇静脉

心包膈动脉　　　　　左主支气管

膈神经　　　　　　　肋间后动、静脉及肋间神经

食管　　　　　　　　内脏大神经

心包　　　　　　　　半奇静脉

膈　　　　　　　　　内脏小神经

　　　　　　　　　　胸主动脉

图 3-24　纵隔左侧面观

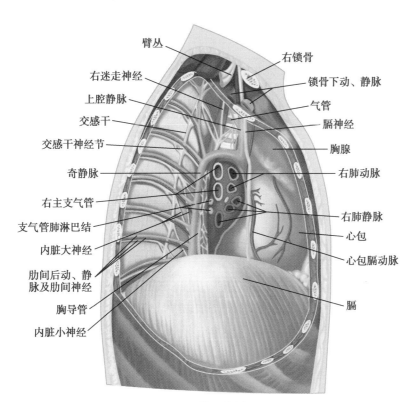

臂丛　　　　　　　　右锁骨

右迷走神经　　　　　锁骨下动、静脉

上腔静脉　　　　　　气管

交感干　　　　　　　膈神经

交感干神经节　　　　胸腺

奇静脉　　　　　　　右肺动脉

右主支气管　　　　　右肺静脉

支气管肺淋巴结　　　心包

内脏大神经　　　　　心包膈动脉

肋间后动、静脉及肋间神经

胸导管　　　　　　　膈

内脏小神经

图 3-25　纵隔右侧面观

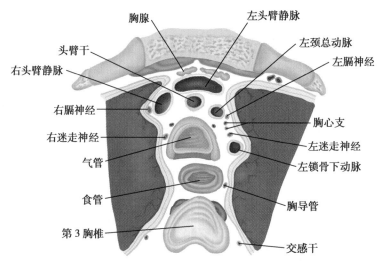

图 3-26　上纵隔各结构排列关系（水平切面观）

二、下纵隔

下纵隔 inferior mediastinum 是指胸骨角平面以下的纵隔部分。上界是上纵隔的下界，下界是膈，两侧是纵隔胸膜。下纵隔分 3 部分，心包前方与胸骨体之间是前纵隔，心包连同其包裹的心脏所在的部位是中纵隔，心包后方与脊柱胸段之间是后纵隔（图 3-27）。

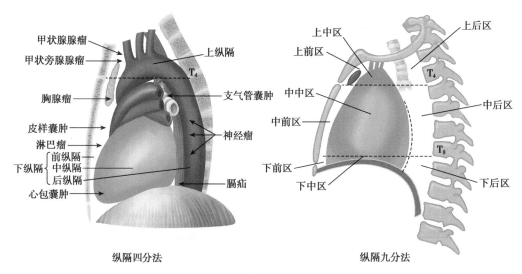

纵隔四分法　　　　　　　　　　纵隔九分法

图 3-27　纵隔分部及某些病变在纵隔的好发部位
T₄—第 4 胸椎；T₈—第 8 胸椎。

（一）前纵隔

前纵隔 anterior mediastinum 位于胸骨体与心包之间，容纳胸腺或胸腺遗迹、纵隔前淋巴结、胸廓内动脉纵隔支、疏松结缔组织和胸骨心包韧带等。前纵隔是胸腺瘤、皮样囊肿和淋巴瘤的好发部位。

（二）中纵隔

中纵隔 middle mediastinum 位于前、后纵隔之间，容纳心及出入心的大血管，如升主动脉、肺动脉干、上腔静脉根部、左肺动脉、右肺动脉、左肺静脉、右肺静脉、奇静脉末端、心包、心包膈动脉、膈神经和淋巴结等。中纵隔是心包囊肿的好发部位。

（三）后纵隔

后纵隔 posterior mediastinum 位于心包与脊柱胸部之间，容纳气管杈及左主支气管、右主支气管、食管、胸主动脉、奇静脉、半奇静脉、胸导管、交感干胸段和淋巴结等。后纵隔是支气管囊肿、神经瘤、主动脉瘤及膈疝的好发部位。

  纵隔内结缔组织及间隙向上经胸廓上口与颈部的结缔组织及间隙相互延伸;向下经主动脉裂孔及食管裂孔与腹部的结缔组织及间隙相互延伸。因此,纵隔气肿可向上蔓延达颈部,向下蔓延至腹膜后间隙。

思考题

1. 女,34 岁。曾于 6 年前因牙痛行左上颌第一磨牙根管治疗,近 4 年来间断性出现左侧鼻塞、面颊部疼痛,近 1 个月症状加重,出现牙齿肿痛、牙龈脓肿,伴脓涕,诊断为慢性根尖周炎、牙源性鼻窦炎。试从解剖学角度分析患者牙源性鼻窦炎的发病基础,以及当窦腔有积液时应采取何体位引流。

2. 男,20 岁。3 周前无明显诱因出现左侧胸部隐痛,无放射痛,伴阵发性咳嗽(无痰)、气促、低热、乏力、盗汗。入院后体格检查,左侧肩胛下角线第 7 肋以下叩诊浊音,听诊呼吸音明显减弱,后诊断为左侧结核性渗出性胸膜炎。试从解剖学角度分析:(1)渗出积液位于何处以及该结构的构成;(2)患者为直立位时,积液常首先积存于何处以及该结构的构成;(3)若行诊断性或治疗性胸膜腔穿刺,临床上常选择的穿刺部位和进针注意事项。

思考题解题思路

(杨慧科)

本章思维导图

第四章 | 泌尿系统

泌尿系统 urinary system 由肾、输尿管、膀胱和尿道组成。其主要功能是排出机体新陈代谢过程中产生的废物和多余的水,保持机体内环境的平衡和稳定。肾生成尿液,输尿管输送尿液至膀胱,膀胱为储存尿液的器官,尿液经尿道排出体外(图 4-1)。

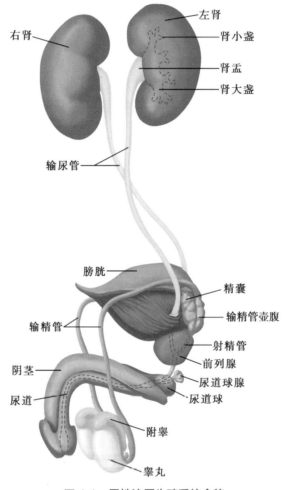

图 4-1　男性泌尿生殖系统全貌

第一节 | 肾

一、肾的形态

肾 kidney 是实质性器官,左、右各一,位于腹后壁,形似蚕豆(图 4-2)。肾长约 10cm(8～14cm),宽约 6cm(5～7cm),厚约 4cm(3～5cm),重约 134～148g。因受肝的挤压,右肾低于左肾约 1～2cm。肾分内、外侧两缘,前、后两面及上、下两端。肾前面凸起,后面较平,紧贴腹后壁。上端宽而薄,下端窄而厚。内侧缘中部的凹陷称肾门 renal hilum,为肾的血管、神经、淋巴管及肾盂 renal pelvis 出入的

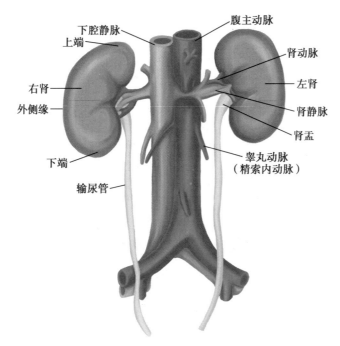

图 4-2　肾与输尿管（前面）

门户。出入肾门诸结构为结缔组织所包裹称**肾蒂** renal pedicle。下腔静脉靠近右肾,故而右肾蒂较左肾蒂短。肾蒂内自前向后依次为肾静脉、肾动脉和肾盂末端;自上向下依次为肾动脉、肾静脉和肾盂。由肾门伸入肾实质的腔隙称**肾窦** renal sinus,容纳肾血管、肾小盏、肾大盏、肾盂和脂肪等。肾窦是肾门的延续,肾门是肾窦的开口。

二、肾的位置和毗邻

肾位于脊柱两侧,腹膜后间隙内,为腹膜外位器官。左肾位于第 11 胸椎椎体下缘至第 2～3 腰椎椎间盘之间,右肾位于第 12 胸椎椎体上缘至第 3 腰椎椎体上缘之间。两肾上端相距较近,距正中线平均为 3.8cm;下端相距较远,距正中线平均为 7.2cm。左、右两侧的第 12 肋分别斜过左肾后面中部和右肾后面上部。肾门约在第 1 腰椎椎体平面,相当于第 9 肋软骨前端高度,距后正中线约 5cm。肾门的体表投影位于竖脊肌外侧缘与第 12 肋的夹角处,称**肾区** renal region,肾病患者触压或叩击该处可引起疼痛。

肾上腺 suprarenal gland 位于肾的上方,二者虽共为肾筋膜包绕,但其间被疏松的结缔组织分隔。故肾上腺位于肾纤维膜之外,肾下垂时,肾上腺可不随肾下降。左肾前上部与胃底后面毗邻,中部与胰尾和脾血管接触,下部邻接空肠和结肠左曲。右肾前上部与肝毗邻,下部与结肠右曲相接触,内侧缘与十二指肠降部相邻。两肾后面的上 1/3 与膈相邻,下部白内侧向外侧分别与腰大肌、腰方肌及腹横肌相毗邻(图 4-3～图 4-6)。

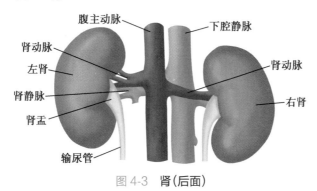

图 4-3　肾(后面)

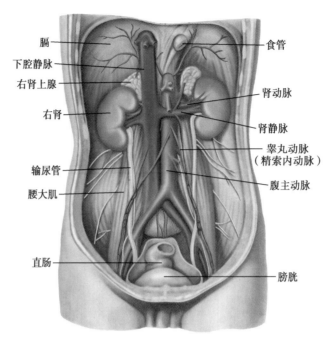

膈
下腔静脉
右肾上腺
右肾
输尿管
腰大肌
直肠

食管
肾动脉
肾静脉
睾丸动脉
（精索内动脉）
腹主动脉
膀胱

图 4-4　肾的位置

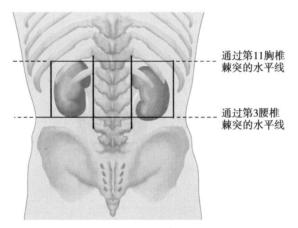

通过第11胸椎
棘突的水平线
通过第3腰椎
棘突的水平线

图 4-5　肾的体表投影

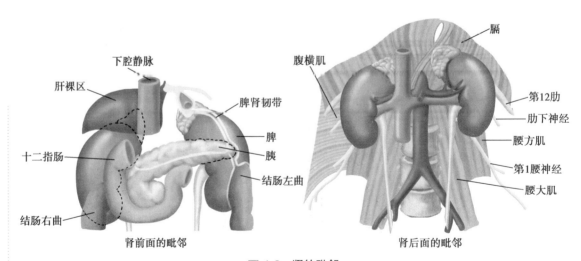

下腔静脉
肝裸区
十二指肠
结肠右曲
脾肾韧带
脾
胰
结肠左曲
肾前面的毗邻

腹横肌
膈
第12肋
肋下神经
腰方肌
第1腰神经
腰大肌
肾后面的毗邻

图 4-6　肾的毗邻

三、肾的结构

根据肾的冠状切面观,肾实质分为**肾皮质** renal cortex 和**肾髓质** renal medulla。肾皮质主要位于肾实质的浅层,厚约 1.0～1.5cm,富含血管,新鲜标本为红褐色,并可见许多红色点状细小颗粒,由**肾小体** renal corpuscle 与**肾小管** renal tubule 组成。肾髓质位于肾实质深部,色淡红,约占肾实质厚度的2/3,由 15～20 个呈圆锥形的**肾锥体** renal pyramid 构成。肾锥体的底朝皮质,尖向肾窦,光滑而致密,有许多颜色较深、呈放射状的条纹,条纹由肾直小管和血管平行排列形成。2～3 个肾锥体尖端合并成**肾乳头** renal papilla,突入**肾小盏** minor renal calice,每个肾有 7～12 个肾乳头,肾乳头顶端有许多小孔称**乳头孔** papillary foramen,终尿经乳头孔流入肾小盏内。伸入肾锥体之间的肾皮质称**肾柱** renal column。

肾有 7～8 个肾小盏,呈漏斗形,其边缘包绕肾乳头,承接排出的尿液。2～3 个肾小盏合成 1 个**肾大盏** major renal calice,再由 2～3 个肾大盏汇合形成肾盂。肾盂离开肾门后向下弯行,约在第 2 腰椎上缘水平,逐渐变细移行为输尿管。成人肾盂容积约 3～10ml,平均 7.5ml(图 4-7)。

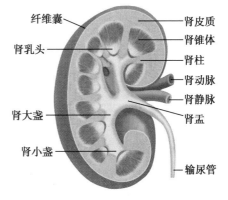

图 4-7 **肾的结构**

扫描图片
体验 AR

四、肾的被膜

肾皮质表面覆盖**肌织膜** muscular tunica,由平滑肌纤维和结缔组织构成,与肾实质紧密粘连,经肾门进入肾窦,衬覆于肾乳头以外的窦壁上。除肌织膜外,通常将肾的被膜分为三层:由内向外依次为纤维囊、脂肪囊与肾筋膜(图 4-8、图 4-9)。

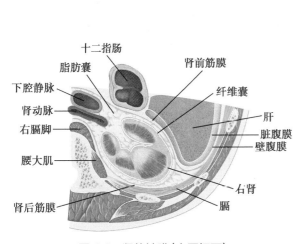

图 4-8 **肾的被膜(水平切面)**

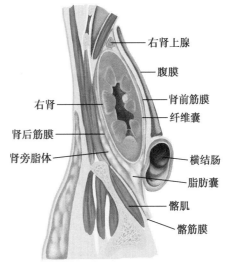

图 4-9 **肾的被膜(矢状切面)**

(一) 纤维囊

纤维囊 fibrous capsule 坚韧而致密,包裹于肾实质表面,由致密结缔组织和弹性纤维构成。肾破裂或部分切除时需缝合此膜。在肾门处,纤维膜分两层,外层贴于肌织膜外面,内层包被肾窦内的结构表面。纤维囊与肌织膜连结疏松,易于剥离,如剥离困难即为病理现象。

(二) 脂肪囊

脂肪囊 fatty renal capsule 又称肾床,是位于纤维囊外周、紧密包裹肾的脂肪层。肾的边缘部脂肪丰富,经由肾门进入肾窦。临床上的肾囊封闭,就是将药液注入脂肪囊内。

(三)肾筋膜

肾筋膜 renal fascia 位于脂肪囊的外面,包被肾上腺和肾的周围,由它发出的一些结缔组织小梁穿过脂肪囊与纤维囊相连,具有固定肾的功能。位于肾前、后面的肾筋膜分别称为**肾前筋膜** prerenal fascia 和**肾后筋膜** retrorenal fascia,二者在肾上腺的上方和肾外侧缘处互相愈着,在肾的下方则互相分离,并分别与腹膜外组织和髂筋膜相移行,其间有输尿管通过。因肾筋膜下方完全开放,当腹壁肌力弱、肾周脂肪少、肾的固定结构薄弱时,可产生**肾下垂** nephroptosis 或游走肾。在肾的内侧,肾前筋膜包被肾血管的表面,并与腹主动脉和下腔静脉表面的结缔组织及对侧的肾前筋膜相移行。肾后筋膜向内侧经肾血管和输尿管的后方,与腰大肌及其筋膜会合并向内侧附着于椎体筋膜。肾周间隙位于肾前、后筋膜之间,间隙内有肾、肾上腺、脂肪及营养肾周脂肪的肾包膜血管。肾感染常局限在肾周间隙内,有时可沿肾筋膜扩散,向下蔓延,达髂窝或大腿根部。肾周间隙积液时,可推挤肾向前内上移位,向下可流至盆腔,还可扩散至对侧肾周间隙。

五、肾段动脉和肾段

肾动脉 renal artery 在肾门处分两支,即前支和后支。前支较粗,再分出 4 个二级分支,与后支一起进入肾实质内。肾动脉的 5 个分支在肾内呈节段性分布,称**肾段动脉** renal segmental artery。每支肾段动脉分布到一定区域的肾实质,称为**肾段** renal segment(图 4-10)。每个肾有五个肾段,即上段、上前段、下前段、下段和后段。各肾段由其同名动脉供应,各肾段间被少血管的段间组织所分隔,称乏血管带 zone devoid of vessel。肾段动脉阻塞可导致肾坏死。肾内静脉无一定节段性,互相间有丰富的吻合支。

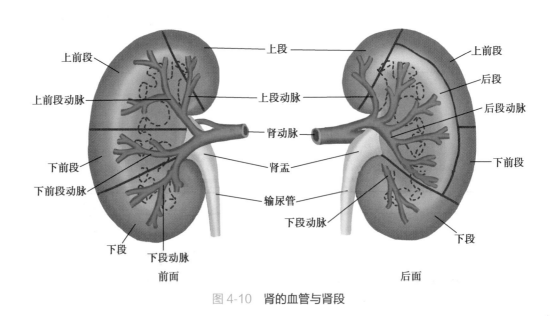

图 4-10 肾的血管与肾段

第二节 │ 输尿管

输尿管 ureter 是位于腹膜外位的肌性管道,平第 2 腰椎上缘起自肾盂末端,终于膀胱。长约 20~30cm,管径平均为 0.5~1.0cm,最窄处口径约 0.2~0.3cm。

一、输尿管的位置和分部

输尿管分为输尿管腹部、输尿管盆部和输尿管壁内部(图 4-11~图 4-13)。

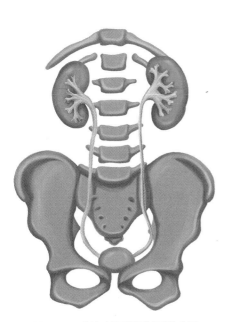

图 4-11 肾与输尿管造影模式图

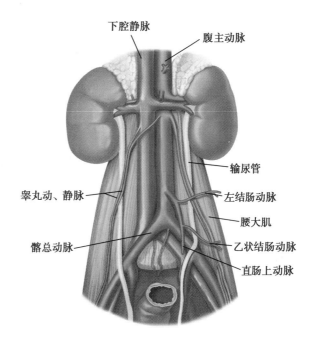

图 4-12 男性输尿管走行

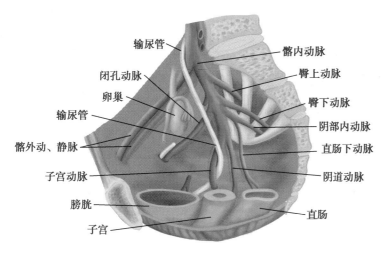

图 4-13 女性输尿管走行

输尿管腹部 abdominal part of ureter 起自肾盂下端,经腰大肌前面下行,至腰大肌中点附近,走行于男性睾丸血管或女性卵巢血管后方,达骨盆入口处。在此处,左侧输尿管越过左髂总动脉末端前方;右侧输尿管则越过右髂外动脉起始部的前方。

输尿管盆部 pelvic part of ureter 自小骨盆入口处,经盆腔侧壁、髂内血管、腰骶干和骶髂关节前方下行,跨过闭孔神经血管束,达坐骨棘水平。男性输尿管走向前、内、下方,经直肠前外侧壁与膀胱后壁之间下行,在输精管后外方与之交叉,从膀胱底外上角向内下斜穿膀胱壁。两侧输尿管达膀胱后壁处相距约5cm。女性输尿管经子宫颈外侧约2.5cm处,从子宫动脉后下方绕过,行向下内至膀胱底穿入膀胱壁内。

输尿管壁内部 intramural part of ureter 是位于膀胱壁内,长约1.5cm斜行的输尿管部分。在膀胱空虚时,膀胱三角区的两输尿管口间距约2.5cm。当膀胱充盈时,膀胱内压的升高能使内部的管腔闭合,从而阻止尿液由膀胱向输尿管反流。

二、输尿管的狭窄

输尿管全程有3处狭窄:①上狭窄位于肾盂输尿管移行处;②中狭窄位于小骨盆上口,输尿管跨过髂血管处;③下狭窄位于输尿管的壁内部。狭窄处口径只有0.2~0.3cm。

第三节 | 膀 胱

膀胱 urinary bladder 是储存尿液的肌性囊状器官,其形状、大小、位置和壁的厚度随尿液充盈程度而异。成年人的膀胱容量平均为 350~500ml,容纳尿液超过 500ml 时会因膀胱壁张力过大而产生疼痛。新生儿膀胱容量约为成人的 1/10,女性的容量小于男性,老年人因膀胱肌张力低而容量增大。

一、膀胱的形态和分部

空虚的膀胱呈三棱锥体形,分尖、体、底和颈四部(图 4-14、图 4-15)。**膀胱尖** apex of bladder 朝向前上方,由此沿腹前壁至脐之间有一皱襞为脐正中韧带。膀胱的后面朝向后下方,呈三角形,称**膀胱底** fundus of bladder。膀胱尖与底之间为**膀胱体** body of bladder。膀胱的最下部称**膀胱颈** neck of bladder,男性与前列腺底、女性与盆膈相毗邻。

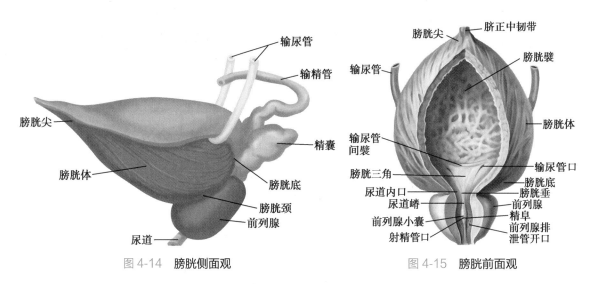

图 4-14　膀胱侧面观　　　　　　　　图 4-15　膀胱前面观

二、膀胱的内面结构

膀胱内面被覆黏膜,当膀胱壁收缩时,黏膜聚集成皱襞称**膀胱襞** vesical plica。在膀胱底内面,有一个呈三角形的区域,位于左、右**输尿管口** ureteric orifice 和**尿道内口** internal orifice of urethra 之间,此处膀胱黏膜与肌层紧密连接,缺少黏膜下层组织,无论膀胱扩张还是收缩,始终保持平滑,称**膀胱三角** trigone of bladder。膀胱三角是肿瘤、结核和炎症的好发部位,膀胱镜检查时应特别注意。两个输尿管口之间的皱襞称**输尿管间襞** interureteric fold,是临床寻找输尿管口的标志。在男性尿道内口后方的膀胱三角处,受前列腺中叶推挤形成纵嵴状隆起处称**膀胱垂** vesical uvula(图 4-15)。

三、膀胱的位置和毗邻

膀胱前方为耻骨联合,二者之间称**膀胱前隙** prevesical space(Retzius 间隙)或耻骨后间隙,在此间隙内,男性有**耻骨前列腺韧带** puboprostatic ligament;女性有**耻骨膀胱韧带** pubovesical ligament,该韧带是女性在耻骨后面和盆筋膜腱弓前部与膀胱颈之间相连的两条结缔组织索。此外,间隙中还有丰富的结缔组织与静脉丛。男性膀胱的后方与精囊、输精管壶腹和直肠相毗邻,女性膀胱的后方与子宫和阴道相毗邻。男性两侧输精管壶腹之间的区域称输精管壶腹三角,借结缔组织连接直肠壶腹,称直肠膀胱筋膜。膀胱空虚时全部位于盆腔内,充盈时膀胱腹膜返折线可上移至耻骨联合上方,此时可在耻骨联合上方施行穿刺术,不会伤及腹膜和污染腹膜腔。新生儿膀胱的位置高于成年人,尿道内口在耻骨联合上缘水平,而老年人的膀胱位置较低。耻骨前列腺韧带、耻骨膀胱韧带、脐正中襞与脐外侧襞等结构将膀胱固定于盆腔。这些结构的发育不良是**膀胱脱垂** cystoptosis 与**女性尿失禁** urinary incontinence 的重要原因（图 4-16）。

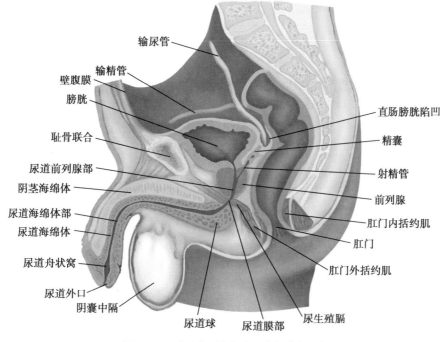

图 4-16　膀胱（男性盆腔正中矢状切面）

第四节 │ 尿　道

男性尿道见"男性生殖系统"。**女性尿道** female urethra 平均长 3～5cm，直径约 0.6cm，较男性尿道短、宽而直（图 4-17）。尿道内口约平耻骨联合后面中央或下部，女性低于男性。其走行向前下方，穿过尿生殖膈，开口于阴道前庭的尿道外口。**尿道内口** internal orifice of urethra 周围为平滑肌组成的膀胱括约肌所环绕。穿过尿生殖膈处则被由横纹肌形成的尿道阴道括约肌所环绕。**尿道外口**

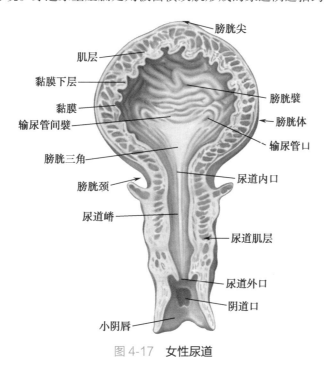

图 4-17　**女性尿道**

external orifice of urethra 位于阴道口的前方、阴蒂的后方 2.0～2.5cm 处,为尿道阴道括约肌所环绕。在尿道下端有**尿道旁腺** paraurethral gland,也称**女性前列腺** female prostate,其导管开口于尿道周围。尿道旁腺发生感染时可形成囊肿,并可压迫尿道,导致尿路不畅。

思考题解题思路

思考题

1. 男,37 岁。早晨起床后左下腹部突然剧痛,疼痛向腹股沟区放射,伴恶心、呕吐,尿呈淡红色,左肾区叩痛阳性,B 超提示左输尿管下段强回声,怀疑输尿管结石。试从输尿管分部和结构特点分析该患者的诊断依据和病变部位。

2. 男,67 岁。偶有无痛性肉眼血尿 3 个月,近 1 个月加重,常见全程无痛肉眼血尿。入院诊断怀疑膀胱肿瘤,建议膀胱镜进一步检查。试述膀胱镜检查应重点检查膀胱内面哪个区域,该区域有何解剖学特点及临床意义。

（左中夫）

第五章 | 生殖系统

生殖系统 reproductive system 的功能是繁殖后代和形成并保持第二性征。生殖系统包括内生殖器和外生殖器两部分。内生殖器由生殖腺、生殖管道和附属腺组成;外生殖器则以两性交媾器官为主(表 5-1)。

表 5-1　生殖系统分部概况

分部		男性生殖系统	女性生殖系统
内生殖器	生殖腺	睾丸	卵巢
	生殖管道	附睾、输精管、射精管、男性尿道	输卵管、子宫、阴道
	附属腺	精囊、前列腺、尿道球腺	前庭大腺
外生殖器		阴囊、阴茎	女阴

第一节 | 男性生殖系统

男性内生殖器由生殖腺(睾丸)、输精管道(附睾、输精管、射精管、男性尿道)和附属腺(精囊、前列腺、尿道球腺)组成。睾丸产生精子和分泌雄性激素;精子先贮存于附睾内,当射精时经输精管、射精管和尿道排出体外。精囊、前列腺和尿道球腺的分泌液参与精液的组成,供给精子营养,有利于精子的活动。男性外生殖器为阴茎和阴囊,前者是男性交媾器官,后者容纳睾丸和附睾(图 5-1)。

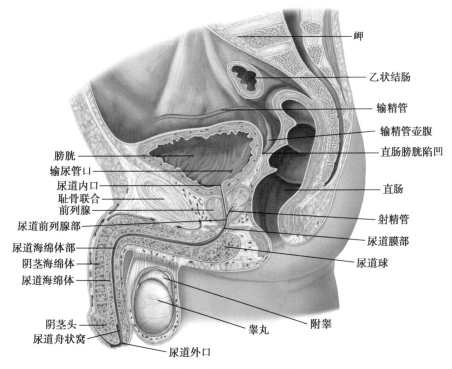

图 5-1　男性盆腔矢状切面

一、男性内生殖器

(一) 睾丸

　　睾丸 testis 位于阴囊内,左右各一,一般左侧略低于右侧,是产生精子和分泌雄性激素的器官(图5-2)。睾丸呈微扁的卵圆形,表面光滑,分前后缘、上下端和内外侧面。前缘游离,后缘有血管、神经和淋巴管出入,与附睾相连。上端被附睾头遮盖,下端游离。外侧面较隆凸,与阴囊壁相贴;内侧面较平坦,与阴囊中隔相依。成人单侧睾丸约重 10～15g。新生儿的睾丸相对较大,性成熟期以前发育较慢,随着性成熟发育迅速;老年人的睾丸萎缩变小。

　　睾丸表面覆盖浆膜,即鞘膜脏层;其深部是坚韧的**白膜** tunica albuginea。白膜在睾丸后缘增厚进入睾丸,形成**睾丸纵隔** mediastinum testis。纵隔发出许多**睾丸小隔** septula testis,呈扇形伸入睾丸实质并与白膜相连,将睾丸实质分为 100～200 个**睾丸小叶** lobule of testis。每个小叶内含有 2～4 条

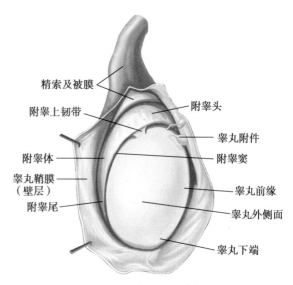

图 5-2　睾丸及附睾(右侧)

盘曲的**生精小管** seminiferous tubule,精子由其生精上皮产生。生精小管之间的结缔组织内有分泌雄性激素的间质细胞。生精小管汇合成**精直小管** straight seminiferous tubule,进入睾丸纵隔交织形成**睾丸网** rete testis。睾丸网发出 12～15 条**睾丸输出小管** efferent ductule of testis,经睾丸后缘上部进入附睾(图 5-3)。

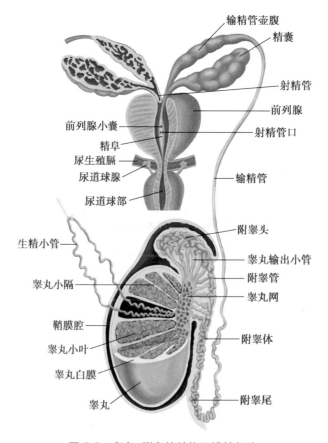

图 5-3　睾丸、附睾的结构及排精径路

（二）附睾

附睾 epididymis 呈新月形,由睾丸输出小管和迂曲的附睾管组成,紧贴睾丸上端和后缘。附睾分为上端膨大的附睾头,中部的附睾体和下端的附睾尾。睾丸输出小管进入附睾盘曲形成附睾头,而后汇合成一条**附睾管** duct of epididymis;附睾管长约 4～6m,迂曲盘回形成附睾体和尾;附睾尾向后上弯曲移行为输精管。附睾管腔面衬以假复层柱状上皮,上皮外侧有薄层平滑肌围绕;肌层产生蠕动性收缩,将精子向尾部推动(见图 5-2、图 5-3)。附睾暂时储存精子,分泌附睾液营养精子,促进精子进一步成熟。

（三）输精管和射精管

1. 输精管 输精管 deferent duct 是附睾管的直接延续,长度约 50cm,一般左侧较右侧稍长;管壁较厚,肌层较发达;管径约 0.3cm,管腔窄小。活体触摸时,呈坚实的圆索状。

输精管依其行程可分为四部:①睾丸部:始于附睾尾,最短,较迂曲,沿睾丸后缘、附睾内侧行至睾丸上端。②精索部:介于睾丸上端与腹股沟管皮下环之间,在精索内位于其他结构的后内侧。此段位置表浅,易于触及,为结扎输精管的理想部位。③腹股沟管部:全程位于腹股沟管的精索内。④盆部:为输精管最长一段,经腹环出腹股沟管后,弯向内下,越过髂外动、静脉,沿盆侧壁腹膜外行向后下,跨过输尿管末端前内方至膀胱底的后面和直肠前面。两侧输精管在此逐渐接近,膨大形成**输精管壶腹** ampulla of deferent duct(图 5-4)。末端变细,两侧并列穿过前列腺,与精囊的排出管汇合成射精管。

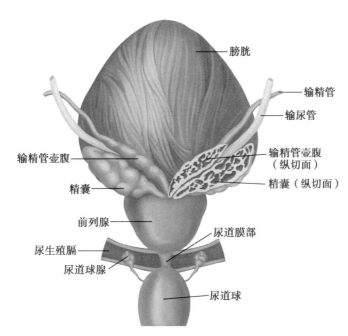

图 5-4 膀胱、前列腺、精囊和尿道球腺(后面)

2. 精索 精索 spermatic cord 是位于睾丸上端和腹股沟管腹环之间的一对柔软的圆索状结构。精索内主要有输精管和睾丸动脉、蔓状静脉丛、输精管血管、神经、淋巴管和腹膜鞘突的残余(鞘韧带)等。精索表面包有三层被膜,从内向外依次为精索内筋膜、提睾肌和精索外筋膜。

3. 射精管 射精管 ejaculatory duct 由输精管的末端与精囊的排出管汇合而成,长约 2cm,向前下穿前列腺实质,开口于尿道前列腺部(图 5-5)。射精管管壁有平滑肌纤维,能够产生有力的收缩,帮助精液排出。

（四）精囊

精囊 seminal vesicle 又称精囊腺,为长椭圆形的囊状器官,表面凹凸不平,位于膀胱底的后方,输精管壶腹的下外侧;左右各一,由迂曲的管道组成,其排出管与输精管壶腹的末端汇合成射精管(图5-4、图 5-5)。精囊的分泌物参与精液的组成。

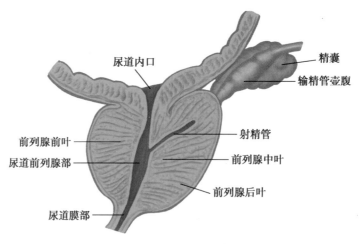

图 5-5 前列腺和射精管（纵切面）

（五）前列腺

前列腺 prostate 是由腺组织和平滑肌组织构成的不成对的实质性器官,表面包有筋膜鞘,称**前列腺囊** prostatic capsule;囊与前列腺之间有前列腺静脉丛。前列腺位于膀胱与尿生殖膈之间,前列腺上端与膀胱颈、精囊和输精管壶腹相邻;前列腺的前方为耻骨联合,后方为直肠壶腹。前列腺的分泌物是精液的主要组成部分。

前列腺形似栗子,重 8～20g,质韧,色淡红。上端宽大,为前列腺底,横径约 4cm,前后径约 2cm,垂直径约 3cm。下端尖细,为前列腺尖,与尿生殖膈相贴(见图 5-4)。底与尖之间的部分为前列腺体。体的后面平坦,中间有一纵行浅沟,称**前列腺沟** sulcus of prostate。活体直肠指诊可触及此沟;前列腺肥大时,此沟消失。男性尿道在前列腺底近前缘处进入,经前列腺实质前部下行,由前列腺尖穿出。在近前列腺底的后缘处,射精管穿入前列腺,斜向前下方,开口于尿道前列腺部后壁的精阜上。前列腺的输出管开口于尿道前列腺部后壁尿道嵴两侧(图 5-5)。

前列腺分为五叶:前叶、中叶、后叶和两侧叶(图 5-6)。前叶很小,位于尿道前方和左、右侧叶之间;中叶呈楔形,位于尿道和射精管之间;左、右侧叶分别位于尿道、中叶和前叶两侧;后叶位于中叶和侧叶的后方,是前列腺肿瘤易发部位。

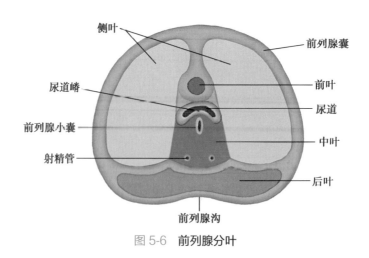

图 5-6 前列腺分叶

小儿前列腺较小,腺部不甚明显;青春期前列腺迅速生长发育成熟。中年以后腺部逐渐退化,结缔组织增生,常形成老年性前列腺肥大。前列腺肥大多发生在中叶和侧叶,压迫尿道,造成排尿困难甚至尿潴留。

（六）尿道球腺

尿道球腺 bulbourethral gland 是一对豌豆大的球形腺体,位于会阴深横肌内。腺的输出管开口于尿道球部(见图 5-3、图 5-4)。尿道球腺的分泌物参与精液的组成,有利于精子的活动。

二、男性外生殖器

（一）阴囊

阴囊 scrotum 是位于阴茎后下方的皮肤囊袋,阴囊壁由皮肤和肉膜组成(图 5-7)。皮肤薄而柔软,颜色较深,有少量阴毛;其皮脂腺分泌物有特殊气味。**肉膜** dartos coat 为浅筋膜,与腹前外侧壁的 Scarpa 筋膜和会阴部的 Colles 筋膜相延续;内含平滑肌纤维,随外界温度变化而舒缩,以调节阴囊内的温度,有利于精子的发育与生存。阴囊皮肤表面沿中线有纵行的阴囊缝,对应的肉膜向深部发出**阴囊中隔** septum of scrotum,将阴囊分为左、右两腔,容纳两侧的睾丸、附睾及精索等。

阴囊深面有包被睾丸和精索的被膜,由外向内依次为:①**精索外筋膜** external spermatic fascia 为腹外斜肌腱膜的延续。②**提睾肌** cremaster 来自腹内斜肌和腹横肌的肌纤维束。③**精索内筋膜** internal spermatic fascia 为腹横筋膜的延续。④**睾丸鞘膜** tunica vaginalis 来自腹膜,分为壁层和脏层;壁层紧贴精索内筋膜内面,脏层包贴睾丸和附睾表面;两层在睾丸后缘处返折移行;二者之间的腔隙即为**鞘膜腔** vaginal cavity,内有少量浆液。

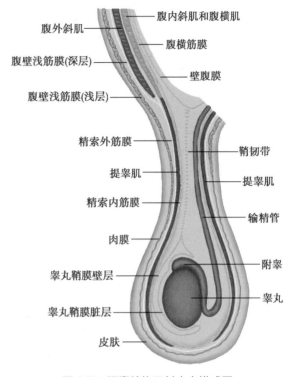

图 5-7　阴囊结构及其内容模式图

腹外斜肌
腹壁浅筋膜(深层)
腹壁浅筋膜(浅层)
精索外筋膜
提睾肌
精索内筋膜
肉膜
睾丸鞘膜壁层
睾丸鞘膜脏层
皮肤

腹内斜肌和腹横肌
腹横筋膜
壁腹膜
鞘韧带
提睾肌
输精管
附睾
睾丸

（二）阴茎

阴茎 penis 为男性交媾器官,分为头、体和根三部分。阴茎根埋藏于阴囊和会阴部皮肤深面,固定在耻骨下支和坐骨支,为固定部。阴茎体呈圆柱形,被韧带悬于耻骨联合的前下方,为可动部。阴茎前端膨大称**阴茎头** glans,尖端有呈矢状位裂隙的**尿道外口** external orifice of urethra。头与体交界的狭窄处称为阴茎颈。

阴茎由两条阴茎海绵体和一条尿道海绵体组成,呈圆柱状(图 5-8)。**阴茎海绵体** cavernous body of penis 为两端尖细的圆柱体,位于阴茎的背侧,左右各一,两者紧密相连,前端嵌入阴茎头后面的凹陷内。阴茎海绵体后端称**阴茎脚** crus of penis,分别附于两侧的耻骨下支和坐骨支。**尿道海绵体** cavernous body of urethra 位于阴茎海绵体的腹侧,尿道贯穿其全长,前端膨大为阴茎头;后端扩大为**尿道球** bulb of urethra,位于两侧的阴茎脚之间,外面包绕球海绵体肌,固定在尿生殖膈的下面。每个海绵体外面都被覆一层坚韧的纤维膜,称为海绵体白膜。海绵体内部由许多海绵体小梁和与血管相通的腔隙组成。当腔隙充血时,阴茎即变粗变硬而勃起。

阴茎的三个海绵体外面包裹深、浅筋膜和皮肤(图 5-9)。深筋膜在阴茎前端逐渐变薄消失;在阴茎根处,深筋膜形成富含弹性纤维的**阴茎悬韧带** suspensory ligament of penis,将阴茎悬吊于耻骨联合前面。浅筋膜疏松无脂肪组织。皮肤薄而柔软,颜色较深,富有伸展性。在阴茎颈前方,皮肤形成双层游离的环形皱襞包绕阴茎头,称为**阴茎包皮** prepuce of penis。包皮内层和阴茎头之间的窄隙称包皮腔,腔内常有包皮垢。包皮与阴茎头腹侧中线处连有一条皮肤皱襞,称**包皮系带** frenulum of prepuce。作包皮环切术时勿损伤该系带,以免影响阴茎的勃起。

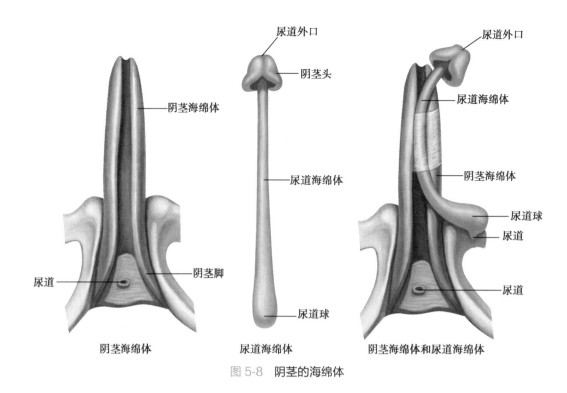

尿道外口
阴茎头

尿道外口
尿道海绵体
阴茎海绵体
尿道球
尿道

阴茎海绵体
阴茎脚
尿道
尿道海绵体
尿道球

阴茎海绵体　　　尿道海绵体　　　阴茎海绵体和尿道海绵体

图 5-8　阴茎的海绵体

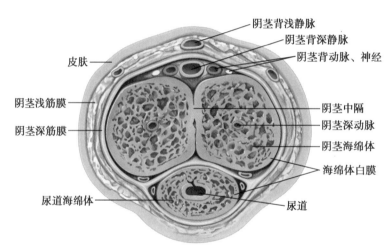

阴茎背浅静脉
阴茎背深静脉
阴茎背动脉、神经
皮肤
阴茎中隔
阴茎深动脉
阴茎海绵体
海绵体白膜
尿道

阴茎浅筋膜
阴茎深筋膜
尿道海绵体

图 5-9　阴茎中部水平切面

幼儿包皮较长,包裹整个阴茎头。随着年龄的增长,包皮逐渐向后退缩,包皮口逐渐扩大,阴茎头显露于外。成年后,包皮覆盖阴茎头和尿道外口,但仍可上翻露出尿道外口和阴茎头的现象,称为包皮过长;因阴茎包皮与阴茎头粘连、包皮外口狭窄等,阴茎包皮不能外翻显露阴茎头及尿道外口的状态,称为包茎。

三、男性尿道

男性尿道 male urethra 兼具排精和排尿的功能,起自膀胱的尿道内口,止于阴茎头的尿道外口。成人尿道管径平均为 5~7mm,长为 16~22cm;分前列腺部、膜部和海绵体部三部分(图 5-10)。

(一)前列腺部

前列腺部 prostatic urethra 为尿道穿过前列腺的部分,长约 3cm。后壁有一纵行隆起称为**尿道嵴** urethral ridge,嵴中部隆起称为**精阜** seminal colliculus。精阜中央小凹称为**前列腺小囊** prostatic utricle,两侧各有一个细小的射精管口。精阜两侧的尿道黏膜上有许多细小的前列腺输出管的开口。

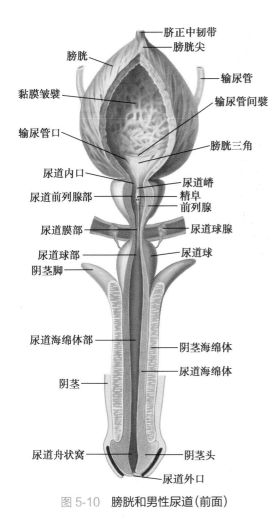

脐正中韧带
膀胱尖
膀胱
输尿管
黏膜皱襞
输尿管间襞
输尿管口
膀胱三角
尿道内口
尿道嵴
尿道前列腺部
精阜
前列腺
尿道膜部
尿道球腺
尿道球部
尿道球
阴茎脚
尿道海绵体部
阴茎海绵体
阴茎海绵体
阴茎
尿道舟状窝
阴茎头
尿道外口

图 5-10 膀胱和男性尿道(前面)

(二)膜部

膜部 membranous part of urethra 为尿道穿过尿生殖膈的部分,长约 1.5cm。周围有属于横纹肌的尿道外括约肌环绕,该肌有控制排尿的作用。膜部位置比较固定,当骨盆骨折时,易损伤此部。临床上将尿道前列腺部和膜部合称为后尿道。

(三)海绵体部

海绵体部 cavernous part of urethra 为尿道穿过尿道海绵体的部分,长约 12~17cm,临床上称为前尿道。在尿道海绵体尿道球内的尿道最宽,称尿道球部,尿道球腺开口于此。阴茎头内的尿道扩大成**尿道舟状窝** navicular fossa of urethra。

尿道有三个狭窄、三个膨大和两个弯曲(见图 5-1,图 5-10)。三个狭窄分别是尿道内口、尿道膜部和尿道外口。其中,尿道外口最窄,呈矢状裂隙。尿道结石易嵌顿在这些狭窄部位。三个膨大是尿道前列腺部、尿道球部和尿道舟状窝。两个弯曲为:①凸向下后方、位于耻骨联合下方 2cm 处恒定的**耻骨下弯** subpubic curvature,包括尿道的前列腺部、膜部和海绵体部的起始段;②凸向上前方、位于耻骨联合前下方阴茎根与阴茎体之间的**耻骨前弯** prepubic curvature,阴茎勃起或将阴茎向上提起时,此弯曲变直而消失。临床上行膀胱镜检查或导尿时应注意这些解剖特点。

第二节 │ 女性生殖系统

女性生殖系统包括内生殖器和外生殖器。内生殖器由生殖腺(卵巢)、生殖管道(输卵管、子宫和阴道)和附属腺(前庭大腺)组成(图 5-11)。外生殖器即女阴。卵巢是产生卵子和分泌雌性激素的器官。卵子成熟后排出,经输卵管腹腔口进入输卵管,在管内受精迁徙至子宫,植入内膜,发育成为胎儿。分娩时,胎儿由子宫口经阴道娩出。

一、女性内生殖器

(一)卵巢

卵巢 ovary(图 5-12)是位于盆腔卵巢窝内的成对生殖腺,位置相当于髂内、外动脉夹角处的骨盆外侧壁。胚胎早期,卵巢沿着腹后壁逐渐下移至盆腔;出生时,位于小骨盆入口以上的髂窝下部;在儿童早期,到达卵巢窝。卵巢呈扁卵圆形,略呈灰红色,分内、外侧面,前、后缘和上、下端。内侧面朝向盆腔,与小肠相邻。外侧面贴着骨盆侧壁的卵巢窝。上端与输卵管末端相接触为**输卵管端** tubal extremity,下端借卵巢固有韧带连于子宫称为**子宫端** uterine extremity。前缘借卵巢系膜连于阔韧带称为**卵巢系膜缘** mesovarian border of ovary,后缘游离称为**独立缘** free border。前缘中部有血管、神经等出入,称为**卵巢门** hilum of ovary。

成年女子的卵巢约为 4cm×2cm×3cm,重 5~6g。幼女的卵巢较小,表面光滑。性成熟期卵巢最大,由于多次排卵,卵巢表面凹凸不平。更年期的卵巢缩小,约为 2.0cm×1.5cm×0.5cm,到绝经期卵巢萎缩至 1.50cm×0.75cm×0.50cm。

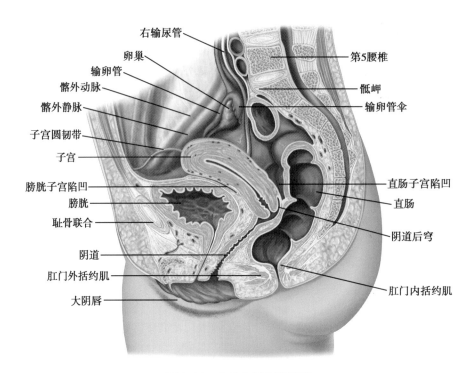

右输尿管

卵巢

输卵管

髂外动脉

髂外静脉

子宫圆韧带

子宫

膀胱子宫陷凹

膀胱

耻骨联合

阴道

肛门外括约肌

大阴唇

第5腰椎

骶岬

输卵管伞

直肠子宫陷凹

直肠

阴道后穹

肛门内括约肌

图 5-11　女性生殖系统概观

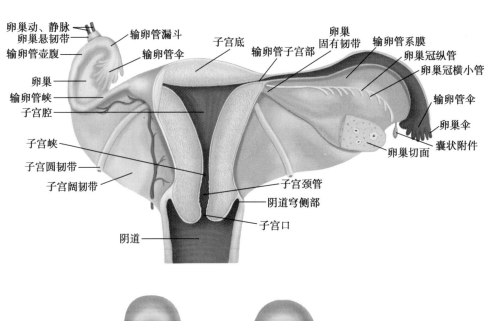

卵巢动、静脉

卵巢悬韧带

输卵管壶腹

卵巢

输卵管峡

子宫腔

子宫峡

子宫圆韧带

子宫阔韧带

阴道

输卵管漏斗

输卵管伞

子宫底

输卵管子宫部

卵巢固有韧带

输卵管系膜

卵巢冠纵管

卵巢冠横小管

输卵管伞

卵巢伞

囊状附件

卵巢切面

子宫颈管

阴道穹侧部

子宫口

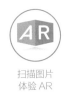

扫描图片
体验 AR

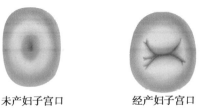

未产妇子宫口　　　经产妇子宫口

图 5-12　女性内生殖器（冠状面）

　　卵巢在盆腔内的位置主要靠韧带来维持。**卵巢悬韧带** suspensory ligament of ovary 又被称为骨盆漏斗韧带，是起自小骨盆侧缘、向内下至卵巢输卵管端的腹膜皱襞，内含有卵巢血管、淋巴管、神经丛、结缔组织和平滑肌纤维，是寻找卵巢血管的标志。**卵巢固有韧带** proper ligament of ovary 由结缔组织和平滑肌纤维构成，表面盖以腹膜，自卵巢下端连至输卵管与子宫结合处的后下方。此外，子宫阔韧带的后层覆盖卵巢和卵巢固有韧带，也起到固定卵巢的作用。

（二）输卵管

输卵管 uterine tube（见图 5-12）是输送卵子的肌性管道，左右各一，长 10～14cm；从卵巢上端连于子宫底的两侧，位于子宫阔韧带上缘内。输卵管由内侧向外侧分为以下四部。

1. **子宫部** 子宫部 uterine part 是位于子宫壁内的一段，直径最细，约 1mm，以**输卵管子宫口** uterine orifice of uterine tube 通子宫腔。

2. **峡部** 峡部 isthmus of uterine tube 短而直，壁厚腔窄，血管分布少；输卵管结扎术多在此部施行。

3. **壶腹部** 壶腹部 ampulla of uterine tube 粗而长，壁薄腔大，腔面上有皱襞，血供丰富，行程弯曲，约占输卵管全长的 2/3，向外移行为漏斗部。卵子多在此受精，若受精卵未能移入子宫而在输卵管内发育，即称为异位妊娠。

4. **漏斗部** 漏斗部 infundibulum of uterine tube 为输卵管末端的膨大部分。向后下弯曲覆盖在卵巢后缘和内侧面。漏斗末端中央有**输卵管腹腔口** abdominal orifice of uterine tube，开口于腹膜腔。卵巢排出的卵子由此进入输卵管。输卵管腹腔口的边缘有许多细长的突起，称为**输卵管伞** fimbria of uterine tube，盖在卵巢的表面；其中一条较长，内面沟也较深，称为**卵巢伞** ovarian fimbria。

（三）子宫

子宫 uterus 壁厚、腔小，是孕育胚胎、胎儿和产生月经的肌性器官。

1. **子宫的形态** 成人未孕子宫前后稍扁、呈倒置的梨形，长约 7～9cm，最宽径约 4cm，厚约 2～3cm。分为底、体、颈三部分（见图 5-12）。**子宫底** fundus of uterus 为输卵管子宫口水平以上的隆凸部分；下端狭窄呈圆柱状为**子宫颈** neck of uterus，在成人长约 2.5～3.0cm，为肿瘤的好发部位；底与颈之间为**子宫体** body of uterus。子宫颈分为突入阴道的**子宫颈阴道部** vaginal part of cervix 和阴道以上的**子宫颈阴道上部** supravaginal part of cervix 两部分。子宫颈上端与子宫体相接处较狭窄称为**子宫峡** isthmus of uterus，长约 1cm。在妊娠期间，子宫峡逐渐伸展变长，形成子宫下段；妊娠末期，可延长至 7～11cm，峡壁逐渐变薄。产科常在此处进行剖宫术，可避免进入腹膜腔，减少感染的机会（图 5-13）。

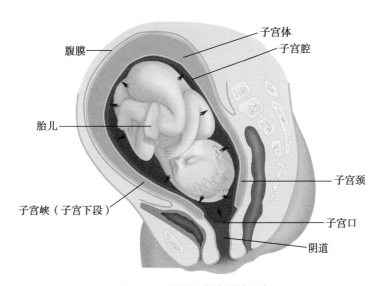

图 5-13 妊娠和分娩期的子宫

子宫内腔分为两部：上部在子宫体内，称为**子宫腔** cavity of uterus；下部在子宫颈内，称为**子宫颈管** canal of cervix of uterus。子宫腔呈前后扁的倒三角形，上两端通输卵管，尖端向下续为子宫颈管。子宫颈管呈梭形，下口通阴道，称为**子宫口** orifice of uterus。未产妇的子宫口多为圆形；已产妇子宫口为横裂状，前、后缘分别称为前唇和后唇。后唇较长，位置也较高。成人未孕时，从子宫口到子宫底距离约 6～7cm，子宫腔长约 4cm，最宽处约 2.5～3.5cm。

2. **子宫壁的结构** 子宫壁分为三层,外层为浆膜,是腹膜的脏层;中层为强厚的肌层,由平滑肌组成;内层为黏膜,即子宫内膜,随月经周期而发生增生、脱落的周期变化。

3. **子宫的位置** 子宫位于小骨盆中央,在膀胱与直肠之间;下端接阴道,两侧有输卵管和卵巢(二者合称**子宫附件** uterine appendage)。未妊娠时,子宫底位于小骨盆入口平面以下,朝向前上方;子宫颈的下端在坐骨棘平面的稍上方。直立时,子宫体伏于膀胱上面。当膀胱空虚时,成年人子宫呈轻度前倾前屈位。前倾即整个子宫向前倾斜,子宫长轴与阴道长轴之间形成一个向前开放的钝角,略大于90°。前屈是指子宫体与子宫颈不在一条直线上,两者间形成一个向前开放的钝角,约170°。子宫有较大的活动性,膀胱和直肠的充盈程度都可影响子宫的位置。

4. **子宫的固定装置** 子宫主要靠韧带、盆膈和尿生殖膈的托持以及周围结缔组织的牵拉等作用维持正常位置(图5-14)。如果这些固定装置薄弱或受损,可导致子宫位置异常,形成不同程度的子宫脱垂,子宫口低于坐骨棘平面,严重者子宫颈可脱出阴道。子宫韧带如下。

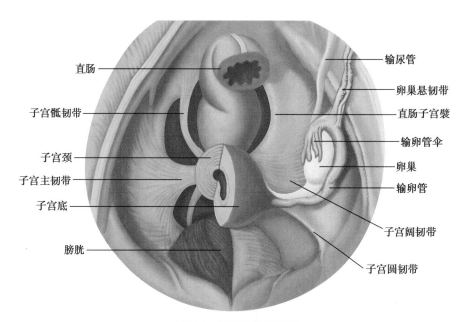

图5-14 **子宫的固定装置**

(1)**子宫阔韧带** broad ligament of uterus:覆盖子宫前、后面的腹膜自子宫侧缘向两侧延伸至盆侧壁和盆底,形成双层腹膜皱襞,称为子宫阔韧带,略呈冠状位。子宫阔韧带可限制子宫向两侧移动。阔韧带上缘游离,包裹输卵管;上缘外侧1/3为卵巢悬韧带。阔韧带的前叶覆盖子宫圆韧带,后叶覆盖卵巢和卵巢固有韧带。前、后叶之间的疏松结缔组织内含有血管、神经和淋巴管等。子宫阔韧带根据附着部位的不同,可分为上方的输卵管系膜、后方的卵巢系膜和下方的子宫系膜三部分(图5-15)。

(2)**子宫圆韧带** round ligament of uterus:是由平滑肌和结缔组织构成的圆索,起于子宫体前面的上外侧,输卵管子宫口的下方。在阔韧带前叶的覆盖下向前外侧弯行,穿经腹股沟管,散为纤维止于阴阜和大阴唇前端的皮下。主要功能是维持子宫前倾。

(3)**子宫主韧带** cardinal ligament of uterus:也称为**子宫旁**

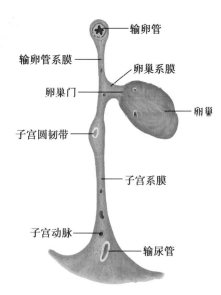

图5-15 **子宫阔韧带(纵切面)**

组织 parametrium,由结缔组织和平滑肌构成;位于阔韧带的基部,从子宫颈两侧缘延伸至盆侧壁,较强韧。子宫主韧带是维持子宫颈正常位置、防止子宫脱垂的重要结构。

（4）**子宫骶韧带** uterosacral ligament:是由平滑肌和结缔组织构成的扁索状韧带,从子宫颈后面的上外侧,向后弯行绕过直肠的两侧,止于第 2、3 骶椎前面的筋膜。表面覆盖以腹膜形成弧形的**直肠子宫襞** rectouterine fold。此韧带向后上牵引子宫颈,协同子宫圆韧带维持子宫的前倾前屈位。

5. **子宫的年龄变化**　新生儿子宫高出小骨盆上口,输卵管和卵巢位于髂窝内,子宫颈较子宫体长。性成熟前期,子宫迅速发育,壁增厚。性成熟期,子宫颈和子宫体长度几乎相等。经产妇的子宫各径、内腔都增大,重量可增加一倍。绝经期后,子宫萎缩变小,壁也变薄。

（四）阴道

阴道 vagina 是连接子宫和外生殖器的肌性管道,由黏膜、肌层和外膜组成,富伸展性;阴道是性交器官,也是月经排出和胎儿娩出的管道。阴道有前、后壁和两个侧壁,前、后壁常处于相贴状态。阴道的下部较窄,以**阴道口** vaginal orifice 开口于阴道前庭。处女阴道口周围附有黏膜皱襞称**处女膜** hymen,呈环形、半月形、伞状或筛状;处女膜破裂后,阴道口周围留有处女膜痕。阴道的上端宽阔,环绕子宫颈阴道部形成环形凹陷,称为**阴道穹** fornix of vagina,分为前部、后部和两个侧部。阴道穹后部（阴道后穹）最深,与后上方腹膜腔的直肠子宫陷凹紧密相邻,仅隔阴道壁和一层腹膜。临床上,可经阴道后穹引流直肠子宫陷凹内的积液进行诊断,具有重要的临床意义。

阴道位于小骨盆中央,前邻膀胱和尿道,后邻直肠,阴道下部穿经尿生殖膈。膈内的尿道阴道括约肌和肛提肌的内侧肌纤维束对阴道有闭合括约作用。

（五）前庭大腺

前庭大腺 greater vestibular gland 或称 Bartholin 腺（图 5-16）,位于大阴唇后部、前庭球后端深面,状如豌豆,被球海绵体肌覆盖。前庭大腺导管向内侧开口于阴道前庭,分泌液有润滑阴道的作用;如因炎症导管阻塞,可形成囊肿。

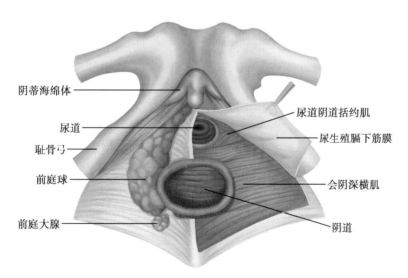

图 5-16　阴蒂、前庭球和前庭大腺

二、女性外生殖器

女性外生殖器即**女阴** female pudendum, vulva（图 5-17）,包括以下结构。

（一）阴阜

阴阜 mons pubis 是位于耻骨联合前面的皮肤隆起,由大量富含皮下脂肪的结缔组织组成。青春期后皮肤生长阴毛,其分布呈尖端向下的三角形。

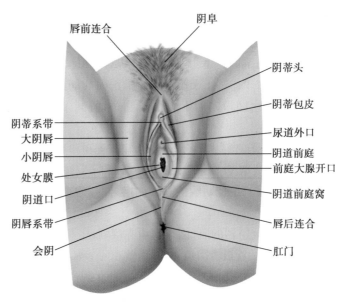

图 5-17　**女性外生殖器**

（二）大阴唇

大阴唇 greater lip of pudendum 是一对从阴阜向后伸展到会阴的纵长隆起的皮肤皱襞。其外侧面颜色较深，前部长有阴毛；内侧面皮下有大量皮脂腺，光滑湿润。大阴唇前端和后端左右互相连合，形成唇前连合和唇后连合。

（三）小阴唇

小阴唇 lesser lip of pudendum 是位于大阴唇内侧的一对较薄的皮肤皱襞，光滑无毛。两侧小阴唇向前端延伸形成阴蒂包皮和阴蒂系带，后端会合形成阴唇系带。

（四）阴道前庭

阴道前庭 vaginal vestibule 是位于两侧小阴唇之间的菱形区，前部有尿道外口，后部有阴道口。小阴唇中后 1/3 交界处，左、右各有一个前庭大腺导管的开口。

（五）阴蒂

阴蒂 clitoris 由两个**阴蒂海绵体** cavernous body of clitoris 组成，后者与男性的阴茎海绵体是同源体，可勃起。**阴蒂脚** crus of clitoris 附着于耻骨下支和坐骨支，向前与对侧者会合形成**阴蒂体** body of clitoris，表面盖以阴蒂包皮。露于表面的为**阴蒂头** glans of clitoris，富有神经末梢，感觉敏锐。

（六）前庭球

前庭球 bulb of vestibule 是男性尿道海绵体的同源体，由具有勃起性的静脉丛构成，位于阴道两侧的大阴唇皮下。两侧前端狭窄并相连，位于尿道外口与阴蒂体之间的皮下；后端膨大与前庭大腺相邻。

三、女性乳房

乳房 mamma，breast 是由皮肤特殊分化的器官，为人类和哺乳动物特有的结构。女性乳房在青春期开始发育生长，妊娠和哺乳期有分泌活动，乳房发育及分泌功能与女性激素相关。妊娠末期乳腺开始分泌少量乳汁，胎儿娩出后，乳汁量随婴儿长大而增多，哺乳停止后乳房内腺体逐渐萎缩、变小。小儿和男性的乳房不发达。

1. **形态**　女性一生中乳房的大小和形态变化较大。成年未孕女性的乳房呈半球形或悬垂形，紧张而富有弹性，重 150～200g。其大小、形态个体差异较大，主要原因为所含纤维组织和脂肪的多少不同。在妊娠期和哺乳期，由于激素影响，腺体组织增殖、发育，乳房胀大呈球形。停止哺乳后，激素迅速撤退，腺体组织和结缔组织逐渐分解、减少，乳腺萎缩，乳房变小，乳房开始下垂。更年期后，由于性激素的分泌急剧减少，乳腺小叶萎缩，脂肪消退，乳房体积显著缩小，松弛下垂。乳房表面中央有**乳头** nipple，通常位于第 4 肋间隙或第 5 肋与锁骨中线相交处。乳头表面有许多小窝，内有输乳孔。

乳头周围有颜色较深的环形皮肤区,称为**乳晕** areola of breast。乳晕表面有许多小隆起称乳晕腺,可分泌脂性物质以滑润乳头(图5-18),防止皮肤较薄的乳头和乳晕受损伤而感染。妊娠和哺乳期的乳头、乳晕有色素沉着而颜色变深。

2. 位置 乳房位于胸大肌和胸肌筋膜的表面,向上至第2～3肋,向下至第6～7肋,内侧至胸骨旁线,外侧可到达腋中线。乳房与胸肌筋膜之间的间隙,称为**乳房后间隙** retromammary space,内有疏松结缔组织和淋巴管,但无大血管,使乳房可轻度移动,同时有利于隆乳术时将假体植入。乳腺癌时,乳房可被固定在胸大肌上。

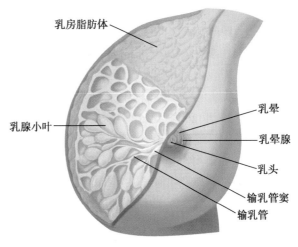

图5-18 成年女性乳房

3. 结构 乳房由皮肤、脂肪组织、纤维组织和**乳腺** mammary gland 构成。乳腺被结缔组织分隔成15～20个乳腺叶,每个乳腺叶又分为若干个乳腺小叶。每个乳腺叶有一排泄管,称为**输乳管** lactiferous duct。输乳管在靠近乳头处膨大为**输乳管窦** lactiferous sinus,其末端变细,开口于乳头。乳腺叶和输乳管均以乳头为中心呈放射状排列,故乳房脓肿切开引流时宜做放射状切口,以免损伤输乳管。乳房后间隙脓肿宜在乳房下缘做一弧形切口引流。

胸壁浅筋膜不仅形成乳腺的包囊,而且还发出许多小的纤维束,向深面连于胸肌筋膜,在浅层连于皮肤,对乳房起支持和固定作用,称为**乳房悬韧带** suspensory ligament of breast,或 Cooper 韧带(图5-19)。乳腺癌时癌细胞侵及纤维组织,乳房悬韧带缩短,牵引皮肤内陷,使皮肤表面呈"酒窝征";另外,当乳腺癌肿蔓延累及浅淋巴管时,可导致所收集范围内的淋巴回流受阻,引起皮肤淋巴水肿,使乳房局部皮肤呈橘皮样改变。

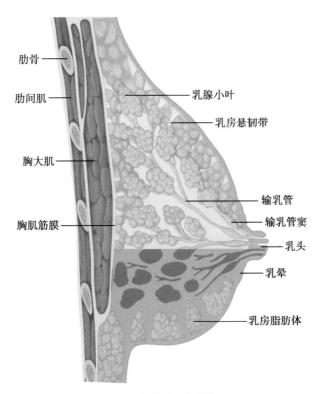

图5-19 **女性乳房矢状切面**

思考题解题思路

思考题

1. 男,62岁。2年前无明显诱因出现排尿时伴有尿等待、尿无力、射程缩短、尿后滴沥等排尿困难症状,临床诊断为前列腺良性增生。试从解剖学角度分析上述症状产生的原因以及体格检查时如何判断前列腺增生。

2. 男,26岁。4小时前从3米高处跌落,骑跨在建筑钢管上,出现会阴部剧烈疼痛,尿道外口出血,排尿费力感明显。入院后给予导尿管置入未成功,临床诊断为尿道损伤。试述男性尿道的分部,并从解剖学角度分析会阴部骑跨伤易损伤哪段尿道以及如何解决患者的尿潴留。

3. 女,23岁。因下腹胀痛急诊。患者自诉下腹胀痛,伴肛门坠胀感,B超显示盆腔积液,阴道后穹饱满,进一步检测需要进行阴道后穹穿刺。另患者妊娠反应为阳性,B超显示右附件包块,怀疑为孕囊。试述:(1)阴道后穹的解剖位置,并分析为何选择在此部位进行穿刺;(2)输卵管的分部以及输卵管妊娠易发生在输卵管的什么部位。

4. 女,33岁。结婚5年不孕。查体:子宫后位。试述正常的子宫位置以及维持子宫正常位置的结构。

(宋焱峰 曹 靖)

NOTES

会 阴

一、会阴的定义和分区

会阴 perineum 有狭义和广义会阴之分。狭义会阴即临床常称的会阴,指外生殖器与肛门之间的区域,在女性也称产科会阴。狭义会阴长 2～3cm,女性较男性的短,其深部有重要的会阴中心腱。产科分娩时保护会阴或做会阴切口,即指保护或切开此处的软组织结构。广义会阴指盆膈以下封闭骨盆下口的全部软组织,呈菱形,其境界与骨盆下口一致,前为耻骨联合下缘及耻骨弓状韧带,两侧为耻骨弓、坐骨结节及骶结节韧带,后为尾骨尖。通过两侧坐骨结节的连线,可将会阴分为两个三角区:前方为**尿生殖三角** urogenital triangle,其尖为耻骨联合,在男性有尿道通过,在女性有尿道和阴道通过;后方为**肛门三角** anal triangle,其尖为尾骨尖,内有肛管通过。

二、会阴的重要结构

(一)肛门三角的肌

1. **肛提肌 levator ani muscle** 为成对存在的扁阔肌,起自耻骨后面和坐骨棘及张于两者之间的肛提肌腱弓,向下内,止于会阴中心腱和尾骨等,两侧肛提肌前份留有三角形的裂隙,称为盆膈裂孔(会阴图-1)。

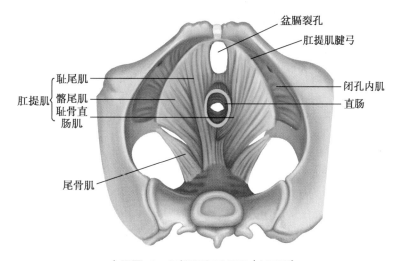

会阴图-1 肛提肌和尾骨肌(上面观)

2. **尾骨肌 coccygeus** 位于肛提肌后方,起于坐骨棘,止于骶、尾骨的两侧缘(会阴图-1)。肛提肌和尾骨肌封闭骨盆下口的大部分,有承托盆腔脏器及固定骶、尾骨的作用。

3. **肛门外括约肌** 围绕在肛管的最下部,与皮肤紧密结合,可分为皮下部、浅部和深部。

(二)尿生殖三角的肌

位于肛提肌前份的下方,参与排尿、性交及承托盆腔内容物,可分为浅、深两层(会阴图-2、会阴图-3)。

1. **浅层肌**

(1) **会阴浅横肌** transversus perinei superficialis:一对狭窄的小肌,起自坐骨结节,止于会阴中心腱。

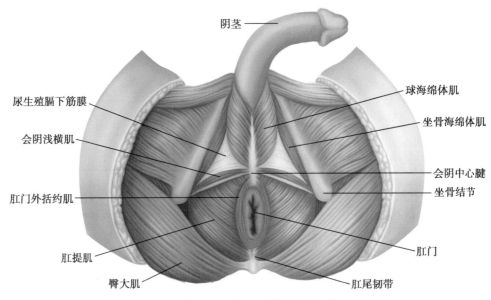

会阴图-2 男会阴肌（浅层上面观）

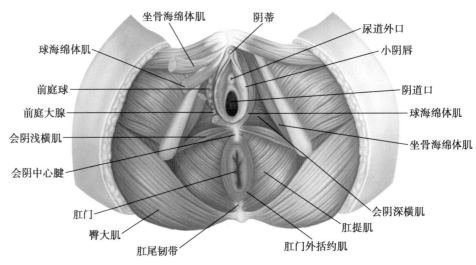

会阴图-3 女会阴肌（浅层）

（2）**坐骨海绵体肌** ischiocavernosus：在男性，起自坐骨结节，止于并覆盖阴茎脚表面，收缩时压迫阴茎海绵体根部，使阴茎勃起；在女性，此肌覆盖于阴蒂脚表面，收缩使阴蒂勃起。

（3）**球海绵体肌** bulbocavernosus：在男性，起自会阴中心腱和正中缝，围绕尿道球和尿道海绵体后部，止于阴茎背面的筋膜，收缩时使尿道缩短变细，协助排尿和射精，参与阴茎勃起；在女性，覆盖于前庭球表面，称阴道括约肌，可缩小阴道口。

会阴中心腱 perineal central tendon 位于外生殖器与肛门之间，即狭义会阴深面的腱性结构，呈楔形，尖朝上，底向下，深 30～40mm，会阴部的许多肌附着于此，有加强盆底的作用。在女性，会阴中心腱较大，有韧性和弹性，对阴道后壁有支持作用，分娩时要加以保护。

2. **深层肌**（见图 5-16）

（1）**会阴深横肌** transversus perinei profundus：在会阴浅横肌的深部，肌束张于两侧坐骨支之间，肌纤维在中线上互相交织，部分纤维止于会阴中心腱，收缩稳定会阴中心腱。

（2）**尿道括约肌** sphincter urethrae：位于会阴深横肌前方，环形围绕尿道膜部，是尿道的括约肌。在女性，此肌围绕尿道和阴道，称尿道阴道括约肌，可缩紧尿道和阴道。

（三）会阴的筋膜

1. **浅筋膜** 肛门三角的浅筋膜为富含脂肪的结缔组织,充填在坐骨结节与肛门之间的坐骨肛门窝(会阴图-4)。尿生殖三角的浅筋膜分浅、深两层:浅层称脂肪膜,含脂肪,向前与腹前壁浅筋膜浅层相延续;深层呈膜状,很强韧,向前与腹前壁浅筋膜深层相延续,在男性与阴囊肉膜及阴茎浅筋膜相延续。

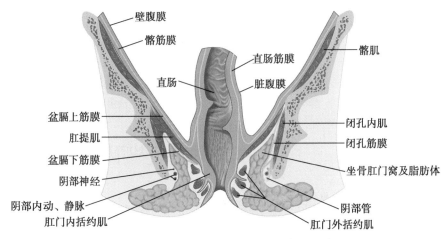

会阴图-4　盆腔冠状切面模式图(经直肠)

2. **深筋膜** 肛门三角的深筋膜覆盖于坐骨肛门窝的各壁。衬于肛提肌和尾骨肌下面的筋膜称为盆膈下筋膜;覆盖于肛提肌和尾骨肌上面的筋膜称为盆膈上筋膜,为盆壁筋膜的一部分。盆膈上、下筋膜及其间的肛提肌和尾骨肌共同组成**盆膈** pelvic diaphragm(会阴图-4)。

尿生殖三角的深筋膜分为两层(会阴图-5～会阴图-7),分别覆盖在会阴深横肌和尿道括约肌的下面和上面,称为尿生殖膈下筋膜和尿生殖膈上筋膜;两侧附于耻骨下支和坐骨支,前缘和后缘两层愈合。尿生殖膈上、下筋膜及其间的会阴深横肌和尿道括约肌共同组成**尿生殖膈** urogenital diaphragm,封闭盆膈裂孔。

会阴浅筋膜与尿生殖膈下筋膜之间围成**会阴浅隙** superficial perineal space,内有尿生殖三角浅层肌,男性有阴茎根,女性有阴蒂脚、前庭球和前庭大腺等。尿生殖膈上、下筋膜之间的间隙称为**会阴深隙** deep perineal space,有会阴深横肌、尿道括约肌、尿道膜部和尿道球腺等结构(会阴图-6)。

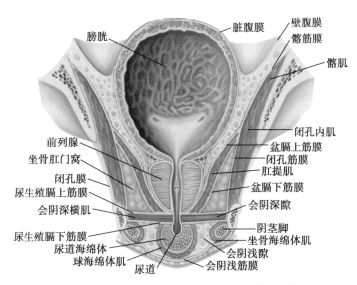

会阴图-5　男性盆腔冠状切面模式图(经膀胱)

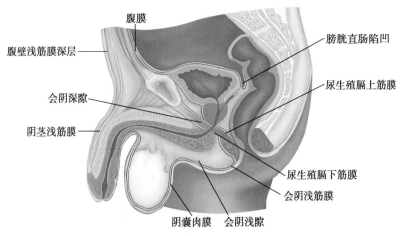

会阴图-6 会阴筋膜模式图(矢状切面)

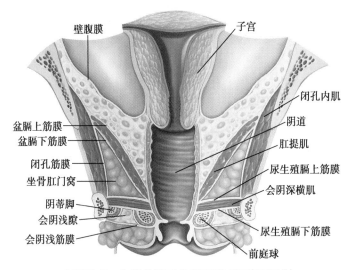

会阴图-7 女性盆腔冠状切面模式图(经阴道)

思考题解题思路

思考题

　　女,37岁。顺产后因常在大笑、打喷嚏、咳嗽时尿失禁就诊。试从解剖学角度分析产生尿失禁的原因,并自学了解预防和康复的方法。

(马志健)

腹 膜

一、概述

腹膜 peritoneum 为覆盖于腹、盆腔壁内和腹、盆腔脏器表面的一层薄而光滑的浆膜,呈半透明状(腹膜图-1)。衬于腹、盆腔壁内的腹膜称为**壁腹膜** parietal peritoneum 或腹膜壁层,由壁腹膜返折并覆盖于腹、盆脏器表面的腹膜称为**脏腹膜** visceral peritoneum 或腹膜脏层。壁腹膜和脏腹膜互相延续、移行,共同围成不规则的潜在性腔隙,称为**腹膜腔** peritoneal cavity,腔内仅有少量浆液。男性腹膜腔为一封闭的腔隙;女性腹膜腔则借输卵管腹腔口,经输卵管、子宫、阴道与外界相通。

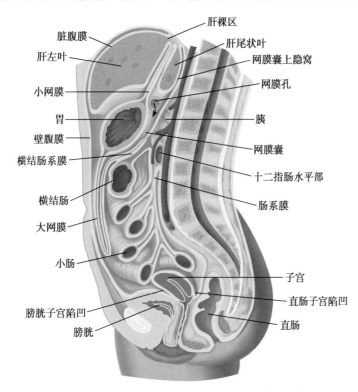

腹膜图-1　**腹膜腔正中矢状切面模式图(女性)**

腹膜腔和腹腔在解剖学上是两个不同的概念。腹腔是指膈以下、小骨盆上口以上,由腹壁围成的腔,广义的腹腔包括小骨盆腔。临床应用时,对腹膜腔和腹腔的区分常常并不严格,但有的手术(如对肾和膀胱的手术)常在腹膜外进行,并不需要通过腹膜腔,手术者应对两个腔的概念有明确的认识。

腹膜具有分泌、吸收、保护、支持、修复和固定脏器等功能,能分泌少量浆液(正常情况下维持约100~200ml),润滑脏器、减少摩擦。上腹部,特别是膈下区的腹膜吸收能力较强,所以腹腔炎症或手术后的患者多采取半卧位,使有害液体流至下腹部,以减缓腹膜对有害物质的吸收。腹膜具有防御功能,腹膜和腹膜腔内浆液中含有大量巨噬细胞,可吞噬细菌和有害物质。腹膜有较强的修复和再生能力,所分泌的浆液中含有纤维蛋白,可促进伤口的愈合和炎症的局限化,但若手术操作粗暴,或腹膜在空气中暴露时间过久,也可因此作用而造成肠襻纤维性粘连等后遗症。

二、腹膜与腹、盆腔脏器的关系

根据脏器被腹膜覆盖的情况,可将腹、盆腔脏器分为三种类型,即腹膜内位、间位和外位器官(腹膜图-2)。

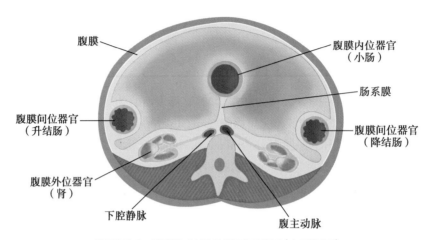

腹膜图-2　腹膜与脏器的关系示意图(水平切面)

(一) 腹膜内位器官

脏器表面几乎全部被腹膜所覆盖称为腹膜内位器官,如胃、十二指肠上部、空肠、回肠、盲肠、阑尾、横结肠、乙状结肠、脾、卵巢和输卵管等。

(二) 腹膜间位器官

脏器表面大部分被腹膜所覆盖称为腹膜间位器官,如肝、胆囊、升结肠、降结肠、子宫、膀胱和直肠上段等。

(三) 腹膜外位器官

脏器仅一面被腹膜所覆盖称为腹膜外位器官,如肾、肾上腺、输尿管,十二指肠降部和水平部,直肠中、下段及胰等。这些器官大多位于腹膜后间隙,临床上又称腹膜后位器官。

掌握脏器与腹膜的关系,对临床手术入路有重要的临床意义,如腹膜内位器官的手术必须通过腹膜腔,而腹膜外位器官和腹膜间位器官可不必打开腹膜腔便可进行手术,从而避免腹膜腔的感染和术后粘连。

三、腹膜形成的结构

壁腹膜与脏腹膜之间或脏腹膜之间互相返折移行,形成许多结构,这些结构不仅对器官起着连接和固定的作用,也是血管、神经等进入脏器的途径。

(一) 网膜

网膜 omentum 是与胃小弯和胃大弯相连的双层腹膜皱襞,两层间有血管、神经、淋巴管和结缔组织等,包括小网膜和大网膜(腹膜图-3)。

1. **小网膜 lesser omentum**　是由肝门移行于胃小弯和十二指肠上部的双层腹膜结构。由肝门连于胃小弯的部分为**肝胃韧带** hepatogastric ligament;肝门连于十二指肠上部之间的部分为**肝十二指肠韧带** hepatoduodenal ligament,其内有位于右前方的胆总管、位于左前方的肝固有动脉及位于两者之间后方的肝门静脉。小网膜的右缘游离,后方为网膜孔,经此孔可进入网膜囊。

2. **大网膜 greater omentum**　是连于胃大弯与腹后壁之间的腹膜结构,形似围裙覆盖于空、回肠和横结肠的前方。大网膜由四层腹膜构成,前两层由胃和十二指肠上部的前、后两层腹膜向下延伸而形成,降至脐平面稍下方,前两层向后返折向上,形成大网膜的后两层,越过横结肠时与横结肠系膜

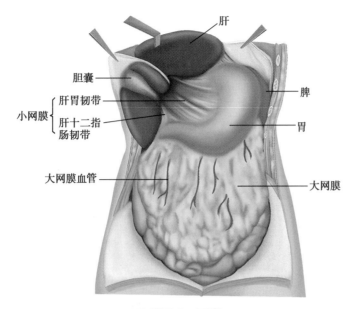

腹膜图-3　网膜

融合,移行于腹后壁。大网膜前两层与后两层之间的潜在性腔隙是网膜囊的下部,随着年龄的增长,大网膜前两层和后两层常粘连愈着,致使其间的网膜囊下部消失。连于胃大弯和横结肠之间的大网膜前两层形成**胃结肠韧带** gastrocolic ligament。大网膜内含有血管、脂肪和巨噬细胞,后者有重要的防御功能。大网膜下垂部分可移动位置,当腹膜腔内有炎症时,大网膜可包围病灶以防止炎症扩散蔓延,故有腹腔卫士之称。小儿的大网膜较短,一般在脐平面以上,当阑尾炎或其他下腹部炎症时,病灶区不易被大网膜包裹而局限化,常导致弥漫性腹膜炎。

　　3. 网膜囊和网膜孔　**网膜囊** omental bursa 是小网膜和胃后壁与腹后壁的腹膜之间的一个扁窄间隙,又称小腹膜腔,为腹膜腔的一部分(腹膜图-4)。网膜囊借肝十二指肠韧带后方的网膜孔与腹膜腔相交通。网膜囊有 6 个壁:前壁为小网膜、胃后壁的腹膜和胃结肠韧带;后壁为横结肠及其系膜以及覆盖在胰、左肾、左肾上腺等处的腹膜;上壁为肝尾状叶和膈下方的腹膜;下壁为大网膜前、后两层的愈着处;左侧为脾、胃脾韧带和脾肾韧带;右侧借网膜孔通腹膜腔的其余部分。

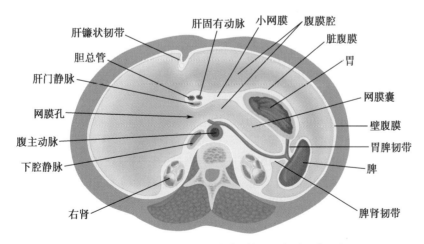

腹膜图-4　网膜孔和网膜囊(经第 1 腰椎水平切面)

　　网膜囊是腹膜腔的一个盲囊,位置较深,周邻关系复杂,有关器官的病变相互影响。当胃后壁穿孔或某些炎症导致网膜囊内积液(脓)时,早期常局限于囊内,给诊断带来一定困难;或因体位变化,经网膜孔流到腹膜腔的其他部位,引起炎症扩散。

网膜孔 omental foramen 又称 Winslow 孔,高度平第 12 胸椎至第 2 腰椎椎体,可容纳 1～2 指。上界为肝尾状叶,下界为十二指肠上部,前界为肝十二指肠韧带,后界为覆盖在下腔静脉表面的腹膜。

(二) 系膜

系膜是由壁、脏腹膜相互延续移行而成的双层腹膜结构,将器官系连固定于腹、盆壁,其内含有出入器官的血管、神经及淋巴管和淋巴结等。主要系膜有肠系膜、阑尾系膜、横结肠系膜和乙状结肠系膜等(腹膜图-5)。

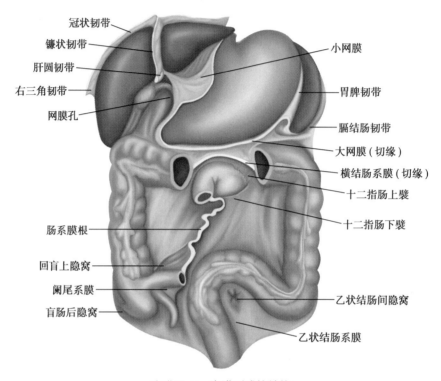

腹膜图-5 腹膜形成的结构

1. **肠系膜 mesentery** 是将空肠和回肠系连固定于腹后壁的双层腹膜结构,面积较大,呈扇形。其附着于腹后壁的部分称为**肠系膜根** radix of mesentery,长约 15cm,起自第 2 腰椎左侧,斜向右下跨过脊柱及其前方结构,止于右骶髂关节前方。肠系膜的肠缘系连空、回肠,长达 5～7m,由于肠系膜根和肠缘的长度相差悬殊,故有利于空、回肠的活动,对消化和吸收有促进作用,但活动异常时也易发生肠扭转、肠套叠等急腹症。肠系膜的两层腹膜间含有肠系膜上血管及其分支、淋巴管、淋巴结、神经丛和脂肪等。

2. **阑尾系膜 mesoappendix** 是将阑尾系连于肠系膜下方的三角形双层腹膜结构。内有出入于阑尾的血管、淋巴管及神经走行于系膜的游离缘,故阑尾切除时,应从系膜游离缘进行血管结扎。

3. **横结肠系膜 transverse mesocolon** 是将横结肠系连于腹后壁的横位双层腹膜结构,其根部起自结肠右曲,向左跨过右肾中部、十二指肠降部、胰等器官的前方,沿胰前缘达到左肾前方,直至结肠左曲。横结肠系膜内含有中结肠血管及其分支、淋巴管、淋巴结和神经丛等。

4. **乙状结肠系膜 sigmoid mesocolon** 是将乙状结肠固定于左下腹的双层腹膜结构,其根部附着于左髂窝和骨盆左后壁。该系膜较长,活动度较大,因而易发生肠扭转。系膜内含有乙状结肠血管、直肠上血管、淋巴管、淋巴结和神经丛等。

(三) 韧带

腹膜形成的韧带指连接腹、盆壁与脏器之间或连接相邻脏器之间的腹膜结构,多数为双层,少数为单层腹膜构成,对脏器有固定作用。有的韧带内含有血管和神经等。

1. **肝的韧带**　肝的上方有镰状韧带、冠状韧带,左、右三角韧带;下方有肝胃韧带和肝十二指肠韧带(如前述);前方有肝圆韧带。

镰状韧带 falciform ligament 是腹前壁上部和膈下面连于肝上面的呈矢状位的双层腹膜结构,位于前正中线右侧,侧面观形似镰刀。该韧带的下缘游离并增厚,内含**肝圆韧带** ligamentum teres hepatis,后者是由胚胎时脐静脉闭锁后形成的遗迹。由于镰状韧带偏中线右侧,脐以上腹壁正中切口需向下延长时,应偏向中线左侧,以避免损伤肝圆韧带及伴其内走行的附脐静脉。

冠状韧带 coronary ligament 是由膈下面的壁腹膜返折至肝上面所形成的呈冠状位的双层腹膜结构。前层向前与镰状韧带相延续,前、后两层之间无腹膜被覆的肝表面称为**肝裸区** bare area of liver。冠状韧带左、右两端,前、后两层彼此黏合增厚形成**左三角韧带** left triangular ligament、**右三角韧带** right triangular ligament。

2. **脾的韧带**　包括胃脾韧带、脾肾韧带、膈脾韧带。

胃脾韧带 gastrosplenic ligament 是连于胃底和胃大弯上份与脾门之间的双层腹膜结构,向下与大网膜左侧部相延续。内含胃短血管和胃网膜左血管及淋巴管、淋巴结等。

脾肾韧带 splenorenal ligament 为脾门至左肾前面的双层腹膜结构,内含胰尾、脾血管,以及淋巴管、神经等。

膈脾韧带 phrenicosplenic ligament 为脾肾韧带的上部,由脾上极连至膈下。

3. **胃的韧带**　包括肝胃韧带、胃脾韧带、胃结肠韧带和胃膈韧带,前三者已如前述。

胃膈韧带 gastrophrenic ligament 是胃贲门左侧和食管腹段连于膈下面的腹膜结构。

(四) 皱襞、隐窝和陷凹

脏器之间或脏器与腹、盆壁之间的腹膜形成的隆起称**腹膜皱襞** peritoneal fold,其深部常有血管走行。在腹膜皱襞之间或腹膜皱襞与腹、盆壁之间形成的凹陷称为**腹膜隐窝** peritoneal recess,较大的隐窝称**陷凹** pouch。

1. **腹后壁的腹膜皱襞和隐窝(见腹膜图-5)**　皱襞和隐窝的大小、深浅和形态,个体间差异甚大,发达处常是内疝的好发部位。常见的有位于十二指肠升部左侧的**十二指肠上皱襞** superior duodenal fold,其深面有**十二指肠上隐窝** superior duodenal recess(国人出现率为50%)。十二指肠上隐窝开口朝下,与十二指肠下皱襞深面的十二指肠下隐窝(国人出现率为75%)开口相对。**盲肠后隐窝** retrocecal recess位于盲肠后方,盲肠后位阑尾常位于其内。**乙状结肠间隐窝** intersigmoid recess 位于乙状结肠左后方,乙状结肠系膜与腹后壁之间,其后壁内有左输尿管通过。**肝肾隐窝** hepatorenal recess 位于肝右叶与右肾之间,仰卧位时,是腹膜腔的最低部位。

2. **腹前壁的腹膜皱襞和隐窝(腹膜图-6)**　腹前壁内面的5条腹膜皱襞均位于脐下。**脐正中皱襞** median umbilical fold 是连于脐与膀胱尖之间的腹膜皱襞,内含胚胎时期的脐尿管闭锁后形成的脐正中韧带。**脐内侧皱襞** medial umbilical fold 位于脐正中皱襞的两侧,左右各一,内含脐动脉闭锁后形成的脐内侧韧带。**脐外侧皱襞** lateral umbilical fold 又称腹壁动脉皱襞,左右各一,位于脐内侧皱襞的外侧,内含腹壁下动脉和静脉。腹股沟韧带上方,上述5条腹膜皱襞之间形成了3对浅凹,由中线向外侧依次为**膀胱上窝** supravesical fossa、**腹股沟内侧窝** medial inguinal fossa 以及**腹股沟外侧窝** lateral inguinal fossa,腹股沟内侧窝和外侧窝分别与腹股沟管浅环和深环的位置相对应。位于腹股沟韧带下方,与腹股沟内侧窝相对应的浅凹为**股凹** femoral fossa,是股疝的好发部位。

3. **腹膜陷凹**　主要的腹膜陷凹位于盆腔内,为腹膜在盆腔脏器之间移行返折形成。男性在膀胱与直肠之间有**直肠膀胱陷凹** rectovesical pouch。女性在膀胱与子宫之间有**膀胱子宫陷凹** vesicouterine pouch(见腹膜图-1),在直肠与子宫之间有**直肠子宫陷凹** rectouterine pouch。后者又称 Douglas 腔,较深,与阴道后穹之间仅隔以阴道后壁和腹膜。站立或坐位时,男性的直肠膀胱陷凹、女性的直肠子宫陷凹是腹膜腔的最低部位,腹膜腔积液多聚积于此。临床上可进行直肠穿刺和阴道后穹穿刺以诊断和治疗。

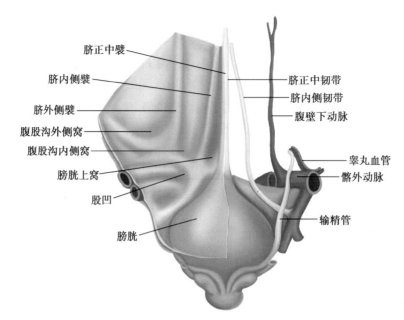

腹膜图-6　腹前壁内面的腹膜襞及隐窝

四、腹膜腔的分区与间隙

腹膜腔借横结肠与横结肠系膜分为结肠上区与结肠下区。

（一）结肠上区

结肠上区又称膈下间隙 subphrenic space，为膈与横结肠及其系膜之间的区域，由于肝的存在划分为肝上间隙与肝下间隙（腹膜图-7）。

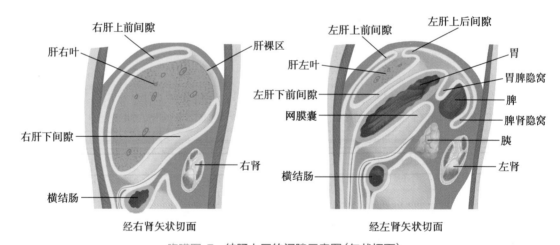

腹膜图-7　结肠上区的间隙示意图（矢状切面）

1. **肝上间隙**　指肝膈面的腹膜与膈下面的腹膜之间的间隙。肝上间隙借镰状韧带分隔为**左肝上间隙** left suprahepatic space 与**右肝上间隙** right suprahepatic space。后者位于镰状韧带右侧、右冠状韧带上层前方。前者位于镰状韧带左侧，左冠状韧带再将其划分为前、后两部，即左冠状韧带前层前方的**左肝上前间隙** anterior left suprahepatic space 和左冠状韧带后层后方的**左肝上后间隙** posterior left suprahepatic space。冠状韧带两层间的裸区与膈之间称膈下腹膜外间隙，此隙主要位于右肝的后方。

2. **肝下间隙**　指肝脏面的腹膜同横结肠表面的腹膜及横结肠系膜之间的间隙，借镰状韧带与肝圆韧带划分为**左肝下间隙** left subhepatic space 与**右肝下间隙** right subhepatic space。左肝下间隙借小网膜分为左肝下前间隙与左肝下后间隙，**左肝下前间隙** anterior left subhepatic space 介于肝左叶脏面腹膜与小网膜、胃前壁腹膜之间,**左肝下后间隙** posterior left subhepatic space 即网膜囊。右肝下间隙亦称肝肾隐窝,介于肝右叶脏面腹膜与右肾、右肾上腺表面腹膜之间,上界为右冠状韧带下层,通过网膜孔与左肝下后间隙交通,并可向下与结肠下区之右结肠旁沟相通。

上述七个间隙中,任何一个发生脓肿时,均称膈下脓肿,其中以肝上、下间隙脓肿较为多见。膈下腹膜外间隙常为肝穿刺行肝内胆管造影术进针的部位。

(二) 结肠下区

结肠下区为横结肠及其系膜与盆底上面之间的区域,包括**左结肠旁沟** left paracolic sulcus、**右结肠旁沟** right paracolic sulcus 与**左肠系膜窦** left mesenteric sinus、**右肠系膜窦** right mesenteric sinus 四个间隙(腹膜图-8)。

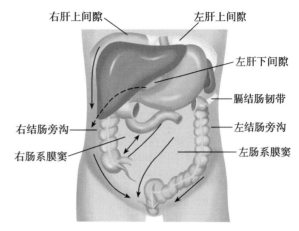

右肝上间隙　　　　左肝上间隙

左肝下间隙

膈结肠韧带

右结肠旁沟　　　　左结肠旁沟

右肠系膜窦　　　　左肠系膜窦

腹膜图-8　结肠下区的间隙示意图

1. **结肠旁沟**　左结肠旁沟位于降结肠左侧壁脏腹膜与左侧腹壁的壁腹膜之间,其上方因有左膈结肠韧带而不与膈下间隙交通,向下则经左髂窝、小骨盆上口与腹膜腔盆部相交通。右结肠旁沟位于升结肠右侧壁脏腹膜与右侧腹壁的壁腹膜之间,因右膈结肠韧带发育差或缺失(不发育)而向上同肝肾隐窝交通,其下份亦经右髂窝和小骨盆上口同腹膜腔盆部交通。

2. **肠系膜窦**　左肠系膜窦为肠系膜根左层腹膜与降结肠右侧壁腹膜之间的斜方形间隙,此窦上界为横结肠表面腹膜与横结肠系膜之左侧半,下界为乙状结肠及其系膜之腹膜,后界为腹后壁之壁腹膜,向下与腹膜腔盆部相通,如有积液可沿乙状结肠向下流入盆腔。右肠系膜窦则位于肠系膜根右侧与升结肠左侧壁腹膜之间的三角形间隙,上界为横结肠及其系膜右侧半之腹膜,后界亦为腹后壁壁腹膜,此窦下方有回肠末端相隔,故间隙内的炎性渗出物常积存于局部,向下不能直接通向盆腔。

? 思考题

男,11岁。2年前患阑尾炎,经手术治疗后痊愈,手术半年后经常腹痛、腹胀、排气不畅、嗳气、大便干燥。近1周腹痛加剧,伴恶心呕吐,不排气排便。体温37.8℃,脉搏82次/分,呼吸22次/分,血压110/78mmHg,痛苦面容,神志清晰,腹肌紧张,压痛明显,肠鸣音弱,0～1次/分,诊断为肠梗阻。试从腹膜与脏器的被覆关系角度分析阑尾炎手术为何会引发肠梗阻,并举例说明哪些腹腔或盆腔器官手术可避免肠粘连发生。

思考题解题思路

(刘学政)

第六章 | 内分泌系统

内分泌系统 endocrine system 是机体的调节系统,与神经系统相辅相成,共同维持机体内环境的平衡与稳定,调节机体的生长发育和各种代谢活动,并调控生殖,影响各种行为(图 6-1)。

内分泌系统由内分泌腺和内分泌组织组成。**内分泌腺** endocrine gland 的毛细血管丰富,无导管,分泌的物质称为**激素** hormone。激素直接进入血液循环,作用于特定的靶器官。内分泌腺包括垂体、松果体、甲状腺、甲状旁腺、肾上腺、胸腺和生殖腺等。内分泌腺的血液供应非常丰富,与其旺盛的新陈代谢和激素的运送有关。内分泌腺的结构和功能活动有明显的年龄变化。**内分泌组织** endocrine tissue 以细胞团分散于机体的器官或组织内,如胰内的胰岛、睾丸内的间质细胞、卵巢内的卵泡和黄体等(图 6-1)。内脏和脉管等系统的许多器官也兼具内分泌功能。

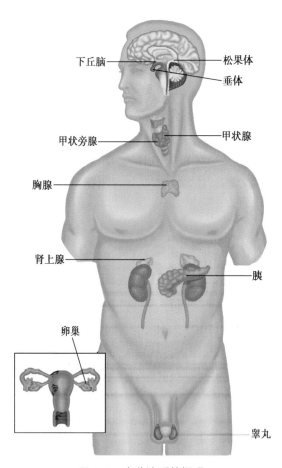

图 6-1 内分泌系统概观

一、垂体

垂体 pituitary gland,hypophysis 为一灰红色的椭圆形小体,位于颅底蝶鞍的垂体窝内(图 6-2)。成年人垂体重约 0.5～0.6g,女性略大于男性,妊娠期显著增大。垂体表面包裹结缔组织被膜,由腺垂体和神经垂体两个部分组成,其来源、结构和功能均不同。**神经垂体** neurohypophysis 分为神经部和漏斗

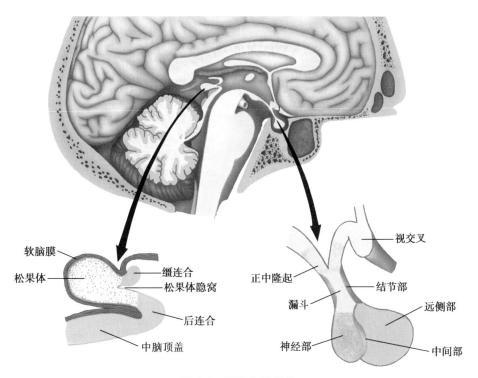

图 6-2　**垂体和松果体**

两部分,漏斗与下丘脑相连,包括漏斗柄和正中隆起。**腺垂体** adenohypophysis 分为远侧部、结节部和中间部三部分,远侧部最大,中间部位于远侧部与神经部之间,结节部围绕在漏斗周围。垂体在神经系统和内分泌腺的相互作用中处于重要的地位。

　　腺垂体的远侧部和结节部又合称为垂体前叶,能分泌多种激素,如生长激素、促甲状腺激素、促肾上腺皮质激素、促性腺激素等,后三种激素分别促进甲状腺、肾上腺皮质和生殖腺的分泌活动。生长激素可促进肌、内脏的生长和多种代谢过程,尤其是刺激骺软骨生长,使骨增长。幼年时生长激素分泌不足可导致垂体性侏儒症;如果该激素分泌过多,在骨骼发育成熟前则引起巨人症,在骨骼发育成熟后可引起肢端肥大症。神经垂体的神经部和腺垂体的中间部又合称为垂体后叶,能贮存和释放视上核、室旁核的神经内分泌细胞合成的抗利尿激素(加压素)和缩宫素。抗利尿激素主要促进肾远曲小管和集合管重吸收水,使尿液浓缩,若抗利尿激素分泌减少可导致尿崩症。缩宫素可促进子宫平滑肌收缩,还可促进乳腺分泌。

二、松果体

　　松果体 pineal body 为一灰红色的椭圆形腺体(图 6-2),重 120～200mg。位于上丘脑的后上方,以柄附着于第三脑室顶的后部。松果体表面包以软脑膜,结缔组织伴随血管伸入腺实质内,将实质分为许多小叶。松果体在儿童期比较发达,一般在 7 岁左右开始退化,青春期后松果体可有钙盐沉积,出现大小不一的脑砂,随年龄增长而增多,脑砂可作为影像诊断颅内病变的定位标志。

　　松果体合成和分泌褪黑素,可抑制垂体促性腺激素的释放,间接影响性腺的发育。褪黑素参与调节生殖系统的发育、月经周期的节律和许多神经功能活动。在儿童期,松果体病变引起其功能不全时,可出现性早熟或生殖器官过度发育。

三、甲状腺

　　甲状腺 thyroid gland 是人体最大的内分泌腺,为红褐色腺体,呈 H 形,由左、右侧叶和中间的甲状腺峡组成(图 6-3、图 6-4)。成人甲状腺平均重量,在成年男性为 26.71g,在女性为 25.34g,但在不同年龄段有女性稍重的情况,在月经期和妊娠期甲状腺也增大。甲状腺侧叶位于喉下部和气管颈部的

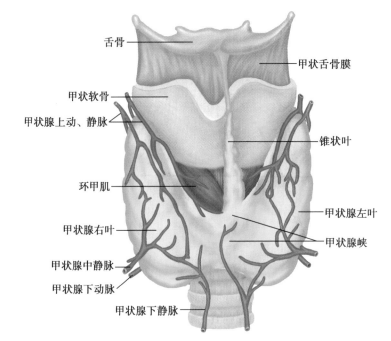

图 6-3 甲状腺(前面观)

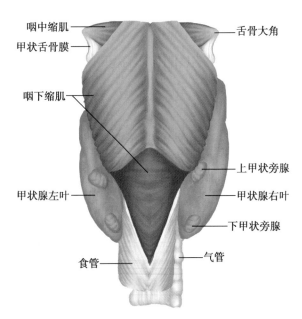

图 6-4 甲状腺和甲状旁腺(后面观)

前外侧。左、右侧叶分为前后缘、上下端和前外侧面、内侧面。上端到达甲状软骨中部,下端至第 6 气管软骨环,后方平对第 5~7 颈椎高度。甲状腺峡位于第 2~4 气管软骨环的前方,连接甲状腺左、右侧叶。约 50% 人的甲状腺峡部向上伸出一锥状叶,长者可到达舌骨平面。

甲状腺被气管前筋膜包裹,该筋膜形成甲状腺假被膜,即甲状腺鞘。甲状腺的外膜称为真被膜,即纤维囊。二者之间形成的间隙为囊鞘间隙,内有疏松结缔组织、血管、神经和甲状旁腺。假被膜内侧增厚形成甲状腺悬韧带,使甲状腺两侧叶内侧和峡部连于甲状软骨、环状软骨和气管软骨环,将甲状腺固定于喉和气管壁上。当吞咽时,甲状腺可随喉的活动而上、下移动。

甲状腺分泌甲状腺素,可提高神经兴奋性,促进生长发育。甲状腺素对婴幼儿的骨骼发育和中枢神经系统发育影响显著,小儿甲状腺功能减退时,不仅身体矮小,而且出现脑发育障碍导致呆小症。

四、甲状旁腺

甲状旁腺 parathyroid gland 为棕黄色、黄豆大小的扁椭圆形腺体(图 6-4),常位于甲状腺侧叶后缘与其被膜之间,亦可埋入甲状腺实质内或位于甲状腺鞘外。一般有上、下两对,每个重 35~50mg。甲状旁腺表面覆有薄层的结缔组织被膜,被膜携带血管、淋巴管和神经伸入腺内,成为小梁,将甲状旁腺分为不完全的小叶。小叶内腺实质细胞排列成索或团状,其间有少量结缔组织和丰富的毛细血管。上甲状旁腺的位置恒定,位于甲状腺侧叶后缘的上、中 1/3 交界处;下甲状旁腺的位置变异较大,多位于甲状腺侧叶后缘靠近下端的甲状腺下动脉处。

甲状旁腺分泌甲状旁腺激素,主要作用是调节体内钙和磷的代谢。甲状旁腺激素和降钙素的共同调节维持了机体血钙的稳定。甲状旁腺激素分泌不足可引起血钙降低,机体发生酸中毒,从而导致中枢神经和肌肉的功能紊乱。

五、肾上腺

肾上腺 suprarenal gland 位于肾的上方(图 6-5),质软,呈淡黄色,与肾共同包裹于肾筋膜内。左侧肾上腺似呈半月形,右侧肾上腺呈三角形,重 6.8~7.2g。肾上腺前面有不太明显的**肾上腺门** suprarenal hilum,是血管、神经和淋巴管出入之处。肾上腺由周边的皮质和中央的髓质两部分构成。肾上腺表面包裹结缔组织被膜,少量结缔组织伴随血管和神经伸入皮质内。

肾上腺皮质分泌盐皮质激素、糖皮质激素和性激素,分别调节体内水盐代谢、调节碳水化合物代谢、影响第二性征等。肾上腺髓质可分泌肾上腺素和去甲肾上腺素,前者的主要功能是作用于心肌,使心跳加快,心肌收缩力加强;后者的主要作用是使小动脉平滑肌收缩,以维持血压稳定等。

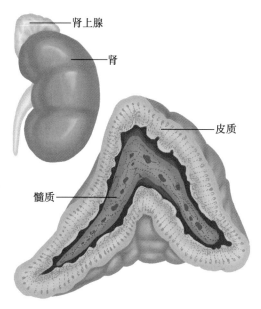

图 6-5　肾上腺

六、胸腺

胸腺 thymus 位于胸骨柄的后方,大部分位于上纵隔的前部(图 6-6),贴近心包上方和大血管前面,向上到达胸廓上口,向下至前纵隔。胸腺由左、右叶构成,呈不对称的扁条状,质软,两叶之间借结缔组织相连。新生儿和幼儿的胸腺相对较大,重 10~15g。性成熟后胸腺发育至最高峰,重达 25~40g,随后逐渐萎缩,多被结缔组织替代。胸腺也可伸至颈部,尤其是小儿,胸腺肿大时可压迫头臂静脉、主动脉弓和气管,出现发绀和呼吸困难。

胸腺属于淋巴器官,兼有内分泌功能,可分泌胸腺素和促胸腺生成素,参与机体的免疫反应。

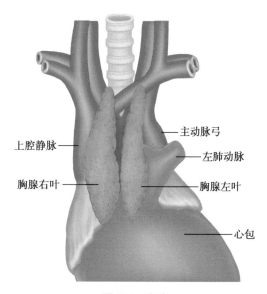

图 6-6　胸腺

七、生殖腺

睾丸 testis 是男性生殖腺,产生精子和雄激素。雄激素由生精小管之间的间质细胞产生,经毛细血管进入血液循环至全身靶器官,可刺激男性附属性腺的生长,在青春期激发男性第二性征,即促进胡须生长、喉增大以及骨骼迅速增长,并维持正常的性功能,同时有促使生精细胞发育成精子及促进全身代谢活动的功能。

卵巢 ovary 是女性生殖腺,可产生卵泡。卵泡壁的细胞主要产生雌激素和孕激素。卵泡排卵后转变成黄体,黄体可分泌孕激素和雌激素。雌激素可刺激子宫、阴道和乳腺的生长发育,出现并维持女性第二性征。孕激素的主要作用是促进子宫内膜在雌性激素作用的基础上继续生长发育,为受精卵着床在子宫内做准备,亦促进乳腺发育,为哺乳做准备。

八、胰岛

胰岛 pancreatic islet 为许多大小不等、形状不一的球形细胞团(图 6-7)。成人胰约有 100 万个胰岛,约占胰体积的 1.5%。每个胰岛含有若干球形、椭圆形或多边形细胞,数目最多的是胰岛 α 细胞和 β 细胞,分别分泌胰高血糖素和胰岛素。胰高血糖素和胰岛素协同作用能调节血糖浓度,维持血糖稳态。

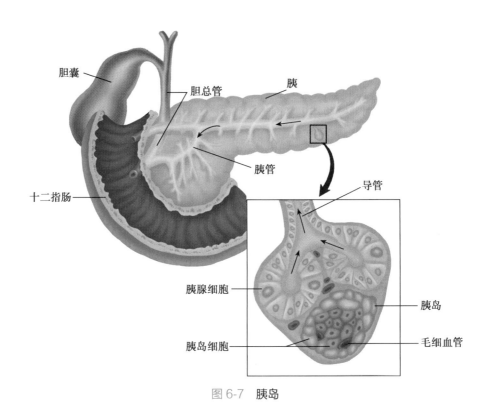

图 6-7　胰岛

思考题

1. 女,46 岁。接受甲状腺癌根治术后出现手脚麻木,四肢无力,偶有抽搐,服用钙片后缓解。试从解剖学角度分析症状出现的原因。
2. 男,9 岁。发现个矮 5 年余,目前身高为 105cm,无慢性器质性疾病,无智力低下,饮食基本正常,初步诊断为垂体性侏儒症。试从垂体的位置、分部和功能等解剖学知识的角度分析该患者的病因。

(马志健)

思考题解题思路

第七章 | 脉管系统

脉管系统 vascular system 是封闭的管道系统,分布于人体各部,包括心血管系统和淋巴系统。心血管系统由心、动脉、毛细血管和静脉组成,血液在其中循环流动。淋巴系统包括淋巴管道、淋巴器官和淋巴组织。淋巴液沿淋巴管道向心流动,最后汇入静脉,因此,淋巴管道可视为静脉的辅助管道。

脉管系统的主要功能是物质运输,即将消化系统吸收的营养物质和肺吸收的氧运送到全身器官的组织和细胞,同时将组织和细胞的代谢产物、多余的水及二氧化碳运送到肾、肺、皮肤等排出体外,以保证身体持续不断的新陈代谢。内分泌器官和分散在体内各处的内分泌细胞所分泌的激素以及生物活性物质亦由脉管系统输送,作用于相应的靶器官,以实现体液调节。此外,脉管系统对维持人体内环境理化特性的相对稳定以及实现防卫功能等均具有重要作用。

脉管系统还有内分泌功能。心肌细胞、血管平滑肌细胞和内皮细胞等可产生和分泌心房钠尿肽、肾素、血管紧张素等多种生物活性物质参与机体的功能调节。

第一节 | 心血管系统

一、概述

(一) 心血管系统的组成

心血管系统包括心、动脉、毛细血管和静脉。

1. **心 heart** 是连接动、静脉的枢纽和心血管系统的"动力泵",主要由心肌构成,且具有内分泌功能。心内部被心间隔分为互不相通的左、右两半,每半又各分为心房和心室,故心有四个腔:左心房、左心室、右心房和右心室。同侧心房和心室借房室口相通。心房接受静脉,心室发出动脉。在房室口和动脉口处均有瓣膜,它们颇似泵的阀门,可顺流而开启,逆流而关闭,保证血液定向流动。

2. **动脉 artery** 是运送血液离心的管道。动脉管壁较厚,可分为3层:内膜菲薄,腔面为一层内皮细胞,能减少血流阻力;中膜较厚,含平滑肌、弹性纤维和胶原纤维,大动脉以弹性纤维为主,中、小动脉以平滑肌为主;外膜由疏松结缔组织构成,含胶原纤维和弹性纤维,可防止血管过度扩张。动脉壁的结构与其功能密切相关。大动脉中膜弹性纤维丰富,有较大的弹性,心室射血时,管壁被动扩张;心室舒张时,管壁弹性回缩,推动血液继续向前流动。中、小动脉,尤其是小动脉的中膜平滑肌可在神经体液调节下收缩或舒张以改变管腔大小,从而影响局部血流量和血流阻力。动脉在行程中不断分支,越分越细,最后移行为毛细血管。

3. **毛细血管 capillary** 是连接动、静脉末梢间的管道,管径一般为6~8μm,管壁主要由一层内皮细胞和基膜构成。毛细血管彼此吻合成网,除角膜、晶状体、毛发、软骨、牙釉质和被覆上皮外,遍布全身各处。毛细血管数量多、管壁薄、通透性大、管内血流缓慢,是血液与组织液进行物质交换的场所。

4. **静脉 vein** 是运送血液回心的血管。小静脉由毛细血管汇合而成,在向心回流过程中不断接受属支,逐渐汇合成中静脉、大静脉,最后注入心房。静脉管壁也可以分内膜、中膜和外膜三层,但其界线常不明显。与相应的动脉比较,静脉管壁薄、管腔大、弹性小、容血量较大。

在神经体液调节下,血液沿心血管系统循环不息。血液由左心室泵出,经主动脉及其分支到达全身毛细血管,血液在此与周围的组织、细胞进行物质和气体交换,再通过各级静脉,最后经上、下腔静脉及心冠状窦返回右心房,这一循环途径称为体循环(大循环)。血液由右心室搏出,经肺动脉干及其各级分支到达肺泡毛细血管进行气体交换,再经肺静脉进入左心房,这一循环途径称为肺循环(小循环)(图7-1)。体循环和肺循环同时进行,体循环的路程长,流经范围广,以动脉血滋养全身各部,并将全身各部的代谢产物和二氧化碳运回心。肺循环路程较短,只通过肺,主要使静脉血转变成氧饱和的动脉血。

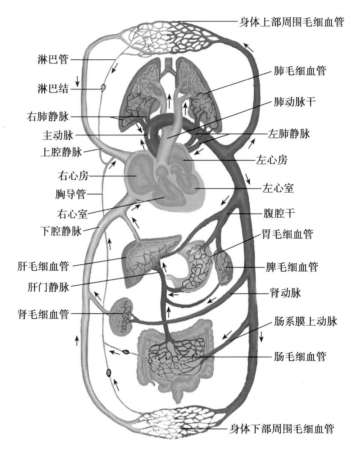

图7-1 血液循环示意图

(二)血管的吻合及功能意义

人体的血管除经动脉-毛细血管-静脉相通连外,动脉与动脉之间,静脉与静脉之间甚至动脉与静脉之间,可借血管支(吻合支或交通支)彼此连接,形成**血管吻合** vascular anastomosis(图7-2A)。

1. **动脉间吻合** 人体内许多部位或器官的两动脉干之间可借交通支相连,如脑底动脉之间。在经常活动或易受压的部位,其邻近的多条动脉分支常互相吻合成动脉网,如关节网。在时常改变形态的器官,两动脉末端或其分支可直接吻合形成动脉弓,如掌深弓、掌浅弓、胃小弯动脉弓等。这些吻合都有缩短循环时间和调节血流量的作用。

2. **静脉间吻合** 静脉吻合远比动脉丰富,除具有和动脉相似的吻合形式外,常在脏器周围或脏器壁内形成静脉丛,以保证在脏器扩大或腔壁受压时血流通畅。

3. **动、静脉吻合** 在体内的许多部位,如指尖、趾端、鼻、唇、外耳皮肤、生殖器勃起组织等处,小动脉和小静脉之间可借血管支直接相连,形成小动、静脉吻合。这种吻合具有缩短循环途径,调节局部血流量和体温的作用。

4. **侧支吻合** 有的血管主干在行程中发出与其平行的侧副管。发自主干不同高度的侧副管彼此吻合,称侧支吻合。正常状态下侧副管比较细小,但当主干阻塞时,侧副管逐渐增粗,血流可经扩大

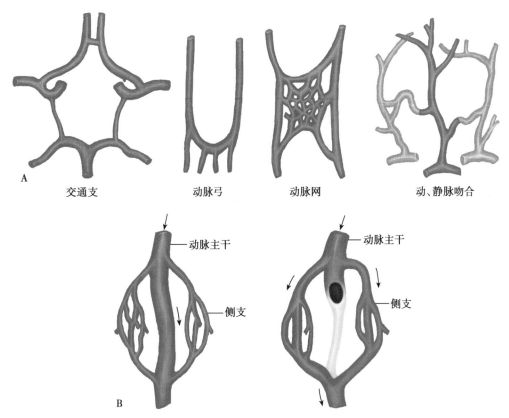

交通支　　　动脉弓　　　动脉网　　　动、静脉吻合

图 7-2　血管吻合和侧支循环示意图
A. 血管吻合形式；B. 侧支吻合和侧支循环。

的侧支吻合到达阻塞远端的血管主干，使血管受阻区的血液循环得到不同程度的代偿恢复。这种通过侧支建立的循环称**侧支循环** collateral circulation 或侧副循环。侧支循环的建立显示了血管的适应能力和可塑性，对于保证器官在病理状态下的血液供应具有重要意义（图 7-2B）。

体内少数器官内的动脉与相邻动脉之间无吻合，这种动脉称为**终动脉**，如视网膜中央动脉。终动脉的阻塞可导致供血区的组织缺血甚至坏死。如果某一动脉与邻近动脉虽有吻合，但当该动脉阻塞后，邻近动脉不足以代偿其血液供应，这种动脉称功能性终动脉，如脑、肾和脾内的部分动脉分支。

二、心

（一）心的位置、外形和毗邻

心是一个中空的肌性纤维性器官，形似倒置的、前后稍扁的圆锥体，周围裹以心包，斜位于胸腔的中纵隔内。国人成年男性正常心重约（284±50）g，女性约（258±49）g，但心重可因年龄、身高、体重和体力活动等因素不同而有差异。心约 2/3 位于正中线的左侧，1/3 位于正中线的右侧（图 7-3）。前方对向胸骨体和第 2～6 肋软骨；后方平对第 5～8 胸椎；两侧与胸膜腔和肺相邻；上方连接出入心的大血管；下方邻膈。心的长轴自右肩斜向左肋下区，与身体正中线构成 45° 角。心底部被出入心的大血管根部和心包反折固定，心室部分则活动度较大。

心可分为一尖、一底、两面、三缘，表面尚有 4 条沟（图 7-4、图 7-5）。

心尖 cardiac apex 圆钝、游离，由左心室构成，朝向左前下方，与左胸前壁接近，在左侧第 5 肋间隙锁骨中线内侧 1～2cm 处可触及心尖搏动。

心底 cardiac base 朝向右后上方，主要由左心房和小部分的右心房构成。上、下腔静脉分别从上、下注入右心房；左、右肺静脉分别从两侧注入左心房。心底后面隔心包壁与食管、迷走神经和胸主动脉等相邻。

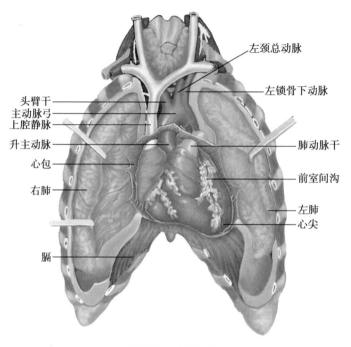

图 7-3 心的位置

扫描图片
体验 AR

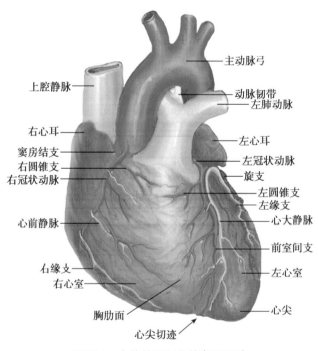

图 7-4 心的外形和血管(前面观)

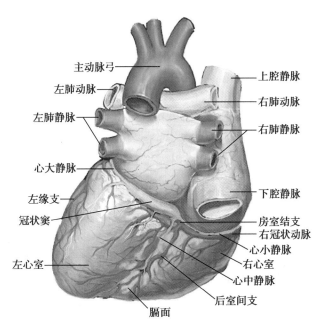

图 7-5　心的外形和血管(后下面观)

心的胸肋面(前面)朝向前上方,大部分由右心房和右心室构成,一小部分由左心耳和左心室构成(见图 7-4)。该面大部分隔心包被胸膜和肺遮盖;小部分隔心包与胸骨体下部和左侧第 4～6 肋软骨邻近,故在左侧第 4 肋间隙与胸骨左侧缘处进行心内注射,一般不会伤及胸膜和肺。胸肋面上部可见起于右心室的肺动脉干行向左上方,起于左心室的升主动脉在肺动脉干后方向右上方走行。膈面(下面)几乎呈水平位,朝向下方并略朝向后,隔心包与膈毗邻,大部分由左心室构成,一小部分由右心室构成。

心的下缘(锐缘)介于膈面与胸肋面之间,接近水平位,由右心室和心尖构成。左缘(钝缘)居胸肋面与肺面之间,绝大部分由左心室构成,仅上方一小部分有左心耳参与。右缘由右心房构成。心左、右缘形态圆钝,无明确的边缘线,它们隔心包分别与左、右膈神经和心包膈血管以及左、右纵隔胸膜和肺相邻。

心表面有 4 条沟,可作为 4 个心腔的表面分界。**冠状沟** coronary sulcus(房室沟)几乎呈额状位,近似环形,前方被肺动脉干所中断,是右上方的心房与左下方的心室表面的分界。**前室间沟** anterior interventricular groove 和**后室间沟** posterior interventricular groove 分别在心室的胸肋面和膈面,从冠状沟走向心尖的右侧,它们分别与室间隔的前、下缘一致,是左、右心室在心表面的分界。前、后室间沟在心尖右侧的会合处稍凹陷,称心尖切迹 cardiac apical incisure。冠状沟和前、后室间沟内被冠状血管和脂肪组织等填充,在心表面其轮廓不清。在心底,右心房与右上、下肺静脉交界处的浅沟称后房间沟,与房间隔后缘一致,是左、右心房在心表面的分界。后房间沟、后室间沟与冠状沟的相交处称**房室交点** crux,是心表面的一个重要标志。此处是左、右心房与左、右心室在心后面相互接近之处,其深面有重要的血管和神经等结构。由于在此处冠状沟左侧高于右侧,后房间沟偏右,而后室间沟偏左,故房室交点不是一个十字交叉点,而应视为一区域。

(二) 心腔

心被心间隔分为左、右两半心,左、右半心各分成左、右心房和左、右心室四个腔,同侧心房和心室借房室口相通。

心在发育过程中出现沿心纵轴的轻度向左旋转,故左半心位于右半心的左后方。

1. 右心房 right atrium(图 7-6)　位于心的右上部,壁薄而腔大,可分为前、后两部。前部为固有心房,由原始心房衍变而来;后部为腔静脉窦,由原始静脉窦右角发育而成,两者之间以位于上、下腔静脉口前缘间,上下纵行于右心房表面的**界沟** sulcus terminalis 为界。在腔面,与界沟相对应纵行肌隆起为**界嵴** crista terminalis,其横部起自上腔静脉口前内方的房间隔,横行向外至上腔静脉口前外面,移行于界嵴垂直部,后者与下腔静脉瓣相续。

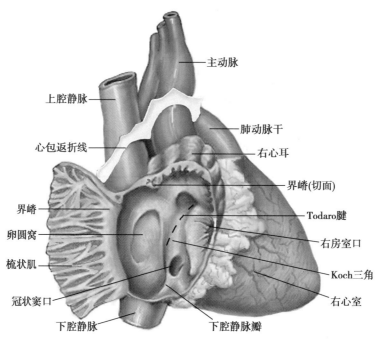

图 7-6　**右心房内面观**
虚线示 Todaro 腱的位置。

（1）固有心房：构成右心房的前部，其内面有许多大致平行排列的肌束，称为梳状肌，起自界嵴，向前外方走行，止于右房室口。梳状肌之间的心房壁较薄。在心耳处，肌束交错成网。当心功能障碍时，心耳处血流更缓慢，易淤积形成血栓。

（2）腔静脉窦：位于右心房的后部，内壁光滑，无肌性隆起。内有上、下腔静脉口和冠状窦口。**上腔静脉口** orifice of superior vena cava 开口于腔静脉窦的上部，在上腔静脉与右心耳交界处，即界沟上 1/3 的心外膜下有窦房结，在手术剥离上腔静脉根部时，应避免损伤窦房结及其血管。**下腔静脉口** orifice of inferior vena cava 开口于腔静脉窦的下部。在下腔静脉口前缘的瓣膜为**下腔静脉瓣** valve of inferior vena cava，又称 Eustachian 瓣。

冠状窦口 orifice of coronary sinus 位于下腔静脉口与右房室口之间，相当于房室交点区的深面。窦口后缘有**冠状窦瓣** valve of coronary sinus，又称 Thebesian 瓣，出现率为 70%。此外，在右心房的许多部位还可见一些直径小于 0.5mm 的小孔，为心最小静脉的开口。

右心房内侧壁的后部主要由房间隔形成。房间隔右侧面中下部有一卵圆形凹陷，称**卵圆窝** fossa ovalis，是胚胎时期卵圆孔闭合后的遗迹，此处薄弱，是房间隔缺损的好发部位，也是从右心房进入左心房心导管穿刺的理想部位。房间隔前上部的右心房内侧壁，由主动脉窦向右心房凸起而成主动脉隆凸，为心导管术的重要标志。

右心房的冠状窦口前内缘、三尖瓣隔侧尖附着缘和 Todaro 腱之间的三角区，称 Koch 三角（图 7-6）。Todaro 腱为下腔静脉口前方心内膜下的一个腱性结构，它向前经房间隔附着于右纤维三角（中心纤维体），向后与下腔静脉瓣相延续。Koch 三角的前部心内膜深面为房室结，其尖对着膜性室间隔的房室部。

右心房的前下部为右房室口，右心房的血液由此流入右心室。

2. 右心室 right ventricle（图 7-7）　位于右心房的前下方，直接位于胸骨左缘第 4、5 肋软骨的后方，在胸骨旁第 4 肋间隙作心内注射多注入右心室。右心室前壁与胸廓相邻，介于右冠状沟、前室间沟、心右缘以及肺动脉口平面之间，构成胸肋面的大部分。右心室前壁较薄，只有左心室壁厚度的 1/3，供应血管相对较少，通常是右心室手术的切口部位。

右心室腔被一弓形的肌性隆起，即**室上嵴** supraventricular crest 分成后下方的右心室流入道和前上方的流出道两部分。

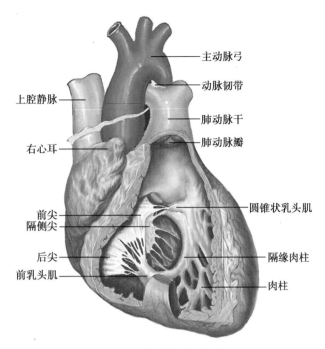

主动脉弓

动脉韧带

肺动脉干

肺动脉瓣

圆锥状乳头肌

隔缘肉柱

肉柱

上腔静脉

右心耳

前尖
隔侧尖

后尖
前乳头肌

图 7-7　右心室内部结构

（1）右心室流入道：又称固有心腔（窦部），从右房室口延伸至右心室尖。室壁有许多纵横交错的肌性隆起，称**肉柱** trabeculae carneae，故腔面凹凸不平。基部附着于室壁，尖端突入心室腔的锥体形肌隆起，称**乳头肌** papillary muscle。右心室乳头肌分前、后、隔侧三群：前乳头肌 1～5 个，位于右心室前壁中下部，由其尖端发出 5～10 条细索样的腱索呈放射状连于三尖瓣前、后尖。后乳头肌较小，多数为 2～3 个，位于下壁，发出腱索多数连于三尖瓣后尖。隔侧乳头肌小但数量较多，位于室间隔右侧面中上部。前乳头肌根部有 1 条肌束横过室腔至室间隔的下部，称**隔缘肉柱** septomarginal trabecula，又称**节制索** moderator band，形成右心室流入道的下界，有防止心室过度扩张的功能。房室束的右束支及供应前乳头肌的血管可通过隔缘肉柱达前乳头肌，在右心室手术时，要防止损伤隔缘肉柱，以免发生右束支传导阻滞。

此外，在室间隔后部与右心室游离壁之间，有时还可见到含浦肯野纤维（Purkinje 纤维）的游离肌性小梁，称右心室条束，但较左心室少。

右心室流入道的入口为**右房室口** right atrioventricular orifice，呈卵圆形，其周围有致密结缔组织构成的三尖瓣环围绕。**三尖瓣** tricuspid valve（**右房室瓣** right atrioventricular valve）基底附着于该环上，瓣膜游离缘垂入室腔（图 7-8）。瓣膜被三个深陷的切迹分为三片近似三角形的瓣叶，按其位置分别称前尖、后尖和隔侧尖。位于两个相邻瓣膜之间的瓣膜组织称为连合，相应三个瓣连合分别为前内侧连合、后内侧连合和外侧连合，连合处亦有腱索附着。病理情况下的瓣膜粘连多发生在连合处，可造成房室口狭窄。三尖瓣的游离缘和心室面借腱索连于乳头肌。当心室收缩时，由于三尖瓣环缩小以及血液推动，三尖瓣紧闭，因乳头肌收缩和腱索牵拉，瓣膜不致翻向心房，从而防止血液倒流入右心房。三尖瓣环、三尖瓣、腱索和乳头肌在结构和功能上是一个整体，称**三尖瓣复合体** tricuspid valve complex。它们共同保证血液的单向流动，其中任何一部分结构损伤，将会导致血流动力学的改变。

（2）右心室流出道：又称**动脉圆锥** conus arteriosus 或漏斗部，位于右心室前上方，内壁光滑无肉柱，呈圆锥体状，其上端借**肺动脉口** orifice of pulmonary trunk 通肺动脉干。肺动脉口周缘有三个彼此相连的半月形纤维环为肺动脉环，环上附有三个半月形的**肺动脉瓣** valve of pulmonary trunk（图 7-7、图 7-8），瓣膜游离缘朝向肺动脉干方向，其中点的增厚部分称为半月瓣小结。肺动脉瓣与肺动脉壁间的袋状间隙称**肺动脉窦** sinus of pulmonary trunk。当心室收缩时，血液冲开肺动脉瓣进入肺动脉干；当心室舒张时，肺动脉窦被倒流的血液充盈，使三个瓣膜相互靠拢，肺动脉口关闭，阻止血液反流入右心室。动脉圆锥的下界为室上嵴，前壁为右心室前壁，内侧壁为室间隔。

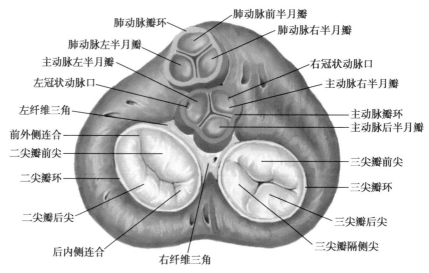

图 7-8 心瓣膜和纤维环(上面观)

3. **左心房 left atrium**(图 7-9) 位于右心房的左后方,构成心底的大部,是四个心腔中最靠后的腔。前方有升主动脉和肺动脉,后方与食管相毗邻。根据胚胎发育来源,左心房亦可分为前部的左心耳和后部的左心房窦。

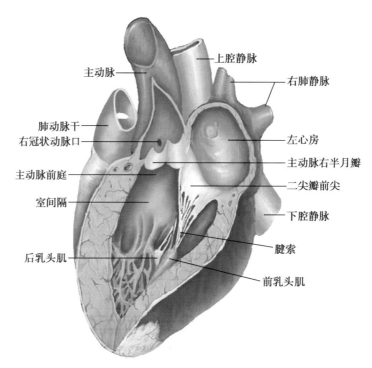

图 7-9 左心房和左心室

(1) **左心耳 left auricle**:较右心耳狭长,壁厚,边缘有几个深陷的切迹。突向左前方,覆盖于肺动脉干根部左侧及左冠状沟前部,因与二尖瓣邻近,是心外科最常用的手术入路之一。左心耳内壁也因有梳状肌而凹凸不平,但梳状肌没有右心耳发达且分布不匀。

(2) **左心房窦**:又称固有心房,腔面光滑,其后壁两侧各有一对肺静脉开口,开口处无静脉瓣,但心房肌可围绕肺静脉延伸 1~2cm,具有括约肌样作用,也可出现异常的心传导组织。左心房窦前下部借**左房室口** left atrioventricular orifice 通左心室。

4. **左心室 left ventricle**(图 7-9) 位于右心室的左后方,呈圆锥形,锥底被左房室口和主动脉口所占据。左心室壁厚度约是右心室壁厚度的 3 倍。左心室前壁介于前室间沟、左房室沟和左冠状动脉旋支的左缘支之间的区域内,血管较少,是左心室手术的入路部位。在左心室各壁之间或室壁与乳头肌之间,常有一些游离于室腔的细索状结构,称左心室条索或假腱索,多从室间隔至后乳头肌、左心室前壁和前乳头肌,其内大都含有 Purkinje 纤维,为左束支分支。左心室肉柱较右心室细小,心壁肌肉最薄处为心尖处。左心室腔以二尖瓣前尖为界分为左后方的左心室流入道和右前方的流出道两部分。

（1）左心室流入道:又称为左心室窦部,位于二尖瓣前尖的左后方。左心室流入道的入口为**左房室口** left atrioventricular orifice,口周围的致密结缔组织环为二尖瓣环。**二尖瓣** mitral valve(**左房室瓣** left atrioventricular valve)基底附于二尖瓣环,游离缘垂入室腔。瓣膜被两个深陷的切迹分为前尖和后尖。前尖呈半卵圆形,位于前内侧,介于左房室口与主动脉口之间;后尖略似长条形,位于后外侧。于两切迹相对处,前、后尖叶融合,称前外侧连合和后内侧连合。二尖瓣前、后尖借助腱索附着于乳头肌上(见图 7-8、图 7-9)。**二尖瓣复合体** mitral valve complex 在结构和功能上为一整体,包括二尖瓣环、二尖瓣、腱索和乳头肌。

左心室乳头肌较右心室者粗大,分为前、后两组:**前乳头肌** anterior papillary muscle 和**后乳头肌** posterior papillary muscle。前乳头肌 1~5 个,位于左心室前外侧壁的中部,常为单个粗大的锥状肌束。后乳头肌 1~5 个,位于左心室后壁的内侧部。前乳头肌发出 7~12 条腱索连于二尖瓣前、后尖的外侧半和前外侧连合;后乳头肌以 6~13 条腱索连于二尖瓣前、尖的内侧半和后内侧连合。乳头肌的正常位置排列几乎与左心室壁平行,这一位置关系对保证二尖瓣前、后尖有效闭合十分重要。当左心室收缩时,乳头肌对腱索产生一垂直的牵拉力,使二尖瓣有效靠拢、闭合,心射血时又限制瓣尖翻向心房。

（2）左心室流出道:又称**主动脉前庭** aortic vestibule、主动脉圆锥或主动脉下窦,为左心室的前内侧部分,由室间隔上部和二尖瓣前尖围成,室间隔构成流出道的前内侧壁,二尖瓣前尖构成后外侧壁。此部室壁光滑无肉柱,缺乏伸展性和收缩性。流出道的上界为**主动脉口** aortic orifice,位于左房室口的右前方,其周围的纤维环上附有三个半月形的瓣膜,称**主动脉瓣** aortic valve,瓣膜大而坚韧,按瓣膜的方位分为左半月瓣、右半月瓣和后半月瓣。每个瓣膜相对的主动脉壁向外膨出,半月瓣与主动脉壁之间的袋状间隙称**主动脉窦** aortic sinus。通常将主动脉窦命名为**主动脉右窦** right aortic sinus、**主动脉左窦** left aortic sinus 和**主动脉后窦** posterior aortic sinus(见图 7-8、图 7-9)。冠状动脉口一般位于主动脉窦内主动脉瓣游离缘以上,当心室收缩、主动脉瓣开放时,瓣膜未贴附窦壁,进入窦内的血液形成小涡流,这样不仅有利于心室射血后主动脉瓣立即关闭,还可保证无论在心室收缩还是舒张时都不会影响足够的血液流入冠状动脉,从而保证心肌有充分的血液供应。

（三）心的构造

1. 心纤维性支架 又称心纤维骨骼,位于房室口、肺动脉口和主动脉口的周围,由致密结缔组织构成(见图 7-8,图 7-10)。心纤维性支架质地坚韧而富有弹性,为心肌纤维和心瓣膜提供附着处,在心肌运动中起支持和稳定作用。人的心纤维性支架随着年龄的增长可发生不同程度的钙化,甚至骨化。

心纤维性支架包括左纤维三角、右纤维三角、4 个瓣纤维环(肺动脉瓣环、主动脉瓣环、二尖瓣环和三尖瓣环)、圆锥韧带、室间隔膜部和瓣膜间隔等。

（1）右纤维三角(见图 7-8,图 7-10):位于二尖瓣环、三尖瓣环和主动脉后瓣环之间,向下附着于室间隔肌部,向前逐渐移行为室间隔膜部,略呈三角形或前宽后窄的楔形。因右纤维三角位于心的中央部位,又称为**中心纤维体** central fibrous body。其前面与室间隔膜部相延续,后面有时发出一结缔组织束,称 Todaro 腱,呈白色索状,位于右心房心内膜深面,在接近下腔静脉瓣末端时,纤维分散而终止。右纤维三角与房室结、房室束的关系十分密切,已为临床所重视。房室束穿过右纤维三角的右上面,行向下,在室间隔膜部和肌部交界处离开右纤维三角。

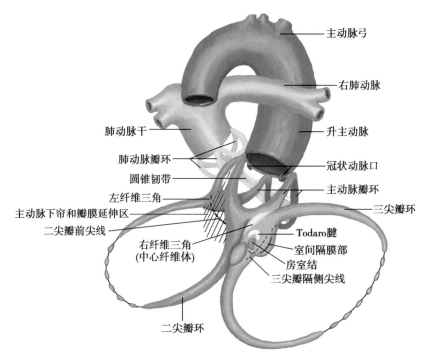

左纤维三角——
主动脉下帘和瓣膜延伸区——
二尖瓣前尖线——
右纤维三角
(中心纤维体)——
二尖瓣环——

主动脉弓
右肺动脉
肺动脉干——
肺动脉瓣环——
圆锥韧带——
升主动脉
冠状动脉口
主动脉瓣环
三尖瓣环
Todaro腱
室间隔膜部
房室结
三尖瓣隔侧尖线

图 7-10　心纤维支架模式图

（2）左纤维三角（见图 7-8，图 7-10）：位于主动脉左瓣环与二尖瓣环之间，呈三角形，体积较小，其前方与主动脉左瓣环相连，向后方发出纤维带，与右纤维三角发出的纤维带共同形成二尖瓣环。左纤维三角位于二尖瓣前外侧连合之前，外侧与左冠状动脉旋支相邻近，是二尖瓣手术时的重要标志，也是易于损伤冠状动脉的部位。

二尖瓣环、三尖瓣环和主动脉瓣环彼此靠近，肺动脉瓣环位于较高平面，借圆锥韧带（又称漏斗腱）与主动脉瓣环相连。主动脉瓣环和肺动脉瓣环各由 3 个弧形瓣环首尾相互连结而成，位于 3 个半月瓣的基底部。主动脉左、后瓣环之间的三角形致密结缔组织板，称瓣膜间隔，向下与二尖瓣前瓣相连续，同时向左延伸连接左纤维三角，向右与右纤维三角相连（图 7-10）。

2. **心壁**　心壁由心内膜、心肌层和心外膜组成，它们分别与血管的三层膜相对应。

（1）**心内膜 endocardium**：是被覆于心腔内面的一层滑润的膜，由内皮和内皮下层构成。内皮与大血管的内皮相延续。内皮下层位于基膜外，由结缔组织构成，其外层较厚，靠近心肌层，又称心内膜下层，为较疏松的结缔组织，含有小血管、淋巴管和神经以及心传导系的分支。心瓣膜由心内膜向心腔折叠而成。

（2）**心肌层 myocardium**（图 7-11）：为构成心壁的主体，包括心房肌和心室肌两部分。心房肌和心室肌附着于心纤维骨骼，被其分开而不延续，因此，心房和心室不会同时收缩。

心肌层由心肌纤维和心肌间质组成。心肌纤维呈分层或束状，心肌间质包括心肌胶原纤维、弹性纤维、血管、淋巴管、神经纤维及 些非心肌细胞成分等，充填于心肌纤维之间。

心房肌束呈网格状，许多梳状的嵴称梳状肌。心房肌较薄，由浅、深两层组成。浅层肌横行，环绕左、右心房；深层肌为左、右心房所固有，呈襻状或环状，一部分环形纤维环绕心耳、腔静脉口和肺静脉口以及卵圆窝周围。当心房收缩时，这些肌纤维具有括约作用，可阻止血液逆流。心房肌具有分泌心房钠尿肽的功能。

心室肌较厚，尤以左心室为甚，一般分为浅、中、深三层。浅层肌斜行，在心尖捻转形成心涡，并转入深层移行为纵行的深层肌，上行续于肉柱和乳头肌，并附着于纤维环。中层肌肌纤维环行，分别环绕左、右心室，亦有联系左、右心室的 S 形肌纤维。

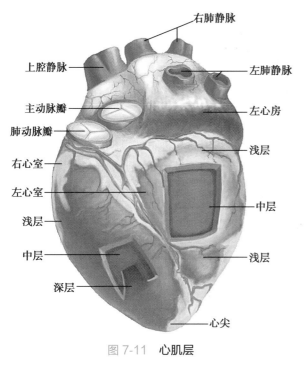

右肺静脉

上腔静脉

主动脉瓣

肺动脉瓣

右心室

左心室

浅层

中层

深层

左肺静脉

左心房

浅层

中层

浅层

心尖

图 7-11 心肌层

（3）**心外膜** epicardium：即浆膜性心包的脏层，包裹在心肌表面。其表面被覆一层间皮（扁平上皮细胞）。间皮深面为薄层结缔组织，在大血管与心连通处，结缔组织与血管外膜相连。

3. **心间隔** 心的间隔把心分隔为容纳动脉血的左半心和容纳静脉血的右半心，它们之间互不相通。左、右心房之间为房间隔，左、右心室之间为室间隔，右心房与左心室之间为房室隔。

（1）**房间隔** interatrial septum：又名房中隔，位于左、右心房之间（图 7-12、图 7-13），房间隔向左前方倾斜，由两层心内膜中间夹心房肌纤维和结缔组织而构成，其前缘与升主动脉后面相适应，稍向后弯曲，后缘邻近心表面的后房间沟。房间隔右侧面中下部有卵圆窝，是房间隔最薄弱处。

（2）**室间隔** interventricular septum：又名室中隔，位于左、右心室之间（图 7-12、图 7-13），呈 45° 角倾斜，室间隔上方呈斜位，随后向下至心尖呈顺时针方向作螺旋状扭转，其前部较弯曲，后部较平直，这种扭曲使室间隔中部明显凸向右心室，凹向左心室。室间隔可分为肌部和膜部两部分。

1）肌部：占据室间隔的大部分，由肌组织被覆心内膜而成。厚约 1~2cm，其左侧面心内膜深面有左束支及其分支通过，右侧有右束支通过，但其表面有薄层心肌覆盖。

2）膜部：室间隔膜部位于心房与心室交界部位，其上界为主动脉右瓣和后瓣下缘，前缘和下缘为室间隔肌部，后缘为右心房壁。膜部右侧面有三尖瓣隔侧尖附着，由此将膜部分为后上部和前下部：后上部位于右心房与左心室之间，称房室部；而前下部位于左、右心室之间，称室间部（图 7-12、图 7-13）。室间部范围甚小，位于室上嵴下方，其后上方以三尖瓣隔侧尖附着缘与房室隔相邻；下方是室间隔肌部的嵴，前方为漏斗部肌肉，室间隔缺损多发生于此部。

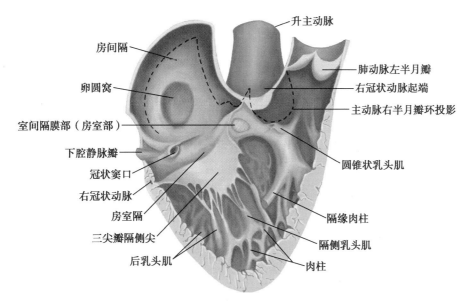

升主动脉

房间隔

卵圆窝

室间隔膜部（房室部）

下腔静脉瓣

冠状窦口

右冠状动脉

房室隔

三尖瓣隔侧尖

后乳头肌

肺动脉左半月瓣

右冠状动脉起端

主动脉右半月瓣环投影

圆锥状乳头肌

隔缘肉柱

隔侧乳头肌

肉柱

图 7-12 房间隔与室间隔（右面）

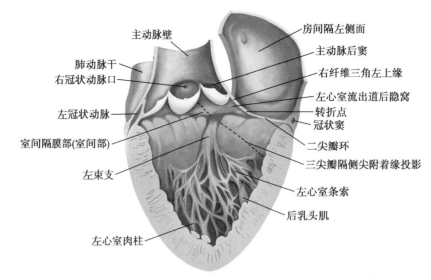

图 7-13 房间隔与室间隔（左面）

（3）**房室隔** atrioventricular septum：为房间隔和室间隔之间的过渡、重叠区域（图 7-14、图 7-15）。其上界是间隔上的二尖瓣环，下界为三尖瓣隔侧尖附着缘；前界右侧为室上嵴，左侧为主动脉右瓣环；后界为冠状窦口前缘至隔侧尖的垂线。房室隔右侧面全部属于右心房，左侧面则属左心室流入道后部和流出道前部，大致呈前窄后宽的三角形。房室隔前部的膜部后下缘处主要有房室束通过，它与隔侧尖附着缘相交叉；在前部后端，右纤维三角的右侧有房室结。

在房室隔后部，左侧有二尖瓣环和室间隔肌肉；右侧有薄层右心房肌，它可延伸至三尖瓣隔侧尖的根部；在左、右两侧的肌之间有一较大的疏松组织间隙，内有房室结动、静脉，神经纤维束，少量神经节细胞和过渡性的、少量分散的心肌纤维。此外，房室副束（Kent 纤维）亦可通过房室隔。

（四）心传导系

心肌细胞按形态和功能可分为两类：普通心肌细胞和特殊心肌细胞。前者是构成心房壁和心室壁的主要部分，主要功能是收缩；后者具有自律性和传导性，其主要功能是产生和传导兴奋，控制心的节律性活动。心传导系由特殊心肌细胞构成，包括：窦房结、结间束、房室交界区、房室束、左束支、右束支和 Purkinje 纤维网（图 7-16）。

1. **窦房结** sinoatrial node 是心的正常起搏点。窦房结多呈长梭形（或半月形），位于上腔静脉与右心房交界处的界沟上 1/3 的心外膜深面，从心外膜表面用肉眼不易辨认，结的长轴与界沟基本平行（图 7-16）。人心窦房结内恒定地有窦房结动脉穿过其中央。

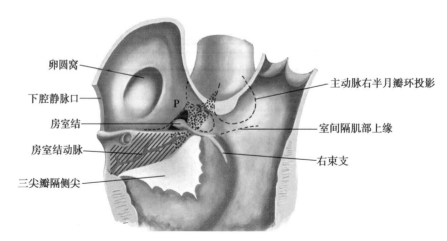

图 7-14 房室隔右侧面示意图
P—转折点；点区—房室隔前部；斜线区—房室隔后部。

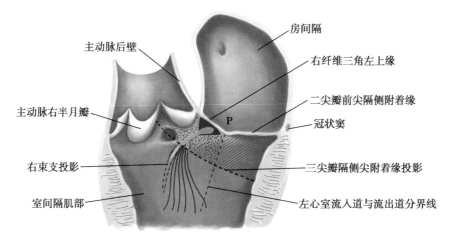

图 7-15　房室隔左侧面示意图

P—转折点；点区—房室隔前部；斜线区—房室隔后部。

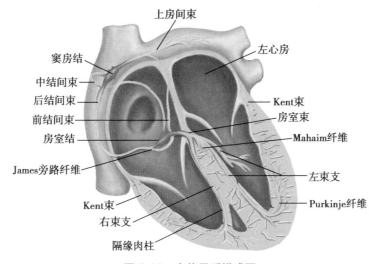

图 7-16　心传导系模式图

窦房结内的细胞主要有**起搏细胞** pacemaker cell（P 细胞）和**过渡细胞** transitional cell（T 细胞），还有丰富的胶原纤维，形成网状支架。

2. **结间束**　窦房结产生的兴奋经何种途径传至左、右心房和房室结，长期以来一直未有定论。20 世纪 60 年代初，James 等提出窦房结和房室结之间有特殊传导束相连，左、右心房之间亦有房间束连接，但迄今尚无充分的形态学证据。结间束有 3 条（图 7-16）：①前结间束：由窦房结头端发出向左行，弓状绕上腔静脉前方和右心房前壁，向左行至房间隔上缘分为两束。一束左行分布于左心房前壁，称上房间束（Bachmann 束）；另一束下行经卵圆窝前方的房间隔，下降至房室结的上缘。②中结间束：由窦房结右上缘发出，向右、向后弓状绕过上腔静脉，然后进入房间隔，经卵圆窝前缘，下降至房室结上缘，此束即 Wenckebach 束。③后结间束：由窦房结下端（尾部）发出，在界嵴内下行，然后转向下内，经下腔静脉瓣，越冠状窦口的上方，至房室结的后缘。此束在行程中分出纤维至右心房壁。后结间束又名 Thorel 束。

结间束在房室结上方相互交织，并有分支与房间隔左侧的左心房肌纤维相连，从而将兴奋传至左心房。

3. **房室交界区** atrioventricular junction region　又称房室结区，是心传导系在心房与心室互相连接部位的特化心肌结构，位于房室隔内，其范围基本与房室隔右侧面的 Koch 三角一致。房室交界区由 3 部分组成：房室结、房室结心房扩展部和房室束近侧部。各部之间无截然的分界（图 7-17）。

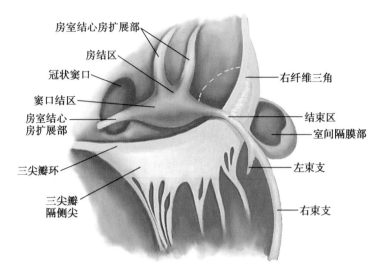

图 7-17 房室交界区的位置和分部示意图

房室结 atrioventricular node 是房室交界区的中央部分,为一个矢状位的扁薄的结构,位于 Koch 三角的尖端,左下方邻右纤维三角,右侧有薄层心房肌及心内膜覆盖。结的后上端和右侧面有数条纤维束伸至房间隔和冠状窦口周围,即房室结心房扩展部。房室结的前端变细穿入右纤维三角,形成房室束。房室束穿出右纤维三角行于室间隔肌部上缘,以后经过室间隔膜部的后下缘分为左、右束支。

房室交界区将来自窦房结的兴奋延搁下传至心室,使心房和心室肌按先后顺序分开收缩。房室交界区是兴奋从心房传向心室的必经之路,而且是最重要的次级起搏点,许多复杂的心律失常在此区发生,这一区域有重要的临床意义。

4. 房室束 atrioventricular bundle 又称 His 束,起自房室结前端,穿右纤维三角,继而行走在室间隔肌部与右纤维三角之间,向前下行于室间隔膜部的后下缘,同时左束支的纤维陆续从主干发出,最后分为右束支和左束支。

房室束行程中有重要的毗邻关系(见图 7-6、图 7-15,图 7-17)。心外科手术如瓣膜置换时要注意这些重要邻接关系,避免损伤房室束。

5. 左束支 left bundle branch 发自房室束的分叉部,在室间隔左侧心内膜下行走,于室间隔肌部上、中 1/3 交界水平,分为前组、后组和间隔组 3 组,其分支从室间隔上部的前、中、后 3 个方向散向整个左心室内面,在心内膜深面互相吻合成一个 Purkinje 纤维网,相互间无明显界限。

6. 右束支 right bundle branch 起于房室束分叉部的末端,从室间隔膜部下缘的中部向前下弯行,表面有室间隔右侧面的薄层心肌覆盖,经过右心室圆锥乳头肌的后方,向下进入隔缘肉柱,到达右心室前乳头肌根部分支,分布至右心室壁。右束支的分支较晚,主干为圆索状且较长,故易受局部病灶影响而发生传导阻滞。

7. Purkinje 纤维网 左、右束支的分支在心内膜下交织成心内膜下 Purkinje 纤维网,主要分布在室间隔中下部心尖、乳头肌的下部和游离室壁的下部,室间隔上部、动脉口和房室口附近则分布稀少或没有。心内膜下 Purkinje 纤维网发出纤维分支以直角或钝角进入心室壁内则构成心肌内 Purkinje 纤维网,最后与收缩心肌相连。

8. 心传导系的常见变异 异常传导束或纤维的存在可使心房的兴奋过早地传到心室肌某部,使之提前激动,与预激综合征有关,有重要临床意义。

（五）心的血管

心的血液供应来自左、右冠状动脉。回流的静脉血,绝大部分经冠状窦汇入右心房,一部分直接流入右心房,极少部分流入左心房和左、右心室。心本身的循环称为冠状循环。虽然心仅占体重约0.5% 的重量,但是总的冠脉血流量占心输出量的 4%～5%。因此,冠状循环具有十分重要的地位。

1. 冠状动脉

（1）**左冠状动脉** left coronary artery：起于主动脉的主动脉左窦（见图7-8），主干很短，约5～10mm，向左行于左心耳与肺动脉干之间，然后分为前室间支和旋支（见图7-4、图7-5）。左冠状动脉主干的分叉处常发出对角支，向左下斜行，分布于左心室前壁，粗大者也可至前乳头肌。

1）**前室间支** anterior interventricular branch：也称前降支，可视为左冠状动脉的直接延续，沿前室间沟下行（见图7-4），其末梢多数绕过心尖切迹止于后室间沟下1/3，部分止于中1/3或心尖切迹，可与后室间支末梢吻合。前室间支及其分支分布于左心室前壁、前乳头肌、心尖、右心室前壁的一小部分、室间隔的前2/3以及心传导系的右束支和左束支的前半。

前室间支的主要分支有：①左室前支：3～5支者多见，主要分布于左心室前壁、左心室前乳头肌和心尖部。②右室前支：短小，分布于右心室前壁靠近前室间沟区域。右室前支的第1支往往在近肺动脉瓣水平处发出，分布至肺动脉圆锥，称为左圆锥支。此支与右冠状动脉右圆锥支互相吻合形成动脉环，称为Vieussens环（见图7-4），是常见的侧支循环。③室间隔前支：以12～17支多见，起自前室间支的深面，穿入室间隔内，分布于室间隔的前2/3。

2）**旋支** circumflex branch：也称左旋支。由左冠状动脉主干发出后即行走于左侧冠状沟内（见图7-4、图7-5），绕心左缘至左心室膈面，多在心左缘与后室间沟之间的中点附近分支而终。旋支及其分支分布于左心房、左心室前壁一小部分、左心室侧壁、左心室后壁的一部分或大部分，甚至可达左心室后乳头肌，约40%的人分支至窦房结。

旋支的主要分支有：①左缘支：较恒定粗大，分支供应心左缘及邻近的左心室壁；②左室后支：多数为1支，分布于左心室膈面的外侧部；③窦房结支：约40%起于旋支的起始段，向上至上腔静脉口，多以逆时针方向从上腔静脉口后方绕至前面，从窦房结尾端穿入窦房结；④心房支：为一些细小分支，分别供应左心房前壁、外侧壁和后壁；⑤左房旋支：起于旋支近侧段，分布于左心房后壁。

（2）**右冠状动脉** right coronary artery：起于主动脉的主动脉右窦（见图7-8），行于右心耳与肺动脉干之间，再沿冠状沟右行，绕心锐缘至膈面的冠状沟内（见图7-4、图7-5）。一般在房室交点附近或右侧，分为后室间支和右旋支。右冠状动脉一般分布于右心房、右心室前壁大部分、右心室侧壁和后壁的全部，以及左心室后壁的一部分和室间隔后1/3，包括左束支的后半以及房室结和窦房结。右冠状动脉的分支如下。

1）**窦房结支** branch of sinoatrial node：约60%起于右冠状动脉发出处1～2cm范围内，向上经右心房内侧壁至上腔静脉口，多以逆时针方向，或以顺时针方向绕上腔静脉口穿入窦房结。

2）**右缘支** right marginal branch：较粗大恒定，分布至附近心室壁。左、右缘支都较粗大、恒定，冠状动脉造影时可作为确定心缘的标志。

3）**后室间支** posterior interventricular branch：亦称后降支，约94%的人该支起于右冠状动脉，其余者起于左旋支。沿后室间沟下行，多数止于后室间沟下1/3，小部分止于中1/3或心尖切迹，可与前室间支的末梢吻合。该支除分支供应后室间沟附近的左、右心室壁外，还发7～12支室间隔后支，穿入室间隔，供应室间隔后1/3。

4）**右旋支** right circumflex branch：为右冠状动脉的终支，止于房室交点与心左缘之间，也可有细支与旋支（左旋支）吻合。

5）**右房支** right atrial branch：分布于右心房，并形成心房动脉网。

6）**房室结支** branch of atrioventricular node：约93%的人起于右冠状动脉。右冠状动脉的右旋支经过房室交点时，常形成倒U形弯曲，房室结支多起于该弯曲的顶端，向深部进入Koch三角的深面，其末端穿入房室结，供应房室结和房室束的近侧段。该支还向下分出细小分支供应室间隔上缘的小部分。右冠状动脉的U形弯曲，出现率为69%，这是右冠状动脉造影的辨认标志。

（3）**冠状动脉的分布类型**：左、右冠状动脉在心的胸肋面的分布变异不大，而在心的膈面分布范围则有较大的变异。按Schlesinger分型原则，以后室间沟为标准，国人将冠状动脉分布类型分为三型（图7-18）。

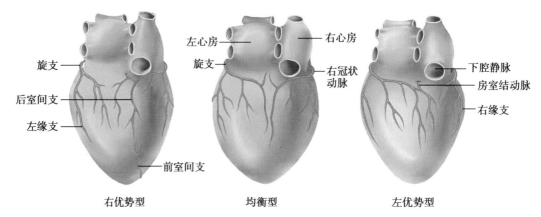

图 7-18 冠状动脉的分布类型(后面观)

1)右优势型(65.7%):右冠状动脉在心室膈面的分布范围,除右心室膈面外,还越过房室交点和后室间沟,分布于左心室膈面的一部分或全部。后室间支来自右冠状动脉。

2)均衡型(28.7%):左、右心室的膈面各由本侧的冠状动脉供应,互不越过房室交点。后室间支为左或右冠状动脉的终末支,或同时来自左、右冠状动脉。

3)左优势型(5.6%):左冠状动脉较大,除发分支分布于左心室膈面外,还越过房室交点和后室间沟分布于右心室膈面的一部分,后室间支和房室结动脉均发自左冠状动脉。

左优势型虽然在国人中出现率低,但临床上不能忽视,一旦左优势型的患者左主干或旋支及前室间支同时受累,可发生广泛性左心室心肌梗死,且窦房结、房室结、左右束支均可受累。若同时发生严重的心律失常,则临床症状相当严重,常危及生命。然而,传统的冠状动脉分型原则,仅考虑了冠状动脉心外膜下分支的走行和分布,即分支的长度特征,忽视了最具生理意义的分支管径因素,易造成一定的误解。人的左心室壁厚,生理负荷重,所需氧及营养物质多,为适应功能的需要,左冠状动脉的管径大、分支多、总容积大,故左冠状动脉是生理上的优势动脉。

(4)壁冠状动脉:冠状动脉主干及主要分支,大部分走行于心外膜下脂肪中或心外膜深面。有时动脉的主干或分支中的一段,被浅层心肌(即心肌桥)所掩盖,称该段动脉为壁冠状动脉。壁冠状动脉好发于前、后室间支(图 7-19)。一般认为,壁冠状动脉受心肌桥的保护,局部承受的应力较小,心舒张时亦可控制血管,使之不过度扩张,较少发生动脉的硬化。在冠状动脉手术时,应注意壁冠状动脉的存在。

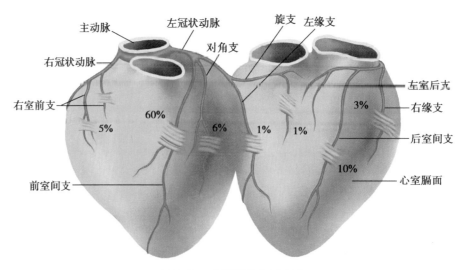

图 7-19 心肌桥分布示意图

2. **心的静脉** 心的静脉可分为浅静脉和深静脉两个系统。浅静脉起于心肌各部,在心外膜下汇合成网、干,最后大部分静脉血由冠状窦收集汇入右心房。冠状窦的主要属支有心大、中、小静脉,此外冠状窦还收集一些零星的小静脉属支;亦有些小静脉可以直接注入心腔(图7-20)。深静脉也起于心肌层,直接汇入心腔,以回流至右心房者居多。

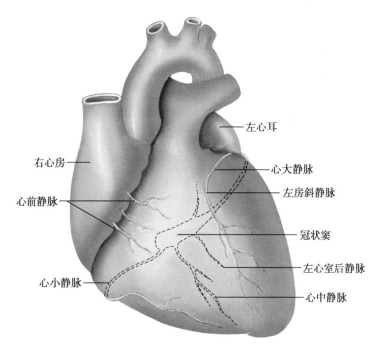

图 7-20　心的静脉模式图(前面观)

(1) 冠状窦及其属支:**冠状窦** coronary sinus 位于心膈面,左心房与左心室之间的冠状沟内,以左房斜静脉与心大静脉汇合处作为其起点,最终注入右心房的冠状窦口,冠状窦口常有一个半月形瓣膜。冠状窦起始部的壁较薄,而大部分冠状窦壁远比一般静脉壁厚,其表面由来自左、右心房的薄层肌束覆盖,有类似瓣膜的作用。当心房收缩时,肌束的收缩能阻止血液流入右心房;当心房舒张时,可使血液流入右心房。冠状窦的主要属支有(见图7-4、图7-5,图7-20):①**心大静脉** great cardiac vein:在前室间沟,伴左冠状动脉前室间支上行,斜向左上进入冠状沟,绕心左缘至心膈面,于左房斜静脉注入处移行为冠状窦。心大静脉借其属支,收纳左心室前面,右心室前壁的小部分,心左缘、左心房前外侧壁、室间隔前部、左心耳及大动脉根部的静脉血。②**心中静脉** middle cardiac vein:起于心尖部,伴右冠状动脉的后室间支上行,注入冠状窦的末端。心中静脉收纳左右心室后壁、室间隔后部、心尖部和部分心室前壁的静脉血。③**心小静脉** small cardiac vein:起于下缘,接受锐缘及部分右心室前、后壁的静脉血,在冠状沟内,伴右冠状动脉向左注入冠状窦右端或心中静脉。

(2) **心前静脉** anterior cardiac vein:起于右心室前壁,可有1~4支,向上越过冠状沟直接注入右心房(见图7-4,图7-20)。有些心前静脉与心小静脉吻合。

(3) **心最小静脉** smallest cardiac vein:又称 Thebesius 静脉,是位于心壁内的小静脉,从心壁肌层的毛细血管丛开始,直接开口于心房或心室腔,直径约1mm。心最小静脉没有瓣膜。冠状动脉阻塞时,心最小静脉可成为心肌从心腔获得血液供应的一个途径,对心肌内层具有一定的保护作用(图7-21)。

心静脉之间的吻合非常丰富,冠状窦属支之间以及属支和心前静脉之间均在心表面有广泛的吻合。

3. **冠状血管的侧支循环** 冠状动脉侧支循环的途径概括起来,可分为壁内侧副血管、冠状动脉分支间的吻合以及冠状动脉与心外动脉的吻合。

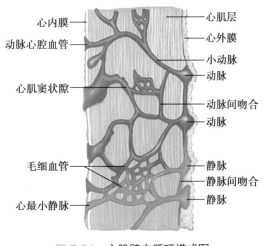

图 7-21　心肌壁内循环模式图

（1）壁内侧副血管：是心壁内特殊血管与心腔之间的交通（图 7-21）。其包括：①心最小静脉；②动脉心腔血管：是冠状动脉与心腔之间直接交通的血管，直径为 200～1 000μm，组织结构上与动、静脉吻合一致；③心肌窦状隙：呈不规则的网状，由小动脉分支和毛细血管分出的薄壁血管构成。心肌窦状隙之间可有吻合管互相连接。心壁中的小动脉可以通过心肌窦状隙与心腔相通。

（2）冠状动脉分支间的吻合：在人心的各部分均得到证实，最主要的位于室间隔肌部和房间隔。此外，在室间沟附近的心室壁、房室交点和左、右心房壁等处也存在这种吻合。

（3）冠状动脉与心外动脉的吻合：冠状动脉主要通过升主动脉壁动脉网、肺动脉壁动脉网和心房动脉网直接吻合，或通过心包动脉网间接与心外动脉吻合。

（六）心的神经

心的神经包括交感神经、副交感神经和感觉神经。免疫组织化学研究证实，心内有降钙素基因相关肽、神经降压素和 P 物质等多种肽能神经纤维，它们可能参与对心各种复杂功能的调节（见"神经系统"）。

（七）心包

心包 pericardium（图 7-22）是包裹心和出入心的大血管根部的圆锥形纤维浆膜囊，分内、外两层，外层是纤维心包，内层为浆膜心包。

1. **纤维心包 fibrous pericardium**　由坚韧的纤维性结缔组织构成，上方包裹出入心的升主动脉、肺动脉干、上腔静脉和肺静脉的根部，并与这些大血管的外膜相延续。下方与膈肌的中心腱愈着。

2. **浆膜心包 serous pericardium**　位于心包囊的内层，又分脏、壁两层。壁层衬贴于纤维心包的内面，与纤维心包紧密相贴。脏层包于心

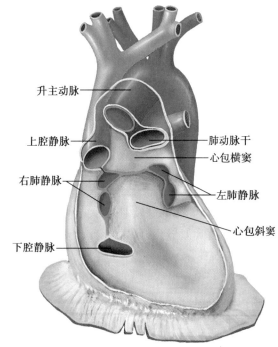

图 7-22　心包

肌的表面，形成心外膜。脏、壁两层在出入心的大血管的根部互相移行，两层之间的潜在性腔隙称**心包腔** pericardial cavity，内含少量浆液起润滑作用。在心包腔内，浆膜心包脏、壁两层返折处的间隙，称心包窦（图 7-22），主要有：①**心包横窦** transverse pericardial sinus：为心包腔在主动脉、肺动脉后方与上腔静脉、左心房前壁前方之间的间隙。当心直视手术需阻断主动脉和肺动脉血流时，可在横窦前后钳夹这两个大血管。②**心包斜窦** oblique pericardial sinus：为位于左心房后壁，左右肺静脉、下腔静脉与心包后壁之间的心包腔。其形状似口向下的盲囊，上端闭锁，下端为连于心包腔本部的开口，稍偏左。③**心包前下窦** anterior inferior sinus of pericardium：位于心包腔的前下部，心包前壁与膈之间的交角处，由心包前壁移行至下壁形成。人体直立时，该处位置最低，心包积液常存于此窦中，是心包穿刺比较安全的部位。从剑突与左侧第 7 肋软骨交角处进行心包穿刺，恰可进入该窦。

（八）心的体表投影

心外形体表投影的个体差异较大,也可因体位而有变化,通常采用四点连线法来确定:①左上点:于左侧第 2 肋软骨的下缘,距胸骨侧缘约 1～2cm 处;②右上点:于右侧第 3 肋软骨上缘,距胸骨侧缘约 1cm 处;③右下点:于右侧第 7 胸肋关节处;④左下点:于左侧第 5 肋间隙,距前正中线约 7～9cm。左、右上点连线为心的上界。左、右下点连线为心的下界。右上点与右下点之间微向右凸的弧形连线为心的右界,左上点与左下点之间微向左凸的弧形连线为心的左界(图 7-23)。

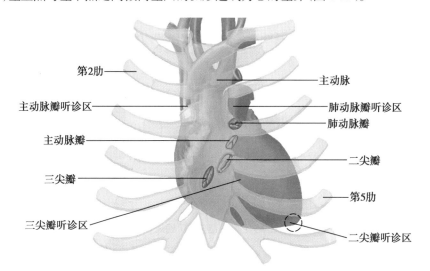

图 7-23　心的体表投影

三、动脉

输送血液离开心的血管均称为动脉。由左心室发出的主动脉及各级分支运送动脉血;而由右心室发出的肺动脉干及其分支则输送静脉血。动脉干的分支离开主干进入器官前的一段称为器官外动脉,入器官后的一段称为器官内动脉。

器官外动脉分布的一些基本规律如下:①动脉的配布与人体的结构相适应,人体左、右对称,动脉的分支亦左、右对称。②每一大局部(头颈、躯干和上、下肢)都有 1～2 支动脉干。③躯干部在结构上有体壁和内脏之分,动脉亦分为壁支和脏支,其中壁支仍保留着原始的分节状态,如肋间后动脉、腰动脉等(图 7-24)。④动脉常有静脉和神经伴行,构成血管神经束,有的还包有结缔组织鞘,四肢的血管神经束的行程多与长骨平行。⑤动脉在行程中多居于身体的屈侧、深部或安全隐蔽的部位,如由骨、肌和筋膜所形成的沟或管内,因此不易受到损伤。⑥动脉常以最短的距离到达它所分布的器官,但也有个别的例外,如睾丸动脉,此种特殊情况常与胚胎发生相关。⑦动脉分布的形式与器官的形态有

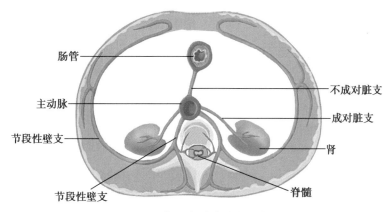

图 7-24　躯干部动脉分布模式图

关。容积经常发生变化的器官如胃、肠等，其动脉多先在器官外形成弓状的血管吻合，再分支进入器官内部。一些位置较固定的实质性器官如肝、肾等，动脉常从其凹侧穿入，血管出入的这些部位常称为"门"。⑧动脉的管径有时不完全取决于它所供血器官的大小，而与该器官的功能有关。例如，肾动脉的管径就大于营养绝大部分小肠和部分结肠的肠系膜上动脉，这与肾的泌尿功能有关。

器官内动脉的分布与器官的构造有关，结构相似的器官，其内部动脉分布也大致相同。在实质性器官内，可有放射型、纵行型和集中型的动脉配布。在有分叶状结构的器官，如肝、肾、肺等，动脉自"门"进入器官，分支呈放射型分布。由于各分支的分布区与脏器的分叶相当，因此常将其作为器官分叶或分段的基础。肌内动脉常沿肌纤维束走行，其间以横支构成吻合。中空性或管状器官，其动脉呈纵行型、横行型或放射型分布（图 7-25）。

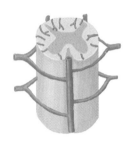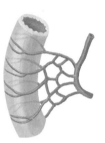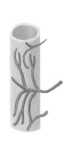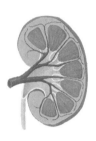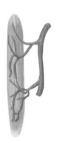

放射型分布（脊髓）　　横行型分布（肠管）　　纵行型分布（输尿管）　　自门进入（肾）　　纵行型分布（肌）

图 7-25　器官内动脉分布模式图

（一）肺循环的动脉

肺动脉干 pulmonary trunk 位于心包内，系一粗短的动脉干，起自右心室，在主动脉的前方向左后上方斜行，至主动脉弓的下方分为左、右肺动脉。**左肺动脉** left pulmonary artery 较短，在左主支气管的前方横行，而后分上、下两支进入左肺的上、下叶。**右肺动脉** right pulmonary artery 较长且粗，经升主动脉和上腔静脉的后方向右横行，至右肺门处分为上、中、下三支分别进入右肺的上、中、下叶。**动脉韧带** arterial ligament 为连于肺动脉干分叉处稍左侧至主动脉弓下缘的纤维性结缔组织索，是胚胎时期动脉导管闭锁的遗迹。动脉导管若在出生后 6 个月尚未闭锁，则称为动脉导管未闭，是常见的先天性心脏病。

（二）体循环的动脉

主动脉 aorta 是体循环的动脉主干（见图 7-3、图 7-4）。主动脉由左心室发出，其起始段为**升主动脉** ascending aorta，自起始处向右前上方斜行，达右侧第 2 胸肋关节高度移行为主动脉弓。升主动脉发出左、右冠状动脉（见图 7-4）。**主动脉弓** aortic arch 呈弓形弯向左后方，至第 4 胸椎椎体的下缘向下移行为降主动脉。从主动脉弓上发出的分支由右向左依次为头臂干、左颈总动脉和左锁骨下动脉（见图 7-4、图 7-5）。**头臂干** brachiocephalic trunk 为一粗短的干，起始后向右上方斜行至右胸锁关节的后方分为右颈总动脉和右锁骨下动脉（图 7-26）。有时头臂干可发出甲状腺最下动脉，分布于甲状腺和胸骨甲状肌等处。主动脉弓壁的外膜下有丰富的神经末梢，可感受血压的变化，称为压力感受器。主动脉弓的下方，靠近动脉韧带处有 2～3 个粟粒样的小体，称为**主动脉小球** aortic glomera，是化学感受器，可感受血液中二氧化碳分压、氧分压和氢离子浓度的变化。**降主动脉** descending aorta 为主动脉弓的延续，自第 4 胸椎椎体的下缘至第 4 腰椎椎体的下缘。降主动脉在第 12 胸椎高度穿膈的主动脉裂孔处被分为上方的胸主动脉和下方的腹主动脉两部分。腹主动脉行至第 4 腰椎椎体的下缘处分为左、右髂总动脉（图 7-27）。

1. 颈总动脉　颈总动脉 common carotid artery 是头颈部的动脉主干（图 7-28）。左颈总动脉起自主动脉弓，右颈总动脉起自头臂干。两侧的颈总动脉均经胸锁关节的后方，沿食管、气管和喉的外侧上行，至甲状软骨上缘的高度，分为颈内动脉和颈外动脉，分叉处称颈动脉杈。颈总动脉上段的位置

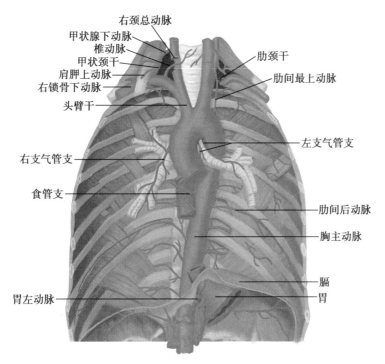

图 7-26 胸主动脉及其分支

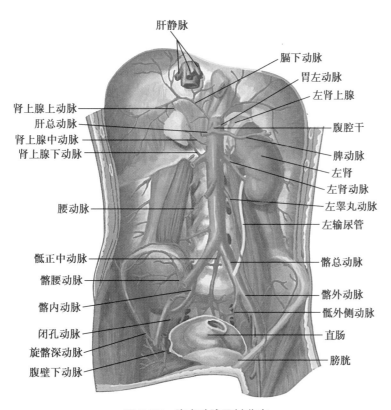

图 7-27 腹主动脉及其分支

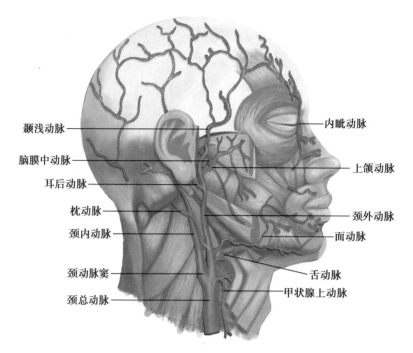

图 7-28 颈外动脉及其分支

表浅,在活体上可摸到其搏动。当头面部大出血时,可在胸锁乳突肌的前缘,平环状软骨弓的侧方,向后内将该动脉压向其后内方的第 6 颈椎横突,进行急救止血。在颈总动脉分叉处及其附近有两个重要结构——颈动脉窦和颈动脉小球。

颈动脉窦 carotid sinus 是颈总动脉末端与颈内动脉起始部的膨大部分。窦壁的外膜内含有丰富的游离神经末梢,称压力感受器。当血压增高时可引起窦壁扩张,从而刺激窦壁内的压力感受器,进而通过神经系统的调节,反射性地引起心跳减慢和末梢血管扩张,使血压下降。

颈动脉小球 carotid glomus 是一个扁椭圆形小体,借结缔组织连于颈总动脉分叉处的后方,为化学感受器,可感受血液中二氧化碳分压、氧分压和氢离子浓度的变化。当血中氧分压降低或二氧化碳分压增高时,它可通过神经系统的调节,反射性地促进呼吸加深加快,以保持血中氧气和二氧化碳含量的平衡。

(1)**颈外动脉** external carotid artery(图 7-28):初居颈内动脉的前内侧,后经其前方转至外侧,上行穿腮腺至下颌颈处分为颞浅动脉和上颌动脉两个终支。颈外动脉共有如下 8 个分支。

1)**甲状腺上动脉** superior thyroid artery:自起始部向前下至甲状腺侧叶的上端,分布于甲状腺和喉。

2)**舌动脉** lingual artery:平舌骨大角处发自颈外动脉的前方,行向前内方入舌。

3)**面动脉** facial artery:在约平下颌角处起始,向前经下颌下腺的深面,于咬肌止点的前缘绕过下颌骨下缘至面部,沿口角及鼻翼外侧迂曲上行,有的可达内眦,易名为内眦动脉。面动脉分支分布于下颌下腺、面部和腭扁桃体等。面动脉在咬肌前缘绕下颌骨下缘处位置表浅,在活体可摸到其搏动,面部出血时可在此处进行压迫止血。

4)**颞浅动脉** superficial temporal artery:在外耳门的前方上行,越颧弓的根部至颞部皮下,分支分布于腮腺和额、颞、顶部的软组织。活体上,在外耳门的前上方、颧弓的根部可摸到颞浅动脉的搏动,头皮前部出血时可在此处压迫止血。

5)**上颌动脉** maxillary artery:经下颌颈的深面入颞下窝,在翼内、外肌之间行向前内至翼腭窝,沿途分支至外耳道、鼓室、牙及牙龈、鼻腔、腭、咀嚼肌、硬脑膜等处。其中分布于硬脑膜者称**脑膜中动脉** middle meningeal artery,其在下颌颈的深面发出,向上穿棘孔进入颅腔,分为前、后两支,紧贴颅骨的内面走行,分布于颅骨和硬脑膜。前支行经颅骨翼点的内面,当颞部骨折时该动脉易受损伤,可引起硬膜外血肿。

6）**枕动脉** occipital artery：与面动脉的起点相对，在乳突根部的内侧行向后分布于枕部。

7）**耳后动脉** posterior auricular artery：自二腹肌后腹上缘的高度起始，在达乳突之前上升至耳郭的后方并分布于该处。

8）**咽升动脉** ascending pharyngeal artery：细小，自颈外动脉起始端的内侧壁发出，沿咽侧壁上升至颅底，分支至咽和颅底等处。

（2）**颈内动脉** internal carotid artery（见图7-28）：在颈部无分支，自颈总动脉发出后，垂直上行至颅底，经颈动脉管入颅腔，分支分布于视器和脑（详见"中枢神经系统"）。

2. **锁骨下动脉**　两侧**锁骨下动脉** subclavian artery起点不同，左锁骨下动脉起自主动脉弓，右锁骨下动脉起自头臂干，二者均经胸锁关节的后方斜向外行至颈根部，呈弓状经胸膜顶的前方，穿斜角肌间隙至第1肋外侧缘续为腋动脉。上肢出血时，可于锁骨中点上方的锁骨上窝处向后下压迫，将该动脉压向第1肋骨进行止血。

锁骨下动脉的主要分支有（图7-29）：①**椎动脉** vertebral artery：起于前斜角肌的内侧，向上穿第6至第1颈椎的横突孔，经枕骨大孔入颅腔，分支分布于脑与脊髓（详见"中枢神经系统"）。②**胸廓内动脉** internal thoracic artery：起于锁骨下动脉的下面，椎动脉起点的相对侧，向下进入胸腔，沿第1～6肋软骨的后面（距胸骨外侧缘约1cm）下降，分支分布于胸前壁、心包、膈和乳房等处。胸廓内动脉行至第6肋间隙处发出2个终支。一终支为腹壁上动脉，较大，为胸廓内动脉的直接延续，穿膈进入腹直肌鞘，在腹直肌的深面下行，到脐附近与腹壁下动脉相吻合，分支营养腹直肌和腹膜；另一终支为肌膈动脉，行于第7～9肋软骨的后面，穿膈后终于最下2个肋间隙，分支分布于下5个肋间隙前部、腹壁诸肌及膈。③**甲状颈干** thyrocervical trunk：为一短干，在椎动脉的外侧，前斜角肌的内侧缘附近起始，迅即分为甲状腺下动脉、肩胛上动脉等数支，分布于甲状腺、咽、食管、喉、气管以及肩部肌、脊髓及其被膜等处。④**肋颈干** costocervical trunk：起自甲状颈干的外侧，迅即分支分布于颈深肌和第1、2肋间隙的后部。

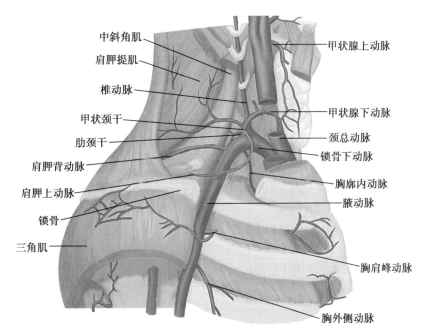

图7-29　锁骨下动脉及其分支

（1）**腋动脉** axillary artery（图7-30）：在第1肋的外侧缘续于锁骨下动脉，经腋窝的深部至大圆肌的下缘移行为肱动脉。其分支有：①胸上动脉：分布于第1、2肋间隙。②胸肩峰动脉：分为数支分布于胸大肌、胸小肌、三角肌和肩关节。③胸外侧动脉：伴胸长神经走行，分布于前锯肌、胸大肌、胸小肌

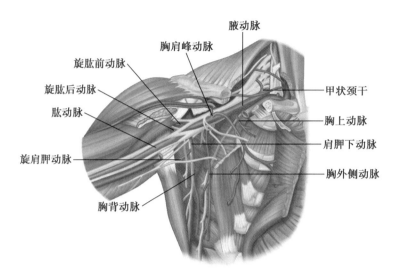

图 7-30　腋动脉及其分支

和乳房。④肩胛下动脉：又分为胸背动脉和旋肩胛动脉。前者至背阔肌和前锯肌；后者穿三边孔至冈下窝附近诸肌，并与肩胛上动脉吻合。⑤旋肱后动脉：伴腋神经穿四边孔，绕肱骨外科颈至三角肌和肩关节等处，并与旋肱前动脉吻合。⑥旋肱前动脉：至肩关节及邻近肌。

（2）**肱动脉** brachial artery（图 7-31）：与正中神经伴行，沿肱二头肌的内侧至肘窝，在平桡骨颈的高度分为桡动脉和尺动脉。肱动脉位置表浅，可在肱二头肌内侧沟处触知其搏动。当前臂和手部出血时，可在臂中部用指压法将该动脉压向肱骨以达到暂时止血的目的。如果使用止血带进行止血，应避开臂部中1/3 处，以免因长时间压迫位于桡神经沟内的桡神经造成该神经的损伤。肱动脉最重要的分支是肱深动脉。肱深动脉斜向后外方走行，伴桡神经沿桡神经沟下行，分支营养肱三头肌和肱骨，其终支参与肘关节网的组成。肱动脉还发出尺侧上副动脉、尺侧下副动脉（图 7-31）、肱骨滋养动脉和肌支，营养臂肌和肱骨。

（3）**桡动脉** radial artery（图 7-32）：先行经肱桡肌和旋前圆肌之间，继而在肱桡肌腱与桡侧腕屈肌腱之间下行，绕桡骨茎突至手背，继而穿第 1 掌骨间隙至手掌，其末端与尺动脉掌深支相吻合形成掌

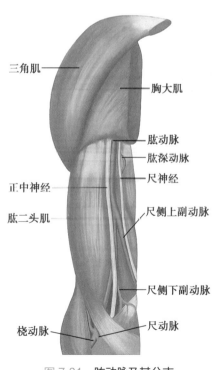

图 7-31　肱动脉及其分支

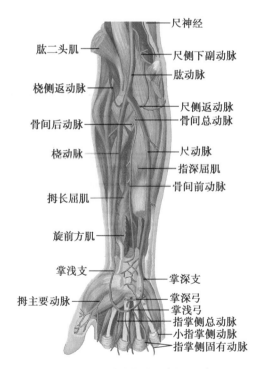

图 7-32　前臂的动脉（掌侧面）

深弓。桡动脉的下段仅被皮肤和筋膜覆盖,可在桡骨茎突的内上方触及搏动,是临床触摸脉搏的常用部位。桡动脉的主要分支包括:①掌浅支:与尺动脉的末端吻合形成掌浅弓;②拇主要动脉:分为3支,分布于拇指掌侧面的两侧缘以及示指桡侧缘。

（4）**尺动脉** ulnar artery（见图7-32,图7-33）:在尺侧腕屈肌与指浅屈肌之间下行,经豌豆骨的桡侧至手掌。其末端与桡动脉的掌浅支吻合形成掌浅弓。尺动脉在行程中除发出分支至前臂的尺侧诸肌和参与形成肘关节网外,其主要分支有:①骨间总动脉:在前臂骨间膜的上缘分为骨间前动脉和骨间后动脉,分别沿前臂骨间膜的前、后面下降,沿途分支至前臂肌和尺、桡骨;②掌深支:穿小鱼际至掌深部,与桡动脉的末端吻合形成掌深弓。

（5）掌浅弓和掌深弓

1）**掌浅弓** superficial palmar arch（图7-34）:由尺动脉的末端与桡动脉的掌浅支吻合而成,位于掌腱膜的深面。弓的凸侧约平掌骨中部。从掌浅弓上发出3支指掌侧总动脉和1支小指尺掌侧动脉。3支指掌侧总动脉行至掌指关节附近,再各分为2支指掌侧固有动脉,分别分布到第2~5指相对缘;小指尺掌侧动脉分布到小指掌面的尺侧缘。

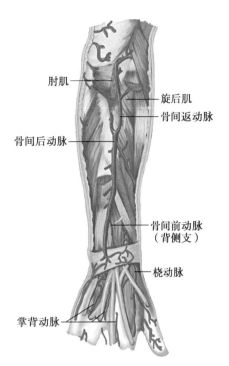

图7-33 前臂的动脉(背侧面)

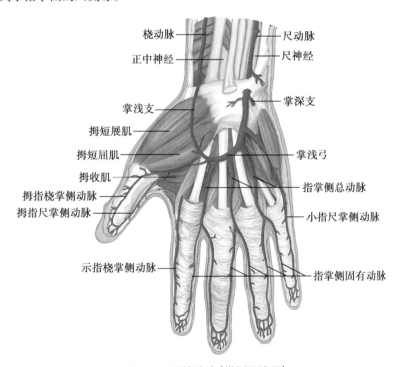

图7-34 手的动脉(掌侧面浅层)

2）**掌深弓** deep palmar arch（图7-35）:由桡动脉的末端与尺动脉的掌深支吻合而成,位于指深屈肌腱的深面。弓的凸侧在掌浅弓的近侧,约平腕掌关节高度。由弓上发出3支掌心动脉,行至掌指关节附近分别注入相应的指掌侧总动脉。

3. **胸主动脉** 胸主动脉 thoracic aorta 是胸部的动脉主干,位于后纵隔内,在第4胸椎的左侧续于主动脉弓,初沿脊柱的左侧下行,逐渐转向其前方,到第12胸椎高度处,穿膈的主动脉裂孔移行于腹主动脉。其分支有壁支和脏支两种(见图7-26)。

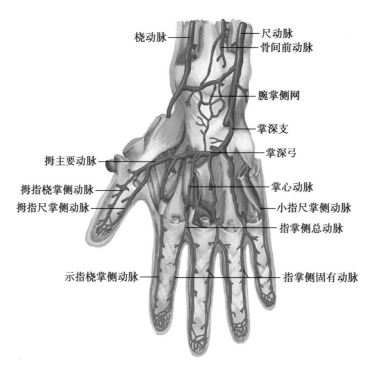

图 7-35 手的动脉（掌侧面深层）

（1）壁支

1）**肋间后动脉** posterior intercostal artery：共 9 对，分布于第 3 肋间隙以下，沿肋沟走行，供应胸壁、腹壁上部、背部和脊髓等处。

2）肋下动脉：1 对，位于第 12 肋的下方，供应相应区域。

3）膈上动脉：1 对，至膈上面的后部。

（2）脏支：较细小，包括支气管支、食管支和心包支，分布于同名器官。

4. 腹主动脉 腹主动脉 abdominal aorta 是腹部的动脉主干（见图 7-27）。腹主动脉在膈的主动脉裂孔处续于胸主动脉，沿腰椎的前方下降，至第 4 腰椎椎体的下缘处分为左、右髂总动脉。腹主动脉亦有壁支和脏支两种分支。

（1）壁支

1）膈下动脉：1 对，分布于膈及腹壁，该动脉发出肾上腺上动脉营养肾上腺。

2）腰动脉：4 对，分布于腰部、腹壁肌、脊髓及其被膜。

3）骶正中动脉：1 支，发自腹主动脉分叉处的稍后上方，营养骶骨及其周围结构。

（2）脏支：分为成对和不成对的两种。成对的脏支有肾上腺中动脉、肾动脉、睾丸动脉（男性）或卵巢动脉（女性）；不成对的脏支包括腹腔干、肠系膜上动脉和肠系膜下动脉。

1）肾上腺中动脉：在腹腔干起点的稍下方，约平第 1 腰椎高度起自腹主动脉的侧壁，分布于肾上腺。该动脉在肾上腺内与肾上腺上动脉和肾上腺下动脉相吻合。

2）**肾动脉** renal artery：在约平第 1~2 腰椎椎间盘的高度起于腹主动脉，横行向外经肾门入肾，在进入肾门之前发出肾上腺下动脉至肾上腺。

3）**睾丸动脉** testicular artery：在肾动脉起始处的稍下方发自腹主动脉的前壁，细而长，沿腰大肌的前面斜向外下行，穿经腹股沟管入阴囊，又称精索内动脉，参与精索的组成，分布于睾丸和附睾。在女性，相对应的动脉称为**卵巢动脉** ovarian artery，经卵巢悬韧带下行入盆腔，分布于卵巢和输卵管壶腹、漏斗。

4）**腹腔干** coeliac trunk（图 7-36、图 7-37）：为粗而短的动脉干，在膈的主动脉裂孔的稍下方起自腹主动脉的前壁，迅即分为胃左动脉、肝总动脉和脾动脉 3 大分支。①**胃左动脉** left gastric artery：向

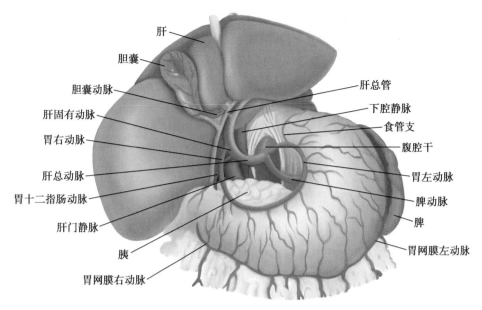

图 7-36　腹腔干及其分支(胃前面)

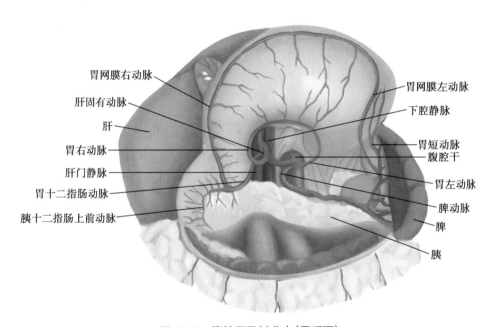

图 7-37　腹腔干及其分支(胃后面)

左上方行至胃贲门附近,然后沿胃小弯在小网膜两层间折向右行,并与胃右动脉吻合,沿途分支至食管的腹段、贲门和胃小弯附近的胃壁。②**肝总动脉** common hepatic artery:向右行至十二指肠上部的上缘后进入肝十二指肠韧带,分为两支。一是肝固有动脉,行于肝十二指肠韧带内,随后发出胃右动脉沿胃小弯向左行,与胃左动脉吻合,沿途分支分布于胃小弯侧的胃壁。本干入肝门前分为肝左支和肝右支,分布于肝。肝右支发出胆囊动脉分布于胆囊。二是胃十二指肠动脉,经十二指肠上部,幽门的后方至胃的下缘又分为胃网膜右动脉和胰十二指肠上动脉。前者沿胃大弯向左行,分布于胃大弯右侧的胃壁和大网膜,终末支与胃网膜左动脉相吻合;后者分前、后两支分布于胰头和十二指肠。③**脾动脉** splenic artery:沿胰上缘蜿蜒左行至脾门,沿途发出数个细小的胰支,分布于胰体和胰尾。在中 1/3 段发出 1~2 支胃后动脉,行于网膜囊后壁的腹膜后面,经胃膈韧带至胃底。入脾门前发出分支,一是胃短动脉,3~5 支,经胃脾韧带至胃底;二是胃网膜左动脉,分布于胃大弯左侧的胃壁和胃网膜,与胃网膜右动脉相吻合;三是脾支,为脾动脉入脾的数个分支,分布于脾。

5）**肠系膜上动脉** superior mesenteric artery：在腹腔干的稍下方，约平第 1 腰椎的高度起自腹主动脉的前壁，经胰头和胰体交界处的后方下行，越过十二指肠水平部的前面进入肠系膜根，然后向右髂窝方向走行，其分支如下（图 7-38、图 7-39）：①胰十二指肠下动脉：行于胰头和十二指肠之间，分为前、后支与胰十二指肠上动脉的前、后支吻合，分支营养胰和十二指肠。②**空肠动脉** jejunal artery 和**回肠动脉** ileal artery：共 13～18 支，自肠系膜上动脉的左侧壁发出，行于肠系膜内，反复分支吻合形成多级动脉弓，由最后一级弓发出直行小支进入肠壁，分布于空肠和回肠。分布于空肠的动脉弓多为 1～3 级；分布于回肠的动脉弓多为 3～5 级。③**回结肠动脉** ileocolic artery（图 7-39）：为肠系膜上动脉右侧壁发出的最下一个分支，斜向右下至盲肠附近，分数支营养回肠末端、盲肠、阑尾和升结肠。其中至阑尾的分支称阑尾动脉，经回肠末端的后方进入阑尾系膜，分支营养阑尾。④**右结肠动脉** right colic artery：在回结肠动脉的上方发出，向右行，发出升、降支分别与中结肠动脉和回结肠动脉吻合，分支至升结肠。⑤**中结肠动脉** middle colic artery：在胰下缘附近起于肠系膜上动脉，向前并稍偏右侧进入横结肠系膜，分为左、右支分别与左、右结肠动脉相吻合，分支营养横结肠。

6）**肠系膜下动脉** inferior mesenteric artery（图 7-40）：在约平第 3 腰椎高度发自腹主动脉的前壁，行向左下方，分支分布于降结肠、乙状结肠和直肠上部。①**左结肠动脉** left colic artery：横行向左，至降结肠附近分为升、降支，分别与中结肠动脉和乙状结肠动脉吻合，分支分布于降结肠。②**乙状结肠动脉** sigmoid artery：2～3 支，斜向左下方走行，进入乙状结肠系膜内分支营养乙状结肠。乙状结肠动脉与左结肠动脉以及直肠上动脉均有吻合，但一般认为其与直肠上动脉间的吻合不够充分。③**直肠上动脉** superior rectal artery：为肠系膜下动脉的直接延续，在乙状结肠系膜内下行，至第 3 骶椎处分为 2 支，沿直肠两侧分布于直肠上部，并在直肠的表面和壁内与直肠下动脉的分支吻合。

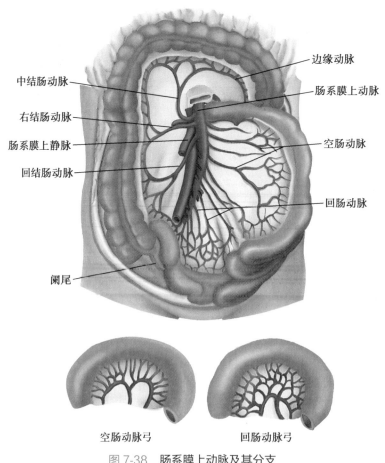

图 7-38　肠系膜上动脉及其分支

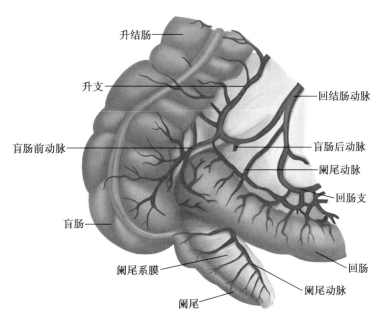

图 7-39 回结肠动脉及其分支

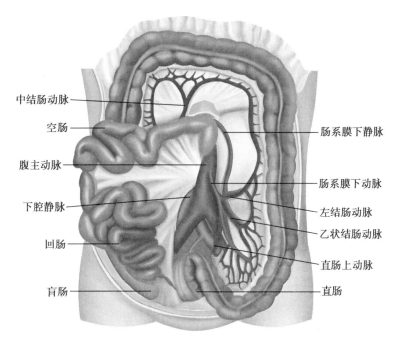

图 7-40 肠系膜下动脉及其分支

5. **髂总动脉** 髂总动脉 common iliac artery 由腹主动脉分出后,沿腰大肌的内侧下行至骶髂关节处分为髂内动脉和髂外动脉。

（1）**髂内动脉** internal iliac artery（图 7-41、图 7-42）:是盆部动脉的主干,为一短干,沿盆腔侧壁下行,分布范围包括盆内脏器以及盆部的肌。其分支亦有壁支和脏支两种。

1）壁支:①**闭孔动脉** obturator artery:沿骨盆侧壁行向前下,穿闭孔膜至大腿内侧,分支至大腿内侧群肌和髋关节;②臀上动脉:经梨状肌上孔穿出至臀部,分支营养上部的臀肌和髋关节（图 7-43）;③臀下动脉:经梨状肌下孔穿出至臀部,分支营养下部的臀肌和髋关节（图 7-43）;④髂腰动脉:由髂内动脉的近端发出,向上沿髂嵴上缘的后端行向外,至髂肌和腰大肌;⑤骶外侧动脉:沿骶骨外侧缘的前面下行,分布于盆腔后壁以及骶管内结构。

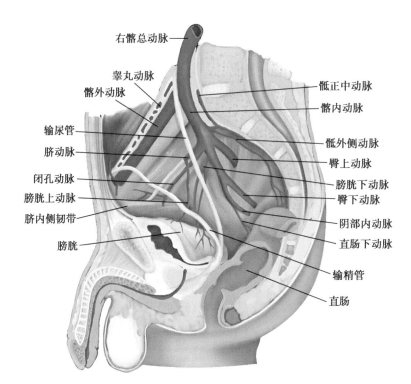

图 7-41 盆腔的动脉(右侧,男性)

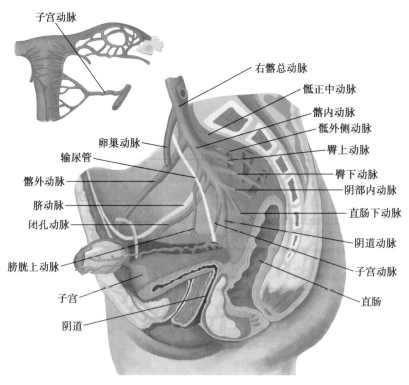

图 7-42 盆腔的动脉(右侧,女性)

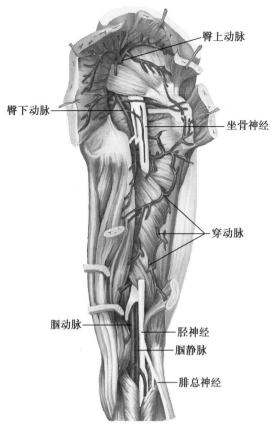

图 7-43 臀部和股后部的动脉

标注文字：臀上动脉、臀下动脉、坐骨神经、穿动脉、腘动脉、胫神经、腘静脉、腓总神经

2）脏支：①**脐动脉** umbilical artery：是胎儿时期的动脉干，出生后其远侧段闭锁形成脐内侧韧带，近侧段管腔未闭，与髂内动脉起始段相连，发出 2～3 支膀胱上动脉，分布于膀胱上、中部。②膀胱下动脉：分布于膀胱底、精囊和前列腺。该动脉在女性分布于膀胱和阴道。③直肠下动脉：分布于直肠下部，并与直肠上动脉的分支吻合。④**子宫动脉** uterine artery：沿盆腔侧壁下行，进入子宫阔韧带底部的两层腹膜之间，在子宫颈外侧约 2cm 处从输尿管的前方跨过并与之交叉，再沿子宫侧缘迂曲上升至子宫底。子宫动脉分支营养子宫、卵巢、输卵管和阴道，并与卵巢动脉吻合。⑤**阴部内动脉** internal pudendal artery（见图 7-41、图 7-42，图 7-44）：在臀下动脉的前方下行，穿梨状肌下孔出骨盆，继经坐骨小孔至坐骨肛门窝，发出肛动脉、会阴动脉和阴茎背动脉（阴蒂背动脉），分布于肛门、会阴部和外生殖器。

（2）**髂外动脉** external iliac artery（见图 7-41、图 7-42）：沿腰大肌内侧缘下降，经腹股沟韧带中点的深面至股前部，移行为股动脉。髂外动脉在腹股沟韧带稍上方发出腹壁下动脉，进入腹直肌

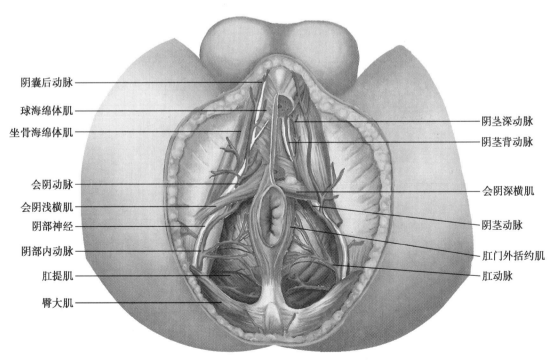

标注文字：阴囊后动脉、球海绵体肌、坐骨海绵体肌、会阴动脉、会阴浅横肌、阴部神经、阴部内动脉、肛提肌、臀大肌、阴茎深动脉、阴茎背动脉、会阴深横肌、阴茎动脉、肛门外括约肌、肛动脉

图 7-44 会阴部的动脉（男性）

鞘,与腹壁上动脉吻合并分布于腹直肌。此外,髂外动脉还发出旋髂深动脉,斜向外上行,分支营养髂嵴及邻近肌。

（3）**股动脉** femoral artery（图7-45）:股动脉是髂外动脉的直接延续,是下肢动脉的主干,在股三角内下行,穿收肌管后出收肌腱裂孔至腘窝,移行为腘动脉。在腹股沟韧带中点的稍下方,股动脉位置表浅,在活体上可触及搏动。当下肢出血时,可在该处将股动脉压向耻骨上支进行压迫止血。股动脉的分支营养大腿肌、腹前壁下部的皮肤和外阴部等。股动脉的主要分支为股深动脉。该动脉在腹股沟韧带中点下方2~5cm处起于股动脉,行向后内下方。股深动脉发出旋股内侧动脉分布于大腿内侧群肌;旋股外侧动脉分布于大腿前群肌;穿动脉（3~4支）分布于大腿后群肌、内侧群肌和股骨（见图7-43）。

此外,股动脉还发出腹壁浅动脉、旋髂浅动脉和阴部外动脉,分别至腹前壁下部、髂前上棘附近以及外阴部的皮肤和浅筋膜（图7-45）。

（4）**腘动脉** popliteal artery（图7-46）:在腘窝的深部下行,至腘肌下缘分为胫前动脉和胫后动脉。腘动脉在腘窝内发出膝上内侧动脉、膝上外侧动脉、膝中动脉、膝下内侧动脉、膝下外侧动脉等关节支和肌支至膝关节及邻近肌,并参与膝关节网的形成。

（5）**胫后动脉** posterior tibial artery（图7-46）:发出腓动脉,本干沿小腿后面浅、深层肌之间下行,经内踝的后方转至足底,分为足底内侧动脉和足底外侧动脉两终支。胫后动脉的分支营养小腿后群肌、外侧群肌及足底肌。

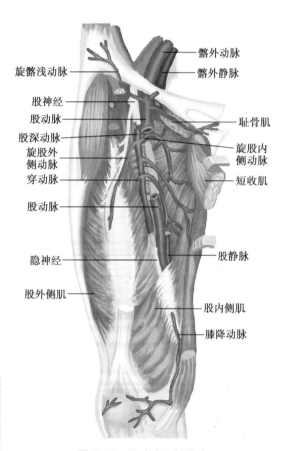

图7-45 股动脉及其分支

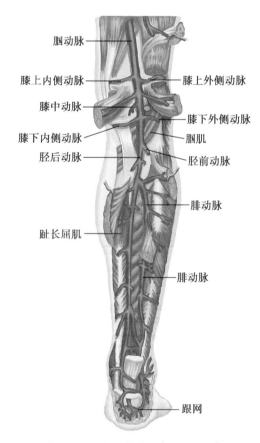

图7-46 小腿的动脉（右侧,后面）

1）**腓动脉** peroneal artery：为胫后动脉的重要分支，起于胫后动脉的上部，沿腓骨内侧下行，分支营养邻近诸肌和胫、腓骨。

2）足底内侧动脉：沿足底内侧前行，分布于足底内侧。

3）足底外侧动脉：沿足底外侧斜行至第5跖骨底，然后转向内侧至第1跖骨间隙，与足背动脉的足底深支吻合，形成足底弓。由弓上发出4支跖足底总动脉，后者又各发出2支趾足底固有动脉，分布于足趾（图7-47）。

（6）**胫前动脉** anterior tibial artery（图7-48）：由腘动脉发出后，穿小腿骨间膜至小腿前面，在小腿前群肌之间下行，至踝关节前方移行为足背动脉。胫前动脉沿途分支营养小腿前群肌，并分支参与形成膝关节网。

（7）**足背动脉** dorsal artery of foot（图7-49）：是胫前动脉的直接延续，经拇长伸肌腱和趾长伸肌腱之间前行，至第1跖骨间隙近侧，发出第1跖背动脉和足底深支两终支。足背动脉的位置表浅，在踝关节的前方，内、外踝前方连线的中点、拇长伸肌腱的外侧可触知其搏动，在该处压迫可以对足背进行止血。足背动脉的主要分支如下。

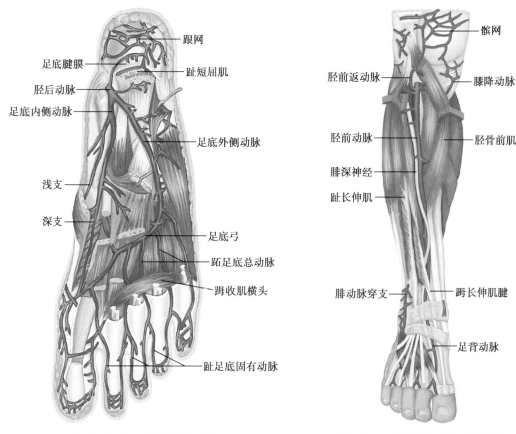

图7-47　足底的动脉（右侧）　　　　图7-48　小腿的动脉（右侧，前面）

1）足底深支：穿第1跖骨间隙至足底，与足底外侧动脉末端吻合形成足底弓。

2）第1跖背动脉：沿第1跖骨间隙前行，分支至拇趾背面的侧缘和第2趾背的内侧缘。

3）弓状动脉：沿跖骨底呈弓形向外行，由弓的凸侧缘发出3支跖背动脉，后者又向前各分出2支细小的趾背动脉，分布于第2～5趾的相对缘。

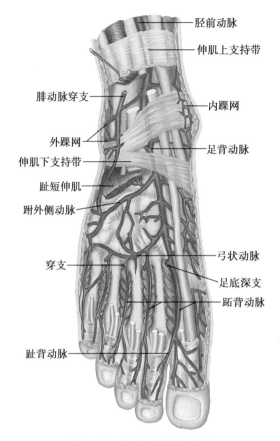

图 7-49　足背动脉及其分支

（三）全身动脉分布

全身动脉的分布详见表 7-1。

表 7-1　全身动脉分布

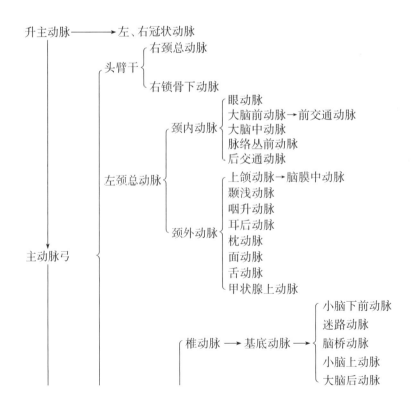

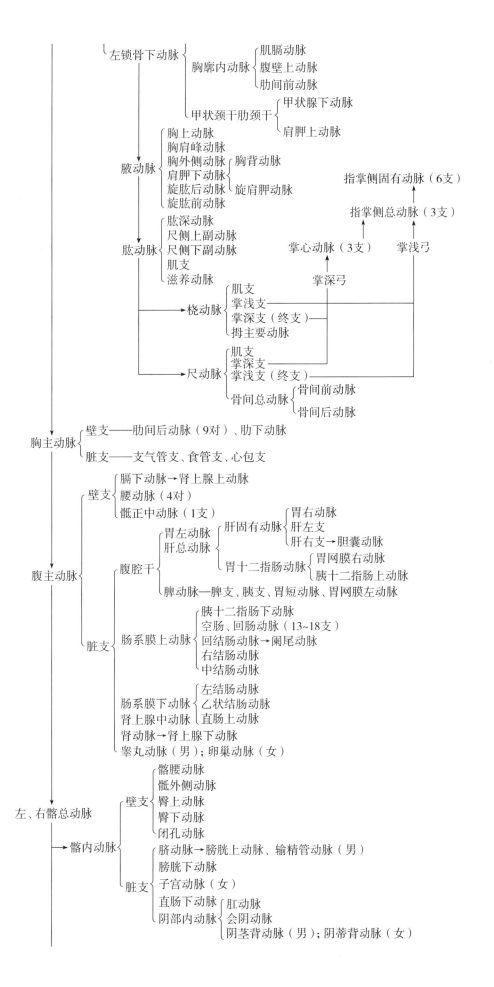

左锁骨下动脉
胸廓内动脉
肌膈动脉
腹壁上动脉
肋间前动脉

甲状颈干肋颈干
甲状腺下动脉
肩胛上动脉

腋动脉
胸上动脉
胸肩峰动脉
胸外侧动脉
肩胛下动脉
旋肱后动脉
旋肱前动脉
胸背动脉
旋肩胛动脉

肱动脉
肱深动脉
尺侧上副动脉
尺侧下副动脉
肌支
滋养动脉

桡动脉
肌支
掌浅支
掌深支（终支）
拇主要动脉

尺动脉
肌支
掌深支
掌浅支（终支）

骨间总动脉
骨间前动脉
骨间后动脉

掌深弓
掌心动脉（3支）
掌浅弓
指掌侧总动脉（3支）
指掌侧固有动脉（6支）

胸主动脉
壁支——肋间后动脉（9对）、肋下动脉
脏支——支气管支、食管支、心包支

腹主动脉

壁支
膈下动脉→肾上腺上动脉
腰动脉（4对）
骶正中动脉（1支）

脏支

腹腔干
胃左动脉
肝总动脉
肝固有动脉
胃右动脉
肝左支
肝右支→胆囊动脉
胃十二指肠动脉
胃网膜右动脉
胰十二指肠上动脉
脾动脉—脾支、胰支、胃短动脉、胃网膜左动脉

肠系膜上动脉
胰十二指肠下动脉
空肠、回肠动脉（13~18支）
回结肠动脉→阑尾动脉
右结肠动脉
中结肠动脉

肠系膜下动脉
左结肠动脉
乙状结肠动脉
直肠上动脉
肾上腺中动脉
肾动脉→肾上腺下动脉
睾丸动脉（男）；卵巢动脉（女）

左、右髂总动脉

髂内动脉

壁支
髂腰动脉
骶外侧动脉
臀上动脉
臀下动脉
闭孔动脉

脏支
脐动脉→膀胱上动脉、输精管动脉（男）
膀胱下动脉
子宫动脉（女）
直肠下动脉
阴部内动脉
肛动脉
会阴动脉
阴茎背动脉（男）；阴蒂背动脉（女）

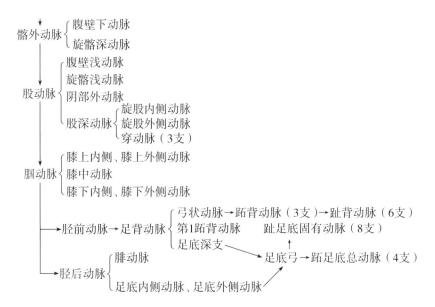

部分动脉在体表可以触及或具有标志结构,当局部出血时,可以在体表进行压迫止血。常用压迫止血部位和止血范围详见表7-2。

表 7-2 全身重要动脉的体表标志、压迫止血部位和止血范围

动脉名称	体表标志	压迫止血部位	止血范围
锁骨下动脉	自胸锁关节至锁骨中点划一凸向上的线,最凸处在锁骨上方	于锁骨中点向下压,将动脉压在第1肋骨上	整个上肢
颈总动脉和颈外动脉	自胸锁关节至耳屏稍前下方作一连线,甲状软骨上缘以上为颈外动脉,以下为颈总动脉	在环状软骨弓的侧方,可摸到颈总动脉搏动,将动脉压向后内方的第6颈椎横突上	头面部
面动脉	在下颌骨下缘至咬肌前缘处作一连线,然后将连线连至内眦	在下颌骨下缘至咬肌前缘处,将面动脉压向下颌骨	面颊部
颞浅动脉	其根部位于外耳门前方,向上分为两大分支	在外耳门前方可摸到动脉搏动,将其压向颞骨	头前外侧部
肱动脉	上肢外展90°,自锁骨中点至肘窝中点稍下方作一连线,腋后襞以下为肱动脉	在肱二头肌内侧沟的中份,将动脉压向肱骨。用止血带止血时,应避开中份,以免损伤桡神经	压迫点以下的整个上肢
桡动脉	自肘窝中点稍下至桡骨茎突的连线	在桡骨茎突的上方,肱桡肌腱的内侧向其深部压迫	部分手部
尺动脉	自肘窝中点稍下至豌豆骨桡侧缘的连线	在腕部,于尺侧腕屈肌的内侧向其深部压迫	部分手部
指掌侧固有动脉	手指近掌面的两侧	在指根两侧向指骨压迫	手指
股动脉	大腿外展外旋,自腹股沟韧带中点至收肌结节作一连线,此线的上2/3为股动脉	在腹股沟韧带中点处将股动脉压向耻骨上支	下肢大部
腘动脉	大腿外展外旋,自大腿内侧中、下1/3交界处至腘窝中点的连线	腘窝加垫,屈膝包扎	小腿和足部
胫后动脉	自腘窝中点至内踝和跟结节之间的中点连线	于内踝和跟结节之间向深部压迫	部分足部
胫前动脉和足背动脉	胫骨粗隆与腓骨小头连线中点至足背内、外踝前方连线的中点为胫前动脉;自足背内、外踝前方连线的中点至第1、2跖趾关节间的连线为足背动脉	于内、外踝前方连线中点向深部压迫足背动脉	部分足部

四、静脉

静脉是运送血液回心的血管,起于毛细血管,止于心房,在向心汇集的过程中,逐级接受属支,管径逐渐增粗。与伴行的动脉相比,静脉数量多,管壁薄而柔软,管径粗,弹性小,收缩力弱,压力低,血流缓慢。在配布和结构方面,静脉有如下特点:①体循环静脉分为浅、深静脉:**浅静脉**位于浅筋膜层,又称**皮下静脉**。浅静脉多不与动脉伴行,最终注入深静脉。临床常经浅静脉输液、采血和置入导管等。**深静脉**位于深筋膜深面,多数与动脉、神经伴行,又称伴行静脉,其名称和行程与伴行动脉相同,引流范围与伴行动脉的分布范围大体一致。②静脉的吻合比较丰富:浅静脉在手和足等部位吻合成**静脉网**;深静脉环绕容积经常变化的脏器(如膀胱、子宫和直肠等)形成**静脉丛**,以保证在器官扩张或受压的情况下,静脉血流通畅;浅静脉之间、深静脉之间和浅、深静脉之间都存在丰富的交通支,从而有利于侧支循环的建立。③静脉管壁内有**静脉瓣** venous valve:常成对,半月形,游离缘朝向心(图 7-50)。静脉瓣有利于血液向心流动和防止血液逆流。静脉瓣在受重力影响较大的部位(如四肢)分布较多,而在头颈、躯干处的静脉内则较少或缺如。④结构特殊的静脉:如**硬脑膜窦** sinus of dura mater 和**板障静脉** diploic vein。硬脑膜窦位于颅内,无平滑肌,无瓣膜,故外伤时出血不易止住。板障静脉位于板障内,无瓣膜,借导血管连接头皮静脉和硬脑膜窦(图 7-51)。

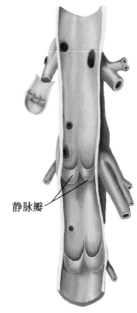

图 7-50　静脉瓣

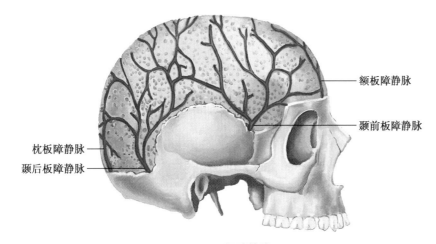

额板障静脉

颞前板障静脉

枕板障静脉

颞后板障静脉

图 7-51　板障静脉

全身的静脉分为肺循环的静脉和体循环的静脉。

(一)肺循环的静脉

肺静脉 pulmonary vein 每侧两条,分别为**左上**、**左下肺静脉**和**右上**、**右下肺静脉**。肺静脉起自肺门,向内穿过纤维心包,注入左心房后部。肺静脉将含氧量高的血液输送到左心房。左上、左下肺静脉分别收集左肺上、下叶的血液,右上肺静脉收集右肺上、中叶的血液,右下肺静脉收集右肺下叶的血液。

(二)体循环的静脉

体循环的静脉包括上腔静脉系、下腔静脉系和心静脉系(见本章"心的静脉")。

1. 上腔静脉系　上腔静脉系由上腔静脉及其属支组成,收集头颈部、上肢和胸部(心除外)等上半身的静脉血。

(1)**头颈部静脉**(图 7-52、图 7-53):分浅、深两组。浅静脉包括面静脉、颞浅静脉、颈前静脉和颈外静脉等。深静脉包括颅内静脉、颈内静脉和锁骨下静脉等。

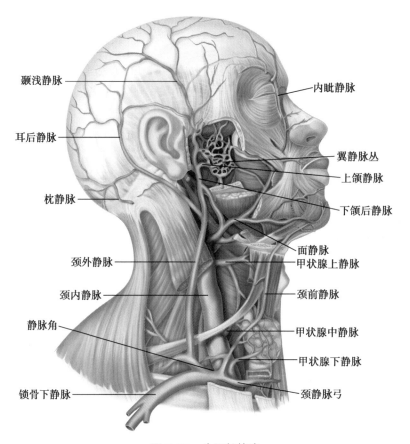

图 7-52 头颈部静脉

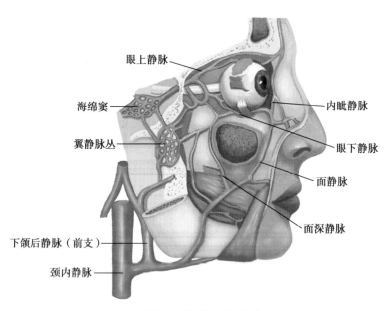

图 7-53 面静脉及其交通

1）**面静脉** facial vein：位置表浅，起自**内眦静脉** angular vein，在面动脉的后方下行，于下颌角下方接受下颌后静脉前支，再跨过颈内、外动脉的表面，下行至舌骨大角附近注入颈内静脉。面静脉收集面前部软组织的静脉血。面静脉通过眼上静脉和眼下静脉与颅内的海绵窦交通，并通过**面深静脉** deep facial vein 与翼静脉丛交通，继而与海绵窦交通。且面静脉在口角以上一般缺乏静脉瓣。因此，面部发生化脓性感染时，若处理不当（如挤压等），细菌可沿上述途径至海绵窦导致颅内感染。故通常将鼻根至两侧口角的三角区称为"危险三角"。

2）**下颌后静脉** retromandibular vein：由**颞浅静脉**和**上颌静脉**在腮腺内汇合而成。上颌静脉起自翼内肌和翼外肌之间的**翼静脉丛** pterygoid venous plexus。下颌后静脉下行至腮腺下端处分为前、后两支，前支注入面静脉，后支与耳后静脉和枕静脉汇合成颈外静脉。下颌后静脉收集面侧区和颞区的静脉血。

3）**颈外静脉** external jugular vein：由下颌后静脉的后支、耳后静脉和枕静脉在下颌角处汇合而成，沿胸锁乳突肌表面下行，在锁骨上方穿深筋膜，注入锁骨下静脉或静脉角。颈外静脉主要收集头皮和面部的静脉血。静脉末端有一对瓣膜，但不能防止血液逆流。正常人站位或坐位时，颈外静脉常不显露。平卧时可稍见充盈，但仅限于下颌角与锁骨上缘之间的下 2/3 段。若心脏疾病或上腔静脉阻塞引起颈外静脉回流不畅，半卧 30°～45° 时可见其显著充盈，称颈静脉怒张。

4）**颈前静脉** anterior jugular vein：起自颏下方的浅静脉，沿颈前正中线两侧下行，注入颈外静脉末端或锁骨下静脉。左、右颈前静脉在胸骨柄上方常吻合成**颈静脉弓** jugular venous arch，气管切开时应注意颈静脉弓的存在。

5）**颈内静脉** internal jugular vein：是颈部最粗大的静脉，于颈静脉孔处续于乙状窦，在颈动脉鞘内沿颈内动脉和颈总动脉外侧下行，至胸锁关节后方与锁骨下静脉汇合成头臂静脉。颈内静脉的颅内属支有乙状窦和岩下窦，收集颅骨、脑膜、脑、泪器和前庭蜗器等处的静脉血（见第九章"神经系统"）。颅外属支包括面静脉、舌静脉、咽静脉、甲状腺上静脉和甲状腺中静脉等。颈内静脉壁附着于颈动脉鞘，并通过颈动脉鞘与周围的颈深筋膜和肩胛舌骨肌中间腱相连，故管腔经常处于开放状态，有利于血液回流。但颈内静脉外伤破裂时，由于管腔不能闭锁和胸腔负压的吸引，可发生空气栓塞。

6）**锁骨下静脉** subclavian vein：在第 1 肋外侧缘续于腋静脉，向内行于锁骨下动脉前下方，至胸锁关节后方与颈内静脉汇合成头臂静脉。两静脉汇合部称**静脉角** venous angle，是淋巴导管的注入部位。锁骨下静脉的主要属支是腋静脉和颈外静脉。临床上可经锁骨下静脉行导管插入，用来测定中心静脉压、放置输液导管等。

（2）**上肢静脉**

1）**上肢浅静脉**（图 7-54、图 7-55）：包括头静脉、贵要静脉、肘正中静脉及其属支等。临床上常用手背静脉网、前臂和肘部前面的浅静脉取血、输液和注射药物。

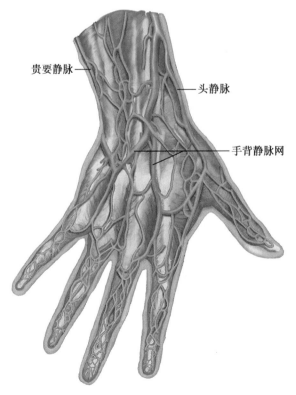

贵要静脉
头静脉
手背静脉网

图 7-54　**手背浅静脉**

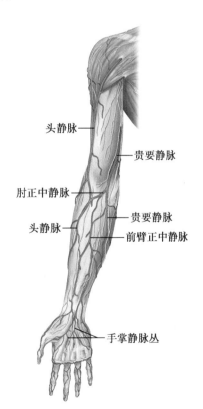

头静脉
贵要静脉
肘正中静脉
贵要静脉
头静脉
前臂正中静脉
手掌静脉丛

图 7-55　**上肢浅静脉**

头静脉 cephalic vein：起自手背静脉网的桡侧，沿前臂下部的桡侧、前臂上部和肘部的前面至肱二头肌外侧沟上行，再经三角肌胸大肌间沟行至锁骨下窝，穿深筋膜注入腋静脉或锁骨下静脉。头静脉在肘窝处通过肘正中静脉与贵要静脉交通。头静脉收集手和前臂桡侧浅层结构的静脉血。

贵要静脉 basilic vein：起自手背静脉网的尺侧，沿前臂尺侧上行，于肘部转至前面，在肘窝处接受肘正中静脉，再经肱二头肌内侧沟行至臂中点平面，穿深筋膜注入肱静脉，或伴肱静脉上行，注入腋静脉。贵要静脉收集手和前臂尺侧浅层结构的静脉血。

肘正中静脉 median cubital vein：变异较多，通常在肘窝处连接头静脉和贵要静脉。

前臂正中静脉 median antebrachial vein：起自手掌静脉丛，沿前臂前面上行，注入肘正中静脉。前臂正中静脉有时可分叉，分别注入头静脉和贵要静脉，而肘正中静脉缺如。前臂正中静脉收集手掌侧和前臂前部浅层结构的静脉血。

2）上肢深静脉：与同名动脉伴行，且多为两条。由于上肢的静脉血主要由浅静脉引流，故深静脉较细。最终两条肱静脉在大圆肌下缘处汇合成**腋静脉** axillary vein。腋静脉位于腋动脉的前内侧，在第 1 肋外侧缘续为锁骨下静脉。腋静脉收集上肢浅、深静脉的全部血液。

（3）**胸部静脉**（图 7-56）：主要有头臂静脉、上腔静脉、奇静脉及其属支。

1）**头臂静脉** brachiocephalic vein：又称**无名静脉** innominate vein，由颈内静脉和锁骨下静脉在胸锁关节后方汇合而成。左头臂静脉比右头臂静脉长，向右下斜越左锁骨下动脉、左颈总动脉和头臂干的前面，至右侧第 1 胸肋结合处后方与右头臂静脉汇合成上腔静脉。头臂静脉还接受椎静脉、胸廓内静脉、肋间最上静脉和甲状腺下静脉等。

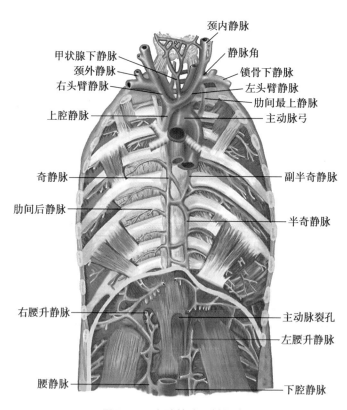

图 7-56　上腔静脉及其属支

2）**上腔静脉** superior vena cava：由左、右头臂静脉汇合而成。沿升主动脉右侧下行，至右侧第 2 胸肋关节后方穿纤维心包，在平第 3 胸肋关节下缘处注入右心房。在穿纤维心包前，有奇静脉注入。

3）**奇静脉** azygos vein：在右膈脚处起自右腰升静脉，沿食管后方和胸主动脉右侧上行，至第 4 胸椎椎体高度向前勾绕右肺根上方，注入上腔静脉。奇静脉沿途收集右侧肋间后静脉、食管静脉、支气管静脉和半奇静脉的血液。奇静脉上连上腔静脉,下借右腰升静脉连下腔静脉,故是沟通上腔静脉系和下腔静脉系的重要通道之一。当上腔静脉或下腔静脉阻塞时,该通道可成为重要的侧支循环途径。

4)**半奇静脉** hemiazygos vein:在左膈脚处起自左腰升静脉,沿胸椎椎体左侧上行,约达第8胸椎椎体高度经胸主动脉和食管后方向右跨越脊柱,注入奇静脉。半奇静脉收集左侧下部肋间后静脉、食管静脉和副半奇静脉的血液。

5)**副半奇静脉** accessory hemiazygos vein:沿胸椎椎体左侧下行,注入半奇静脉,或向右跨过脊柱前方注入奇静脉。副半奇静脉收集左侧上部的肋间后静脉的血液。

6)**脊柱的静脉**(图 7-57):椎管内、外有丰富的静脉丛,按部位将其分为**椎外静脉丛** external vertebral venous plexus 和**椎内静脉丛** internal vertebral venous plexus。椎内静脉丛位于椎骨骨膜和硬脊膜之间,收集椎骨、脊膜和脊髓的静脉血。椎外静脉丛位于椎体前方、椎弓及其突起的后方,收集椎体和附近肌肉的静脉血。椎内、外静脉丛无瓣膜,互相吻合,注入邻近的椎静脉、肋间后静脉、腰静脉和骶外侧静脉等。椎静脉丛向上经枕骨大孔与硬脑膜窦交通,向下与盆腔静脉丛交通。因此,椎静脉丛是沟通上、下腔静脉系和颅内、外静脉的重要通道。当盆、腹、胸腔等部位发生感染或肿瘤时,可经椎静脉丛侵入颅内或其他远位器官。

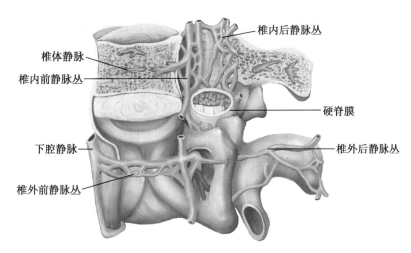

图 7-57　脊柱的静脉

2. **下腔静脉系**　下腔静脉系由下腔静脉及其属支组成,收集下半身的静脉血。

(1)**下肢静脉**:下肢静脉比上肢静脉瓣膜多,浅静脉与深静脉之间的交通也较丰富。

1)**下肢浅静脉**(图 7-58、图 7-59):包括小隐静脉和大隐静脉及其属支。

小隐静脉 small saphenous vein:在足外侧缘起自足背静脉弓,经外踝后方,沿小腿后面上行,至腘窝下角处穿深筋膜,再经腓肠肌两头之间上行,注入腘静脉。小隐静脉收集足外侧部和小腿后部浅层结构的静脉血。

大隐静脉 great saphenous vein:是全身最长的静脉。在足内侧缘起自足背静脉弓,经内踝前方,沿小腿内侧、膝关节内后方、大腿内侧上行,至耻骨结节外下方 3~4cm 处穿阔筋膜的隐静脉裂孔,注入股静脉。大隐静脉在注入股静脉之前接受**股内侧浅静脉、股外侧浅静脉、阴部外静脉、腹壁浅静脉**和**旋髂浅静脉** 5 条属支。大隐静脉收集足、小腿和大腿的内侧部以及大腿前部浅层结构的静脉血。大隐静脉在内踝前方的位置表浅而恒定,是输液和注射的常用部位。

大隐静脉和小隐静脉借穿静脉与深静脉交通。穿静脉的瓣膜朝向深静脉,可将浅静脉的血液引流入深静脉。在重体力劳动、长期站立工作、妊娠等人群中,可能出现深静脉回流受阻及穿静脉瓣膜关闭不全,深静脉血液反流入浅静脉,从而导致下肢浅静脉曲张。

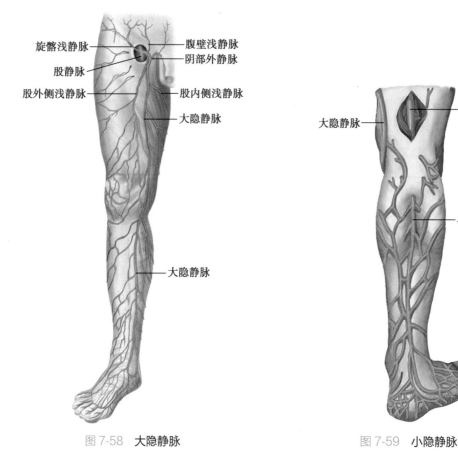

旋髂浅静脉　　腹壁浅静脉
股静脉　　阴部外静脉
股外侧浅静脉　　股内侧浅静脉
大隐静脉
大隐静脉

大隐静脉　　腘静脉
小隐静脉

图 7-58　**大隐静脉**　　　　　图 7-59　**小隐静脉**

2）下肢深静脉：足和小腿的深静脉与同名动脉伴行，均为两条。在腘窝处，胫前、胫后静脉汇合成腘静脉。腘静脉穿收肌腱裂孔移行为**股静脉** femoral vein。股静脉伴股动脉上行，经腹股沟韧带后方续为髂外静脉。股静脉接受大隐静脉及与股动脉分支伴行的静脉。股静脉在腹股沟韧带的稍下方位于股动脉内侧，临床上常在此处作静脉穿刺插管。

（2）**盆、腹部静脉**（图 7-60、图 7-61）：盆、腹部静脉主要有髂外静脉、髂内静脉、下腔静脉和肝门静脉及其属支。

1）**髂外静脉** external iliac vein：是股静脉的直接延续。左髂外静脉沿髂外动脉的内侧上行，右髂外静脉先沿髂外动脉的内侧，继而沿动脉的后方上行。髂外静脉至骶髂关节前方与髂内静脉汇合成髂总静脉。髂外静脉主要属支有腹壁下静脉和旋髂深静脉等。

2）**髂内静脉** internal iliac vein：沿髂内动脉后内侧上行，与髂外静脉汇合成髂总静脉。髂内静脉的属支与同名动脉伴行。盆内脏器的静脉在器官壁内或表面形成丰富的静脉丛，男性有膀胱静脉丛和直肠静脉丛，女性除这些静脉丛外还有了宫静脉丛和阴道静脉丛。这些静脉丛在盆腔器官扩张或受压迫时有助于血液回流。

3）**髂总静脉** common iliac vein：由髂外静脉和髂内静脉汇合而成。双侧髂总静脉伴髂总动脉上行至第 4 或第 5 腰椎椎体右侧汇合成下腔静脉。左髂总静脉长而倾斜，先沿左髂总动脉内侧，继而沿右髂总动脉后方上行。右髂总静脉短而垂直，先行于右髂总动脉后方，后行于动脉外侧。髂总静脉接受髂腰静脉和骶外侧静脉，左髂总静脉还接受骶正中静脉。

4）**下腔静脉** inferior vena cava：由左、右髂总静脉在第 4 或第 5 腰椎椎体右前方汇合而成，沿腹主动脉右侧和脊柱右前方上行，经肝的腔静脉沟，穿膈的腔静脉孔进入胸腔，再穿纤维心包注入右心房。下腔静脉的属支分壁支和脏支两种，多数与同名动脉伴行。

壁支：包括 1 对膈下静脉和 4 对腰静脉，各腰静脉之间的纵支连成**腰升静脉** ascending lumbar vein。左、右腰升静脉向上分别续为半奇静脉和奇静脉，向下与髂总静脉和髂腰静脉交通。

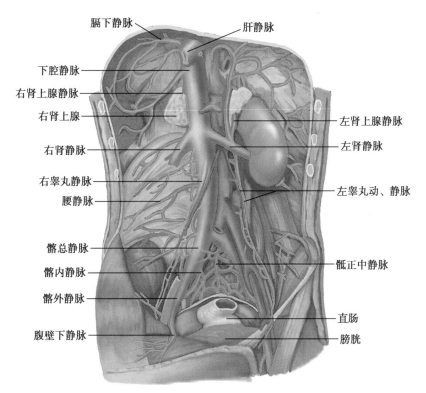

图 7-60 下腔静脉及其属支

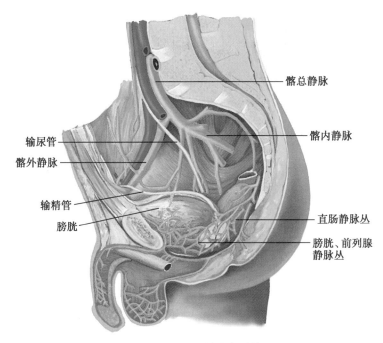

图 7-61 盆部静脉(男性)

　　脏支:包括右睾丸(卵巢)静脉、肾静脉、右肾上腺静脉和肝静脉等。

　　睾丸静脉 testicular vein 起自由睾丸和附睾的小静脉吻合成的蔓状静脉丛。蔓状静脉丛参与构成精索,经腹股沟管进入盆腔,汇成睾丸静脉。睾丸静脉右侧以锐角注入下腔静脉,左侧以直角注入左肾静脉,这是精索静脉曲张多发生于左侧的原因之一。因静脉血回流受阻,精索静脉曲张严重者可导致不育。**卵巢静脉** ovarian vein 起自卵巢静脉丛,在卵巢悬韧带内上行,注入部位同睾丸静脉。

　　肾静脉 renal vein 在肾门处合为一干,经肾动脉前面向内走行,注入下腔静脉。左肾静脉比右肾静脉长,跨越腹主动脉前面。左肾静脉接受左睾丸静脉(或左卵巢静脉)和左肾上腺静脉。

肾上腺静脉 suprarenal vein,左侧注入左肾静脉,右侧注入下腔静脉。

肝静脉 hepatic vein 由小叶下静脉汇合而成。肝左静脉、肝中静脉和肝右静脉在腔静脉沟处注入下腔静脉。

5)肝门静脉系(图 7-62):由肝门静脉及其属支组成,收集腹腔内除肝脏以外的不成对脏器(含食管腹段)及盆腔消化道(齿状线以下肛管除外)的静脉血。起始端和末端均与毛细血管相连,且无静脉瓣。

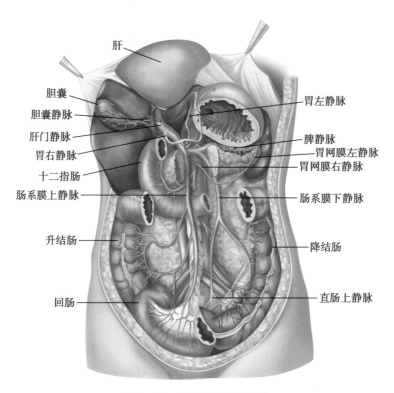

图 7-62　肝门静脉及其属支

肝门静脉 hepatic portal vein:多由肠系膜上静脉和脾静脉在胰颈后面汇合而成,经胰颈和下腔静脉之间上行进入肝十二指肠韧带,在肝固有动脉和胆总管的后方上行至肝门,分为两支,分别进入肝左叶和肝右叶。肝门静脉在肝内反复分支,最终注入肝血窦。

肝门静脉的属支:包括肠系膜上静脉、脾静脉、肠系膜下静脉、胃左静脉、胃右静脉、胆囊静脉和附脐静脉等,多与同名动脉伴行。脾静脉 splenic vein 起自脾门处,经脾动脉稍下方和胰后面右行,与肠系膜上静脉 superior mesenteric vein 汇合成肝门静脉。肠系膜下静脉 inferior mesenteric vein 注入脾静脉或肠系膜上静脉,或注入二者汇合处。胃左静脉 left gastric vein 接受食管腹段静脉血,在贲门处与奇静脉和半奇静脉的属支吻合。胃右静脉 right gastric vein 接受幽门前静脉,幽门前静脉经幽门与十二指肠交界处前面上行,是手术时区别幽门和十二指肠上部的标志。胆囊静脉 cystic vein 注入肝门静脉主干或肝门静脉右支。附脐静脉 paraumbilical vein 起自脐周静脉网,有左右两支,沿肝圆韧带侧缘上行注入肝门静脉。

肝门静脉系与上、下腔静脉系之间的交通途径(图 7-63、图 7-64):①通过食管腹段黏膜下的食管静脉丛形成肝门静脉系的胃左静脉与上腔静脉系的奇静脉和半奇静脉之间的交通;②通过直肠静脉丛形成肝门静脉系的直肠上静脉与下腔静脉系的直肠下静脉和肛静脉之间的交通;③通过脐周静脉网形成肝门静脉系的附脐静脉与上腔静脉系的胸腹壁静脉和腹壁上静脉或与下腔静脉系的腹壁浅静脉和腹壁下静脉之间的交通;④通过椎内、外静脉丛形成腹后壁前面肝门静脉系的小静脉与上、下腔静脉系的肋间后静脉和腰静脉之间的交通。此外,肝门静脉系在肝裸区、胰、十二指肠、升结肠和降结

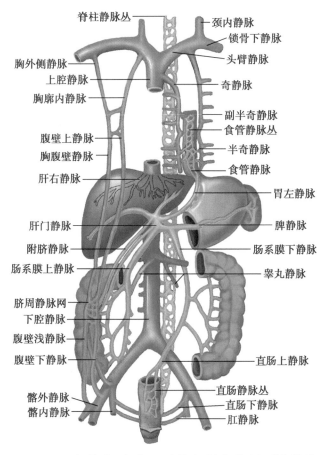

图 7-63　肝门静脉系与上、下腔静脉系之间的交通（模式图）

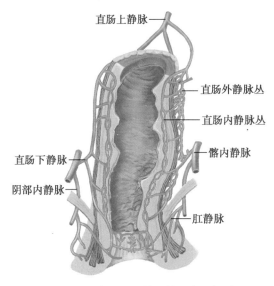

图 7-64　直肠和肛管的静脉（模式图）

肠等处的小静脉与上、下腔静脉系的膈下静脉、肋间后静脉、肾静脉和腰静脉等交通。

正常情况下，肝门静脉系与上、下腔静脉系之间的交通支细小，血流量少（表 7-3）。而肝硬化、肝肿瘤、肝门处淋巴结肿大或胰头肿瘤等可压迫肝门静脉，导致肝门静脉回流受阻，此时肝门静脉系的血液可经上述交通途径形成侧支循环，通过上、下腔静脉系回流。由于血流量增多，交通支变得粗大和弯曲，出现静脉曲张。如食管静脉丛曲张破裂可出现呕血与黑便；脐周静脉网曲张可在脐周腹壁出现曲张的浅静脉，临床称为"海蛇头"样症状；直肠静脉丛曲张可出现鲜血便。同时，肝门静脉高压时，可引起所收集静脉血范围的器官淤血，出现脾大和腹水等症状。

表 7-3　肝门静脉与上、下腔静脉的主要吻合部位

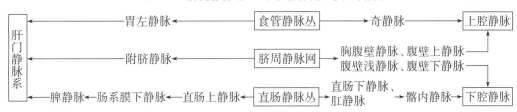

(三) 全身静脉回流概况

全身静脉回流概况见表 7-4。

表7-4　全身静脉回流概况表

头颈部
- 浅静脉：颈外静脉
- 深静脉：颈内静脉 → 头臂静脉 → 上腔静脉

头静脉

上肢
- 浅静脉：手背静脉网 → 肘正中静脉
  - 贵要静脉
- 深静脉：桡静脉、尺静脉 → 肱静脉 → 腋静脉 → 锁骨下静脉

胸部
- 胸前壁及腹前壁(脐以上)
  - 浅静脉：胸腹壁静脉
  - 深静脉：腹壁上静脉 → 胸廓内静脉
- 胸后壁和胸腔器官(心除外)
  - 半奇静脉 ← 副半奇静脉
  - 奇静脉

右心房

腹部
- 腹前壁(脐以下)
  - 浅静脉：腹壁浅静脉 → 大隐静脉
  - 深静脉：腹壁下静脉
- 腹后壁和腹腔成对器官的静脉
- 腹腔不成对器官：肝门静脉 → 肝血窦 → 肝静脉

盆部　盆壁和盆腔脏器：髂内静脉

下肢
- 浅静脉：足背静脉网 → 大隐静脉、小隐静脉
- 深静脉：胫前静脉、胫后静脉 → 腘静脉 → 股静脉 → 髂外静脉 → 髂总静脉 → 下腔静脉

第二节 │ 淋巴系统

一、概述

淋巴系统 lymphatic system 由淋巴管道、淋巴组织和淋巴器官组成(图 7-65)。淋巴管道和淋巴结的淋巴窦内含有淋巴液,简称为**淋巴** lymph。自小肠绒毛中的中央乳糜池至胸导管的淋巴管道中的淋巴因含乳糜微粒呈白色,其他部位的淋巴管道中的淋巴无色透明。血液流经毛细血管动脉端时,一些成分经毛细血管壁进入组织间隙,形成组织液。组织液与细胞进行物质交换后,大部分(约90%)经毛细血管静脉端回流入静脉,小部分(约 10%)水分以及人分子物质进入毛细淋巴管,形成淋巴液。淋巴液沿淋巴管和淋巴结的淋巴窦向心流动,最后汇入静脉。因此,淋巴系统是心血管系统的辅助系统,其功能是协助静脉引流组织液。同时,淋巴器官和淋巴组织具有产生淋巴细胞、过滤淋巴液和进行免疫应答的功能。此外,淋巴系统可吸收消化系统中的脂肪和脂溶性维生素,并将其运送到静脉循环。

(一) 淋巴管道

1. **毛细淋巴管** lymphatic capillary (图 7-66)　以膨大的盲端起始,互相吻合成毛细淋巴管网,然后汇入淋巴管。毛细淋巴管由很薄的内皮细胞构成,基膜不完整。内皮细胞间隙较大,内皮细胞外面有纤维细丝牵拉,使毛细淋巴管处于扩张状态。因此,毛细淋巴管的通透性较大,蛋白质、细胞碎片、脂类、细菌和肿瘤细胞等容易进入毛细淋巴管。恶性肿瘤细胞经淋巴管道转移是恶性肿瘤转移的常见途径。上皮、角膜、晶状体、软骨、胎盘、脊髓等处无毛细淋巴管。

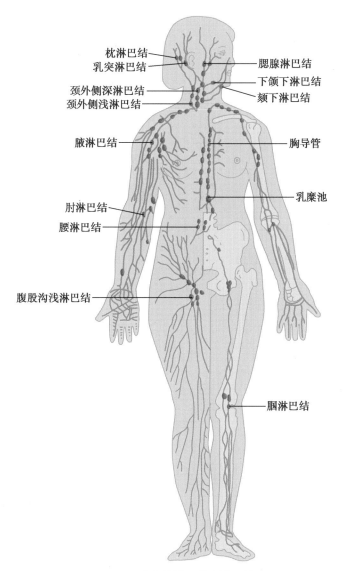

图 7-65　全身的淋巴管和淋巴结

枕淋巴结
乳突淋巴结
颈外侧深淋巴结
颈外侧浅淋巴结
腋淋巴结
肘淋巴结
腰淋巴结
腹股沟浅淋巴结
腮腺淋巴结
下颌下淋巴结
颏下淋巴结
胸导管
乳糜池
腘淋巴结

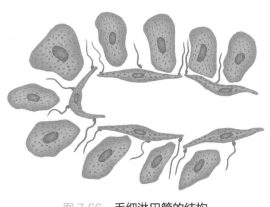

图 7-66　毛细淋巴管的结构

2. **淋巴管 lymphatic vessel**（图 7-67）　淋巴管由毛细淋巴管汇合而成,淋巴结串联其中。淋巴管的结构与静脉相似,内有很多单向开放的瓣膜,可防止淋巴液逆流。由于相邻两对瓣膜之间的淋巴管段扩张明显,淋巴管外观呈串珠状或藕节状。淋巴管分浅淋巴管和深淋巴管两类,浅淋巴管位于浅筋膜内,与浅静脉伴行;深淋巴管位于深筋膜深面,多与血管、神经伴行。浅、深淋巴管之间交通丰富。

3. **淋巴干 lymphatic trunk**（图 7-67）　全身各部的淋巴管经过一系列淋巴结群中继后,在膈下和颈根部等处汇合成淋巴干。全身共 9 条淋巴干,包括成对的腰干、支气管纵隔干、锁骨下干、颈干和不成对的肠干。

4. **淋巴导管 lymphatic duct**（图 7-67）　淋巴干汇合成胸导管和右淋巴导管,分别注入左、右静脉角。此外,少数淋巴管注入盆腔静脉、肾上腺静脉、肾静脉和下腔静脉等。

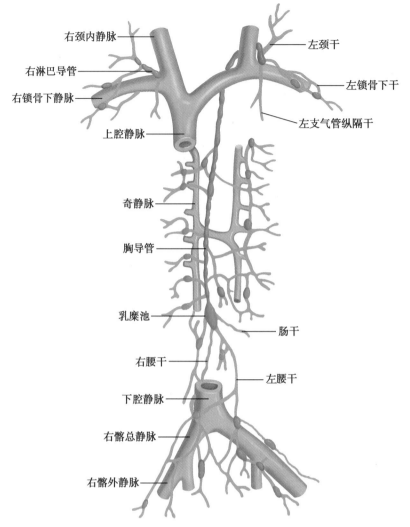

右颈内静脉

左颈干

右淋巴导管

左锁骨下干

右锁骨下静脉

左支气管纵隔干

上腔静脉

奇静脉

胸导管

乳糜池

肠干

右腰干

左腰干

下腔静脉

右髂总静脉

右髂外静脉

图 7-67　淋巴管和淋巴干

胸导管 thoracic duct（图 7-67、图 7-68）是全身最大的淋巴管,于平第 12 胸椎下缘高度起自**乳糜池** cisterna chyli,经主动脉裂孔进入胸腔。沿脊柱右前方和胸主动脉与奇静脉之间上行,至第 5 胸椎高度经食管与脊柱之间向左侧斜行,再沿脊柱左前方上行,经胸廓上口至颈部。在左颈总动脉和左颈内静脉的后方转向前内下方,注入左静脉角。胸导管末端有一对瓣膜,可阻止静脉血逆流入胸导管。在标本上,胸导管末段常含有血液,外观似静脉。乳糜池位于第 1 腰椎前方,呈囊状膨大,接受左、右腰干和肠干的淋巴。胸导管在注入左静脉角处接受左颈干、左锁骨下干和左支气管纵隔干。胸导管引流下肢、盆部、腹部、左上肢、左胸部和左头、颈部等全身约 3/4 部位的淋巴（表 7-5）。胸导管与肋间淋巴结、纵隔后淋巴结、气管支气管淋巴结和左锁骨上淋巴结之间存在广泛的淋巴侧支通路,胸导管内的肿瘤细胞可转移至以上淋巴结。胸导管常发出较细的侧支注入奇静脉和肋间后静脉等,故手术误伤胸导管末段后结扎时一般不会引起淋巴水肿。

右淋巴导管 right lymphatic duct（图 7-67、图 7-68）长 1.0~1.5cm,由右颈干、右锁骨下干和右支气管纵隔干汇合而成,注入右静脉角。右淋巴导管引流右上肢、右胸部和右头颈部的淋巴,即全身约 1/4 部位的淋巴。右淋巴导管与胸导管之间存在着交通。

（二）淋巴组织

淋巴组织分为弥散淋巴组织和淋巴小结两类。除淋巴器官外,消化、呼吸、泌尿和生殖管道及皮肤等处均含有丰富的淋巴组织,起防御屏障的作用。

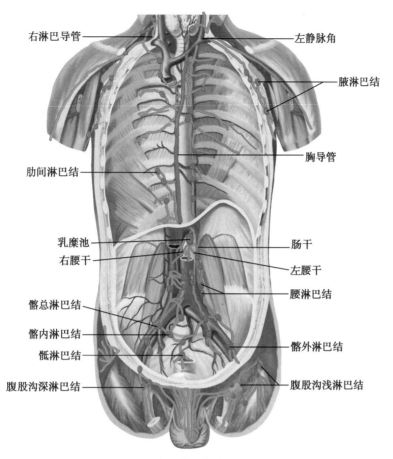

图 7-68　胸导管和腹盆部的淋巴结

表 7-5　全身淋巴引流概况表

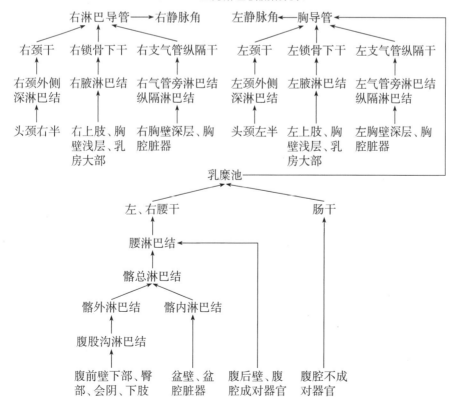

1. **弥散淋巴组织**　主要位于消化道和呼吸道的黏膜固有层。
2. **淋巴小结**　包括小肠黏膜固有层内的孤立淋巴滤泡、集合淋巴滤泡及阑尾壁内的淋巴小结等。

（三）淋巴器官

淋巴器官包括淋巴结、胸腺、脾和扁桃体。

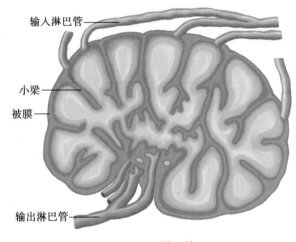

图 7-69　淋巴结

淋巴结 lymph node（图 7-69）为大小不一的圆形或椭圆形灰红色小体，一侧隆凸，另一侧凹陷，凹陷中央处为淋巴结门。淋巴结凸侧连有数条**输入淋巴管** afferent lymphatic vessel。淋巴结门有**输出淋巴管** efferent lymphatic vessel、神经和血管出入。一个淋巴结的输出淋巴管可成为另一个淋巴结的输入淋巴管。淋巴结多成群分布，数目不恒定，青年人约有淋巴结 400～450 个。淋巴结按位置不同分为浅淋巴结和深淋巴结，**浅淋巴结** superficial lymph node 位于浅筋膜内，**深淋巴结** deep lymph node 位于深筋膜深面。淋巴结多沿血管排列，位于关节屈侧和体腔的隐藏部位，如肘窝、腋窝、腘窝、腹股沟、脏器门和体腔大血管附近。淋巴结直径多为 0.2～0.5cm，不易触及。可触到的淋巴结（如腹股沟浅淋巴结）质地柔软，表面光滑，与周围组织无粘连。淋巴结的主要功能是滤过淋巴、产生淋巴细胞和进行免疫应答。淋巴结内的淋巴窦是淋巴管道的组成部分，故淋巴结对于淋巴引流起着重要作用。

引流某一器官或部位淋巴的第一级淋巴结称**局部淋巴结** regional lymph node，临床通常称**哨位淋巴结** sentinel lymph node。当某器官或部位发生病变时，细菌、毒素、寄生虫或肿瘤细胞可沿淋巴管进入相应的局部淋巴结，如将该淋巴结进行阻截和清除，从而阻止病变扩散，临床称之为淋巴结清扫。此时，淋巴结发生细胞增殖等病理变化，致淋巴结肿大。如果局部淋巴结不能阻止病变的扩散，病变可沿淋巴管道向远处蔓延转移。因此，局部淋巴结肿大常反映其引流范围存在病变。了解淋巴结的位置、淋巴引流范围和途径，对于病变的诊断和治疗具有重要意义。甲状腺、食管和肝的部分淋巴管不经过淋巴结，直接注入胸导管，这可使肿瘤细胞更容易迅速向远处转移。

在安静状态下，每小时约有 120ml 淋巴回流入血液，每天回流的淋巴相当于全身血浆总量。淋巴流动缓慢，流量约是静脉的 1/10。远近相邻两对瓣膜之间的淋巴管段构成"淋巴管泵"，通过平滑肌的收缩和瓣膜的开闭，推动淋巴向心流动。淋巴管周围的动脉搏动、肌肉收缩和胸腔负压对于淋巴回流有促进作用。运动和按摩有助于改善淋巴回流功能。如果淋巴回流受阻，大量含蛋白质的组织液不能及时被吸收，可导致局部淋巴水肿，压迫体表组织后不出现凹陷。

淋巴管间的交通支丰富，参与构成淋巴侧支循环。当炎症、寄生虫、异物或肿瘤栓子致淋巴管阻塞，外伤或手术切断淋巴管时，淋巴经交通支回流，形成淋巴侧支循环，从而保证淋巴回流。外伤后、炎症或肿瘤等状态下，常出现淋巴管新生，这对于组织修复、机体免疫和肿瘤转移有着重要作用。

胸腺 thymus 是中枢淋巴器官，培育、选择和向周围淋巴器官（淋巴结、脾和扁桃体）和淋巴组织（淋巴小结）输送 T 淋巴细胞。胸腺还有内分泌功能。胸腺的位置和形态见第六章。

脾 spleen（图 7-70）是人体最大的淋巴器官，具有储血、造血、清除衰老红细胞和进行免疫应答的功能。

脾位于左季肋部，胃底与膈之间，第 9～11 肋的深面，长轴与第 10 肋一致。正常时在左肋弓下触不到脾。脾的位置可随呼吸和体位变化而变化，站立比平卧时低 2.5cm。脾由胃脾韧带、脾肾韧带、膈脾韧带和脾结肠韧带支持固定。

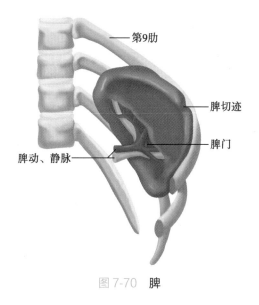

图 7-70　脾

脾呈暗红色，质软而脆。脾可分为膈、脏两面，前、后两端和上、下两缘。膈面光滑隆凸，对向膈。脏面凹陷，中央处有**脾门** splenic hilum，是血管、神经和淋巴管出入之处。在脏面，脾与胃底、左肾、左肾上腺、胰尾和结肠左曲毗邻。前端较宽，朝向前外方，达腋中线。后端钝圆，朝向后内方，距离正中线 4~5cm。上缘较锐，朝向前上方，前部有 2~3 个**脾切迹** splenic notch。脾大时，脾切迹是触诊脾的标志。下缘较钝，朝向后下方。在脾的附近，特别是在胃脾韧带和大网膜中存在**副脾** accessory spleen，出现率为 10%~40%。副脾的位置、大小和数目不定。因脾功能亢进而做脾切除术时，应同时切除副脾。

二、淋巴结的位置和淋巴引流范围

（一）头颈部淋巴管和淋巴结

头颈部的淋巴结在头、颈部交界处呈环状排列，在颈部沿静脉纵向排列，少数淋巴结位于消化道和呼吸道周围。头颈部淋巴结的输出淋巴管下行，直接或间接地注入颈外侧下深淋巴结。

1. **头部淋巴结**　头部淋巴结多位于头、颈部交界处，主要引流头面部淋巴，输出淋巴管直接或间接注入颈外侧上深淋巴结（图 7-71、图 7-72）。

（1）**枕淋巴结** occipital lymph node：分浅、深两群，分别位于斜方肌起点表面和头夹肌深面，引流枕部和项部的淋巴。

（2）**乳突淋巴结** mastoid lymph node：又称耳后淋巴结，位于胸锁乳突肌止点表面，引流颅顶部、颞区和耳郭后的淋巴。

（3）**腮腺淋巴结** parotid lymph node：分浅、深两群，分别位于腮腺表面和腮腺实质内，引流额、颅顶、颞区、耳郭、外耳道、颊部和腮腺等处的淋巴。

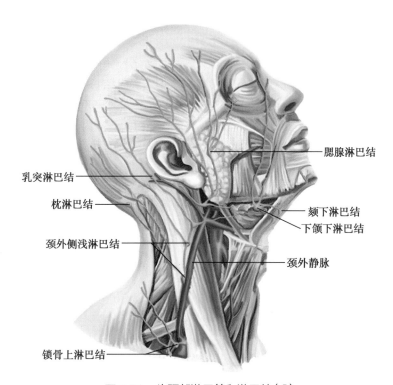

图 7-71　头颈部淋巴管和淋巴结（Ⅰ）

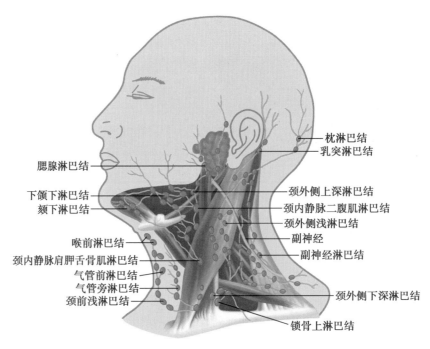

图 7-72 头颈部淋巴管和淋巴结（Ⅱ）

（4）**下颌下淋巴结** submandibular lymph node：位于下颌下腺的附近和下颌下腺实质内，引流面部和口腔器官的淋巴。

（5）**颏下淋巴结** submental lymph node：位于颏下部，引流舌尖、下唇中部和颏部的淋巴。

2. **颈部淋巴结** 颈部淋巴结主要包括颈前淋巴结和颈外侧淋巴结（见图 7-71，图 7-72）。

（1）**颈前淋巴结** anterior cervical lymph node

1）**颈前浅淋巴结** superficial anterior cervical lymph node：沿颈前静脉排列，引流颈前部浅层结构的淋巴，输出淋巴管注入颈外侧下深淋巴结。

2）**颈前深淋巴结** deep anterior cervical lymph node：①**喉前淋巴结** prelaryngeal lymph node：位于喉的前面，引流喉和甲状腺的淋巴，输出淋巴管注入气管前淋巴结、气管旁淋巴结和颈外侧下深淋巴结。②**甲状腺淋巴结** thyroid lymph node：位于甲状腺峡部的前面，引流甲状腺的淋巴，输出淋巴管注入气管前淋巴结、气管旁淋巴结和颈外侧上深淋巴结。③**气管前淋巴结** pretracheal lymph node：位于气管颈部的前面，引流喉、甲状腺和气管颈部的淋巴，输出淋巴管注入气管旁淋巴结和颈外侧下深淋巴结。④**气管旁淋巴结** paratracheal lymph node：位于气管和食管之间的侧沟内，沿喉返神经排列，引流喉、甲状腺、气管和食管的淋巴，输出淋巴管注入颈外侧下深淋巴结。感染或肿瘤转移可引起气管旁淋巴结肿大，压迫喉返神经，出现声音嘶哑。

（2）**颈外侧淋巴结** lateral cervical lymph node

1）**颈外侧浅淋巴结** superficial lateral cervical lymph node：沿颈外静脉排列，引流颈外侧浅层结构的淋巴，并收纳枕淋巴结、乳突淋巴结和腮腺淋巴结的输出淋巴管，其输出淋巴管注入颈外侧深淋巴结。

2）**颈外侧深淋巴结** deep lateral cervical lymph node：主要沿颈内静脉排列，部分淋巴结沿副神经和颈横血管排列。以肩胛舌骨肌为界，分为颈外侧上深淋巴结和颈外侧下深淋巴结两群。

颈外侧上深淋巴结 superior deep lateral cervical lymph node：主要沿颈内静脉上段排列。位于面静脉、颈内静脉和二腹肌后腹之间的淋巴结称**颈内静脉二腹肌淋巴结**，引流鼻咽部、腭扁桃体和舌根的淋巴。鼻咽癌和舌根癌常首先转移至该淋巴结。位于颈内静脉与肩胛舌骨肌中间腱交叉处的淋巴结称**颈内静脉肩胛舌骨肌淋巴结**，引流舌尖的淋巴。舌尖癌常首先转移至该淋巴结。沿副神经排列的淋巴结称**副神经淋巴结**。颈外侧上深淋巴结引流鼻、舌、咽、喉、甲状腺、气管、食管、枕部、项部和肩部等处的淋巴,并收纳枕、耳后、腮腺、下颌下、颏下和颈外侧浅淋巴结等的输出淋巴管,其输出淋巴管注入颈外侧下深淋巴结或颈干。

颈外侧下深淋巴结 inferior deep lateral cervical lymph node:主要沿颈内静脉下段排列。沿颈横血管分布的淋巴结称**锁骨上淋巴结** supraclavicular lymph node,其中位于前斜角肌前方的淋巴结称**斜角肌淋巴结**。左侧斜角肌淋巴结又称 **Virchow 淋巴结**。患胸、腹、盆部的肿瘤,尤其是食管腹段癌和胃癌时,癌细胞栓子经胸导管转移至该淋巴结,常可在胸锁乳突肌后缘与锁骨上缘形成的夹角处触摸到肿大的淋巴结。颈外侧下深淋巴结引流颈根部、胸壁上部和乳房上部的淋巴,并收纳颈前淋巴结、颈外侧浅淋巴结和颈外侧上深淋巴结的输出淋巴管,其输出淋巴管合成颈干,左侧注入胸导管,右侧注入右淋巴导管。

(3)**咽后淋巴结** retropharyngeal lymph node:位于咽后壁和椎前筋膜之间,引流鼻腔后部、鼻旁窦、鼻咽部和喉咽部的淋巴,输出淋巴管注入颈外侧上深淋巴结。

(二)上肢淋巴管和淋巴结

上肢浅、深淋巴管分别与浅静脉和深血管伴行,直接或间接注入腋淋巴结。

1. **肘淋巴结** 肘淋巴结 cubital lymph node 分浅、深两群,分别位于肱骨内上髁上方和肘窝深血管周围。浅群又称**滑车上淋巴结**。肘淋巴结通过浅、深淋巴管引流手尺侧半和前臂尺侧半淋巴,其输出淋巴管沿肱血管注入腋淋巴结(见图 7-65)。

2. **锁骨下淋巴结** 锁骨下淋巴结 infraclavicular lymph node 又称**三角胸肌淋巴结**,位于锁骨下,三角肌与胸大肌间沟内,沿头静脉排列,收纳沿头静脉上行的浅淋巴管,其输出淋巴管注入腋淋巴结,少数注入锁骨上淋巴结。

3. **腋淋巴结** 腋淋巴结 axillary lymph node 位于腋窝疏松结缔组织内,沿血管排列,按位置分为 5 群(图 7-73)。

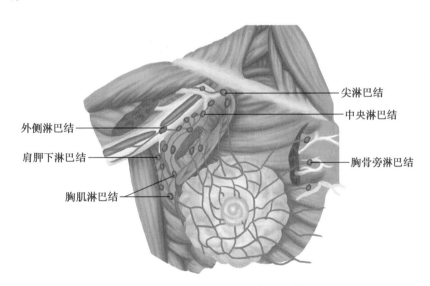

图 7-73 腋淋巴结和乳房淋巴管

(1)**胸肌淋巴结** pectoral lymph node:位于胸小肌下缘处,沿胸外侧血管排列,引流腹前外侧壁、胸外侧壁以及乳房外侧部和中央部的淋巴,其输出淋巴管注入中央淋巴结和尖淋巴结。

(2)**外侧淋巴结** lateral lymph node:沿腋静脉远侧段排列,收纳除注入锁骨下淋巴结以外的上肢浅、深淋巴管,其输出淋巴管注入中央淋巴结、尖淋巴结和锁骨上淋巴结。

(3)**肩胛下淋巴结** subscapular lymph node:沿肩胛下血管排列,引流颈后部和背部的淋巴,其输出淋巴管注入中央淋巴结和尖淋巴结。

（4）**中央淋巴结** central lymph node：位于腋窝中央的疏松结缔组织中，收纳上述3群淋巴结的输出淋巴管，其输出淋巴管注入尖淋巴结。

（5）**尖淋巴结** apical lymph node：沿腋静脉近侧段排列，引流乳腺上部的淋巴，并收纳上述4群淋巴结和锁骨下淋巴结的输出淋巴管，其输出淋巴管合成锁骨下干，左侧注入胸导管，右侧注入右淋巴导管。少数输出淋巴管注入锁骨上淋巴结。

（三）胸部淋巴管和淋巴结

胸部淋巴结位于胸壁内和胸腔器官周围。

1. 胸壁淋巴结 胸后壁和胸前壁大部分浅淋巴管注入腋淋巴结，胸前壁上部的浅淋巴管注入颈外侧下深淋巴结，胸壁深淋巴管注入胸壁淋巴结。

（1）**胸骨旁淋巴结** parasternal lymph node（见图7-73，图7-74）：沿胸廓内血管排列，引流胸腹前壁和乳房内侧部的淋巴，并收纳膈上淋巴结的输出淋巴管，其输出淋巴管参与合成支气管纵隔干。

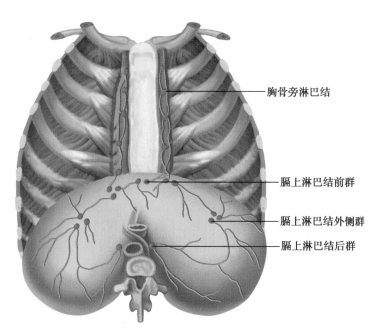

图7-74　胸骨旁淋巴结和膈上淋巴结

（2）**肋间淋巴结** intercostal lymph node（见图7-68）：多位于肋头附近，沿肋间后血管排列，引流胸后壁的淋巴，其输出淋巴管注入胸导管。

（3）**膈上淋巴结** superior phrenic lymph node（图7-74）：位于膈的胸腔面，分前、外侧和后3群，引流膈、壁胸膜、心包和肝上面的淋巴，其输出淋巴管注入胸骨旁淋巴结和纵隔前、后淋巴结。

2. 胸腔器官淋巴结

（1）**纵隔前淋巴结** anterior mediastinal lymph node：位于上纵隔前部和前纵隔内，在大血管和心包的前面，引流胸腺、心、心包和纵隔胸膜的淋巴，并收纳膈上淋巴结外侧群的输出淋巴管，其输出淋巴管参与合成支气管纵隔干。

（2）**纵隔后淋巴结** posterior mediastinal lymph node（图7-75）：位于上纵隔后部和后纵隔内，沿胸主动脉和食管排列，引流心包、食管和膈肌的淋巴，并收纳膈上淋巴结外侧群和后群的输出淋巴管，其输出淋巴管注入胸导管。

（3）**气管、支气管和肺的淋巴结**（图7-75）：这些淋巴结引流肺、胸膜脏层、支气管、气管和食管的淋巴，并收纳纵隔后淋巴结的输出淋巴管。在成人，由于大量灰尘颗粒沉积在淋巴结内，淋巴结呈黑色。

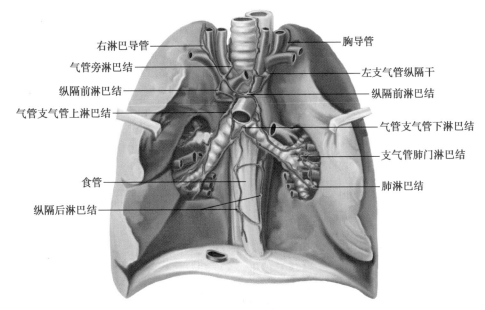

右淋巴导管 —

气管旁淋巴结 —

纵隔前淋巴结 —

气管支气管上淋巴结 —

食管 —

纵隔后淋巴结 —

— 胸导管

— 左支气管纵隔干

— 纵隔前淋巴结

— 气管支气管下淋巴结

— 支气管肺门淋巴结

— 肺淋巴结

图 7-75　胸腔器官淋巴结

1）**肺淋巴结** pulmonary lymph node：位于肺叶支气管和肺段支气管分支夹角处，收纳肺内淋巴，其输出淋巴管注入支气管肺门淋巴结。

2）**支气管肺门淋巴结** bronchopulmonary hilar lymph node：位于肺门处，又称肺门淋巴结，收纳肺、食管等处的淋巴，其输出淋巴管注入气管支气管淋巴结。

3）**气管支气管淋巴结** tracheobronchial lymph node：分为上、下两群，分别位于气管杈的上、下方，输出淋巴管注入气管旁淋巴结。

4）**气管旁淋巴结** paratracheal lymph node：沿气管排列。气管旁淋巴结、纵隔前淋巴结和胸骨旁淋巴结的输出淋巴管汇合成支气管纵隔干。左、右支气管纵隔干分别注入胸导管和右淋巴导管。

（四）下肢淋巴管和淋巴结

下肢浅、深淋巴管分别与浅静脉和深血管伴行，直接或间接注入腹股沟淋巴结。此外，臀部的深淋巴管沿深血管注入髂内淋巴结。

1. **腘淋巴结**　腘淋巴结 popliteal lymph node 分浅、深两群，分别沿小隐静脉末端和腘血管排列，收纳足外侧缘和小腿后外侧部的浅淋巴管以及足和小腿的深淋巴管，其输出淋巴管沿股血管上行，注入腹股沟深淋巴结（见图 7-65）。

2. **腹股沟淋巴结**

（1）**腹股沟浅淋巴结** superficial inguinal lymph node：位于腹股沟韧带下方，分上、下两群。上群与腹股沟韧带平行排列，引流腹前外侧壁下部、臀部、会阴和子宫底的淋巴。下群沿大隐静脉末端分布，收纳除足外侧缘和小腿后外侧部外的下肢浅淋巴管。腹股沟浅淋巴结的输出淋巴管注入腹股沟深淋巴结或髂外淋巴结（见图 7-65、图 7-68）。

（2）**腹股沟深淋巴结** deep inguinal lymph node：位于股静脉周围和股管内，引流大腿深部结构和会阴的淋巴，并收纳腘淋巴结深群和腹股沟浅淋巴结的输出淋巴管，其输出淋巴管注入髂外淋巴结（见图 7-68）。

（五）盆部淋巴管和淋巴结

盆部淋巴结沿盆腔血管排列（见图 7-68，图 7-76、图 7-77）。

1. **骶淋巴结**　骶淋巴结 sacral lymph node 沿骶正中血管和骶外血管排列，引流盆后壁、直肠、前列腺或子宫等处的淋巴，其输出淋巴管注入髂内淋巴结或髂总淋巴结。

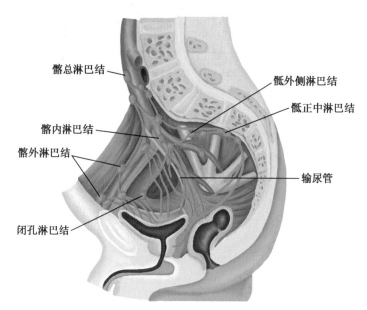

图 7-76　男性盆部的淋巴结

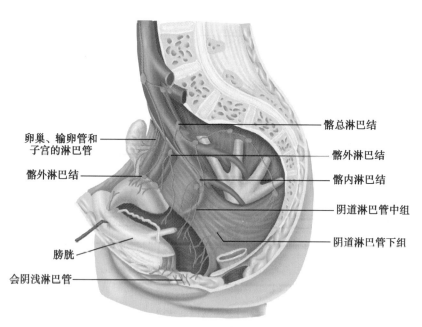

图 7-77　女性盆部的淋巴结

2. **髂内淋巴结**　髂内淋巴结 internal iliac lymph node 沿髂内动脉及其分支和髂内静脉及其属支排列,引流大部分盆壁、盆腔脏器、会阴深部、臀部和大腿后部深层结构的淋巴,其输出淋巴管注入髂总淋巴结。

3. **髂外淋巴结**　髂外淋巴结 external iliac lymph node 沿髂外血管排列,引流腹前壁下部、膀胱、前列腺(男)或子宫颈和阴道上部(女)的淋巴,并收纳腹股沟浅、深淋巴结的输出淋巴管,其输出淋巴管注入髂总淋巴结。

4. **髂总淋巴结**　髂总淋巴结 common iliac lymph node 沿髂总血管排列,收纳上述 3 群淋巴结的输出淋巴管,其输出淋巴管注入腰淋巴结。

(六) 腹部淋巴管和淋巴结

腹部淋巴结位于腹后壁和腹腔脏器周围,沿腹腔血管排列。

1. **腹壁淋巴结**　脐平面以上腹前外侧壁的浅、深淋巴管分别注入腋淋巴结和胸骨旁淋巴结,脐平面以下腹壁的浅淋巴管注入腹股沟浅淋巴结,深淋巴管注入腹股沟深淋巴结、髂外淋巴结和腰淋巴结。

腰淋巴结 lumbar lymph node(见图 7-68)位于腹后壁,沿腹主动脉和下腔静脉分布,引流腹后壁深层结构和腹腔成对器官的淋巴,并收纳髂总淋巴结的输出淋巴管,其输出淋巴管汇合成左、右腰干。

2. **腹腔器官的淋巴结**　腹腔成对器官的淋巴管注入腰淋巴结,不成对器官的淋巴管注入沿腹腔干、肠系膜上动脉和肠系膜下动脉及其分支排列的淋巴结。

(1) **沿腹腔干及其分支排列的淋巴结**(图 7-78):胃左、右淋巴结,胃网膜左、右淋巴结,幽门上、下淋巴结,肝淋巴结,胰淋巴结和脾淋巴结引流相应动脉分布范围的淋巴,其输出淋巴管注入位于腹腔干周围的**腹腔淋巴结** celiac lymph node。

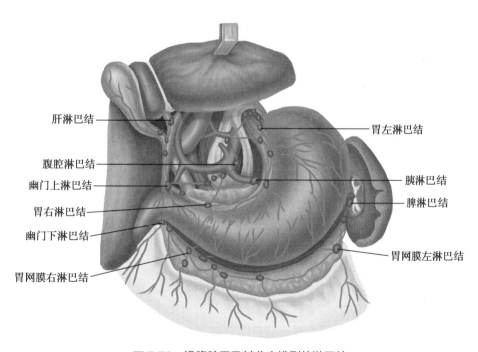

图 7-78　沿腹腔干及其分支排列的淋巴结

(2) **沿肠系膜上动脉及其分支排列的淋巴结**(图 7-79):肠系膜淋巴结沿空、回肠动脉排列,回结肠淋巴结、右结肠淋巴结和中结肠淋巴结沿同名动脉排列,这些淋巴结引流相应动脉分布范围的淋巴,其输出淋巴管注入位于肠系膜上动脉根部周围的**肠系膜上淋巴结** superior mesenteric lymph node。

(3) **沿肠系膜下动脉分布的淋巴结**(图 7-79):左结肠淋巴结、乙状结肠淋巴结和直肠上淋巴结引流相应动脉分布范围的淋巴,其输出淋巴管注入肠系膜下动脉根部周围的**肠系膜下淋巴结** inferior mesenteric lymph node。腹腔淋巴结、肠系膜上淋巴结和肠系膜下淋巴结的输出淋巴管汇合成肠干。

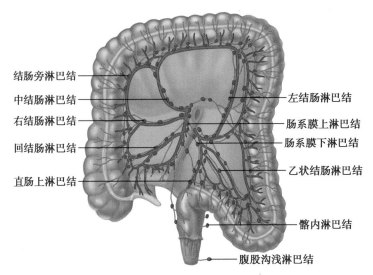

结肠旁淋巴结

中结肠淋巴结

右结肠淋巴结

回结肠淋巴结

直肠上淋巴结

左结肠淋巴结

肠系膜上淋巴结

肠系膜下淋巴结

乙状结肠淋巴结

髂内淋巴结

腹股沟浅淋巴结

图 7-79　大肠的淋巴管和淋巴结

三、部分器官的淋巴引流

(一) 肺的淋巴引流

肺浅淋巴管位于胸膜脏层深面,肺深淋巴管位于肺小叶间结缔组织内、肺血管和支气管的周围,注入肺淋巴结和支气管肺门淋巴结。浅、深淋巴管之间存在交通。通过淋巴管,肺的淋巴依次由肺淋巴结、支气管肺门淋巴结、气管支气管淋巴结和气管旁淋巴结引流。肺下叶下部的淋巴注入肺韧带处的淋巴结,其输出淋巴管注入胸导管或腰淋巴结。左肺上叶下部和下叶的部分淋巴注入右气管支气管淋巴结上群和右气管旁淋巴结。

(二) 食管的淋巴引流

食管颈部的淋巴注入气管旁淋巴结和颈外侧下深淋巴结。食管胸部的淋巴除注入纵隔后淋巴结外,胸上部的淋巴注入气管旁淋巴结和气管支气管淋巴结,胸下部的淋巴注入胃左淋巴结。食管腹部的淋巴管注入胃左淋巴结。食管的部分淋巴管注入胸导管。

(三) 胃的淋巴引流

胃的淋巴引流方向有 4 个:①胃底右侧部、贲门部和胃体小弯侧的淋巴注入胃上淋巴结;②幽门部小弯侧的淋巴注入幽门上淋巴结;③胃底左侧部、胃体大弯侧左侧部的淋巴注入胃网膜左淋巴结、胰淋巴结和脾淋巴结;④胃体大弯侧右侧部和幽门部大弯侧的淋巴注入胃网膜右淋巴结和幽门下淋巴结。各淋巴引流范围的淋巴管之间存在丰富的交通。

(四) 肝的淋巴引流

肝浅淋巴管位于肝被膜的结缔组织内。肝膈面的浅淋巴管多经镰状韧带和冠状韧带注入膈上淋巴结和肝淋巴结,部分淋巴管注入腹腔淋巴结和胃左淋巴结。冠状韧带内的部分淋巴管注入胸导管。肝脏面浅淋巴管注入肝淋巴结。深淋巴管位于门管区和肝静脉及其属支的周围,沿静脉出肝,注入肝淋巴结、腹腔淋巴结和膈上淋巴结。肝浅、深淋巴管之间存在丰富的交通。

(五) 直肠的淋巴引流

齿状线以上的淋巴管引流有 4 个方向:①沿直肠上血管上行,注入直肠上淋巴结;②沿直肠下血管行向两侧,注入髂内淋巴结;③沿肛血管和阴部内血管进入盆腔,注入髂内淋巴结;④少数淋巴管沿骶外侧血管走行,注入骶淋巴结。齿状线以下的淋巴管注入腹股沟浅淋巴结。

(六) 子宫的淋巴引流

子宫的淋巴引流方向较广:①子宫底和子宫体上部的淋巴管沿卵巢血管上行,注入腰淋巴结;沿

NOTES

子宫圆韧带穿腹股沟管,注入腹股沟浅淋巴结。②子宫体下部和子宫颈的淋巴管沿子宫血管行向两侧,注入髂内、外淋巴结;经子宫主韧带注入沿闭孔血管排列的闭孔淋巴结;沿子宫骶韧带向后注入骶淋巴结。

(七) 乳房的淋巴引流

乳房的淋巴主要注入腋淋巴结,引流方向有 3 个:①乳房外侧部和中央部的淋巴管注入胸肌淋巴结;②上部的淋巴管注入尖淋巴结和锁骨上淋巴结;③内侧部的淋巴管注入胸骨旁淋巴结。乳房内侧部的浅淋巴管与对侧乳房淋巴管交通,内下部的淋巴管通过腹壁和膈下淋巴管与肝的淋巴管交通。

思考题解题思路

思考题

1. 临床给药方式主要有口服、肌内注射以及静脉滴注三种。如采用口服、臀大肌注射、手背静脉滴注这三种方式给药,药物分别通过哪些解剖结构后最终由肾排出体外?

2. 一患者需经股动脉穿刺行冠状动脉造影,导管需经过哪些血管才能到达左冠状动脉前室间支?

3. 甲状腺、胃、胰、直肠分别由哪些动脉供血?

4. 男,52 岁。2 天前无明显诱因出现呕血,伴暗红色便血,心慌乏力。既往有近 10 年的慢性肝炎病史,未予特殊治疗。查体:体温 37.2℃,脉搏 103 次/分,呼吸 16 次/分,血压 90/60mmHg。神志萎靡,精神差,结膜苍白,巩膜轻度黄染,腹软,肝肋下未及,脾肋下 3.5cm。腹部 CT 示肝硬化、门静脉增宽、脾大、食管胃底静脉曲张。试从解剖学角度分析病例并给予初步诊断。

5. 女,64 岁。自查发现右侧乳房有直径约 2cm 的硬结节,较为固定,不易移动,乳房表层皮肤有局部凹陷。随即入院进行检查,乳头有溢液,右侧乳房右上象限皮肤有橘皮样征,超声检查乳房有实质性肿块(2.5cm×3.2cm),血流较为丰富,周围边界不清,且右侧腋窝淋巴结有肿大。结合乳房的淋巴引流,试述乳腺癌癌细胞转移途径。

6. 男,56 岁。近期食欲减退、腹痛,出现腹部肿块、便血,经肠镜活组织病理学检查,诊断为低分化腺癌,同时发现伴有腹股沟淋巴结肿大,手术切除肿瘤,并对直肠周围髂内淋巴结等进行清扫。结合直肠的淋巴引流,试述直肠癌癌细胞转移途径。

(吕 捷 杨向群 张永杰 李筱贺)

第八章 | 感觉器

感觉器 sensory organ 是机体感受环境刺激的装置,是感受器 receptor 及其附属结构的总称。感受器与感觉器两词有时通用,但其含义并不等同。感受器主要指感受内、外环境刺激而产生兴奋的结构,广泛分布于人体各部,有的结构非常简单,仅是感觉神经的游离末梢,如痛觉感受器;有的结构则较复杂,由一些组织结构共同形成各种被囊神经末梢,如触觉小体、环层小体等。感觉器的结构比感受器复杂,不仅感受装置更为完善,还具有复杂的附属结构,如视器由眼球(感受器)和眼副器构成,听器由声音感受器和耳的传音结构组成。视器、听器等属特殊感觉器。

感受器的功能是接受相应刺激后,将其转变为神经冲动,经感觉神经和中枢神经系统的传导通路传到大脑皮质,产生相应的感觉;再由高级中枢发出神经冲动经运动神经传至效应器,对刺激作出反应。

在正常状况下,感受器只对某一特异的刺激敏感,如视网膜的特异刺激是一定波长的光;耳蜗的特异刺激是一定频率的声波等。感受器的高度特化是长期进化过程中逐渐演化而来的,也是随着实践不断完善的。它使机体对内、外环境不同的变化作出精确的反应和分析,从而更加完善地适应其生存的环境。感受器是机体产生感觉的媒介器官,是机体认识世界和探索世界的基础。

感受器的种类繁多,形态和功能各异。一般根据感受器所在的部位和接受刺激的来源将其分为3类:①**外感受器** exteroceptor:分布在皮肤、黏膜、视器和听器等处,感受来自外界环境的刺激,如痛、温、触、压、光、声等刺激;②**内感受器** interoceptor:分布在内脏器官和心血管等处,接受体内环境的物理和化学刺激,如渗透压、压力、温度、离子和化合物浓度的变化等;③**本体感受器** proprioceptor:分布在肌、肌腱、关节、韧带和内耳的位置觉器等处,接受机体运动和平衡变化时产生的刺激。

感受器还可根据其特化程度分为以下两类:①**一般感受器**:分布在全身各部,如分布在皮肤的痛觉、温觉、触觉、压觉感受器;分布在肌、肌腱、关节、内脏及心血管的感受器。②**特殊感受器**:分布在头部,包括视觉、听觉、嗅觉、味觉和平衡觉的感受器(图 8-1)。

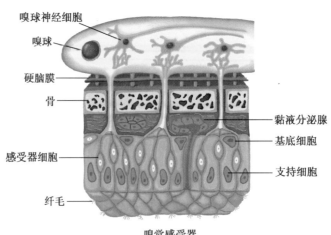

嗅觉感受器

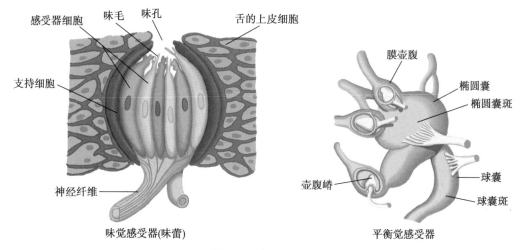

图 8-1 特殊感受器

第一节 | 视 器

视器 visual organ 由眼球和眼副器共同构成。眼球的功能是接受光波刺激,将光刺激转变为神经冲动,经视觉传导通路传至大脑视觉中枢,产生视觉。眼副器位于眼球周围或附近,包括眼睑、结膜、泪器、眼球外肌、眶脂体和眶筋膜等,对眼球起支持、保护和运动作用。

一、眼球

眼球 eyeball 是视器的主要部分,近似球形,位于眶内。两眼眶各呈四棱锥形,内侧壁几乎平行,外侧壁向后相交成 90° 角。同侧眼眶内侧壁与外侧壁的夹角为 45°(图 8-2、图 8-3)。眼球借筋膜与眶壁相连,后部借视神经连于间脑的视交叉。

当眼平视前方时,眼球前面正中点称前极,后面正中点称后极。前、后两极连线中点的环行线称赤道(中纬线)。自前极至后极的矢状轴称眼轴。经瞳孔的中央至视网膜黄斑中央凹的连线称视轴,眼轴与视轴呈锐角交叉。

眼球由眼球壁和眼球的内容物构成(图 8-4,表 8-1)。

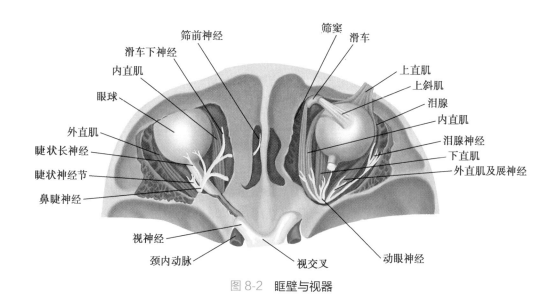

图 8-2 眶壁与视器

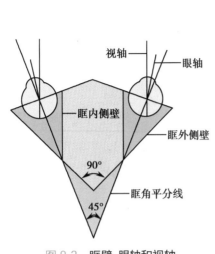

图 8-3　眶壁、眼轴和视轴

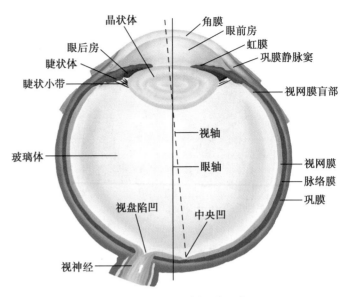

图 8-4　右眼球(水平切面)

表 8-1　眼球的结构

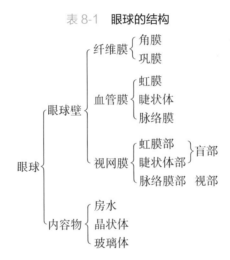

(一) 眼球壁

从外向内依次分为眼球纤维膜、眼球血管膜和视网膜 3 层。

1. **眼球纤维膜**　又称眼球外膜,由坚韧的纤维结缔组织构成,有支持和保护作用。由前向后可分为角膜和巩膜两部分。

(1) **角膜** cornea:占眼球纤维膜的前 1/6,无色透明,富有弹性,无血管但富有感觉神经末梢,感觉敏锐。角膜的曲度较大,外凸内凹,具有屈光作用,其营养来自周围的毛细血管、泪液和房水。角膜炎或溃疡可致角膜混浊,失去透明性,影响视觉。

(2) **巩膜** sclera:占眼球纤维膜的后 5/6,乳白色不透明,厚而坚韧,有保护眼球内容物和维持眼球形态的作用。巩膜前缘接角膜缘,后方与视神经的硬膜鞘相延续。在巩膜与角膜交界处的外面稍内陷,称巩膜沟。在靠近角膜缘处的巩膜实质内,有环形的**巩膜静脉窦** sinus venosus sclerae,为房水流出的通道。巩膜在视神经穿出的附近最厚,向前逐渐变薄,在眼球的赤道附近最薄;在眼外肌附着处再度增厚。巩膜前部露于眼裂的部分,正常呈乳白色,黄色常是黄疸的重要体征;老年人的巩膜因脂肪沉积略呈黄色;先天性薄巩膜呈蔚蓝色。

2. **眼球血管膜**　又称眼球中膜,富含血管和色素细胞,呈棕黑色,具有营养眼球内组织及遮光的作用。由前至后分为虹膜、睫状体和脉络膜 3 部分。

（1）**虹膜** iris：呈冠状位，位于血管膜最前部，呈圆盘形（见图 8-4，图 8-5），中央有圆形的**瞳孔** pupil。角膜与晶状体之间的间隙称**眼房** chamber of eyeball。虹膜将眼房分为较大的前房和较小的后房，二者借瞳孔相交通。在前房的周边，虹膜与角膜交界处的环形区域，称虹膜角膜角，又称前房角。虹膜内有环绕瞳孔周缘排列的**瞳孔括约肌** sphincter pupillae 和呈放射状排列的**瞳孔开大肌** dilator pupillae（表 8-2）。在弱光下或视远物时，瞳孔开大；在强光下或看近物时，瞳孔缩小，以调节光的进入量。在活体上，透过角膜可见虹膜及瞳孔。

虹膜的颜色取决于色素的多少，有种族差异，可有黑、棕、蓝和灰色等。白色人种，因缺乏色素，虹膜呈浅黄色或浅蓝色；黄色人种的虹膜多呈棕色。

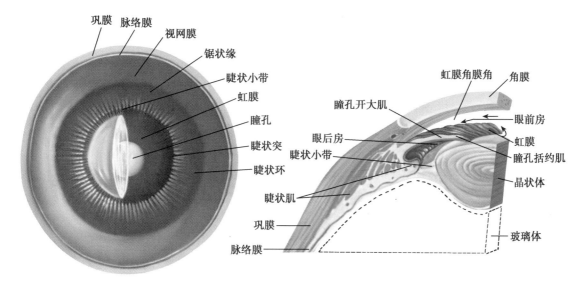

图 8-5　眼球前半部后面观及虹膜角膜角

表 8-2　眼内肌的位置、功能和神经支配

名称	位置	功能	神经支配
睫状肌	睫状体	调节晶状体曲度	动眼神经（副交感纤维）
瞳孔括约肌	虹膜（环形）	缩小瞳孔	动眼神经（副交感纤维）
瞳孔开大肌	虹膜（放射状）	开大瞳孔	颈上神经节（交感纤维）

（2）**睫状体** ciliary body（见图 8-4，图 8-5）：是血管膜中部最肥厚的部分，位于巩膜与角膜移行部的内面。其后部较为平坦，为睫状环；前部有向内突出呈放射状排列的皱襞，称**睫状突** ciliary processes。后者发出睫状小带与晶状体相连。在眼球水平切面上，睫状体呈三角形。睫状体内含**睫状肌** ciliary muscle，由副交感神经支配。睫状体有调节晶状体曲度和产生房水的作用。

（3）**脉络膜** choroid：占血管膜的后 2/3，富含血管及色素。外面与巩膜疏松相连，内面紧贴视网膜的色素层，后方有视神经穿过。脉络膜可营养眼球内组织并吸收分散光线。

3. 视网膜 retina　又称眼球内膜，位于眼球血管膜的内面，自前向后分为 3 部分，即视网膜虹膜部、睫状体部和脉络膜部（见图 8-4）。虹膜部和睫状体部分别贴附于虹膜和睫状体的内面，薄而无感光作用，故称为视网膜盲部。脉络膜部附于脉络膜内面，范围最大，有感光作用，又称为视网膜视部。

视部的后部最厚，越向前越薄，在视神经的起始处有一境界清楚略呈椭圆形的盘状结构，称**视神经盘** optic disc，又称**视神经乳头** papilla of optic nerve。视神经盘中央凹陷，称视盘陷凹，有视网膜中央动、静脉穿过，无感光细胞，称生理性盲点。在视神经盘的颞侧稍偏下方约 3.5mm 处，有一黄色小区，由密集的视锥细胞构成，称**黄斑** macula lutea，直径约 1.8～2.0mm。黄斑中央凹陷称**中央凹** fovea centralis（图 8-6），此区无血管，为感光最敏锐处。

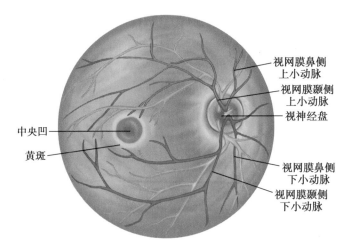

图 8-6 眼底（右侧）

视网膜视部分两层。外层为色素上皮层,由单层色素上皮细胞构成(图 8-7);内层为神经层,是视网膜的固有结构。两层之间有一潜在性的间隙,是造成视网膜脱离的解剖学基础。视网膜视部的神经层由外向内由 3 层神经细胞组成(图 8-7)。外层为视锥和视杆细胞,它们是感光细胞,紧邻色素上皮层。视锥细胞主要分布在视网膜的中央部,感受强光和颜色的刺激,在白天或明亮处视物时起主要作用;视杆细胞主要分布于视网膜的周边部,感受弱光刺激,在夜间或暗处视物时起主要作用。中层为双极细胞,传导感光细胞的神经冲动。内层为节细胞,轴突向视神经盘处汇集,穿脉络膜和巩膜后构成视神经,在视网膜中央凹区域,节细胞通过一个双极细胞与一个视锥细胞相联系,因此视觉敏锐。

(二)眼球的内容物

眼球的内容物包括房水、晶状体和玻璃体(见图 8-4、图 8-5)。这些结构透明而无血管,具有屈光作用。它们与角膜合称为眼的屈光装置,使所视物体在视网膜上清晰成像。

1. **房水 aqueous humor** 为无色透明的液体,充填于眼房内。房水由睫状体产生,进入眼后房,经瞳孔至眼前房,又经虹膜角膜角进入巩膜静脉窦,借睫前静脉汇入眼上、下静脉。房水的生理功能是为角膜和晶状体提供营养并维持正常的眼压。如房水回流受阻,可引起眼压升高,导致青光眼。临床上常见于前房角狭窄等疾病。

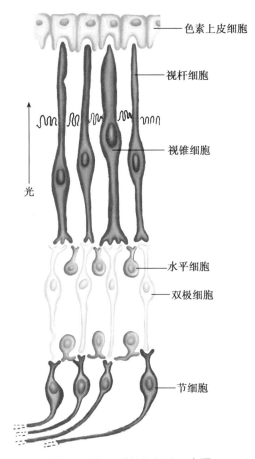

图 8-7 视网膜神经细胞示意图

2. **晶状体 lens** 位于虹膜和玻璃体之间,借睫状小带与睫状体相连;呈双凸透镜状,前面曲度较小,后面曲度较大,无色透明、富有弹性、不含血管和神经。晶状体的外面包有高度弹性的薄膜,称为晶状体囊。晶状体本身由平行排列的晶状体纤维组成,周围部较软,称晶状体皮质;中央部较硬,称晶状体核。疾病或创伤致晶状体变混浊,称白内障。临床上,糖尿病患者常并发白内障及视网膜病变。

晶状体是眼屈光系统的主要装置,其曲度因所视物体的远近不同而改变。视近物时,睫状肌收缩,牵引脉络膜向前,使睫状突内伸,睫状小带变松弛,晶状体借助于晶状体囊及其本身的弹性而变凸,特别是其前部的凸度增大,屈光度加强,使进入眼球的光线恰能聚焦于视网膜上。反之,视远物时,睫状肌舒张,睫状突外伸,睫状小带加强了对晶状体的牵拉,晶状体曲度变小,使远处物体清晰成像。

若眼轴较长或屈光装置的屈光率过强,则物像落在视网膜前,称近视。反之,若眼轴较短或屈光装置的屈光率过弱,物像则落在视网膜后,称远视。随年龄增长,晶状体核逐渐增大变硬、弹性减退,睫状肌逐渐萎缩,晶状体的调节能力逐渐减弱,近距离视物困难,出现老视,即"老花眼"。

3. 玻璃体 vitreous body 是无色透明的胶状物质,表面被覆玻璃体膜。它填充于晶状体与视网膜之间,约占眼球内腔的后 4/5。玻璃体的前面以晶状体及其悬韧带(睫状小带)为界,呈凹面状,称玻璃体凹。玻璃体的其他部分与睫状体和视网膜相邻,对视网膜起支撑作用,使视网膜神经层与色素上皮紧贴,支撑作用减弱可导致视网膜脱离。玻璃体混浊时,可影响视力。

二、眼副器

眼副器 accessory organ of eye 为保护、运动和支持眼球的装置。包括眼睑、结膜、泪器、眼球外肌、眶脂体和眶筋膜等结构,有保护、运动和支持眼球的作用。

(一)眼睑

眼睑 palpebrae(图 8-8)位于眼球的前方,分上睑和下睑,二者之间的裂隙称睑裂。睑裂的内、外侧端分别称内眦和外眦。睑的游离缘称睑缘,又分为睑前缘和睑后缘。

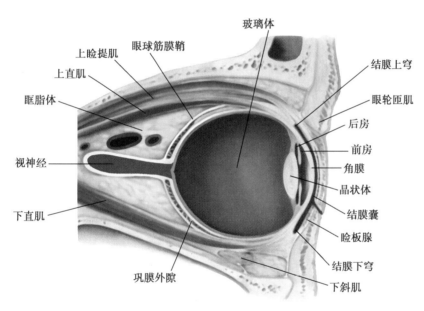

图 8-8　右眼眶(矢状切面)

睑缘有 2～3 行睫毛,上、下睑睫毛均弯曲向前,上睑睫毛硬而长,下睑睫毛短而少,睫毛有防止灰尘进入眼内和减弱强光照射的作用。如果睫毛长向角膜,称为倒睫,可引起角膜上皮缺损、角膜炎和溃疡等。睫毛的根部有汗腺(Moll 腺)和皮脂腺(Zeis 腺,又称睑缘腺)。汗腺和皮脂腺的急性炎症,称外睑腺炎。

眼睑由浅至深可分为 5 层(图 8-9):皮肤、皮下组织、肌层、睑板和睑结膜。眼睑的皮肤细薄,皮下组织疏松,可因积水或出血发生肿胀。睑部感染、肾炎等疾患常伴有眼睑水肿。肌层主要是眼轮匝肌的睑部,该肌收缩可闭合睑裂。眼睑部手术时,切口应与眼轮匝肌纤维方向平行,以利于愈合。在上睑还有上睑提肌,该肌的腱膜止于上睑的上部,可提起上睑。

睑板 tarsus 为一半月形致密结缔组织板,上、下各一。睑板的内、外两端借横位的睑内、外侧韧带与眶缘相连结。睑内侧韧带较强韧,其前面有内眦动、静脉越过,后面有泪囊,是手术时寻

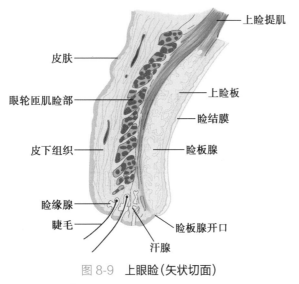

图 8-9 上眼睑（矢状切面）

找泪囊的标志。睑板内有麦穗状的**睑板腺**tarsal gland，与睑缘垂直排列，开口于睑缘（图8-10）。睑板腺分泌油样液体，可润滑眼睑，防止泪液外流。若睑板腺导管阻塞，则形成睑板腺囊肿。睑板腺感染导致的炎症为内睑腺炎。

眼睑的血液供应丰富（图8-11），主要来源有：①颈外动脉发出的面动脉、颞浅动脉、眶下动脉等分支；②眼动脉发出的眶上动脉、泪腺动脉和滑车上动脉等分支。这些动脉在眼睑的浅部形成动脉网，在深部吻合成动脉弓。静脉血回流至眼静脉和内眦静脉。眼睑手术时需注意血管的位置及吻合。

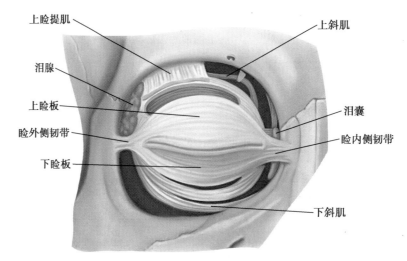

图 8-10 睑板（右侧）

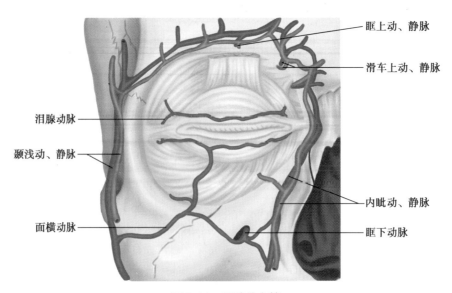

图 8-11 眼睑的血管

（二）结膜

结膜 conjunctiva 是一层薄而透明、富含血管的黏膜,覆盖在眼球前面及眼睑内面(见图 8-8)。按所在部位可分为 3 部分。

1. **睑结膜 palpebral conjunctiva**　衬覆于上、下睑的内面,与睑板结合紧密。在睑结膜的内表面,可透视深层的小血管和睑板腺。

2. **球结膜 bulbar conjunctiva**　覆盖在眼球前面,于近角膜缘处移行为角膜上皮,该处与巩膜结合紧密,其余部分连结疏松、易移动。

3. **结膜穹窿 conjunctival fornix**　为睑结膜与球结膜的移行处,分为结膜上穹和结膜下穹,结膜上穹较结膜下穹深。当上、下睑闭合时,整个结膜形成囊状腔隙称**结膜囊** conjunctival sac,经睑裂与外界相通。

结膜病变常局限于某一部位。如沙眼易发于睑结膜和结膜穹窿;疱疹则多见于角膜缘的结膜和球结膜。结膜炎会引起结膜充血肿胀。

（三）泪器

泪器 lacrimal apparatus 由泪腺和泪道组成(图 8-12)。

1. **泪腺 lacrimal gland**　位于眼眶外上方的泪腺窝内,长约 2cm,有 10～20 条排泄管开口于结膜上穹的外侧部。分泌的泪液借眨眼活动涂抹于眼球表面,有防止角膜干燥和冲洗微尘的作用。此外,泪液含溶菌酶,具有灭菌作用。多余的泪液流向内眦处的**泪湖** lacrimal lake,经泪点、泪小管进入泪囊,再经鼻泪管至鼻腔。

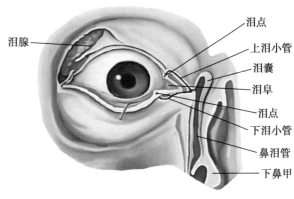

图 8-12　泪器

2. **泪道**

（1）**泪点 lacrimal punctum**:在上、下睑缘近内侧端处各有一隆起,称**泪乳头** lacrimal papilla,其顶部有一小孔称泪点,是泪小管的开口。沙眼等疾病可造成泪点变位而引起溢泪症。

（2）**泪小管 lacrimal ductule**:为连结泪点与泪囊的小管,分上泪小管和下泪小管,分别垂直向上、下行,继而几乎成直角转向内侧汇合一起,开口于泪囊上部。

（3）**泪囊 lacrimal sac**:位于眶内侧壁前下部的泪囊窝中,为一膜性囊。上端为盲端,下部移行为鼻泪管。泪囊的前面有睑内侧韧带和眼轮匝肌纤维,少量肌束跨过泪囊的深面。眼轮匝肌收缩时牵引睑内侧韧带,可扩大泪囊,使囊内产生负压,促使泪液流入泪囊。

（4）**鼻泪管 nasolacrimal duct**:为一膜性管道,上部包埋在骨性鼻泪管中,与骨膜结合紧密;下部在鼻腔外侧壁黏膜的深面,开口于下鼻道外侧壁。鼻泪管开口处的黏膜内有丰富的静脉丛,感冒时,黏膜充血和肿胀,可导致鼻泪管下口闭塞,泪液向鼻腔引流不畅,故感冒时常有流泪的现象。

（四）眼球外肌

眼球外肌 extraocular muscle(表 8-3,图 8-13)为视器的运动装置。包括运动眼球的 4 块直肌、2 块斜肌和运动眼睑的上睑提肌,均为骨骼肌。

1. **上睑提肌 levator palpebrae superioris**　起自视神经管前上方的眶壁,向前行于上直肌上方,止于上睑的皮肤和上睑板。该肌收缩提上睑,开大眼裂,由动眼神经支配。上睑提肌瘫痪可导致上睑下垂。Müller 肌是一块薄而小的平滑肌,起于上睑提肌下面的肌纤维之间,在上睑提肌与上直肌、结膜穹窿之间向前下方走行,止于睑板上缘。Müller 肌助提上睑,受颈交感神经支配,该神经麻痹导致霍纳综合征(Horner 综合征),可出现瞳孔缩小、眼球内陷、上睑下垂等症状。

表 8-3 眼球外肌的起止、功能及神经支配

名称	起点	止点	作用	神经支配
上睑提肌	视神经管前上方的眶壁	上睑皮肤、上睑板	上提上睑	动眼神经
上斜肌	蝶骨体	眼球后外侧赤道后方的巩膜	瞳孔转向下外	滑车神经
下斜肌	眶下壁内侧份	眼球下部赤道后方的巩膜	瞳孔转向上外	动眼神经
上直肌	总腱环	眼球赤道以前的巩膜	瞳孔转向上内	动眼神经
下直肌			瞳孔转向下内	
内直肌			瞳孔转向内侧	
外直肌			瞳孔转向外侧	展神经

2. 上、下、内、外直肌 运动眼球的 4 块直肌为**上直肌** rectus superior、**下直肌** rectus inferior、**内直肌** rectus medialis 和**外直肌** rectus lateralis,分别位于眼球的上方、下方、内侧和外侧。各直肌共同起自视神经管周围和眶上裂内侧的总腱环,在赤道的前方,分别止于巩膜的上、下、内侧和外侧。上、下、内、外直肌收缩时,分别使瞳孔转向上内、下内、内侧和外侧(表 8-3,图 8-13)。

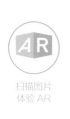

扫描图片
体验 AR

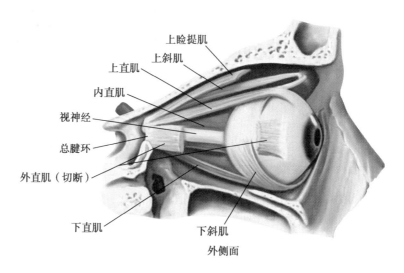

外侧面

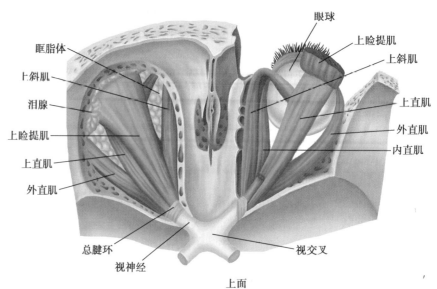

上面

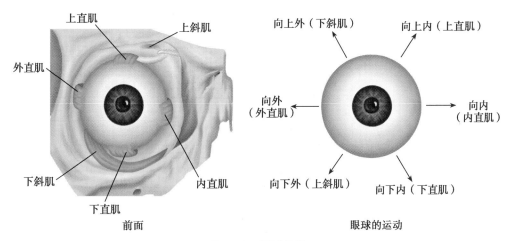

前面　　　　　　　　　　　　　　　　眼球的运动

图 8-13　眼球外肌

3. 上斜肌和下斜肌　上斜肌 obliquus superior 位于上直肌与内直肌之间,起于蝶骨体,以细腱通过眶内侧壁前上方的滑车,然后转向后外,在上直肌下方止于眼球赤道后方的巩膜。该肌收缩使瞳孔转向下外方。

下斜肌 obliquus inferior 位于眶下壁与下直肌之间,起自眶下壁的前内侧,斜向后外,止于眼球下面赤道后方的巩膜。该肌收缩使瞳孔转向上外方。

眼球的正常运动,并非单一肌肉的收缩,而是双眼数条肌肉协同作用的结果。如:俯视时,两眼的下直肌和上斜肌同时收缩;仰视时,两眼上直肌和下斜肌同时收缩;侧视时,一侧眼的外直肌和另一侧眼的内直肌共同作用;聚视中线则是两眼内直肌共同作用的结果。当某一眼肌麻痹时,可出现斜视和复视现象。

(五) 眶脂体与眶筋膜

1. 眶脂体 adipose body of orbit　为眼眶内的脂肪组织,充填于眼球、眼球外肌与眶骨膜之间,起支持和保护作用(见图 8-8)。在眼球后方,视神经与眼球各肌之间脂肪组织较多,前部较少。眶脂体与眼球之间类似关节头与关节窝的关系,允许眼球作多轴的运动,还可减少外来震动对眼球的影响。

2. 眶筋膜 orbital fasciae　包括眶骨膜、眼球筋膜鞘、眼肌筋膜和眶隔(见图 8-8)。

(1) **眶骨膜 periorbita**:疏松地衬于眶壁的内面,在面前部与周围骨膜相续连。在视神经管处,硬脑膜分两层,内层为视神经的外鞘,外层续为眶骨膜。在眶的后部,眶骨膜增厚形成总腱环,为眼球外肌提供附着处。

(2) **眼球筋膜鞘 sheath of eyeball**:是眶脂体与眼球之间薄而致密的纤维膜,又称 Tenon 囊。该鞘包绕眼球的大部,向前在角膜缘稍后方与巩膜融合在一起,向后与视神经硬膜鞘结合。眼球筋膜鞘的内面光滑,与眼球之间的间隙称为巩膜外隙,眼球在鞘内可进行灵活的运动。

(3) **眼肌筋膜 fascia of ocular muscle**:呈鞘状包绕眼球外肌。

(4) **眶隔 orbital septum**:为上睑板上缘和下睑板下缘的薄层结缔组织,分别连于眶上缘和眶下缘,与眶骨膜相延续。

三、眼的血管

(一) 眼的动脉

眼的血液供应来自**眼动脉 ophthalmic artery**(图 8-14),眼动脉自颈内动脉发出,经视神经管入眶,先居视神经的下外侧,然后在上直肌的下方越至眶内侧前行,走在上斜肌和内直肌之间,终支出眶,终于滑车上动脉。在行程中眼动脉发出分支供应眼球、眼球外肌、泪腺和眼睑等。主要分支如下。

1. 视网膜中央动脉 central artery of retina(图 8-14)　是供应视网膜内层的唯一动脉。发自眼动脉,行于视神经的下方,在距眼球约 10～15mm 处,穿入视神经鞘,走行约 0.9～2.5mm 后,继而行

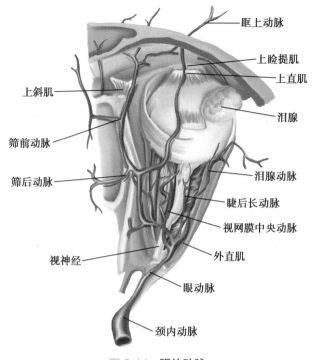

图 8-14　眼的动脉

于视神经中央,在视神经盘处分为上、下 2 支,再分成视网膜鼻侧上、下和视网膜颞侧上、下 4 支小动脉(见图 8-6),分布至视网膜鼻侧上、鼻侧下、颞侧上和颞侧下 4 个扇形区。临床上,用检眼镜可直接观察这些血管。黄斑中央凹 0.5mm 范围内无血管分布。

视网膜中央动脉是终动脉,在视网膜内的分支之间无吻合,亦不与脉络膜内的血管吻合,但行于视神经鞘和视神经内的分支间有吻合。视网膜中央动脉阻塞时可导致眼全盲。

2. **睫后短动脉**(图 8-15)　又称脉络膜动脉,有很多支,在视神经周围垂直穿入巩膜,分布于脉络膜。

3. **睫后长动脉**(图 8-15)　又称虹膜动脉,有 2 支,在视神经的内、外侧穿入巩膜,在巩膜与脉络膜间前行至睫状体,发出 3 支:①回归动脉支:进入脉络膜与睫后短动脉吻合;②睫状肌支:至睫状肌;③虹膜动脉大环支:与睫前动脉吻合。

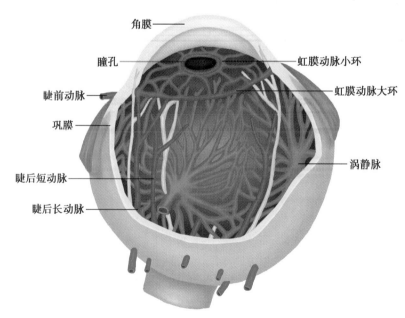

图 8-15　虹膜的动脉和涡静脉

4. 睫前动脉（见图 8-15） 由眼动脉的各肌支发出,共 7 支,在眼球前部距角膜缘 5~8mm 处穿入巩膜,在巩膜静脉窦的后面入睫状肌,发分支与虹膜动脉大环吻合,营养巩膜的前部、虹膜和睫状体。睫前动脉在进入巩膜前,分支至球结膜。

另外,眼动脉还发出泪腺动脉、筛前动脉、筛后动脉以及眶上动脉等分支至相应的部位。

(二) 眼的静脉

1. 眼球内的静脉

（1）**视网膜中央静脉** central vein of retina：与同名动脉伴行,收纳视网膜的静脉血（见图 8-6）。

（2）**涡静脉** vorticose vein：是眼球血管膜的主要静脉,多数为 4 条,即两条上涡静脉和两条下涡静脉,分散在眼球赤道后方的 4 条直肌之间,收集虹膜、睫状体和脉络膜的静脉血。上涡静脉汇入眼上静脉,下涡静脉汇入眼下静脉。此静脉不与动脉伴行,在眼球赤道附近穿出巩膜,经眼上、下静脉汇入海绵窦（见图 8-15）。

（3）**睫前静脉**：收集眼球前部虹膜等处的静脉血。这些静脉以及眶内的其他静脉,最后均汇入眼上、下静脉。

2. 眼球外的静脉

（1）**眼上静脉**：起自眶内上角,向后经眶上裂注入海绵窦。

（2）**眼下静脉**：起自眶下壁和内侧壁的静脉网,向后分 2 支。一支经眶上裂注入眼上静脉;另一支经眶下裂汇入翼静脉丛。

眼静脉内无瓣膜,在内眦处向前与面静脉吻合,向后注入海绵窦。面部感染可经眼静脉侵入海绵窦引起颅内感染。

第二节 | 前庭蜗器

前庭蜗器 vestibulocochlear organ 包括**前庭器** vestibular apparatus 和**听器** auditory apparatus。二者虽功能不同,但在结构上关系密切。前庭蜗器又称耳,包括外耳、中耳和内耳 3 部分（图 8-16）。外耳和中耳是声波的收集和传导装置,内耳接受声波和位置觉的刺激。听觉感受器和位置觉感受器位于内耳（表 8-4）。

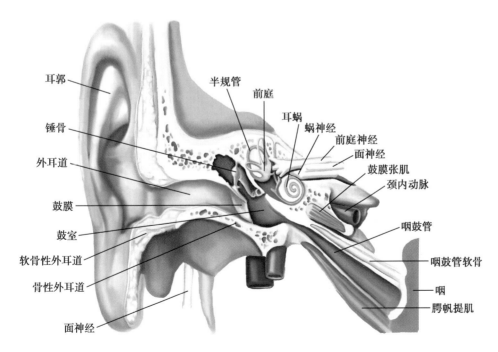

图 8-16　前庭蜗器

表 8-4　耳的结构

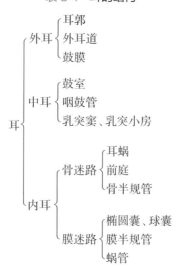

一、外耳

外耳 external ear 包括耳郭、外耳道和鼓膜 3 部分。

（一）耳郭

耳郭 auricle 位于头部的两侧,凸面向后,凹面朝向前外（图 8-17）。耳郭的上方大部以弹性软骨为支架,外覆皮肤,皮下组织少。下方为**耳垂** auricular lobule,无软骨,仅含结缔组织和脂肪,为临床常用采血的部位。

耳郭的前外面高低不平,卷曲的游离缘称耳轮。耳轮的前方有一与其平行的弧形隆起,称对耳轮。对耳轮的上端分叉形成对耳轮上、下脚。两脚之间的三角形浅窝,称三角窝。耳轮和对耳轮之间的狭长凹陷,称耳舟。对耳轮前方的深窝,称耳甲,耳甲被耳轮脚分为上部的耳甲艇和下部的耳甲腔。耳甲腔通入**外耳门** external acoustic pore。耳甲腔的前方有一突起,称耳屏;后方的对耳轮下部有一突起,称对耳屏。耳屏与对耳屏之间有一凹陷,称为耳屏间切迹。对耳屏的下方为耳垂。耳郭的外部形态为耳针定穴的标志。

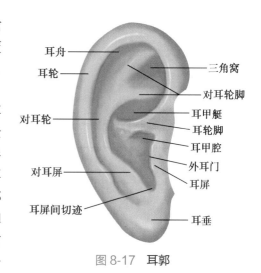

图 8-17　耳郭

（二）外耳道

外耳道 external acoustic meatus（见图 8-16）是从外耳门至鼓膜的弯曲管道,成人长约 2.0～2.5cm。外耳道外 1/3 为软骨部,与耳郭的软骨相延续;内 2/3 为骨性部,是由颞骨鳞部和鼓部围成的椭圆形短管。两部交界处较为狭窄。外耳道呈弯曲状,由外向内,先向前上,继而稍向后,然后弯向前下。检查鼓膜时,成人需将耳郭向后上方牵拉,使外耳道变直,方可窥见。婴儿因颞骨尚未骨化,其外耳道几乎全由软骨支持,短而直,鼓膜近于水平位,检查时须将耳郭拉向后下方。

外耳道表面覆盖皮肤,内含感觉神经末梢、毛囊、皮脂腺及耵聍腺。因皮下组织少,皮肤与软骨膜、骨膜结合紧密,不易移动,故外耳道皮肤疖肿时,疼痛剧烈。耵聍腺分泌的黏稠液体为耵聍。如耵聍凝结成块阻塞外耳道,则为耵聍栓塞,影响听力。

（三）鼓膜

鼓膜 tympanic membrane　详见中耳"鼓室的壁"（外侧壁）。

二、中耳

中耳 middle ear 由鼓室、咽鼓管、乳突窦和乳突小房组成,为一含气的不规则腔道,大部分位于颞骨岩部内。中耳向外借鼓膜与外耳道相隔,向内毗邻内耳,向前以咽鼓管通向鼻咽部。

(一) 鼓室

鼓室 tympanic cavity 是颞骨岩部内含气的不规则小腔。鼓室由 6 个壁围成,内有听小骨、韧带、肌、血管和神经等。鼓室内面及上述结构均被覆黏膜,此黏膜与咽鼓管和乳突窦、乳突小房的黏膜相延续。

1. 鼓室的壁

(1) 外侧壁:大部分由鼓膜构成,故又名**鼓膜壁**(图 8-18、图 8-19)。鼓膜的上方为骨部,即鼓室上隐窝的外侧壁。

鼓膜位于外耳道与鼓室之间,为椭圆形半透明薄膜,直径约 1cm,与外耳道底约成 45°~50° 的倾斜角。小儿的鼓膜更为倾斜,几乎呈水平位。

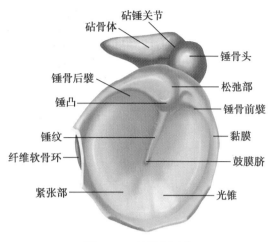

图 8-18　鼓膜(右侧)

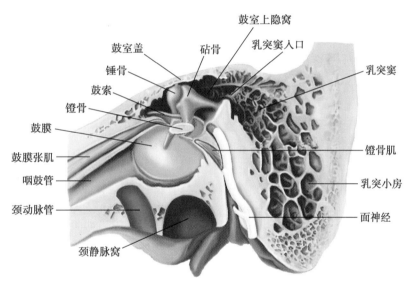

图 8-19　鼓室外侧壁

鼓膜边缘的大部分附着于颞骨上,中心向内凹陷,称**鼓膜脐** umbo of tympanic membrane,为锤骨柄末端附着处。由鼓膜脐沿锤骨柄向上,鼓膜向前、后分别形成锤骨前襞和锤骨后襞。两襞之间,鼓膜上 1/4 的三角形区,薄而松弛,为松弛部,活体呈淡红色。鼓膜下 3/4 区,坚实紧张,为紧张部,活体呈灰白色。紧张部前下方有一三角形的反光区,称**光锥** cone of light。临床上作耳镜检查时,可窥见光锥。中耳的一些疾患可引起光锥改变或消失,严重时可使鼓膜穿孔,影响听力。

鼓膜的组织结构分 3 层。外层为复层鳞状上皮,与外耳道的皮肤相续连;中层为纤维层,鼓膜的松弛部无此层;内层为黏膜,与鼓室黏膜相续连。

(2) 上壁:又称**盖壁**,由颞骨岩部前外侧面的鼓室盖构成,分隔鼓室与颅中窝。盖壁向后延伸形成乳突窦的上壁。中耳疾患可侵犯此壁,引起耳源性颅内并发症(图 8-19、图 8-20)。

(3) 下壁:亦称**颈静脉壁**,为一薄层骨板,分隔鼓室与颈静脉窝内的颈静脉球。部分人的鼓室下壁未骨化,仅借黏膜和纤维结缔组织分隔鼓室和颈静脉球,这种情况施行鼓膜或鼓室手术时,易伤及颈静脉球而发生严重出血(图 8-19、图 8-20)。

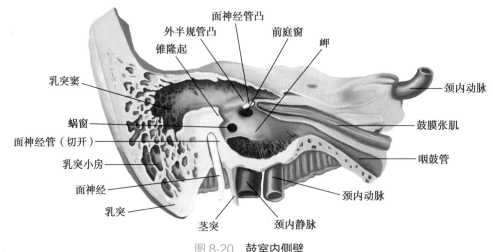

图 8-20　鼓室内侧壁

（4）前壁：也称**颈动脉壁**，即颈动脉管的后壁。此壁甚薄，借骨板分隔鼓室与颈内动脉。此壁上部为颞骨岩部和鳞部的交界处，有两个小管，上方为鼓膜张肌半管，下方为咽鼓管半管（见图 8-19）。

（5）内侧壁：又称**迷路壁**，与内耳相隔。其中部有圆形的隆起，称**岬** promontory，由耳蜗第一圈的隆凸形成。岬的后上方有一卵圆形小孔，称**前庭窗** fenestra vestibuli 或卵圆窗，通向前庭。在活体，由镫骨底及其周缘的韧带将前庭窗封闭。岬的后下方有一圆形小孔，称**蜗窗** fenestra cochleae 或圆窗，在活体上由第二鼓膜封闭。前庭窗的后上方有一弓形隆起，称**面神经管凸**，内藏面神经。面神经管壁骨质甚薄，中耳炎或手术时易伤及面神经，引起面瘫（图 8-20）。

（6）后壁：为**乳突壁**，上部有乳突窦的入口，鼓室借此连通乳突内的乳突小房。中耳炎易侵入乳突小房而引起乳突炎。乳突窦入口的下方有一锥状突起，称**锥隆起**，内藏镫骨肌。面神经管由鼓室内侧壁经锥隆起的上方转至后壁，然后垂直向下，达茎乳孔。在茎乳孔的上方约 6mm 处有鼓索神经自面神经管穿出，经鼓索后小管进入鼓室（见图 8-19，图 8-20）。

2. 鼓室内的结构

（1）**听小骨** auditory ossicles（图 8-21）：有 3 块，即锤骨、砧骨和镫骨。

1）**锤骨** malleus：形如鼓槌，分头、柄、外侧突和前突。锤骨头与砧骨体形成砧锤关节，位于鼓室上隐窝，并借韧带连于上壁。锤骨柄附于鼓膜脐的内面，柄的上端有鼓膜张肌附着。前突有韧带连于鼓室前壁；外侧突为鼓膜紧张部与松弛部分界的标志。

2）**砧骨** incus：形如砧，分体和长、短二脚。体与锤骨头形成砧锤关节，长脚与镫骨头形成砧镫关节，短脚以韧带连于鼓室壁。

3）**镫骨** stapes：形似马镫，分为头、颈、前、后二脚和一底。底借韧带连于前庭窗的周边，封闭前庭窗。

（2）**听小骨链**：锤骨借柄连于鼓膜，镫骨底封闭前庭窗，它们在鼓膜与前庭窗之间以关节和韧带连结成听小骨链，组成杠杆系统。当声波冲击鼓膜时，听小骨链相继运动，使镫骨底在前庭窗上来回摆动，将声波的振动传入内耳。当炎症引起听小骨粘连和韧带硬化时，听觉减弱。

（3）**运动听小骨的肌**

1）**鼓膜张肌** tensor tympani（见图 8-19）：位于咽鼓管上方的鼓膜张肌半管内，起自咽鼓管软骨部上壁的内面和蝶骨大翼，止于锤骨柄的上端。该肌收缩可紧张鼓膜，受三叉神经的下颌神经支配。

2）**镫骨肌** stapedius（见图 8-19）：位于锥隆起内，肌腱经锥隆起尖端穿出进入鼓室，止于镫骨颈。该肌是鼓膜张肌的拮抗肌，收缩时解除鼓膜的紧张状态，受面神经支配。镫骨肌瘫痪常引起听觉过敏。

（4）**鼓索和鼓室丛**（见"神经系统"）。

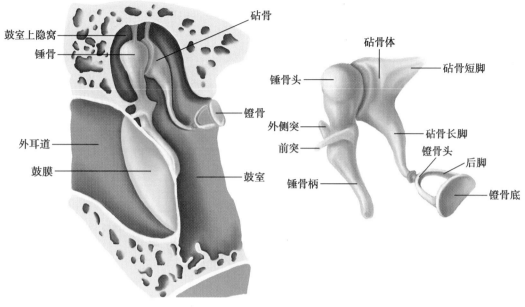

图 8-21　听小骨

(二) 咽鼓管

咽鼓管 pharyngotympanic tube(见图 8-19)为连通鼻咽部与鼓室的通道,长 3.5~4.0cm,斜向前内下方。咽鼓管分为骨部和软骨部。两部交界处,称咽鼓管峡,是咽鼓管管腔的最窄处,内径仅为 1~2mm。

1. **咽鼓管骨部**　约占咽鼓管全长的外 1/3,以颞骨的咽鼓管半管为基础,此部向后外侧开口于鼓室前壁的咽鼓管鼓室口。

2. **咽鼓管软骨部**　约占咽鼓管全长的内 2/3,软骨部紧连骨部,向前内侧开口于鼻咽部侧壁的咽鼓管咽口,平对下鼻甲的后方。咽鼓管咽口平时关闭,当吞咽或打哈欠时,此口张开,空气进入鼓室。

咽鼓管的功能是使鼓室的气压与外界的大气压相等,以保持鼓膜内、外压力平衡。幼儿咽鼓管较成人短而平,管径也较大,故咽部感染易经咽鼓管侵入鼓室。

(三) 乳突窦和乳突小房

1. **乳突窦** mastoid antrum　位于鼓室上隐窝的后方,向前开口于鼓室后壁的上部,向后与乳突小房相连通,为鼓室和乳突小房之间的通道(见图 8-19、图 8-20)。

2. **乳突小房** mastoid cell　为颞骨乳突部内的许多含气小腔,大小不等,互相连通,腔内覆盖黏膜,与乳突窦和鼓室的黏膜相连续。中耳炎可经乳突窦侵犯乳突小房而引起乳突炎。另外,耳内手术可经乳突小房入路。

三、内耳

内耳 internal ear 位于颞骨岩部的骨质内,介于鼓室和内耳道底之间(图 8-22)。其形状不规则,构造复杂,又称迷路,由骨迷路和膜迷路两部分组成。骨迷路与膜迷路之间充满外淋巴,膜迷路内充满内淋巴,内、外淋巴互不相通。

(一) 骨迷路

骨迷路 bony labyrinth 是颞骨岩部骨密质围成的不规则腔隙(图 8-23),分为耳蜗、前庭和骨半规管 3 部分,从前向后依次沿颞骨岩部长轴排列,它们互相通连,其长度约为 18.6mm。

1. **前庭** vestibule(图 8-23)　位于骨迷路的中部,近似椭圆形腔隙,长约 5mm。其前部较窄,有一孔连通耳蜗;后上部较宽,有 5 个小孔通骨半规管。前庭的外侧壁即鼓室的内侧壁,有前庭窗和

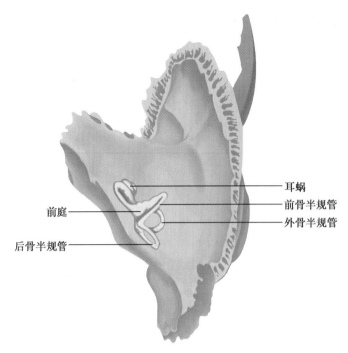

耳蜗
前骨半规管
外骨半规管
前庭
后骨半规管

图 8-22　内耳在颞骨岩部的投影

蜗窗。前庭的内侧壁即内耳道底,有前庭蜗神经通过。在内侧壁上有自前上向后下的前庭嵴。在前庭嵴的后上方有椭圆囊隐窝,在前庭嵴的前下方有球囊隐窝,分别容纳椭圆囊和球囊。前庭嵴的下部分开,在分叉处内有一小的凹面,为蜗管隐窝,容纳蜗管的前庭盲端。在椭圆囊隐窝靠近总骨脚开口处的前方有前庭水管内口,由此通向后下至内耳门后外侧的前庭水管外口。**前庭水管** vestibular aqueduct 是一骨性管道,内淋巴管经此管至内淋巴囊。内淋巴囊位于颞骨岩部后面近前庭水管外口处的硬脑膜内。

2. **骨半规管** bony semicircular canals(图 8-23)　为 3 个半环形的骨管,相互垂直排列。

(1)前骨半规管:弓向上方,埋于颞骨岩部弓状隆起的深面,与颞骨岩部的长轴垂直。

(2)外骨半规管:弓向外侧,当头前倾 30° 角时,呈水平位,是 3 个半规管中最短的。

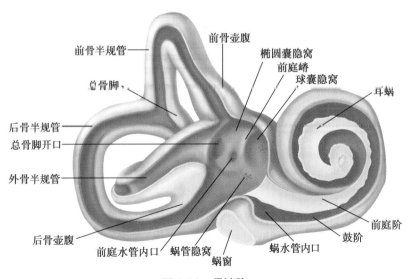

前骨半规管
前骨壶腹
椭圆囊隐窝
前庭嵴
球囊隐窝
总骨脚
耳蜗
后骨半规管
总骨脚开口
外骨半规管
前庭阶
后骨壶腹
鼓阶
前庭水管内口
蜗管隐窝
蜗水管内口
蜗窗

图 8-23　骨迷路

（3）后骨半规管：弓向后外方，是 3 个半规管中最长的，与颞骨岩部的长轴平行。

每个骨半规管皆有两个骨脚连于前庭，其中一个骨脚膨大称壶腹骨脚，膨大部称骨壶腹；另一骨脚细小称单骨脚。因前、后半规管的单骨脚合成一个总骨脚，故 3 个骨半规管共有 5 个口连于前庭。

3. **耳蜗 cochlea**（见图 8-23，图 8-24、图 8-25） 位于前庭的前方，形如蜗牛壳，尖朝向前外侧，称蜗顶。底朝向内耳道底，称蜗底。耳蜗由蜗轴和蜗螺旋管构成。

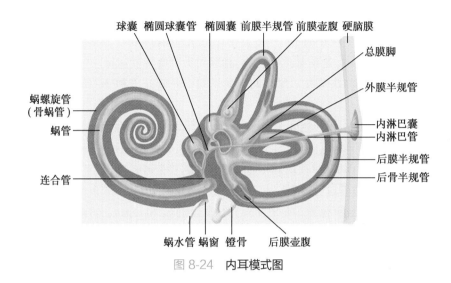

图 8-24 内耳模式图

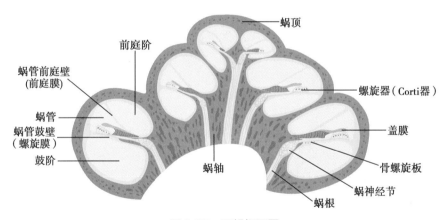

图 8-25 耳蜗切面图

蜗轴为蜗顶至蜗底的中央骨质，呈圆锥形，由蜗轴伸出骨螺旋板。骨螺旋板的基部有蜗轴螺旋管，内藏蜗神经节，蜗轴的骨松质内有蜗神经和血管穿过（图 8-25）。

蜗螺旋管（图 8-24、图 8-25）是由骨密质围成的骨管，围绕蜗轴盘曲约两圈半，管腔的底部较大，通向前庭，行向蜗顶的管腔逐渐细小，以盲端终于蜗顶。骨螺旋板由蜗轴突向蜗螺旋管内，此板未达蜗螺旋管的外侧壁，其空缺处由膜迷路的蜗管填补封闭。故蜗螺旋管的管腔可分为 3 部分：近蜗顶侧的管腔为前庭阶；中间为膜性的蜗管；近蜗底侧者为鼓阶，终于封闭蜗窗的第二鼓膜。前庭阶和鼓阶内均含外淋巴，在蜗顶处借蜗孔彼此相通。蜗孔在蜗顶处，由骨螺旋板和膜螺旋板与蜗轴围成，是前庭阶和鼓阶连通的唯一通道。

（二）膜迷路

膜迷路 membranous labyrinth 是套在骨迷路内封闭的膜性管和囊（图 8-24），借纤维束固定于骨迷路的壁上。由椭圆囊和球囊、膜半规管和蜗管 3 部分组成。它们之间相互通连，其内充满着内淋巴。

1. **椭圆囊 utricle 和球囊 saccule**（图 8-24） 位于骨迷路的前庭部。椭圆囊位于椭圆囊隐窝处，呈椭圆形,椭圆囊后壁上有 5 个开口,连通 3 个膜半规管。前壁借**椭圆球囊管** utriculosaccular duct 与球囊相连,由此管发出内淋巴管,穿前庭水管至颞骨岩部后面,在硬脑膜下扩大为内淋巴囊。球囊较椭圆囊小,位于椭圆囊前下方的球囊隐窝处,下端借连合管连于蜗管。

在椭圆囊上端的底部和前壁上有感觉上皮,称**椭圆囊斑** macula utriculi。在球囊内的前上壁亦有感觉上皮,称**球囊斑** macula sacculi。二者均属位置觉感受器,感受头部静止的位置及直线变速运动引起的刺激。其神经冲动分别沿前庭神经的椭圆囊支和球囊支传入。

2. **膜半规管** membranous semicircular ducts(见图 8-24) 形态与骨半规管相似,套于同名骨半规管内,管径约为骨半规管的 1/4～1/3。在骨壶腹内,膜半规管有相应膨大的膜壶腹,壁上有隆起的**壶腹嵴** crista ampullaris,是位置觉感受器,能感受头部旋转变速运动的刺激。3 个膜半规管内的壶腹嵴相互垂直,可分别将头部在三维空间中的运动变化转变成神经冲动,经前庭神经的壶腹支传入。

3. **蜗管** cochlear duct(见图 8-24、图 8-25) 位于耳蜗内,蜗管盘绕蜗轴两圈半,其前庭端借连合管与球囊相连通,顶端终于蜗顶,为盲端,故蜗管为盲管。在水平断面上,蜗管呈三角形,有上壁、外侧壁和下壁:①上壁为蜗管前庭壁(前庭膜),将前庭阶和蜗管分开;②外侧壁为蜗螺旋管内表面骨膜的增厚部分,富有血管,称血管纹,一般认为与内淋巴的产生有关;③下壁由骨螺旋板和蜗管鼓壁(螺旋膜,又称基底膜)组成,与鼓阶相隔。在螺旋膜上有**螺旋器** spiral organ,又称 Corti 器,是听觉感受器。

声音的传导:分空气传导和骨传导两条路径。正常情况下以空气传导为主。

(1)空气传导:声波经外耳道传至鼓膜,引起鼓膜振动,继而使听小骨链随之运动,将声波转换成机械振动并加以放大,经镫骨底传至前庭窗,引起前庭阶的外淋巴波动。外淋巴波动经前庭膜传至内淋巴,内淋巴的波动刺激基底膜上的螺旋器,产生神经冲动,再经蜗神经传入中枢,产生听觉(图 8-26)。前庭阶外淋巴的波动也引起鼓阶外淋巴的波动,传至蜗窗时,第二鼓膜外凸而缓冲波动。

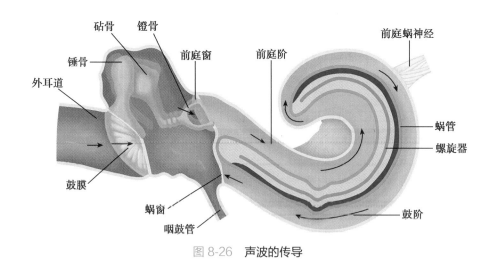

图 8-26 **声波的传导**

鼓膜穿孔时,声波引起鼓室内的空气振动,直接波及第二鼓膜,引起鼓阶的外淋巴波动,使基底膜振动以兴奋螺旋器。通过这条途径,能产生部分听觉。

(2)骨传导:指声波经颅骨传入内耳的过程。声波的冲击可经颅骨和骨迷路传入,使耳蜗内的外淋巴和内淋巴波动,刺激基底膜上的螺旋器产生神经兴奋,引起较弱听觉。

外耳和中耳的疾患引起的耳聋为传导性耳聋。此时骨传导尚可部分代偿其功能,故不会产生完全性耳聋。内耳、蜗神经、听觉传导通路及听觉中枢的疾患引起的耳聋,为神经性耳聋。此时空气传导和骨传导途径虽正常,但均不能引起听觉,称完全性耳聋(表 8-5)。

表8-5 声音的传导路线图

声波 耳郭→外耳道	锤骨→砧骨 →鼓膜 镫骨→前庭窗	前庭阶外淋巴→前庭膜 鼓阶外淋巴→蜗管内淋巴→螺旋器 蜗窗 液体波动	→听神经→	大脑皮质 听觉中枢 大脑将神经冲动 进行分析综合
外耳 空气传播 声音的收集 放大和声源 的定位	中耳 增强信号、空气振动与 液体振动间声阻的相配 神经反射和机械性减小 过强的振动;经咽鼓管 平衡压力	内耳 由蜗螺旋器机械地或神经地过滤 分析信号。感觉细胞传导刺激,在 蜗神经纤维与感觉细胞的突触产 生动作电位	传入	

（三）内耳道

内耳道 internal acoustic meatus（图 8-27）位于颞骨岩部后面的中部,自内耳门至内耳道底,长约10mm。

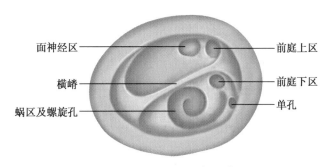

面神经区 —— 前庭上区
横嵴 —— 前庭下区
蜗区及螺旋孔 —— 单孔

图 8-27 内耳道底（右侧）

内耳道底邻接骨迷路的内侧壁,有很多孔隙,前庭蜗神经、面神经和迷路动脉由此穿行。内耳道底有一横位的骨嵴称横嵴,将内耳道底分隔为上、下两部。上部的前内份有一圆形的面神经区（面神经管入口）,有面神经通过;后外侧有前庭上区,有前庭神经上支通过,即椭圆囊壶腹神经。下部的前份为蜗区,有蜗神经通过;下部的后份有前庭下区,有球囊神经通过;稍后为单孔,容后壶腹神经通过。

（四）内耳的血管、淋巴和神经

1. 内耳的血管 由迷路动脉和茎乳动脉供血。迷路动脉多发自小脑下前动脉或基底动脉,少数发自小脑下后动脉和椎动脉的颅内段。在内耳道底分为前庭支和蜗支。前庭支分布于椭圆囊、球囊和半规管;蜗支分布于蜗螺旋管。茎乳动脉发自耳后动脉,分布到部分半规管。颈椎肥大、椎动脉血运受阻、基底动脉供血不足等均可影响内耳的血液供应,导致眩晕。内耳的静脉汇入岩上、下窦或横窦。

2. 内耳的淋巴 内耳外淋巴所含的成分与脑脊液相似,其来源、产生、循环和吸收尚不清楚。前庭内的外淋巴向后与半规管的外淋巴相通连,向前与耳蜗前庭阶内的外淋巴通连,继经蜗孔进入鼓阶。前庭内的外淋巴通过蜗水管引流至蛛网膜下隙。蜗水管位于颞骨岩部内,蜗水管内口位于蜗窗的内侧,其外口位于颈静脉窝的内侧,内耳道的下方。

内淋巴类似细胞内液,其产生与蜗管外侧壁的血管纹、前庭的暗细胞以及外淋巴的滤过液有关。内淋巴所含电解质分子的大小及浓度受内淋巴管上皮泵系统的调节,特别是血管纹内钠泵的调节。内淋巴经内淋巴管引流至内淋巴囊,再经内淋巴囊渗透入周围的静脉丛内。内淋巴管和部分内淋巴囊位于前庭水管内。前庭水管为内耳道后外侧的一骨性管道,起于前庭,向后下走行,开口于颞骨岩部后面的前庭水管外口,有小静脉和内淋巴管通过。前庭水管外口位于颞骨岩部的后面,距内耳门的后外约11mm,呈裂缝状,常被一骨嵴遮盖,该骨嵴对内淋巴囊有保护作用。

3. **内耳的神经** 前庭蜗神经包括前庭神经和蜗神经。前庭神经由前庭神经节的中枢突组成,周围突有3支:①上支为椭圆囊壶腹神经,穿前庭上区小孔分布于椭圆囊斑以及前膜半规管和外膜半规管的壶腹嵴;②下支为球囊神经,穿前庭下区小孔分布至球囊斑;③后支为后壶腹神经,穿内耳道底后下部的单孔分布至后膜半规管的壶腹嵴。

蜗神经由蜗螺旋神经节细胞的中枢突组成,经蜗轴纵管,穿内耳道底筛状区的螺旋孔,经内耳门入颅;周围突穿经骨螺旋板和基底膜,分布于螺旋器。

第三节 | 其他感觉器

一、嗅器

嗅器 olfactory organ 在鼻腔上部,即上鼻甲及其相对的鼻中隔及以上部分。此部黏膜呈淡黄色,血管比呼吸部少。黏膜内含嗅细胞,为双极神经元,周围突有纤毛,中枢突汇集成嗅丝,穿筛骨的筛板进入嗅球。

二、味器

味器 gustatory organ 即**味蕾** taste bud,人类的味蕾嵌于舌的菌状乳头、轮廓乳头和叶状乳头的上皮内,以轮廓乳头上的味蕾最多;在软腭、会厌等处的上皮内也有味蕾分布。味蕾呈卵圆形,底部抵达基板,有味觉神经分布,顶端借味孔通口腔。味觉刺激主要有酸、甜、苦、咸四种。分布于味蕾的神经主要是面神经和舌咽神经。

三、皮肤

皮肤覆盖在身体表面,成人皮肤表面积约为1.7m²。皮肤柔软而有弹性,各处厚薄不等,手掌和足跖处皮肤最厚,缺乏毛囊,具有皮嵴,以抵抗摩擦。身体背侧和伸侧较腹侧和屈侧的皮肤厚。皮肤由表皮和真皮构成。其深面主要为疏松结缔组织构成的皮下组织,即浅筋膜,含丰富的血管、淋巴管、浅淋巴结等。浅筋膜将皮肤和深部的组织连接起来。毛发、指(趾)甲、皮脂腺、汗腺和乳腺均是皮肤的附属结构。

1. **表皮 epidermis** 为复层鳞状上皮,无血管分布。在手掌和足底最厚。在表皮的基底层细胞之间有色素细胞。色素细胞的多少是决定肤色的主要因素。

2. **真皮 dermis** 位于表皮深面,主要由胶原纤维和弹性纤维交织构成,并含有从表皮陷入的毛囊和腺体,以及来自深层的血管、淋巴管、神经及其末梢。

3. **皮褶和分裂线** **皮褶 crease** 是位于关节屈侧或伸侧皮肤的褶线,褶处的皮肤较薄,其真皮借结缔组织固着于深层结构。**分裂线 line of cleavage** 或 Lange 氏线是由胶原纤维束所形成的皮肤纹理,在真皮内按一定的张力方向平行排列。外科手术沿分裂线做皮肤切口,伤口愈合后瘢痕较小。

皮肤的功能包括:①防止体内液体的丧失;②防止体外物质(如病原微生物、化学物质等)侵入机体,是机体免疫系统的第一道防线;③排泄废物并调节体温,皮肤表面有汗腺的开口,排出汗液时可调节体温;④感受刺激,皮肤内含有多种感受器,如接受痛、温、触、压觉的感受器。

思考题

思考题解题思路

1. 试述外界物体反射的光线在眼球内经过哪些结构,然后聚焦于视网膜形成清晰的图像;试述视近处物体和远处物体是如何调节的。

2. 女,57岁。多饮、多食伴消瘦8年,视物模糊1年,下肢水肿伴有麻木感1个月。8年前患者无明显诱因出现烦渴、多饮、多食,伴尿量增多,检查空腹血糖为11.5mmol/L,尿糖为++++,服用降糖药物后症状好转。1年前出现视物模糊,头痛、头晕,伴眼球憋胀、干涩。1个月以来感双下肢麻木疼痛,伴右下肢浮肿。试从解剖学角度分析该患者发生视物模糊的可能原因。

3. 试述声音从外耳传至内耳,经过哪些路径刺激螺旋器。从解剖学角度说明传导性耳聋和神经性耳聋的区别。

4. 男,45岁。3年前感冒后出现左耳疼痛,服用抗生素后症状减轻。此后,感冒常诱发左耳疼痛。1年前左耳剧烈疼痛后,外耳道出现黄色脓性分泌物。耳窥镜检查见左耳鼓膜紧张部有多角形空隙,且左耳听力下降。行左耳鼓室探查加鼓膜修补术,取颞肌筋膜行前内置后外置法修补鼓膜,术后1周出现左侧不完全性周围性面瘫。试从解剖学角度分析该患者听力下降的原因,以及术后周围性面瘫的原因。

(孙晋浩)

本章数字资源

本章思维导图

第九章 | 神经系统

第一节 | 总 论

神经系统 nervous system 是人体各系统中结构和功能最为复杂,并起主导作用的调节系统。人体内各系统器官在神经系统的协调控制下,完成统一的生理功能。例如运动时,除肌肉收缩外,同时出现呼吸加深加快、心跳加速、出汗等一系列的生理变化。神经系统能使人体适应外界环境的变化,维持人体与不断变化的外界环境之间的相对平衡。如天气寒冷时,通过神经系统的调节,周围小血管收缩减少散热,同时肌肉收缩产生热量,使体温维持在正常水平。人类神经系统的形态和功能是在漫长的进化过程中获得的,它既有与脊椎动物神经系统相似之处,也有其特点。在漫长的生物进化过程中,由于人类生产劳动、语言交流和社会生活的发生和发展,大脑发生了质的变化。人脑不仅含有与高等动物相似的感觉和运动中枢,而且有了语言分析中枢以及与思维、意识活动相关的中枢。人脑远远超越了一般动物脑的范畴,不仅能被动地适应环境的变化,而且能主动地认识客观世界。总之,神经系统协调人体各系统器官的功能活动,使人体成为一个有机的整体,维持内环境的稳定,适应外环境的变化,并且能认识及改造外界环境。

神经系统的复杂功能是与神经系统特殊的形态结构分不开的。组成神经系统的细胞以特殊的方式连结起来,使神经系统组合成具有高度整合功能的结构形式,同时把全身各器官组织联系在一起。在此基础上,通过各种反射,机体得以进行多种多样的复杂活动。

一、神经系统的分部

神经系统(图 9-1)分为中枢部和周围部,在结构和功能上二者是一个整体。中枢部包括位于颅腔内的脑和位于椎管内的脊髓,也称**中枢神经系统** central nervous system。周围部是指遍布全身各

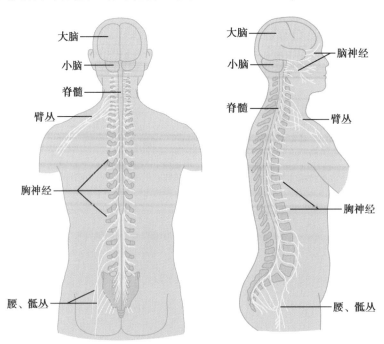

图 9-1 神经系统的区分

处与脑相连的脑神经和与脊髓相连的脊神经,又称**周围神经系统** peripheral nervous system。又可根据周围神经在各器官、系统中所分布的对象不同,将其分为**躯体神经** somatic nerve 和**内脏神经** visceral nerve。躯体神经分布于体表、骨、关节和骨骼肌;内脏神经分布于内脏、心血管、平滑肌和腺体。根据其功能又分为**感觉神经** sensory nerve 和**运动神经** motor nerve。感觉神经将神经冲动自感受器传向中枢,故又称**传入神经** afferent nerve;运动神经将神经冲动自中枢传向周围的效应器,故又称**传出神经** efferent nerve。内脏神经中的传出神经(即**内脏运动神经** visceral motor nerve)支配心肌、平滑肌和腺体,其活动不受人的主观意志控制,故又称自主神经或植物神经,它们又可分为交感神经和副交感神经。

二、神经系统的组成

神经系统主要由神经组织构成,神经组织有两种主要的细胞成分,即**神经细胞** nerve cell(或称**神经元** neuron)和**神经胶质细胞** neuroglial cell(或称**神经胶质** neuroglia)。

(一)神经元

神经元是神经系统结构和功能的基本单位,具有感受刺激和传导神经冲动的功能。

1. 神经元的构造　神经元的大小和形态差异较大,其胞体有圆形、梭形和锥体形等,胞体的直径从4～150μm不等。尽管神经元的形态各异(图 9-2、图 9-3),但每个神经元都可以分为胞体和突起两部分。

(1)胞体:为神经元的代谢中心。细胞核大而圆,核仁明显。胞质内含有神经细胞所特有的**尼氏体** Nissl body、**神经原纤维** neurofibril(图 9-4)以及发达的高尔基复合体和丰富的线粒体。典型的神经元胞体富含粗面内质网、滑面内质网和游离多聚核糖体,后者聚集于粗面内质网,这种富含核糖核酸(RNA)结构的聚集物,即光镜下所见到的嗜碱性的尼氏体。胞体内有丰富的**神经丝** neurofilament 和**微管** microtubule,神经丝聚集成束即光镜下所见的神经原纤维。

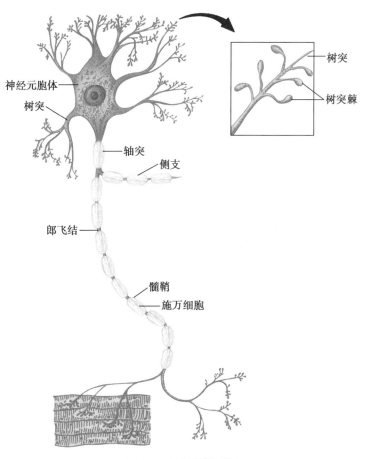

图 9-2　神经元模式图

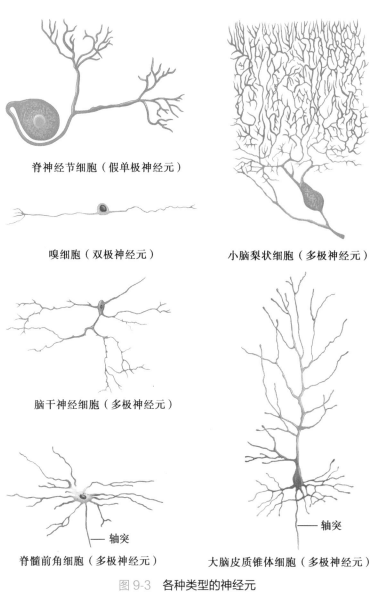

脊神经节细胞（假单极神经元）

嗅细胞（双极神经元）

小脑梨状细胞（多极神经元）

脑干神经细胞（多极神经元）

——轴突

——轴突

脊髓前角细胞（多极神经元）

大脑皮质锥体细胞（多极神经元）

图 9-3　各种类型的神经元

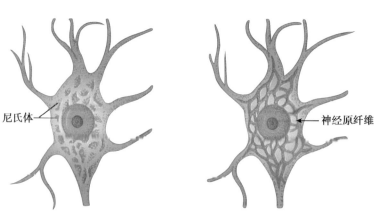

尼氏体

神经原纤维

图 9-4　尼氏体和神经原纤维

（2）突起：是神经元的胞体向外突起的部分，按其形态构造分为树突和轴突。

　　树突 dendrite 通常有多个，为胞体向外伸出的树枝状突起，一般较短，局限于胞体附近，结构大致与胞体相似。树突基部较宽，向外逐渐变细并反复分支，其小分支上有大量的微小突起，称**树突棘**dendrite spine，是接收信息的装置。

　　轴突 axon 是由胞体发出的一条细长突起,其全长粗细均匀一致,有的可呈直角发出侧支。轴突起始处有一特化区称**轴丘** axon hillock。轴突和轴丘处无尼氏体。小型细胞的轴突短而细,大细胞的轴突较长,有的可达 1m 以上。轴突远端发出许多终末分支,其末端即**轴突终末** axon terminal,可与其他细胞构成突触。轴突内的细胞质称为**轴浆** axoplasm,与胞体的胞质连通,具有不断的流动性,称为**轴浆流** axoplasmic flow,轴浆流是双向的。轴突因缺乏核糖体而不能合成蛋白质,大分子的合成、组装成细胞器的过程都在胞体内完成。轴浆流将这些物质运送到轴突末梢或将末梢的物质输送至胞体,这种现象称为**轴突运输** axonal transport。轴突的功能主要是传导由胞体发出的冲动,将其传递给其他的神经元或细胞(肌细胞、腺细胞等)。

　　2. 神经元的分类　根据神经元突起的数目可分为:①**假单极神经元** pseudounipolar neuron:自胞体发出一个突起,但很快呈"T"形分叉为两支,一支至周围的感受器,称周围突;另一支入脑或脊髓,称中枢突。脑神经节、脊神经节中的感觉神经元属于此类。②**双极神经元** bipolar neuron:自胞体两端各发出一个突起,其中一个抵达感受器,称周围突;另一个进入中枢部,称中枢突。如位于视网膜内的双极细胞、内耳的前庭神经节和蜗神经节内的感觉神经元。③**多极神经元** multipolar neuron:具有多个树突和一个轴突,中枢部内的神经元绝大部分属于此类。

　　依据神经元的功能和传导方向将神经元分为:①**感觉神经元** sensory neuron(或称传入神经元):将内、外环境的各种刺激传向中枢部,假单极和双极神经元属此类。②**运动神经元** motor neuron(或称传出神经元):将冲动自中枢部传向身体各部,支配骨骼肌或管理心肌、平滑肌和腺体的活动,多极神经元属于此类。③**联络神经元** association neuron(或称中间神经元):是在中枢部位于感觉和运动神经元之间的多极神经元。此类神经元的数量很大,占神经元总数的 99%,在中枢神经内构成复杂的网络系统,以不同的方式对传入的信息进行贮存、整合和分析,并将其传至神经系统的其他部位。根据轴突的长短,可将中间神经元分为两类。一类是**高尔基Ⅰ型细胞**,轴突较长,将冲动从中枢部某一部位传向其他部位,因此也称为**接替性**或投射性中间神经元。另一类是**高尔基Ⅱ型细胞**,轴突较短,常在特定局限的小范围内传递信息,又称局部中间神经元。

　　根据神经元合成、分泌化学递质的不同,可将神经元分为:①**胆碱能神经元**:位于中枢神经的躯体运动核团和部分内脏运动核团或神经节;②**单胺能神经元**:包括儿茶酚胺能(分泌去甲肾上腺素、多巴胺等)、5-羟色胺能和组胺能神经元,广泛分布于中枢和周围神经系统;③**氨基酸能神经元**:以 γ-氨基丁酸、谷氨酸等为神经递质,主要分布于中枢神经系统,后者也是初级传入的主要递质;④**肽能神经元**:以各种肽类物质(如生长抑素、P 物质、脑啡肽等)为神经递质,广泛分布于中枢和周围神经系统。

　　3. 神经纤维　神经元较长的突起被**髓鞘** myelin sheath 和神经膜包裹,称为**神经纤维** nerve fiber。若被髓鞘和神经膜共同包裹称**有髓纤维** myelinated fiber(图 9-5),仅为神经膜所包裹则为**无髓纤维** nonmyelinated fiber(图 9-6)。周围神经的髓鞘由**施万细胞** Schwann cell 环绕轴突形成;中枢神经系统的髓鞘由少突胶质细胞形成(图 9-7)。髓鞘呈节段状包绕在轴突外面,直至神经末梢之前,在相邻两髓鞘节段间的区域称**郎飞结** Ranvier's node,该处轴突裸露。神经冲动在有髓纤维中以跳跃的方式传导。神经纤维的传导速度与髓鞘厚薄和神经纤维直径成正比,即神经纤维越粗、髓鞘越厚,其传导电信号的速度就越快。

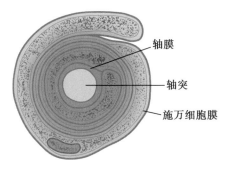

图 9-5　周围神经有髓纤维构成模式图

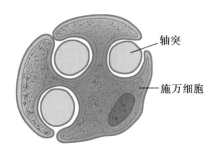

图 9-6　无髓纤维与施万细胞关系模式图

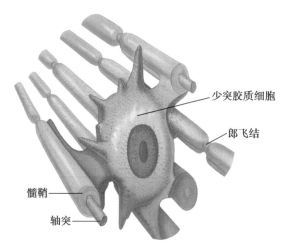

少突胶质细胞

郎飞结

髓鞘

轴突

图 9-7 中枢神经有髓纤维构成模式图

4. 突触 synapse 是神经元与神经元之间或神经元与效应细胞之间传递信息的特化的接触区域,通过它可实现细胞与细胞间的通信。根据连接方式可分为轴-树突触、轴-体突触、轴-轴突触、树-树突触和体-体突触等。根据传递方式可分为化学突触和电突触。一个神经元可以与一个或多个神经元形成突触,如人的大脑皮质每个神经元平均有 30 000 个突触。

化学突触 chemical synapse(图 9-8)是神经系统内信息传递的主要方式,是以释放化学递质为中介的突触。化学突触包括三个部分:**突触前部** presynaptic element、**突触后部** postsynaptic element 和**突触间隙** synaptic cleft。突触前部有密集的**突触小泡** synaptic vesicle,小泡内含有高浓度的神经递质。当神经冲动沿轴突传到突触前部时,小泡向**突触前膜** presynaptic membrane 移动,与其融合,神经递质被释放到突触间隙(约为 30~50nm)。神经递质作用于**突触后膜** postsynaptic membrane 上的受体,使受体蛋白或离子通道构型发生改变,产生电位变化从而影响突触后神经元或效应细胞的活性。化学突触的传递具有单向性,时间上有突触延迟。

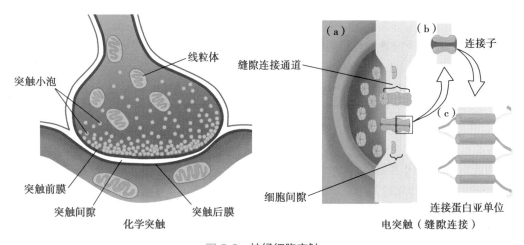

线粒体

突触小泡

缝隙连接通道

（a）（b）

连接子

突触前膜

细胞间隙

突触间隙

突触后膜

化学突触

（c）

连接蛋白亚单位

电突触（缝隙连接）

图 9-8 神经细胞突触

电突触 electrical synapse(图 9-8)是以电位扩布的方式进行信息传递的突触。低等脊椎动物和某些无脊椎动物有丰富的电突触,哺乳动物的上橄榄核、前庭核、大脑和小脑皮质、中脑、嗅球和视网膜也存在电突触。电突触的结构基础是**缝隙连接** gap junction。在缝隙连接处,相邻细胞借膜上的跨膜结构**连接子** connexon 对合连接,构成相邻细胞间的水相通道。每个连接子由 6 个蛋白亚单位**连接子蛋白** connexin 呈环形排列而成,中间有一小孔,直径为 2nm,因此,通道允许分子量小于 1.2kD 的物质自由通过。电突触的电阻低,传导速度快,传导具有双向性,可使相接触的神经元或细胞的功能同步,形成功能合胞体。

(二) 神经胶质细胞

神经胶质细胞 neuroglial cell(图 9-9)是神经组织中的另一类主要细胞,其数量是神经细胞的数十倍,可分为中枢神经系统和周围神经系统的胶质细胞。前者有星形胶质细胞、少突胶质细胞、小胶质细胞、室管膜细胞等;后者有施万细胞和卫星细胞等。

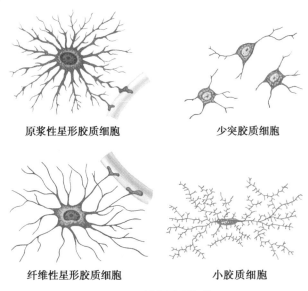

原浆性星形胶质细胞　　　　少突胶质细胞

纤维性星形胶质细胞　　　　小胶质细胞

图 9-9　神经胶质细胞

星形胶质细胞 astrocyte 是胶质细胞中体积最大、数量最多的细胞。用银染色技术显示，此类细胞呈星形，由胞体发出许多突起，伸展包绕在神经元的胞体、树突、突触等处，有的延伸至郎飞结。突起的末端常膨大形成脚板 foot plate 或称终足 end foot。有些脚板贴附在邻近的毛细血管壁上，靠近脑脊髓表面的脚板则附着在软膜内表面，彼此连接构成胶质界膜 glia limitans。星形胶质细胞的核比其他胶质细胞的大，呈圆形或卵圆形，胞质中含有由胶质细胞原纤维酸性蛋白 glial fibrillary acidic protein，GFAP 组成的胶质丝。GFAP 仅存在于星形胶质细胞的胞体中，因此可利用 GFAP 的特异性抗体来检测星形胶质细胞。根据胶质丝的含量以及突起的形状可将星形胶质细胞分为纤维性星形胶质细胞 fibrous astrocyte 和原浆性星形胶质细胞 protoplasmic astrocyte。前者多分布在白质，细胞突起细长，胞质中含大量胶质丝；后者多分布在灰质，细胞突起粗短，胞质内胶质丝较少。星形胶质细胞借缝隙连接在脑内形成一个功能网络，通过缝隙连接互相传递信息。星形胶质细胞具有许多重要功能，如分泌神经递质和神经营养因子、参与神经发育及再生、调控神经元微环境、形成血-脑屏障及参与免疫功能调节、调控突触传递、与神经元有信息交流、在突触形成和突触可塑性中发挥作用等。星形胶质细胞也具有可兴奋性，即具有跨膜电位，也可去极化，但不形成动作电位。还有几种特殊类型的星形胶质细胞，如小脑中的 Bergmann 细胞、视网膜中的 Müller 细胞、神经垂体中的垂体细胞 pituicyte 以及正中隆起等处的伸长细胞 tanycyte。

少突胶质细胞 oligodendrocyte 胞体较小，呈梨形或椭圆形，有少量的突起，核较小，呈圆形或卵圆形，着色较深。少突胶质细胞是中枢神经系统形成髓鞘的细胞，一个少突胶质细胞可形成多条轴突的髓鞘。

小胶质细胞 microglia 来源于中胚层的单核巨噬细胞，胞体很小，呈短棒状，一般由胞体两端伸出数条枯树枝样的突起，突起表面粗糙有棘刺。小胶质细胞参与中枢神经系统的免疫、炎性反应及损伤修复。当脑组织有炎症或损伤时，小胶质细胞被激活，变为大而圆的阿米巴样细胞，游走至损伤处，吞噬和清除坏死组织。

室管膜细胞 ependymocyte 是衬附于脑室面和脊髓中央管内面的一层立方或柱状上皮细胞，游离面可有微绒毛和纤毛。室管膜细胞参与组成脑脊液-脑屏障和血-脑屏障。脉络丛处的室管膜细胞还有分泌脑脊液的功能。

施万细胞 Schwann cell 又称神经膜细胞 neurilemmal cell，是周围神经系统的成髓鞘细胞，与少突胶质细胞不同的是施万细胞只形成一条轴突的髓鞘。卫星细胞 satellite cell 又称被囊细胞 capsular cell，是神经节内包裹神经元胞体的一层扁平细胞。

一般认为神经胶质细胞是神经系统的辅助细胞，主要对神经元起支持、营养、保护和修复的作用。近 20 多年来，由于新技术的应用，特别是活标本的细胞内注射标记技术、钙成像技术、膜片钳技术、激光共聚焦扫描显微镜技术、光电联合检测技术以及分子生物学技术的应用,人们对神经胶质细胞的形态和功能有了进一步的认识。神经胶质细胞在神经系统中所起的作用不亚于神经细胞,神经系统的复杂功能是由神经细胞和神经胶质细胞共同完成的。

三、神经系统的常用术语

在中枢和周围神经系统中,神经元胞体和突起在不同部位有不同的组合编排方式,故用不同的术语表示。

在中枢部,神经元胞体及其树突的聚集部位,在新鲜标本中色泽灰暗称**灰质** gray matter。配布于大脑和小脑表面的灰质称**皮质** cortex。形态和功能相似的神经元胞体聚集成团或柱称**神经核** nucleus。神经纤维在中枢部聚集的部位称**白质** white matter,因髓鞘含类脂质色泽明亮而得名。位于大脑和小脑皮质深部的白质称**髓质** medulla。白质中,凡起止、行程和功能基本相同的神经纤维集合在一起称为**纤维束** fasciculus。

在周围部,神经元胞体聚集处称**神经节** ganglion。神经纤维在周围部聚集为粗细不等的**神经** nerve(图 9-10)。神经内的每条神经纤维由称为**神经内膜** endoneurium 的结缔组织包绕;若干神经纤维聚集为一条**神经束** nerve tract;包被神经束的结缔组织称**神经束膜** perineurium;由若干神经束汇聚成一条神经,包裹在神经外面的结缔组织称**神经外膜** epineurium。一条神经内的若干神经束,在行程中常相互反复编排、重新组合。了解神经内神经束的编排组合,对外伤后的对位缝合很重要,对位准确有利于神经的再生和功能恢复。

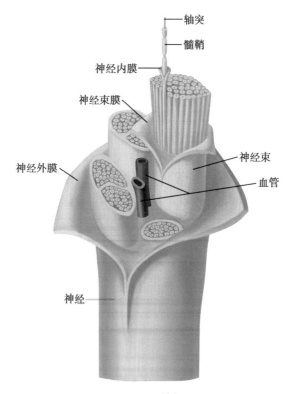

图 9-10　神经

四、神经系统的活动方式

神经系统在调节机体的活动中,对内、外环境的各种刺激作出适宜的反应,称为**反射** reflex,反射的结构基础是**反射弧** reflex arc。反射弧由感受器、传入神经、中枢、传出神经和效应器构成(图 9-11)。反射是神经系统的基本活动方式。整个神经系统是由亿万个细胞组成的庞大而复杂的信息网络,它通过各种反射来维持机体内环境的稳定以及内环境与外环境的统一。

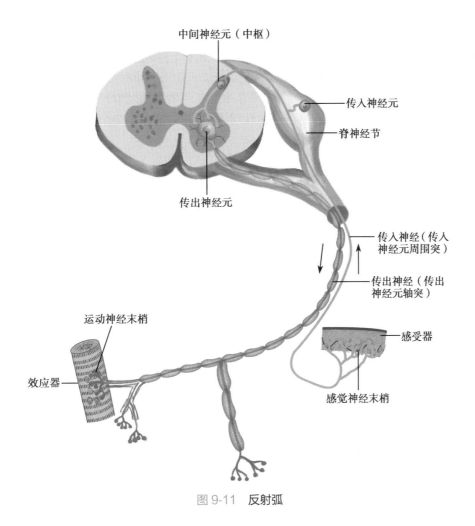

图 9-11 反射弧

第二节 | 中枢神经系统

一、脊髓

脊髓 spinal cord 是中枢神经系统的低级部分,起源于胚胎时期神经管的尾端,原始神经管的管腔演化为脊髓中央管,在构造上保留着节段性,与分布于躯干和四肢的 31 对脊神经相连。脊髓与脑的各部之间有着广泛的纤维联系,正常状态下,脊髓的活动是在脑的控制下进行的,但是脊髓本身也能完成一些反射活动。

(一)脊髓的位置和形态

成人脊髓全长约 42~45cm,最宽处横径为 1.0~1.2cm,重约 20~25g,位于椎管内,外包 3 层被膜,与脑的被膜相延续。脊髓上端在枕骨大孔处与延髓相连,下端逐渐变细呈圆锥状称**脊髓圆锥** conus medullaris,其末端约平对第 1 腰椎椎体下缘(新生儿可达第 3 腰椎椎体下缘,部分成人脊髓末端也可达第 2 腰椎椎体下缘)。软脊膜包绕脊髓,在脊髓末端向下延续为一条结缔组织细丝,即**终丝** filum terminale,止于第 1 尾椎的背面,起固定脊髓的作用。

脊髓呈前后稍扁的圆柱形,全长粗细不等,有两个梭形膨大。上方的称**颈膨大** cervical enlargement,支配上肢的神经来源于此,从第 3 颈髓节段至第 2 胸髓节段(一对脊神经的根丝所附着的一段脊髓称一个脊髓节段);下方的称**腰骶膨大** lumbosacral enlargement,支配下肢的神经来源于此,从第 1 腰髓节段至第 3 骶髓节段。人类的上肢功能强于下肢,因而颈膨大比腰骶膨大明显(图 9-12)。

脊髓表面有 6 条平行的纵沟:前面正中较深的沟称**前正中裂** anterior median fissure,平均深度为 3mm;后面正中较浅的沟为**后正中沟** posterior median sulcus。这两条纵沟将脊髓分为左右对称的两半。脊髓的前外侧面有 1 对**前外侧沟** anterolateral sulcus,有脊神经前根的根丝附着;后外侧面有 1 对**后外侧沟** posterolateral sulcus,有脊神经后根的根丝附着。此外,在颈髓和上部胸髓,后正中沟和后外侧沟之间,还有一条较浅的**后中间沟** posterior intermediate sulcus,将后索分成两束,是薄束和楔束在脊髓表面的分界标志。

脊髓在外形上没有明显的节段标志,每一对脊神经前、后根的根丝附着处即一个脊髓节段。脊神经有 31 对,故脊髓可分为 31 个节段:即颈髓(C)8 个节段、胸髓(T)12 个节段、腰髓(L)5 个节段、骶髓(S)5 个节段和尾髓(Co)1 个节段。

胚胎早期,脊髓几乎与椎管等长,脊神经根基本呈直角与脊髓相连。从胚胎第 4 个月起,脊柱的生长速度快于脊髓,致使脊髓的长度短于脊柱。由于脊髓上端连于延髓,位置固定,脊髓下部节段的位置高于相应的椎骨,出生时脊髓下端已平对第 3 腰椎,至成人则达第 1 腰椎椎体下缘。由于脊髓的相对升高,腰、骶、尾部的脊神经根,在穿经相应椎间孔合成脊神经前,在椎管内都要垂直下行一段距离,这些脊神经根在脊髓圆锥下方,围绕终丝聚集成束,形成**马尾** cauda equina。因第 1 腰椎以下已无脊髓,故临床上进行脊髓蛛网膜下隙穿刺抽取脑脊液或行硬膜外麻醉时,常选择第 3、4 或第 4、5 腰椎棘突间进针,以免损伤脊髓。

成人脊髓的长度与椎管的长度不一致,所以脊髓的各个节段与相应的椎骨不在同一高度。成人上颈髓节段($C_1 \sim C_4$)大致平对同序数的椎骨,下颈髓节段($C_5 \sim C_8$)和上胸髓节段($T_1 \sim T_4$)约平对同序数椎骨的上 1 块椎骨,中胸髓节段($T_5 \sim T_8$)约平对同序数椎骨的上 2 块椎骨,下胸髓节段($T_9 \sim T_{12}$)约平对同序数椎骨的上 3 块椎骨,腰髓节段约平对第 10~12 胸椎,骶髓、尾髓节段约平对第 1 腰椎。了解脊髓节段与椎骨的对应关系,对判断脊髓损伤的平面及手术定位具有重要的临床意义(图 9-13)。

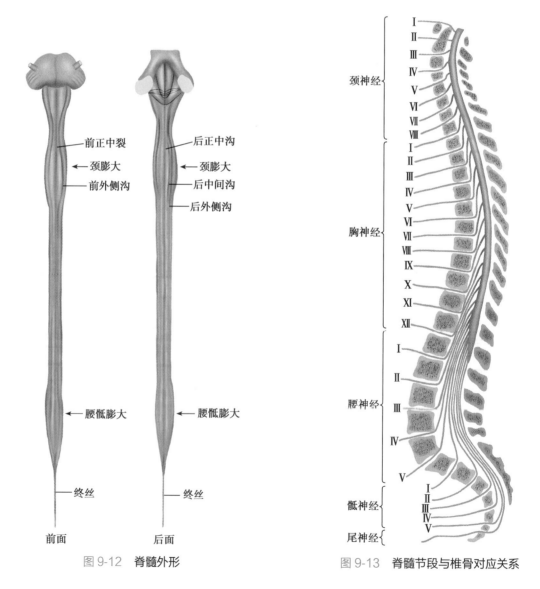

图 9-12　脊髓外形

图 9-13　脊髓节段与椎骨对应关系

（二）脊髓的内部结构

脊髓由位于中央的灰质和位于外围的白质组成。在脊髓的横切面上，可见中央有一细小的**中央管** central canal，围绕在中央管周围的是呈 H 形的**灰质**，灰质的外围是**白质**（图 9-14、图 9-15）。

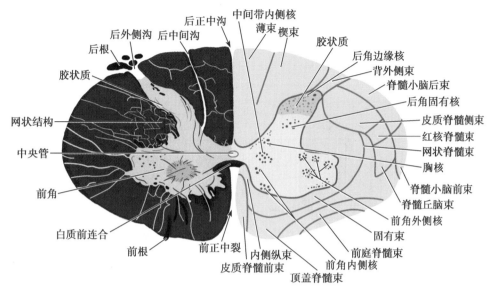

图 9-14 脊髓内部结构（新生儿脊髓颈膨大水平切面）

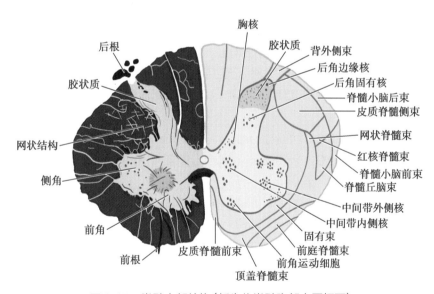

图 9-15 脊髓内部结构（新生儿脊髓胸部水平切面）

脊髓内的灰质纵贯成柱，在横切面上，有些灰质柱呈突起状称为角。每侧的灰质，前部扩大为**前角** anterior horn 或**前柱** anterior column；后部狭细为**后角** posterior horn 或**后柱** posterior column，后角由后向前可分为头、颈和基底三部分；前、后角之间的区域为**中间带** intermediate zone，在胸髓和上腰髓（$T_1 \sim L_3$），中间带外侧部向外伸出**侧角** lateral horn 或**侧柱** lateral column；中央管前、后的灰质分别称为**灰质前连合** anterior gray commissure 和**灰质后连合** posterior gray commissure，连接两侧的灰质。

白质借脊髓的纵沟分为 3 个索，前正中裂与前外侧沟之间为**前索** anterior funiculus，前、后外侧沟之间为**外侧索** lateral funiculus，后外侧沟与后正中沟之间为**后索** posterior funiculus。灰质前连合前方的白质称**白质前连合** anterior white commissure，有纤维横越。在后角基底部外侧与白质之间，灰、白质混合交织，称网状结构，在颈部比较明显。

中央管为脊髓中央细长的管道,纵贯脊髓全长,内含脑脊液。此管向上通第四脑室,向下在脊髓圆锥内扩大为一梭形的**终室** terminal ventricle。40 岁以上时,中央管常闭塞。

1. **灰质**　脊髓灰质是神经元胞体及突起、神经胶质和血管等的复合体。灰质内的神经细胞往往聚集成群(神经核)或分布成层。20 世纪 50 年代,Rexed 描述了猫脊髓灰质神经元的细胞分层构筑,即雷克塞德板层(Rexed's lamina)学说。后被公认在高级哺乳动物(包括人类)中均有类似的结构。Rexed 将脊髓灰质共分为 10 层,从后向前排列,分别用罗马数字Ⅰ～Ⅹ表示,中央管周围灰质为第Ⅹ层(图 9-16)。

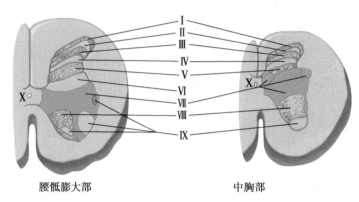

腰骶膨大部　　　　　　　　　　中胸部

图 9-16　Rexed 分层模式图

Ⅰ层(lamina Ⅰ):又称边缘层,位于后角头的最外层,薄而边界不清,呈弧形,与白质相邻,内有粗细不等的纤维束穿过,呈松散的海绵状,故称海绵带。层内有**后角边缘核** posteromarginal nucleus。接受后根的传入纤维,发出纤维参与组成脊髓丘脑束。

Ⅱ层(lamina Ⅱ):占据灰质后角头的大部,此层几乎不含有髓纤维,在新鲜脊髓切片上呈半透明的胶状,以髓鞘染色法不着色,故称**胶状质** substantia gelatinosa。此层对分析、加工脊髓的感觉信息,特别是痛觉信息起重要作用。

Ⅲ层(lamina Ⅲ):与Ⅱ层平行,所含神经元胞体略大,形态多样,细胞密度比Ⅱ层略小。

Ⅳ层(lamina Ⅳ):较厚,细胞排列较疏松,其大小形态各异,有小圆形细胞、中等的三角形细胞和大型星形细胞。

Ⅲ层和Ⅳ层内较大的细胞群组成**后角固有核** nucleus proprius。此二层接受大量的后根传入纤维,发出的纤维联络脊髓的不同节段并进入白质形成纤维束。

Ⅰ～Ⅳ层相当于后角头,向上与三叉神经脊束核的尾端相延续,是皮肤感受外界痛、温、触、压觉等刺激的初级传入纤维终末和侧支的主要接受区,故属于外感受区。Ⅰ～Ⅳ层发出纤维到节段内和节段间,参与许多复杂的多突触反射通路,以及发出上行纤维束到脑的不同部位。

Ⅴ层(lamina Ⅴ):是一厚层,占据后角颈部,可分为内侧部和外侧部。内侧部占 2/3,与后索有明显的分界。外侧部占 1/3,细胞较大、染色明显,位于上下、前后纵横交错的纤维束之间,形成所谓的网状结构。接受来自皮肤、肌肉和内脏传入的细纤维。

Ⅵ层(lamina Ⅵ):位于后角基底部,在颈膨大和腰骶膨大处最明显,分内、外侧两部。内侧 1/3 含密集深染的中、小型细胞;外侧 2/3 细胞疏松,由较大的三角形和星形细胞组成。接受本体感觉和一些皮肤的初级传入纤维。

Ⅴ层和Ⅵ层接受后根本体感觉的初级传入纤维,以及自大脑皮质运动区、感觉区和皮质下结构的大量下行纤维,提示该二层与运动的调节密切相关。

Ⅶ层(lamina Ⅶ):主要位于中间带,向后内侧可延伸至后角基底部。此层含有一些明显的核团:**胸核** thoracic nucleus、**中间带内侧核** intermediomedial nucleus 和**中间带外侧核** intermediolateral nucleus。此层的外侧部与中脑和小脑之间有广泛的上、下行的纤维联系,参与姿势与运动的调节。其内侧部与毗邻灰质和节段之间有许多脊髓固有反射联系,与运动和自主功能有关。胸核又称**背核** dorsal nucleus 或 Clarke 柱 Clarke's column,见于 $C_8 \sim L_3$ 节段,位于后角基底部内侧,靠近白质后索,接受后根的传入纤维,发出纤维到脊髓小脑后束和脊髓中间神经元。胚胎脊髓背外侧至中央管的细胞迁移到中央管外侧形成靠近中央管的中间带内侧核和位于侧角的中间带外侧核。中间带外侧核 ($T_1 \sim L_3$ 节段)是交感神经节前神经元胞体所在的部位,即交感神经的低级中枢,发出纤维经前根进入脊神经,再经白交通支到交感干。中间带内侧核位于中央管外侧的中间带内侧部,脊髓全长皆有,该核可接收内脏传入纤维的信息,并传递至内脏运动神经元,参与内脏运动神经元的调控。在 $S_2 \sim S_4$ 节段,Ⅶ层的外侧部有**骶副交感核** sacral parasympathetic nucleus,是副交感神经节前神经元胞体所在的部位,即副交感神经的低级中枢,发出纤维组成盆内脏神经。

Ⅷ层(lamina Ⅷ):在脊髓胸段,横跨前角基底部;在颈膨大和腰骶膨大,局限于前角内侧部。此层由大小不同、形态各异的细胞组成,为脊髓固有的中间神经元。接受邻近层的纤维终末、来自对侧Ⅷ层的联合纤维终末以及一些下行纤维束(如网状脊髓束、前庭脊髓束、内侧纵束)的终末;发出纤维至两侧,直接或通过兴奋 γ-运动神经元间接影响 α-运动神经元。

Ⅸ层(lamina Ⅸ):是一些排列复杂的核柱,位于前角的腹侧,由前角运动神经元和中间神经元组成。前角运动神经元包括大型的 α-运动神经元和小型的 γ-运动神经元。α-运动神经元的纤维支配跨关节的梭外肌纤维,引起关节运动;γ-运动神经元支配梭内肌纤维,其作用与肌张力调节有关。此层内的中间神经元是一些中、小型神经元,大部分是分散的,少量的细胞形成核群,如前角连合核,发出轴突终于对侧前角。有一些小型的中间神经元称为 Renshaw 细胞,它们接受 α-运动神经元轴突的侧支,而它们本身发出的轴突反过来与同一或其他的 α-运动神经元形成突触,对 α-运动神经元起抑制作用,形成负反馈环路。

在颈膨大和腰骶膨大处,前角运动神经元主要分为内、外两群。内侧群又称前角内侧核,与非膨大部位的前角运动神经元一样,发出纤维经前根至脊神经,支配躯干肌。外侧群又称前角外侧核,发出纤维经前根至脊神经,支配上、下肢肌。此外,还有以下核群:在 $C_1 \sim C_5$ 或 $C_1 \sim C_6$ 节段有不规则形的**副神经核组** accessory group of neurones,其轴突组成副神经的脊髓部;在 $C_3 \sim C_7$ 节段有**膈神经核** phrenic nucleus,发出纤维支配膈肌;在 $L_2 \sim S_1$ 有**腰骶核** lumbosacral nucleus,其轴突分布尚不清楚。

前角运动神经元损伤时,导致所支配的骨骼肌弛缓性瘫痪(或软瘫)。表现为运动丧失、肌肉萎缩、肌张力低下、腱反射消失。

Ⅹ层(lamina Ⅹ):位于中央管周围,包括灰质前、后连合。某些后根的纤维终于此处。脊髓灰质内有许多神经核团,它们与各层的对应关系见表 9-1。

表 9-1　脊髓灰质各层与核团的对应关系

层	对应的核团或部位	层	对应的核团或部位
Ⅰ	后角边缘核	Ⅶ	中间带、胸核、中间带内侧核
Ⅱ	胶状质		中间带外侧核、骶副交感核
Ⅲ、Ⅳ	后角固有核	Ⅷ	前角基底部
Ⅴ	后角颈	Ⅸ	前角内侧核、前角外侧核
Ⅵ	后角基底部	Ⅹ	中央灰质

2. 白质　脊髓白质的神经纤维可分为:传入纤维、传出纤维、上行纤维、下行纤维和脊髓固有纤维。这些纤维组成不同的纤维束,各纤维束的大致位置见图 9-14 和图 9-15。

传入纤维由脊神经节神经元的中枢突组成,经后根进入脊髓,分内、外侧两部分。内侧部为粗的有髓纤维,沿后角内侧部进入后索,组成薄束、楔束,主要传导本体感觉和精细触觉,有分支进入脊髓灰质。外侧部主要由细的有髓和无髓纤维组成,这些纤维进入脊髓上升或下降1~2节段,在胶状质背外侧聚集成**背外侧束**dorsolateral fasciculus 或称 Lissauer 束,由此束发出侧支或终支进入后角。后根外侧部的细纤维主要传导痛觉、温度觉、粗触压觉和内脏感觉信息。

传出纤维由灰质前角运动神经元发出的纤维和侧角发出的交感神经节前纤维(或骶副交感核发出的副交感神经节前纤维)组成,经前根至周围神经,管理躯体运动和内脏活动。上行纤维起自脊髓,将后根的传入信息和脊髓的信息上传至脊髓以上的脑区。下行纤维起自各脑区的神经元,下行至脊髓与脊髓的神经元发生突触联系。脊髓固有纤维(脊髓固有束)执行脊髓节段内和节段间的联系。

（1）上行纤维(传导)束:又称感觉传导束,主要将后根传入的各种感觉信息向上传递到脑的不同部位。

1）**薄束**fasciculus gracilis 和**楔束**fasciculus cuneatus:是脊神经后根内侧部的粗有髓纤维在同侧脊髓后索的直接延续(图 9-17)。薄束起自同侧第 5 胸节及以下的脊神经节细胞,楔束起自同侧第 4 胸节及以上的脊神经节细胞。这些细胞的周围突分布至肌、肌腱、关节和皮肤的感受器;中枢突经后根内侧部进入脊髓,在后索上行,止于延髓的薄束核和楔束核。薄束在脊髓第 5 胸节以下占据后索的全部,在第 4 胸节以上只占据后索的内侧部,楔束位于后索的外侧部。薄、楔束传导同侧躯干及上下肢的肌、肌腱、关节的本体感觉(位置觉、运动觉和振动觉)和皮肤精细触觉(如通过触摸辨别物体纹理粗细和两点距离)的信息。当脊髓后索病变时,本体感觉和精细触觉的信息不能向上传至大脑

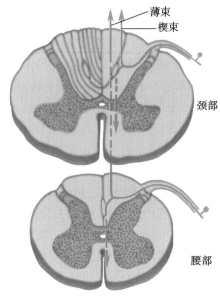

图 9-17　薄束和楔束

皮质。患者闭目时,不能确定关节和肢体的位置和方向,运动时出现感觉性共济失调。此外,患者的精细触觉也丧失。

2）脊髓小脑束:包括脊髓小脑前束、脊髓小脑后束、脊髓小脑嘴侧束和楔小脑束。

脊髓小脑前束anterior spinocerebellar tract 位于外侧索周边部的腹侧份,主要起自腰骶膨大处 V~Ⅶ层的外侧部,即相当于后角基底部和中间带的外侧部,大部分交叉至对侧上行,小部分在同侧上行,经小脑上脚进入小脑皮质。

脊髓小脑后束posterior spinocerebellar tract 位于外侧索周边部的背侧份,主要起自同侧Ⅶ层的胸核,但也有来自对侧胸核经白质前连合交叉过来的少许纤维,上行经小脑下脚终于小脑皮质。由于胸核位于胸髓和上腰髓,所以此束仅见于 L_2 以上脊髓节段。

此二束传递下肢和躯干下部的非意识性本体感觉和触、压觉信息至小脑。后束传递的信息可能与肢体个别肌的精细运动和姿势的协调有关,前束所传递的信息则与整个肢体的运动和姿势有关。

脊髓小脑嘴侧束将同侧上肢的本体感觉和触、压觉信息经小脑下脚和上脚传递至小脑。楔小脑束将同侧躯干上部及上肢的本体感觉和触、压觉信息经小脑下脚传至小脑。

3）脊髓丘脑束:后部位于外侧索,前部延伸入前索,可分为**脊髓丘脑侧束**lateral spinothalamic tract 和**脊髓丘脑前束**anterior spinothalamic tract(图 9-18)。脊髓丘脑侧束位于外侧索的前部,脊髓小脑前束的内侧,并与其邻近的纤维束有重叠,主要传递痛温觉信息。脊髓丘脑前束位于前索,前根纤维的内侧和前庭脊髓束的背侧,主要传递粗触觉和压觉信息。脊髓丘脑束主要起自脊髓灰质Ⅰ和Ⅳ~Ⅷ层,纤维边交叉边上升1~2节段,或先上升1~2节段后经白质前连合交叉至对侧外侧索和前索上行,止于背侧丘脑。当一侧脊髓丘脑束损伤时,损伤下方1~2节段平面以下的对侧身体部位痛、温觉减退或消失。

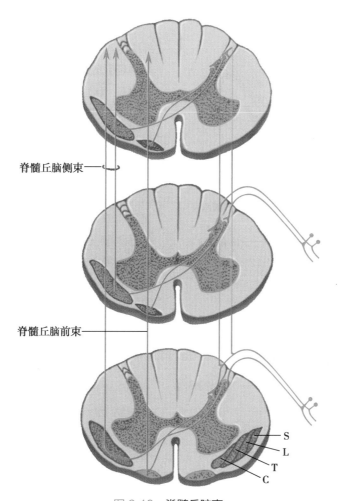

图 9-18 **脊髓丘脑束**

C、T、L 和 S 分别代表颈部、胸部、腰部和骶部的痛温觉信息传导。

4）**内脏感觉束** visceral sensory tract：内脏感觉纤维起自脊神经节细胞，其周围突至胸、腹腔脏器等，中枢突入脊髓，经后角和中间带细胞中继，发出的纤维伴随脊髓丘脑束上行至脑。

除以上介绍的上行传导束外，还有脊髓网状束、脊髓中脑束、脊髓橄榄束等。

（2）**下行纤维（传导）束**：又称运动传导束，起自脑的不同部位，直接或间接止于脊髓前角或侧角。管理骨骼肌的下行纤维束分为锥体系和锥体外系，前者包括皮质脊髓束和皮质核束（详见"脑干"），后者包括红核脊髓束、前庭脊髓束等。

1）**皮质脊髓束** corticospinal tract：起于大脑皮质中央前回和其他一些皮质区域，下行至延髓锥体交叉处。大部分（75%～90%）纤维交叉至对侧，称为**皮质脊髓侧束** lateral corticospinal tract；未交叉的纤维在同侧下行为**皮质脊髓前束** anterior corticospinal tract；另有少量未交叉的纤维在同侧下行加入皮质脊髓侧束，称**皮质脊髓前外侧束** anterolateral corticospinal tract（图 9-19）。

皮质脊髓侧束：由对侧经锥体交叉来的纤维，在脊髓外侧索后部，脊髓小脑后束的内侧下行，直至骶髓（约 S_4）。纤维依次经各节灰质中继后或直接终于同侧前角运动神经元，主要是颈膨大和腰骶膨大的前角外侧核。

皮质脊髓前束：未交叉的纤维在前索最内侧靠近前正中裂下行，只达脊髓中胸部。大多数纤维逐节经白质前连合交叉，中继后终止于对侧前角运动神经元。部分不交叉的纤维，中继后终止于同侧支配躯干的前角运动神经元。

皮质脊髓前外侧束：由不交叉的纤维组成，沿侧束的前外侧部下降，大部分终于颈髓，小部分可达腰、骶髓。

皮质脊髓束的纤维到达脊髓灰质后,大部分纤维与Ⅳ～Ⅷ层的中间神经元形成突触,通过中间神经元间接地影响前角运动神经元。也有纤维直接与前角外侧核的运动神经元(主要是支配肢体远端小肌肉的运动神经元)形成突触。

脊髓前角运动神经元主要接受来自对侧大脑皮质的纤维,也接受来自同侧的少量纤维。支配上、下肢的前角运动神经元只接收对侧大脑皮质的信息,而支配躯干肌的前角运动神经元接收双侧大脑皮质的信息。皮质脊髓束传递的是大脑皮质发出的随意运动信息,当脊髓一侧的皮质脊髓束(上运动神经元)损伤后,出现同侧损伤平面以下的肢体骨骼肌痉挛性瘫痪(表现为随意运动障碍、肌张力增高、腱反射亢进等,也称硬瘫),而躯干肌不瘫痪。

2)红核脊髓束 rubrospinal tract:起自中脑红核,纤维交叉至对侧,在脊髓外侧索内下行,至Ⅴ～Ⅷ层。在人类,此束可能仅投射至上3个颈髓节段。此束有兴奋屈肌运动神经元、抑制伸肌运动神经元的作用,它与皮质脊髓束一起对肢体远端肌肉运动产生重要影响。

3)前庭脊髓束 vestibulospinal tract:起于前庭神经核,在同侧前索外侧部下行,止于Ⅷ层和部分Ⅶ层。主要兴奋伸肌运动神经元,抑制屈肌运动神经元,在调节身体平衡中起作用。

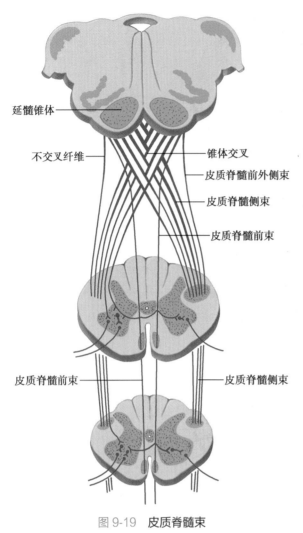

图 9-19　皮质脊髓束

4)网状脊髓束 reticulospinal tract:起自脑桥和延髓的网状结构,大部分在同侧下行,行于白质前索和外侧索前内侧部,止于Ⅶ、Ⅷ层。有兴奋或抑制 α- 运动神经元和 γ- 运动神经元的作用。

5)顶盖脊髓束 tectospinal tract:主要起自中脑上丘,向腹侧行,于中脑导水管周围灰质腹侧经被盖背侧交叉至对侧,在前索内下行,终止于颈髓上段Ⅵ～Ⅷ层。与兴奋对侧、抑制同侧颈肌的运动神经元形成多突触联系,参与完成视觉、听觉的姿势反射。

6)内侧纵束 medial longitudinal fasciculus:位于前索,为一复合的上、下行纤维的总合,在脑干起于不同的核团(详见"脑干"),进入脊髓的为内侧纵束降部,终于Ⅶ层、Ⅷ层,中继后影响前角运动神经元。其作用主要是协调眼球的运动和头部的姿势。

7)下行内脏通路:在脊髓中,尚有下行纤维将冲动传至中间带外侧核的交感神经节前神经元和骶髓2～4节段的副交感神经节前神经元,经此支配平滑肌、心肌和腺体。这些下行纤维主要来自下丘脑和脑干的有关核团及网状结构,下行于脊髓的前索和外侧索中。

(3)脊髓固有束 propriospinal tract:脊髓固有束纤维局限于脊髓内,其上行或下行纤维的起、止神经元均位于脊髓灰质。脊髓内的大多数神经元属于脊髓固有神经元,多数位于Ⅴ～Ⅶ层内。脊髓固有束纤维行于脊髓节段内、节段间甚至脊髓全长,主要集中于脊髓灰质周围,有的也分散至白质各索内。脊髓固有束完成脊髓节段内和节段间的整合和调节。在脊髓的功能中,脊髓固有束系统发挥着重要的作用。各下行纤维止于脊髓固有神经元的特定亚群,中继后到达运动神经元和其他脊髓神经元。当脊髓横断后,脊髓固有束系统介导了几乎所有的内脏运动功能,如发汗、血管活动、肠道和膀胱等的反射功能。

（三）脊髓的功能

脊髓是神经系统的低级中枢,其主要功能是传导和反射。

1. 传导功能　躯干、四肢及部分内脏的感觉冲动经脊神经后根传入脊髓后,通过脊髓的上行纤维束,传导至脑。脑发出神经冲动,经下行纤维束传导至脊髓,终于前角和侧角的运动神经元,以控制骨骼肌、平滑肌、心肌及腺体的活动。

2. 反射功能　脊髓反射是指脊髓固有的反射。正常情况下,反射活动在脑的控制下进行。其反射弧为:感受器、脊神经节内感觉神经元及后根传入纤维、脊髓固有神经元及固有束、脊髓运动神经元及前根传出纤维、效应器。脊髓反射有不同的类型,反射弧只包括一个传入神经元和一个传出神经元(只经过一次突触)的称单突触反射,大多数反射弧是由两个以上的神经元组成的多突触反射;只涉及一个脊髓节段的反射称节段内反射,跨节段的反射为节段间反射。脊髓反射还可以分为躯体-躯体反射(刺激躯体引起躯体反应)、内脏-内脏反射(刺激内脏引起内脏反应)、躯体-内脏反射(刺激躯体引起内脏反应)和内脏-躯体反射(刺激内脏引起躯体反应)等。

（1）**牵张反射** stretch reflex：是指有神经支配的骨骼肌,在受到外力牵拉伸长时,引起受牵拉的同一块肌肉收缩的反射。肌肉被牵拉,肌梭感受器受到刺激而产生神经冲动,经脊神经后根进入脊髓,兴奋 α-运动神经元,反射性地引起被牵拉的肌肉收缩(图 9-20)。牵张反射有两种类型,腱反射和肌紧张。腱反射是指快速牵拉肌腱时发生的牵张反射,为单突触反射,如膝反射、跟腱反射、肱二头肌反射等。肌紧张是指缓慢持续牵拉肌肉时发生的牵张反射,表现为受牵拉的肌肉发生持续性收缩,属多突触反射。肌紧张是维持躯体姿势的最基本的反射活动,是姿势反射的基础。

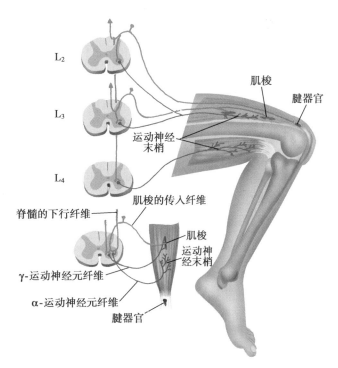

图 9-20　**牵张反射模式图**

（2）**γ-环路** gamma loop：γ-运动神经元支配梭内肌。γ-运动神经元兴奋时,引起梭内肌纤维收缩,肌梭感受器感受到刺激而产生神经冲动,通过牵张反射弧的通路兴奋 α-运动神经元,使相应骨骼肌(梭外肌)收缩。γ-环路在维持肌张力方面发挥作用。

（3）**屈曲反射** flexor reflex：当肢体某处皮肤受到伤害性刺激时,该肢体出现屈曲反应的现象。屈曲反射径路至少要有 3 个神经元参加,属多突触反射,即皮肤的信息经后根传入脊髓后角,再经中间神经元传递给前角的 α-运动神经元,α-运动神经元兴奋,引起骨骼肌收缩。由于肢体收缩要涉及成群的肌肉,故兴奋的 α-运动神经元也常是多节段的(图9-21)。屈曲反射是一种保护性反射,其强度与刺激强度有关。当刺激强度足够大时,在同侧肢体发生屈曲反射的基础上出现对侧肢体伸直的反射活动,称为**对侧伸直反射** crossed extensor reflex。

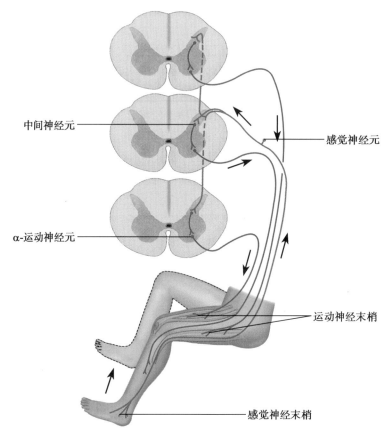

中间神经元

α-运动神经元

感觉神经元

运动神经末梢

感觉神经末梢

图 9-21　屈曲反射模式图

(四)脊髓常见损伤的一些表现

1. 脊髓全横断　当外伤致脊髓突然完全横断后,受损节段平面以下全部感觉和运动丧失,反射消失,处于无反射状态,称为脊髓休克。数周至数月后,各种反射可逐渐恢复。由于传导束很难再生,脊髓又失去了脑的易化和抑制作用,因此恢复后的深反射和肌张力比正常时高,离断平面以下的感觉和随意运动不能恢复。

2. 脊髓半横断　出现布朗-塞卡综合征 Brown-Séquard syndrome。表现为:损伤节段平面以下,同侧肢体痉挛性瘫痪,位置觉、振动觉和精细触觉丧失;损伤下方1~2个节段平面以下的对侧痛、温觉丧失。

3. 脊髓前角损伤　主要伤及前角运动神经元,表现为这些细胞所支配的骨骼肌呈弛缓性瘫痪,无感觉异常。

4. 脊髓中央部损伤　如脊髓空洞症或髓内肿瘤。若病变侵犯了白质前连合,则阻断了脊髓丘脑束在此的交叉纤维,引起双侧对称分布的痛、温觉消失,而本体感觉和精细触觉无障碍(因后索完好),是一种分离性感觉障碍。

二、脑

脑 brain,encephalon 位于颅腔内,由胚胎时期神经管的前部分化发育而成,是中枢神经系统的最高级部位。成人脑的平均重量约为1 400g。一般将脑分为6部分:延髓、脑桥、中脑、小脑、间脑和端脑(图9-22、图9-23)。其中,延髓、脑桥和中脑合称为脑干。

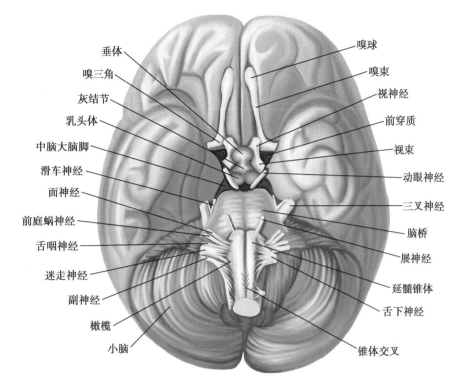

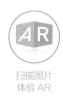

扫描图片
体验 AR

图 9-22　脑的底面

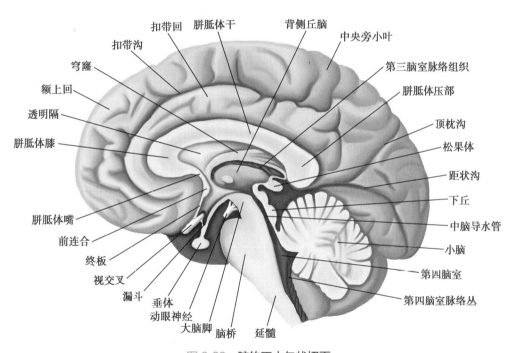

图 9-23　脑的正中矢状切面

在胚胎 4 周末,神经管的前部由前向后分化为**前脑泡** forebrain vesicle、**中脑泡** midbrain vesicle 和**菱脑泡** hindbrain vesicle。到胚胎 5 周时,前脑泡前端向两侧膨大,形成左、右大脑半球,前脑泡后部则形成间脑;中脑泡变化不大,演变为中脑;菱脑泡演变为前部的**后脑** metencephalon 和后部的**末脑** myelencephalon,后脑再演变为脑桥和小脑,末脑则演变为延髓。随着脑各部的发育,胚胎时期的神经管就在脑的各部形成一个连续的脑室系统。

(一) 脑干

脑干 brain stem 自下而上由延髓、脑桥和中脑 3 部分组成。位于颅后窝前部,上接间脑,下续脊髓,

NOTES

273

延髓和脑桥的腹侧邻接颅后窝前部枕骨的斜坡,背面与小脑相连。延髓、脑桥和小脑之间围成的室腔为第四脑室。脑干表面附有第Ⅲ～Ⅻ对脑神经根(见图 9-22)。

1. 脑干的外形

(1)脑干的腹侧面

1)**延髓** medulla oblongata(图 9-24):形似倒置的圆锥体,下端以第 1 颈神经最上根丝(约平枕骨大孔处)与脊髓相续,上端借横行的**延髓脑桥沟** bulbopontine sulcus 与脑桥为界。延髓下部的外形与脊髓相似,脊髓表面的各条纵行沟、裂向上延续到延髓。腹侧面的正中有**前正中裂** anterior median fissure,其两侧的纵行隆起为**锥体** pyramid,由大脑皮质发出的下行锥体束(主要为皮质脊髓束)纤维构成。在锥体的下端,大部分皮质脊髓束纤维左右交叉,形成发辫状的**锥体交叉** decussation of pyramid,部分填堵了前正中裂。锥体上部背外侧的卵圆形隆起称**橄榄** olive,内含下橄榄核。锥体和橄榄之间的前外侧沟中有舌下神经根丝出脑。在橄榄背外侧的**后外侧沟** posterolateral sulcus 内,自上而下依次有舌咽神经、迷走神经和副神经的根丝附着。

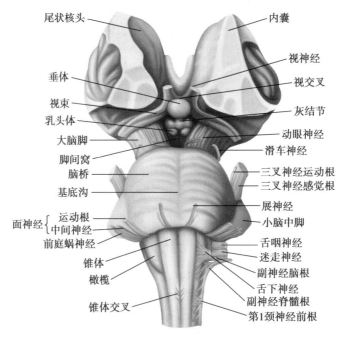

图 9-24　脑干外形(腹侧面)

2)**脑桥** pons(图 9-24):腹侧面宽阔隆起,称**脑桥基底部** basilar part of pons,主要由大量的横行纤维和部分纵行纤维构成,其正中线上的纵行浅沟称**基底沟** basilar sulcus,容纳基底动脉。基底部向外后逐渐变窄形成**小脑中脚** middle cerebellar peduncle,又称**脑桥臂** brachium pontis,两者交界处连有三叉神经根(包括粗大的感觉根和位于其前内侧细小的运动根)。脑桥基底部的上缘与中脑的大脑脚相接,下缘以延髓脑桥沟与延髓为界,沟内自中线向外侧依次连有展神经、面神经和前庭蜗神经根。

在延髓脑桥沟的外侧部,延髓、脑桥和小脑的结合处,临床上称为**脑桥小脑三角** pontocerebellar trigone,前庭蜗神经根恰位于此处。前庭蜗神经纤维瘤时,患者除有听力障碍和小脑损伤的症状外,因肿瘤可压迫位于附近的面神经、三叉神经、舌咽神经和迷走神经,还会产生相应的临床症状。

3)**中脑** midbrain(图 9-24):上界为间脑的视束,下界为脑桥上缘。两侧各有一粗大的纵行柱状隆起,称**大脑脚** cerebral peduncle,其浅部主要由大脑皮质发出的下行纤维构成。两侧大脑脚之间的凹陷为**脚间窝** interpeduncular fossa,窝底称**后穿质** posterior perforated substance,有许多血管出入的小孔。动眼神经根连于脚间窝的下部、大脑脚的内侧。

(2)脑干的背侧面

1）延髓：延髓背侧面可分为上、下两部。上部形成菱形窝的下半部（图9-25）。下部形似脊髓，在**后正中沟** posterior median sulcus 的两侧各有两个膨大，内侧者为**薄束结节** gracile tubercle，外上者为**楔束结节** cuneate tubercle，二者与脊髓的薄束、楔束相延续，其深面分别含有薄束核和楔束核，它们是薄束、楔束的终止核。楔束结节外上方的隆起为**小脑下脚** inferior cerebellar peduncle，又称**绳状体** restiform body，其内的纤维向后连于小脑。

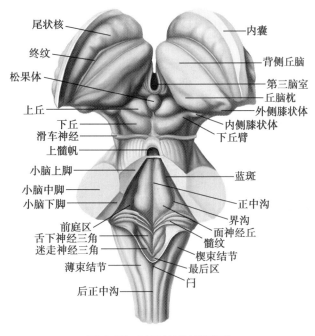

图 9-25　脑干外形（背侧面）

2）脑桥（图9-25）：背侧面形成菱形窝的上半部，此处窝的外上界为左右**小脑上脚** superior cerebellar peduncle，又称**结合臂** brachium conjunctivum。两脚间夹有薄层白质板，称**上髓帆** superior medullary velum，参与构成第四脑室顶。脑桥与中脑的移行部缩窄称**菱脑峡** rhombencephalic isthmus。

3）中脑（图9-25）：背侧面为**四叠体**，由上、下两对圆形的隆起构成，分别称**上丘** superior colliculus 和**下丘** inferior colliculus，是视觉和听觉反射中枢。在上、下丘的外侧，各自向外上方伸出一条长的隆起，称**上丘臂** brachium of superior colliculus 和**下丘臂** brachium of inferior colliculus，分别连于间脑的外侧膝状体和内侧膝状体。在下丘的下方与上髓帆之间有滑车神经根出脑，它是唯一自脑干背侧面出脑的脑神经。

4）**菱形窝** rhomboid fossa（图9-25）：是延髓上部和脑桥的背侧面，呈菱形，由延髓上部和脑桥内的中央管于后壁中线处向后敞开而形成。因构成第四脑室的底部，又称**第四脑室底** floor of fourth ventricle。此窝的外上界为小脑上脚，外下界自内下向外上依次为薄束结节、楔束结节和小脑下脚。外上界与外下界的会合处为菱形窝的外侧角，外侧角与其背侧的小脑之间为**第四脑室外侧隐窝** lateral recess of fourth ventricle，此隐窝绕小脑下脚转向腹侧。此窝的正中线上有纵贯全长的**正中沟** median sulcus，将此窝分为左右对称的两半。自正中沟中部向外至外侧角的数条浅表的横行纤维束，称**髓纹** striae medullares of fourth ventricle，为脑桥和延髓在脑干背面的分界线，将菱形窝分为上、下两部分。

在正中沟的外侧，各有一大致与其平行的纵行**界沟** sulcus limitans of rhomboid fossa，将每一半的菱形窝分为内、外侧区。外侧区呈三角区，称**前庭区** vestibular area，深面有前庭神经核。前庭区的外侧角有一小隆起称**听结节** acoustic tubercle，内藏蜗背侧核。正中沟和界沟之间的内侧区称为**内侧隆起** medial eminence，其紧靠髓纹上方的部位，有一较明显的圆形隆凸为**面神经丘** facial colliculus，内隐面神经膝和展神经核；髓纹下方的延髓部可见两个小的三角形区域，内上者为**舌下神经三角** hypoglossal triangle，内藏舌下神经核，外下者为**迷走神经三角** vagal triangle，内含迷走神经背核。迷走神经三角的外下缘有一斜形的窄嵴称**分隔索** funiculus separans，其与薄束结节之间有一窄带，称**最后区** area postrema，属室周器官之一，富含血管和神经胶质等，并与分隔索一起，被含有伸长细胞的室管膜覆盖。在新鲜标本上，界沟上端的外侧可见一呈蓝灰色的小区域，称**蓝斑** locus ceruleus，内含蓝斑核，为含黑色素的去甲肾上腺素能神经元聚集的部位。在菱形窝下角处，两侧外下界之间的圆弧形移行部称**闩** obex，与第四脑室脉络组织相连（见图 9-25，图 9-26、图 9-27）。

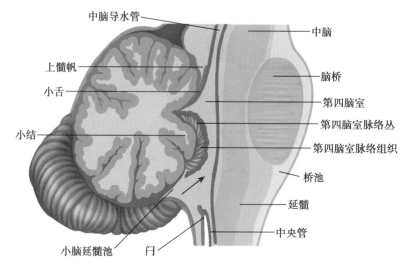

图 9-26　脑干、小脑和第四脑室正中矢状切面示意图

蓝色示蛛网膜；红色示软脑膜；绿色示室管膜；箭头示第四脑室正中孔。

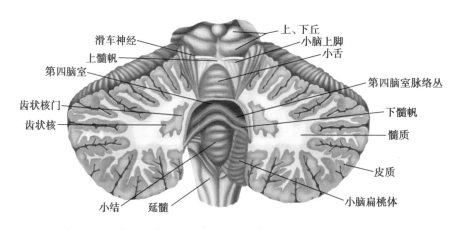

图 9-27　小脑冠状切面示第四脑室顶（第四脑室顶最上部被切除）

（3）**第四脑室** fourth ventricle（见图 9-23、图 9-25，图 9-26～图 9-28）：位于延髓、脑桥和小脑之间，呈四棱锥形，内容脑脊液。其底为菱形窝，两侧角为外侧隐窝，顶向后上朝向小脑蚓。

第四脑室顶的前上部由两侧小脑上脚及上髓帆构成，后下部由下髓帆及第四脑室脉络组织形成。上髓帆为介于两侧小脑上脚之间的薄层白质板，向后下与小脑白质相连，其下部的背面被小脑蚓的小舌覆盖。滑车神经根穿行于上髓帆的上部，并在其内左右交叉后出脑。**下髓帆** inferior medullary velum 亦为白质薄片，与上髓帆以锐角会合，伸入小脑蚓。下髓帆介于小脑蚓的小结与绒球之间，自小脑扁桃体的前上方，向后下方延伸很短距离后，即移行为第四脑室脉络组织。**第四脑室脉络组织** tela choroidea of fourth ventricle 介于下髓帆和菱形窝外下界之间，组成第四脑室顶后下部的大部分，不含神经组织，由一层上皮性**室管膜** ependyma 以及外面覆盖的软脑膜和血管共同构成。脉络组织内的部分血管反复分支,相互缠绕成丛状,夹带着室管膜上皮和软膜突入室腔,成为**第四脑室脉络丛** choroid plexus of fourth ventricle,产生脑脊液。此丛呈 U 形分布,下部沿正中线两侧平行排列,上升至下髓帆附近时,分别向两侧横行,最终向外延伸至第四脑室外侧隐窝,并经第四脑室外侧孔突入蛛网膜下隙(图 9-28)。

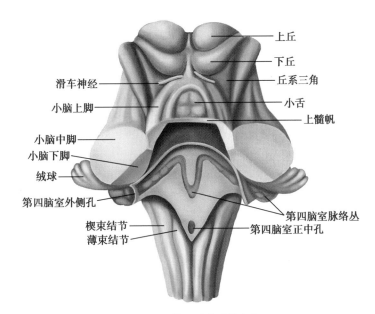

图 9-28　第四脑室脉络组织

第四脑室向上经中脑导水管通第三脑室,向下续为延髓下部和脊髓的中央管,并借脉络组织上的 3 个孔与蛛网膜下隙相通。单一的**第四脑室正中孔** median aperture of fourth ventricle,位于菱形窝下角的正上方;成对的**第四脑室外侧孔** lateral aperture of fourth ventricle,位于第四脑室外侧隐窝的尖端(图 9-28)。脑室系统内的脑脊液经上述 3 个孔注入蛛网膜下隙的小脑延髓池。

2. 脑干的内部结构　脑干的内部结构与脊髓相似,亦由灰质、白质和网状结构构成,但较脊髓更为复杂。

(1)脑干内部结构特征:与脊髓相比,脑干内部结构具有以下特征。

1)在延髓下部,除中央管逐渐移向背侧外,其余结构的配布与脊髓相似。但在延髓上部和脑桥,中央管的后壁于中线处纵行敞开形成菱形窝,与小脑共同围成第四脑室;原中央管周围灰质的后部也随之向两侧展开,构成菱形窝表面的第四脑室室底灰质。如此,脊髓灰质内由前角至后角依次为躯体运动核、内脏运动核和感觉性核团的腹、背排列关系,在脑干的室底灰质内则变成了由中线向两侧的内、外侧排列关系。

脊髓内围绕在灰质周围的白质,在脑干中部则被推挤到脑干的腹外侧部。这样,脊髓内灰质与白质的内、外排列关系在脑干的大部分区域则变成了背、腹排列关系。

2)脑干内的灰质不再像脊髓那样是一个连续的纵贯脊髓全长的细胞柱,而是功能相同的神经元胞体聚集成团状或柱状的神经核,断续地分布于白质之中。

3)脑干灰质内的神经核除含有与后 10 对脑神经直接相联系的**脑神经核** nuclei of cranial nerve 外,由于经过脑干的上、下行的纤维束以及脑干与小脑之间联系的纤维束,有的终止于脑干,有的则在脑干内中继,所以又出现了许多与这些纤维束中继有关的神经核团——**中继核**。

4)脑干灰、白质之间的网状结构范围较脊髓明显扩大,结构和功能亦更为复杂,其中包含了许多重要的神经核团(**网状核**)及生命中枢,如心血管运动中枢和呼吸中枢等。

(2)脑干的灰质:脑干灰质的核团,根据其纤维联系及功能的不同,分三类。包括:①脑神经核:直接与第Ⅲ~Ⅻ对脑神经相连;②中继核:经过脑干的上、下行纤维束在此进行中继换神经元;③网状核:位于脑干网状结构中。后两类合称"非脑神经核"。

1) 脑神经核:已知脊髓灰质内含有与脊神经 4 种纤维成分相对应的 4 种核团。包括:①脊神经内的躯体运动纤维,起始于脊髓前角运动核;②内脏运动纤维,起始于脊髓侧角的交感神经核或骶副交感核;③内脏感觉纤维,终止于脊髓中间带内侧核;④躯体感觉纤维,则直接或间接终止于脊髓后角的有关核团。

在生物进化过程中,头部出现高度分化的视、听、嗅、味觉感受器,以及由鳃弓衍化形成的面部和咽喉部骨骼肌。随着这些器官的发生和相应神经支配的出现,脑神经的纤维成分增加至 7 种,于是在脑干内部也出现与其相对应的 7 种脑神经核团(图 9-29)。

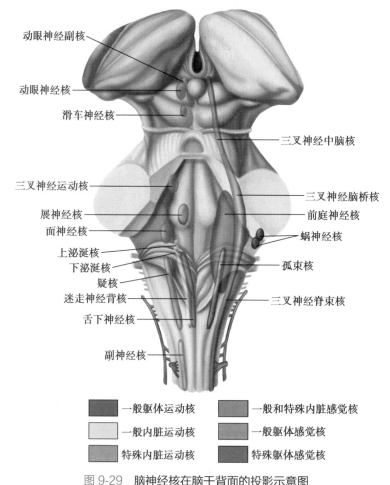

图 9-29　脑神经核在脑干背面的投影示意图

一般躯体运动核:共 4 对,为脊髓前角运动核,自上而下依次为**动眼神经核**、**滑车神经核**、**展神经核**和**舌下神经核**,紧靠中线两侧分布。它们发出一般躯体运动纤维,支配由肌节衍化的眼外肌和舌肌的随意运动。

特殊内脏运动核:共 4 对,位于一般躯体运动核腹外侧的网状结构内。自上而下依次为**三叉神经运动核**、**面神经核**、**疑核**和**副神经核**。它们发出特殊内脏运动纤维,支配由鳃弓衍化而成的表情肌、咀嚼肌、咽喉肌以及胸锁乳突肌和斜方肌的随意运动。因为在种系发生上,鳃弓与内脏的呼吸功能有关,故将鳃弓衍化的骨骼肌视为"内脏"。

一般内脏运动核:共 4 对,相当于脊髓的骶副交感核。包括**动眼神经副核**、**上泌涎核**、**下泌涎核**和**迷走神经背核**。它们发出一般内脏运动(副交感)纤维,支配头、颈、胸、腹部平滑肌运动,心肌的收缩以及腺体的分泌。

一般内脏感觉核:仅 1 对,即**孤束核下部**,相当于脊髓的中间带内侧核。接收来自内脏器官和心血管的一般内脏感觉纤维传递的信息。

特殊内脏感觉核:即孤束核上部(头段),接受来自味蕾的味觉传入纤维。

一般躯体感觉核:3对,即三叉神经中脑核、三叉神经脑桥核和三叉神经脊束核。它们相当于脊髓后角的Ⅰ~Ⅳ层灰质,其尾端与之相延续,接受来自头面部皮肤和口、鼻黏膜的一般躯体感觉冲动。

特殊躯体感觉核:2对,即前庭神经核和蜗神经核,分别接受来自内耳的平衡觉和听觉纤维。因为内耳膜迷路在发生上起源于外胚层,所以将听觉和平衡觉归入"躯体感觉"。

以上7类功能相同的脑神经核在脑干内有规律地纵行排列成6个功能柱:①在第四脑室室底灰质中,运动性脑神经核柱位于界沟内侧,感觉性脑神经核柱位于界沟外侧;②由中线向两侧依次为一般躯体运动核柱、一般内脏运动核柱、一般和特殊内脏感觉核柱以及特殊躯体感觉核柱;③特殊内脏运动核柱和一般躯体感觉核柱则位于室底灰质(或中央灰质)腹外侧的网状结构内(图9-30、图9-31)。

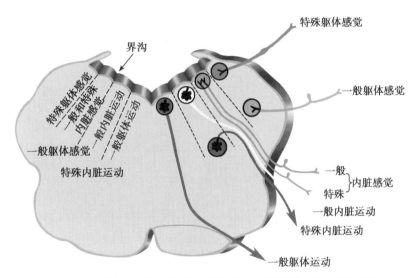

图9-30 脑神经核基本排列规律模式图(延髓橄榄中部水平切面)

Ⅰ.一般躯体运动核

动眼神经核 nucleus of oculomotor nerve(见图9-29,图9-31、图9-42)位于中脑上丘高度,在中脑导水管周围灰质的腹内侧。此核接受双侧皮质核束纤维的传入,发出一般躯体运动纤维走向腹侧,经脚间窝外侧缘出脑加入动眼神经,支配眼上直肌、下直肌、内直肌、下斜肌和上睑提肌的随意运动。

滑车神经核 nucleus of trochlear nerve(见图9-29,图9-31、图9-41)位于中脑下丘高度,在中脑导水管周围灰质的腹内侧,正对动眼神经核的下方。此核接受双侧皮质核束纤维的传入,发出一般躯体运动纤维向后绕中脑导水管周围灰质行向背侧,在下丘的下方,左右两根完全交叉后出脑组成滑车神经,支配眼上斜肌的随意运动。

展神经核 nucleus of abducent nerve,abducens nucleus(见图9-29,图9-31、图9-37、图9-38)位于脑桥下部,在面神经丘的深面。接受双侧皮质核束纤维的传入,发出一般躯体运动纤维行向腹侧,出延髓脑桥沟的内侧部构成展神经,支配眼外直肌的随意运动。

该核还含有一种核间神经元,投射至对侧动眼神经核内的内直肌亚核,以便使同侧眼的外直肌和对侧眼的内直肌在眼球水平方向上能够作同向协调运动。当一侧展神经核损伤时,除出现患侧眼的外直肌麻痹外,对侧眼的内直肌在作双眼向患侧水平凝视时也不能收缩,致使双眼不能向患侧凝视。

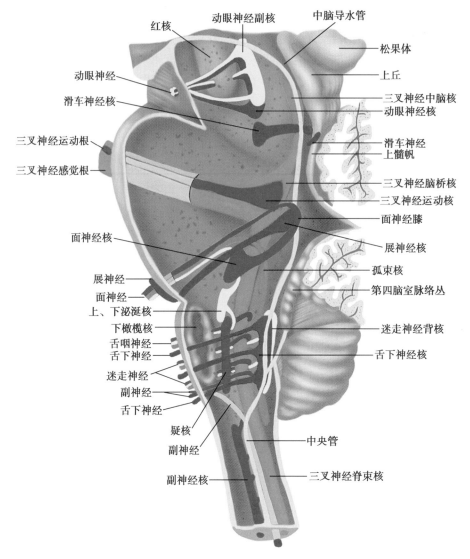

图 9-31　脑神经核与脑神经关系模式图

舌下神经核 nucleus of hypoglossal nerve（见图 9-29，图 9-31、图 9-34、图 9-35）呈柱状，位于延髓上部，在舌下神经三角的深面。此核仅接受对侧皮质核束纤维的传入，发出一般躯体运动纤维走向腹侧，经锥体与橄榄之间的前外侧沟出延髓组成舌下神经，支配舌内、外肌的随意运动。

Ⅱ. 特殊内脏运动核

三叉神经运动核 motor nucleus of trigeminal nerve（见图 9-29，图 9-31、图 9-39）位于脑桥中部网状结构的背外侧，在三叉神经脑桥核的腹内侧，两者之间以三叉神经纤维分隔。此核接受双侧皮质核束纤维的传入，发出特殊内脏运动纤维，组成三叉神经运动根，加入三叉神经的下颌神经，支配咀嚼肌、二腹肌前腹、下颌舌骨肌、腭帆张肌和鼓膜张肌。

面神经核 nucleus of facial nerve（见图 9-29，图 9-31、图 9-37、图 9-38）位于脑桥下部，在被盖腹外侧的网状结构内、展神经核的腹外侧。此核发出的特殊内脏运动纤维在脑内走行有其特点，先行向背内侧，经展神经核内侧绕其背侧形成**面神经膝** genu of facial nerve（图 9-38），继而转向腹外侧经面神经核外侧出脑加入面神经，支配全部表情肌、二腹肌后腹、茎突舌骨肌和镫骨肌。其中，接受双侧皮质核束纤维的面神经核神经元，发出的纤维支配同侧眼裂以上的表情肌；仅接受对侧皮质核束纤维的面神经核神经元，发出的纤维支配同侧眼裂以下的表情肌。

疑核 nucleus ambiguus（见图 9-29，图 9-31、图 9-34～图 9-36）位于延髓内，在下橄榄核背外侧

的网状结构中,自髓纹延伸到内侧丘系交叉高度。此核接受双侧皮质核束纤维的传入。疑核上部发出的纤维进入舌咽神经,仅支配茎突咽肌;大的中部发出的纤维加入迷走神经,支配软腭和咽的骨骼肌、喉的环甲肌和食管上部的骨骼肌。下部发出的纤维构成副神经脑根,进入副神经,出颅后又离开副神经而加入迷走神经,最后经迷走神经的喉返神经,支配除环甲肌以外的喉肌。

副神经核 accessory nucleus（见图 9-29、图 9-31,图 9-33）包括两部分:**延髓部**较小,实为疑核的下端;**脊髓部**位于疑核的下方,延伸至上 5～6 节颈髓的前角背外侧。此核接受双侧皮质核束纤维的传入,其延髓部发出的纤维构成副神经的脑根,最终加入迷走神经,支配咽喉肌;脊髓部发出的纤维组成副神经脊髓根,支配胸锁乳突肌和斜方肌。

Ⅲ.一般内脏运动核

动眼神经副核 accessory nucleus of oculomotor nerve（见图 9-29、图 9-31,图 9-42）又称 Edinger-Westphal 核（简称 E-W 核）,位于中脑上丘高度,在动眼神经核的背内侧。此核发出副交感神经的节前纤维加入动眼神经,入眼眶后止于睫状神经节。此节发出副交感神经节后纤维支配睫状肌和瞳孔括约肌的收缩,以调节晶状体的曲度和缩小瞳孔。

上泌涎核 superior salivatory nucleus（见图 9-29、图 9-31）位于脑桥的最下端,该核的神经元散在于面神经核尾侧部周围的网状结构内,故核团轮廓不清。发出副交感神经节前纤维,加入面神经,经其分支岩大神经和鼓索分别至翼腭神经节和下颌下神经节换元,其副交感神经节后纤维管理泪腺、下颌下腺、舌下腺以及口、鼻腔黏膜腺的分泌。

下泌涎核 inferior salivatory nucleus（见图 9-29、图 9-31）位于延髓上部,核团轮廓不清,其内的神经元散在于迷走神经背核和疑核上方的网状结构内。此核发出副交感神经的节前纤维进入舌咽神经,经其分支岩小神经至耳神经节换元,节后纤维管理腮腺的分泌。

迷走神经背核 dorsal nucleus of vagus nerve（见图 9-29、图 9-31,图 9-34、图 9-35）位于延髓迷走神经三角的深面,在舌下神经核的背外侧,由橄榄中部向下延伸至内侧丘系交叉平面。由核发出的副交感神经节前纤维,走向腹外侧经下橄榄核的背外侧出脑,参与组成迷走神经,经其分支到达相应的副交感神经的器官旁节或器官内节换元,节后纤维支配颈部、胸部所有脏器和腹腔大部分脏器的平滑肌、心肌的活动和腺体的分泌。

Ⅳ.一般和特殊内脏感觉核

孤束核 nucleus of solitary tract（见图 9-29、图 9-31,图 9-34～图 9-36）位于延髓内界沟外侧,在迷走神经背核的腹外侧,上端可达脑桥下端,下端至内侧丘系交叉平面。小的上部属**特殊内脏感觉核**,接受经面神经、舌咽神经和迷走神经传入的味觉初级纤维,故又称**味觉核**。大的下部称**心-呼吸核**,为**一般内脏感觉核**,主要接受经舌咽神经和迷走神经传入的一般内脏感觉初级纤维。

Ⅴ.一般躯体感觉核

三叉神经中脑核 mesencephalic nucleus of trigeminal nerve（见图 9-29、图 9-31,图 9-32、图 9-39～图 9-41）是一细长的细胞柱,上起中脑上丘平面,下达脑桥中部三叉神经根水平,位于中脑导水管周围灰质的外侧边缘和菱形窝上部室底灰质的外侧缘。核内含有许多假单极神经元以及少量的双极和多极神经元。假单极神经元的周围突随三叉神经分布于咀嚼肌、表情肌、牙齿、牙周组织、下颌关节囊和硬膜等处,传递本体感觉和触、压觉;中枢突终止于三叉神经运动核和三叉神经脊束核等。

三叉神经脑桥核 pontine nucleus of trigeminal nerve（见图 9-29、图 9-31,图 9-32、图 9-39）是三叉神经感觉核的膨大部,下接三叉神经脊束核。位于脑桥中部网状结构内,在三叉神经运动核的外侧,主要接受经三叉神经传入的头面部触、压觉初级纤维。还接受来自三叉神经中脑核的纤维。

三叉神经脊束核 spinal nucleus of trigeminal nerve（见图 9-29、图 9-31,图 9-32～图 9-37）为一细长

的核团,其上端达脑桥中下部,与三叉神经脑桥核相续;下端可延伸至第 1、2 颈段脊髓,与脊髓灰质后角相续。此核的外侧始终与**三叉神经脊束** spinal tract of trigeminal nerve 相邻,并接受此束纤维的终支。在延髓下部二者位于延髓背外侧部浅层;在延髓上部,位于孤束核的腹外侧;在脑桥中下部,位于前庭神经核的腹外侧。此核主要接受三叉神经内传递头面部痛温觉的初级感觉纤维;下部还接受来自面神经、舌咽神经和迷走神经的一般躯体感觉纤维。

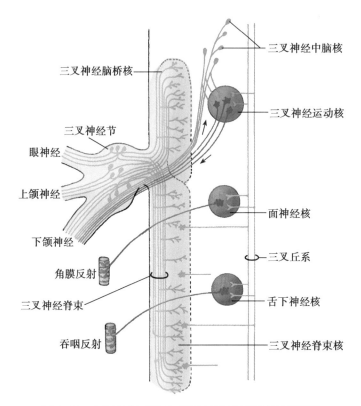

图 9-32　三叉神经感觉核、运动核及其纤维联系示意图

三叉神经脊束核可分为颅(吻)侧亚核、极间亚核和尾侧亚核三个亚核,分别位于脑桥中下部、延髓上部及延髓下部和第 1、2 颈段脊髓。尾侧亚核的细胞构筑类似于脊髓后角,分成边缘层、胶状质和大细胞部,分别相当于脊髓的 I～IV 层,故又称延髓后角,与传递和调制口部痛温觉信息相关。

Ⅵ. 特殊躯体感觉核

前庭神经核 vestibular nucleus(见图 9-29,图 9-35～图 9-37)位于前庭区的深面,由前庭上核、前庭下核、前庭内侧核及前庭外侧核组成。主要接受前庭神经传入的初级平衡觉纤维和来自小脑的传入纤维,发出纤维组成**前庭脊髓束** vestibulospinal tract 和内侧纵束,调节伸肌张力以及参与完成视、听觉反射。有部分纤维参与组成前庭小脑束,经小脑下脚进入小脑。

蜗神经核 cochlear nucleus(见图 9-29,图 9-36)位于菱形窝听结节的深面,分为**蜗腹侧核** ventral cochlear nucleus 和**蜗背侧核** dorsal cochlear nucleus,分别位于小脑下脚的腹外侧和背外侧。**蜗腹侧核**又分为**蜗腹侧前核和蜗腹侧后核**。蜗神经核接受蜗神经初级听觉纤维,发出的听觉二级纤维,大部分在脑桥基底部和被盖部之间组成一横穿内侧丘系的带状纤维束,称**斜方体** trapezoid body,越过中线交叉到对侧被盖部的腹外侧,于上橄榄核的外侧转折上升;小部分纤维不交叉,在同侧上行。对侧交叉过的纤维和同侧未交叉的纤维共同构成**外侧丘系** lateral lemniscus,其中多数纤维终止于下丘核;余下的部分纤维直接进入间脑的内侧膝状体核,部分纤维在上橄榄核和外侧丘系核中继后再加入外侧丘系。因此,上橄榄核和外侧丘系核亦被认为是听觉传导路上的中继核(详见"听觉传导通路")。

以上所述脑神经核在脑干各部的位置和功能见表 9-2。

表 9-2　脑神经核在脑干各部的位置及功能简表 *

功能柱		一般躯体运动柱	特殊内脏运动柱	一般内脏运动柱	一般和特殊内脏感觉柱	一般躯体感觉柱	特殊躯体感觉柱	
位置		中线两侧	躯体运动柱腹外侧	躯体运动柱背外侧	一般内脏运动柱外侧	内脏感觉柱腹外侧	最外侧(前庭区深面)	
脑神经核所在具体断面位置	中脑 上丘	动眼神经核(Ⅲ)		动眼神经副核(Ⅲ)		三叉神经中脑核(Ⅴ)		
	中脑 下丘	滑车神经核(Ⅳ)						
	脑桥 上部							
	脑桥 中部		三叉神经运动核(Ⅴ)			三叉神经脑桥核(Ⅴ)		
	脑桥 下部	展神经核(Ⅵ)	面神经核(Ⅶ)	上泌涎核(Ⅶ)	孤束核(此核上部为味觉核,下部为心-呼吸核)(Ⅶ、Ⅸ、Ⅹ)	三叉神经脊束核(Ⅴ、Ⅶ、Ⅸ、Ⅹ)	前庭神经核(Ⅷ)	蜗神经核(Ⅷ)
	延髓 橄榄上部			下泌涎核(Ⅸ)				
	延髓 橄榄中部	舌下神经核(Ⅻ)	疑核(Ⅸ、Ⅹ、Ⅺ)	迷走神经背核(Ⅹ)				
	延髓 内侧丘系交叉				界沟			
	延髓 锥体交叉		副神经核(Ⅺ)					
功能		1. 动眼、滑车、展神经核支配眼球外肌 2. 舌下神经核支配舌内、外肌	1. 三叉神经运动核支配咀嚼肌 2. 面神经核支配面肌 3. 疑核支配咽喉肌 4. 副神经核支配胸锁乳突肌和斜方肌	1. 动眼神经副核支配睫状肌和瞳孔括约肌 2. 上泌涎核控制泪腺、舌下腺和下颌下腺的分泌 3. 下泌涎核控制腮腺的分泌 4. 迷走神经背核控制大部分胸、腹内脏和心血管活动	1. 味觉核接受来自味蕾的特殊内脏感觉冲动 2. 心-呼吸核接受胸、腹腔脏器的一般内脏感觉冲动	1. 三叉神经中脑核接受咀嚼肌的本体感觉冲动 2. 三叉神经脑桥核主要接受头面部、牙、口、鼻腔的触压觉冲动 3. 三叉神经脊束核主要接受头面部的痛温觉冲动	1. 前庭神经核接受内耳球囊斑、椭圆囊斑和壶腹嵴的平衡觉冲动 2. 蜗神经核接受内耳螺旋器的听觉冲动	

注: * 每一代表性水平切面代表脑干的相应节段。

2）中继核

I.延髓的中继核

薄束核 gracile nucleus 与楔束核 cuneate nucleus（图9-33、图9-34）分别位于薄束结节和楔束结节的深面。此二核分别接受薄束和楔束纤维的终支,发出的纤维在延髓中下部向腹侧绕过中央灰质外侧形成内弓状纤维,在中央管腹侧越中线交叉至对侧,形成**内侧丘系交叉** decussation of medial lemniscus。交叉后的纤维在中线两侧、锥体束的后方转折上行,形成内侧丘系。薄束核和楔束核是向脑的高级部位传递躯干、四肢意识性本体感觉和精细触觉冲动的中继核团。

下橄榄核 inferior olivary nucleus（图9-34～图9-36）位于延髓橄榄的深面,在水平切面呈袋口向背内侧的囊形灰质团。此核在人类特别发达,由**下橄榄主核**、**背侧副橄榄核**和**内侧副橄榄核**组成。此核广泛接受脊髓全长的上行投射纤维和脑干感觉性中继核团的传入纤维;还接受大脑皮质、基底核、丘脑、红核和中脑导水管周围灰质的下行投射纤维。发出的纤维越过中线行向对侧,与脊髓小脑后束等共同组成小脑下脚,进入小脑。故下橄榄核可能是大脑皮质、红核等与小脑之间纤维联系的重要中继站,参与小脑对运动的调控。

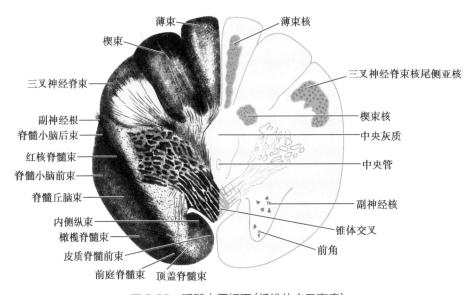

图 9-33　延髓水平切面（经锥体交叉高度）

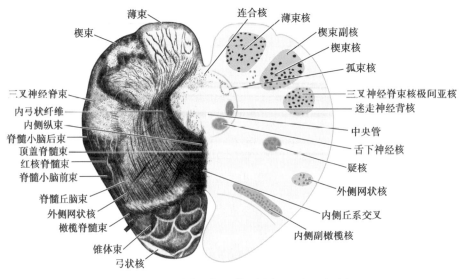

图 9-34　延髓水平切面（经内侧丘系交叉高度）

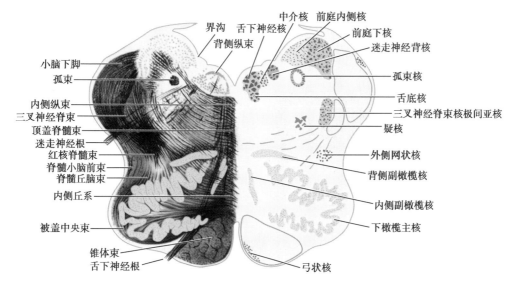

图 9-35　延髓水平切面（经橄榄中部高度）

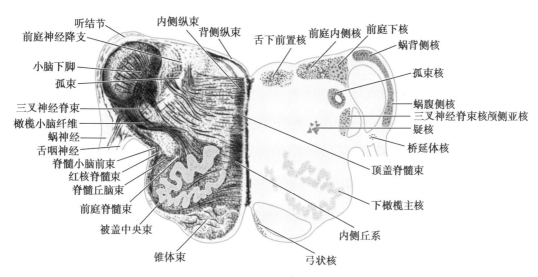

图 9-36　延髓水平切面（经橄榄上部高度）

楔束副核 accessory cuneate nucleus（见图 9-34）又称楔外侧核，位于延髓楔束核的背外侧，埋于楔束内。此核接受来自同侧颈髓和上部胸髓节段脊神经后根粗纤维，发出纤维组成楔小脑束，行于延髓背外侧的边缘，形成外背侧弓状纤维，经小脑下脚进入小脑，终于旧小脑。楔束副核的功能与脊髓的胸核相当，将同侧躯干上部和上肢的本体感觉及皮肤的触、压觉神经冲动传入小脑。

Ⅱ. 脑桥的中继核

脑桥核 pontine nucleus（图 9-37、图 9-39）由大量分散分布于脑桥基底部的神经元组成。接受来自同侧大脑皮质广泛区域的皮质脑桥纤维，发出脑桥小脑纤维横行越过中线至对侧，组成小脑中脚进入小脑。因此，脑桥核是传递大脑皮质信息至小脑的重要中继站。

上橄榄核 superior olivary nucleus（图 9-37）位于脑桥中下部的被盖腹侧部，内侧丘系的背外侧，脊髓丘脑束的背侧。此核接受双侧蜗腹侧前核的传出纤维，发出纤维加入双侧的外侧丘系。该核与蜗腹侧前核一起，根据双耳传导声音信息的时间和强度差，共同参与声音的空间定位。

外侧丘系核 nucleus of lateral lemniscus（图 9-40）自脑桥中下部向上至中脑尾侧，伴随外侧丘系分布。在上橄榄核上方，散在于外侧丘系背内侧部；在脑桥上部，被外侧丘系环绕。该核接受蜗腹侧前核及外侧丘系的纤维，发出纤维越边，加入对侧的外侧丘系。

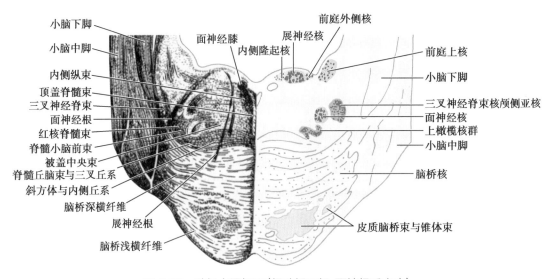

图 9-37 脑桥水平切面（经脑桥下部，面神经丘高度）

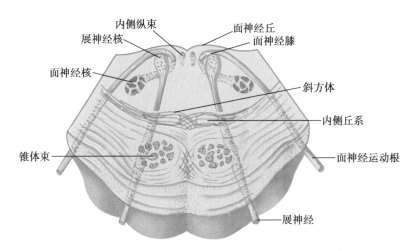

图 9-38 面神经的特殊内脏运动纤维在脑干内经行示意图

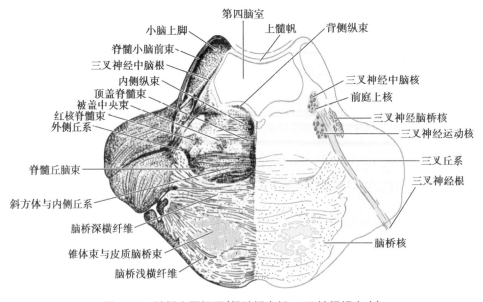

图 9-39 脑桥水平切面（经脑桥中部，三叉神经根高度）

　　蓝斑核 nucleus ceruleus 位于菱形窝界沟上端的蓝斑深面,三叉神经中脑核的腹外侧,主要由去甲肾上腺素能神经元构成。蓝斑核发出的纤维几乎遍布中枢神经系统的各部,目前已知其功能与呼吸、睡眠和觉醒等有关(图 9-40、图 9-41)。

Ⅲ. 中脑的中继核

　　下丘核 nucleus of inferior colliculus(图 9-41)为位于中脑下部背侧下丘深面的神经核,由明显的**中央核**及周围的薄层灰质**下丘周灰质**构成。**中央核**主要接受外侧丘系的纤维,传出纤维经下丘臂到达内侧膝状体,是听觉通路上的重要中继站,而且其内的分层结构对音频具有定位功能,其腹侧部和背侧部分别与高频和低频声波信息有关;下丘周灰质接受下丘中央核、内侧膝状体、大脑皮质听区和小脑的传入纤维,参与听觉的负反馈调节和声源定位等。下丘核还是重要的听觉反射中枢,发出的纤维到达上丘深部,进而通过**顶盖脊髓束** tectospinal tract,完成头和眼转向声源的反射活动(即听觉惊恐反应)。

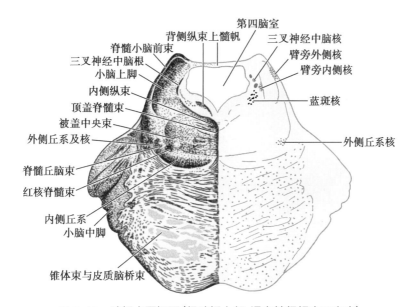

图 9-40　脑桥水平切面(经脑桥上部,滑车神经根交叉高度)

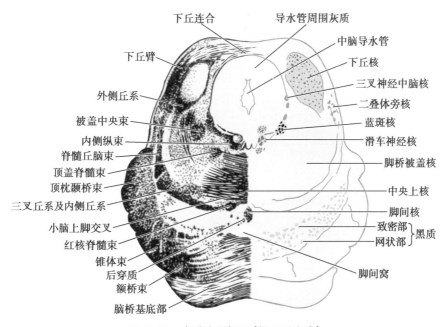

图 9-41　中脑水平切面(经下丘高度)

上丘 superior colliculus（图 9-42、图 9-43）位于中脑上部背侧,由浅入深呈灰、白质交替排列的分层结构,在人类构成重要的视觉反射中枢。上丘浅层经视束、上丘臂接受双侧视神经纤维,并经**皮质顶盖纤维**接受同侧大脑皮质视区和额叶眼球外肌运动中枢(第 7、8 区)的投射,与追踪视野中物体的运动有关。深层主要接受大脑皮质听区、下丘以及其他听觉中继核和脊髓等处的传入纤维。上丘的传出纤维主要由其深层发出,绕过中脑导水管周围灰质,在中脑导水管腹侧越过中线交叉,称**被盖背侧交叉** dorsal tegmental decussation,然后下行构成顶盖脊髓束至颈段脊髓的中间带和前角运动内侧核,完成头、颈部的视觉和听觉的躯体反射活动。部分传出纤维到达脑干网状结构或顶盖的其他核团,以应答视觉和听觉刺激对眼球位置的反射。

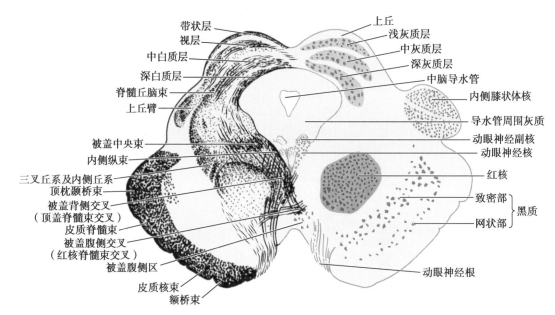

图 9-42　中脑水平切面(经上丘高度)

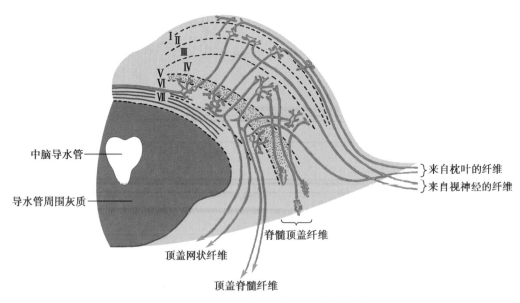

图 9-43　中脑上丘的分层结构及其纤维联系

Ⅰ—带状层;Ⅱ—浅灰质层;Ⅲ—视层;Ⅳ—中灰质层;Ⅴ—中白质层;Ⅵ—深灰质层;Ⅶ—深白质层。

顶盖前区 pretectal area(图 9-44)位于中脑和间脑的交界部,介于后连合和上丘上端之间,在中脑导水管周围灰质背外侧部。后连合位于松果体下前方,由顶盖前区核团等发出的交叉纤维组成。顶盖前区内有视束核、豆状下核、顶盖前区核、顶盖前区橄榄核和顶盖前区主核等若干小核团,接受经视束和上丘臂来的视网膜节细胞的轴突,发出纤维经后连合或中脑导水管腹侧至双侧动眼神经副核换元,完成瞳孔对光反射和晶状体调节反射。

红核 red nucleus(见图 9-42,图 9-44)位于中脑上丘高度的被盖中央部,黑质的背内侧,呈一卵圆柱状,从上丘下界向上伸入间脑尾部。在横切面上呈浑圆形,略带红色。红核由颅侧的**小细胞部**(又称**新红核**)和尾侧的**大细胞部**(又称**旧红核**)组成。人类红核的小细胞部十分发达,几乎占红核全部。红核**大细胞部**接受对侧小脑中央核经小脑上脚传入的纤维,其传出纤维在上丘下部平面,被盖腹侧部交叉至对侧形成**被盖腹侧交叉** ventral tegmental decussation,然后下行组成**红核脊髓束** rubrospinal tract(终于脊髓颈段前角运动神经元),主要兴奋屈肌运动神经元,同时抑制伸肌运动神经元。**小细胞部**接受对侧小脑齿状核经小脑上脚传入的纤维,发出的纤维组成同侧被盖中央束,下行投射至下橄榄主核的背侧部,继而发出纤维至小脑。

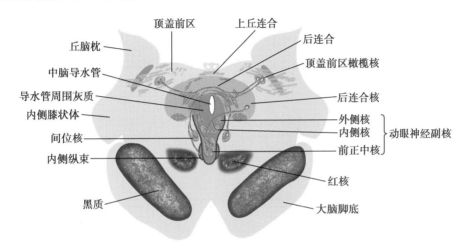

图 9-44　中脑顶盖前区的核团及其纤维联系

黑质 substantia nigra(见图 9-41、图 9-42,图 9-44)位于中脑被盖和大脑脚底之间,呈半月形,占据中脑全长,并伸入间脑尾部。依据细胞构筑,黑质可分为腹侧的**网状部** reticular part of substantia nigra 和背侧的**致密部** compact part of substantia nigra。网状部细胞的形态、纤维联系和功能与端脑的苍白球内段相似;致密部细胞主要为多巴胺能神经元,其合成的多巴胺经黑质纹状体纤维释放至新纹状体,以调节纹状体的功能活动。因各种原因造成黑质多巴胺能神经元变性,致新纹状体内多巴胺含量下降到一定程度(约减少 50% 以上)时,导致背侧丘脑向大脑运动皮质发放的兴奋性冲动减少,发生的疾病称**帕金森病** Parkinson disease。患者表现为肌肉强直、运动受限和减少并出现震颤。

腹侧被盖区 ventral tegmental area 位于中脑黑质和红核之间,是中脑边缘系统的结构之一,内有含多巴胺等多种递质的神经元,传出纤维投射广泛,参与学习、记忆、情绪和动机性行为的调节。

(3)脑干的白质:主要由长的上、下行纤维束和出入小脑的纤维组成,其中出入小脑的纤维在脑干的背面集合成上、中、下三对小脑脚。另外还有脑干内各核团间及各核团与脑干外结构间的联系纤维。因此,脑干内各纤维束的构成和位置均较脊髓的复杂。

1)长的上行纤维束

内侧丘系 medial lemniscus(见图 9-34～图 9-42):由对侧薄束核和楔束核发出的二级感觉纤维,经内侧丘系交叉后形成,向上经脑干终于丘脑腹后外侧核。在延髓,内侧丘系位于中线的外侧、锥体的背侧;至脑桥后,略偏向腹外侧,位于基底部和被盖部之间,纵穿斜方体;在中脑则移向被盖腹外侧边缘、红核的外侧。内侧丘系传递对侧躯干和上、下肢的意识性本体感觉和精细触觉。其中传递躯干下部和下肢感觉的纤维,由薄束核发出,在延髓行于该系的腹侧部,在脑桥和中脑则行于该系的外侧部;而传递躯干上部和上肢感觉的纤维,由楔束核发出,在延髓行于该系的背侧部,在脑桥以上则行于该系的内侧部。

脊髓丘脑束 spinothalamic tract（见图 9-33～图 9-37、图 9-39～图 9-42）：是脊髓丘脑侧束和脊髓丘脑前束的延续，两者在脑干内逐渐靠近，又称脊髓丘系。该纤维束与终于脑干网状结构的脊髓网状束、终于中脑顶盖和导水管周围灰质的脊髓中脑束相伴行。在延髓，位于外侧区，下橄榄核的背外侧；在脑桥和中脑，位于内侧丘系的背外侧。脊髓丘脑束终于丘脑腹后外侧核，传递对侧躯干、四肢的痛温觉和粗略触压觉。

三叉丘脑束 trigeminothalamic tract（见图 9-37、图 9-39、图 9-41、图 9-42）：又称三叉丘系 trigeminal lemniscus，由对侧三叉神经脊束核和双侧三叉神经脑桥核（主要为对侧）发出的二级感觉纤维组成。在脑干紧贴于内侧丘系的背外侧走行，终于背侧丘脑腹后内侧核。该束传导对侧头面部皮肤、牙及口、鼻黏膜的痛温觉，也传递双侧同区域的触压觉。

外侧丘系 lateral lemniscus（见图 9-37～图 9-41）：主要由双侧蜗神经核发出的二级听觉纤维组成，还有双侧上橄榄核发出的三级听觉纤维加入。蜗神经核发出的大部分纤维，在脑桥中下部形成斜方体，参与组成外侧丘系；小部分纤维不交叉，加入同侧外侧丘系。该丘系在脑桥行于被盖的腹外侧边缘部；在中脑的下部进入下丘，大部分纤维在此终止换元，小部分纤维穿过下丘和下丘臂止于内侧膝状体换元。一侧外侧丘系传导双侧耳的听觉冲动。

脊髓小脑前、后束 anterior and posterior spinocerebellar tracts（见图 9-33～图 9-37、图 9-39、图 9-40）：两束起于脊髓，行于延髓外侧索的周边部。脊髓小脑后束在延髓上部经小脑下脚进入小脑；脊髓小脑前束继续上行，在脑桥上部经小脑上脚及前髓帆进入小脑。此二束参与非意识性本体感觉的反射活动。

内侧纵束 medial longitudinal fasciculus（见图 9-33～图 9-42、图 9-44）：是一个兼由上、下行纤维组成的复合纤维束，贯穿脑干全长，位于中脑导水管周围灰质、第四脑室室底灰质和延髓中央灰质的腹侧、中缝背侧区的两侧，向下进入脊髓白质前索，移行为内侧纵束降部，又称前庭脊髓内侧束，终于颈段脊髓中间带和前角内侧核，支配颈肌的运动。内侧纵束纤维大部分来源于前庭神经核和支配眼外肌的神经核，小部分来源于中脑核团（达克谢维奇核、Cajal 中介核、后连合核和上丘）、上橄榄核和脑桥网状结构等。在内侧纵束内，有前庭神经核上行至两侧眼外肌的神经核的纤维、眼外肌各神经核相互联系的纤维、前庭神经核下行至颈肌运动神经元的纤维、前庭神经核至其他上述神经核团的纤维等。内侧纵束的主要功能为协调眼外肌之间的运动，调节眼球的慢速运动和头部的姿势。

2）长的下行纤维束

锥体束 pyramidal tract（见图 9-33～图 9-42）：主要由大脑皮质中央前回及旁中央小叶前部的巨型锥体细胞（Betz 细胞）和其他类型锥体细胞发出的轴突构成，亦有部分纤维起自额、顶叶的其他皮质区。该束经过端脑的内囊进入脑干的腹侧部，依次穿过中脑的大脑脚底中 3/5、脑桥基底部和延髓的锥体。

锥体束由皮质核束 corticonuclear tract 和皮质脊髓束 corticospinal tract 两部分构成。皮质核束在脑干下下降途中，分支终于脑干的一般躯体运动核和特殊内脏运动核。皮质脊髓束在延髓锥体的下端，经过锥体交叉，形成本侧半脊髓的皮质脊髓前束 anterior corticospinal tract 和对侧半脊髓的皮质脊髓侧束 lateral corticospinal tract，分别终止于双侧和同侧脊髓前角运动神经元。

其他起自脑干的下行纤维束包括：①起自对侧红核的红核脊髓束，在中脑和脑桥分别行于被盖的腹侧和腹外侧，在延髓位于外侧区；②起自上丘的顶盖脊髓束（见图 9-33～图 9-37、图 9-39～图 9-42），居脑干中线的两侧、内侧纵束的腹侧；③起自前庭核的前庭脊髓束（见图 9-33、图 9-36）和起于网状结构的网状脊髓束 reticulospinal tract 等。

（4）脑干的网状结构：在中脑导水管周围灰质、第四脑室室底灰质和延髓中央灰质的腹外侧，脑干被盖的广大区域内，除了明显的脑神经核、中继核和长的纤维束，尚有神经纤维纵横交织成网状，其间散在有大小不等的神经细胞核团的结构，称脑干网状结构 reticular formation of brain stem。网状结构的神经元具有树突分支多而长的特点,可接收各种感觉信息,其传出纤维直接或间接联系着中枢神经系统的各级水平。网状结构在进化上比较古老,在高级脊椎动物中,不仅未消失反而高度发达,其功能除有一些古老的调控功能外,还参与觉醒、睡眠的周期节律,中枢内上、下行信息的整合,躯体和内脏各种感觉和运动功能的调节,并与脑的学习、记忆等高级功能有关。

1）脑干网状结构的主要核团:网状结构核团的边界大多数彼此之间不甚分明,核团内的细胞并非紧密聚集。但网状结构也并非杂乱无章,根据细胞构筑、位置和纤维联系,脑干网状结构的核团大致可分为向小脑投射的核群、中缝核群、内侧(中央)核群和外侧核群(图9-45)。

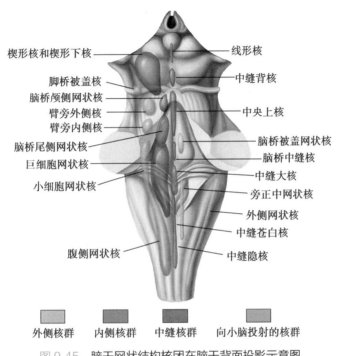

图9-45　脑干网状结构核团在脑干背面投影示意图

向小脑投射的核群:包括外侧网状核、旁正中网状核和脑桥被盖网状核,它们中继脊髓、大脑运动和感觉皮质、前庭神经核等到小脑的传入纤维。

中缝核群 rapheal nuclear group:位于脑干中缝的两侧,主要由 5-羟色胺能神经元构成。

内侧核群:靠近中线,在中缝核的外侧,约占网状结构的内侧 2/3,有巨细胞网状核和脑桥尾、颅侧网状核等。此核群主要接受外侧核群、脊髓和所有脑神经感觉核的传入纤维,也接受双侧大脑皮质以及嗅脑和中脑顶盖传递嗅觉、视觉和听觉信息的传入纤维;发出大量的上、下行纤维束,广泛投射到中枢神经的许多部位,构成脑干网状结构的"**效应区**"。

外侧核群:位于内侧核群的外侧,占据网状结构的外侧 1/3,如腹侧网状核、小细胞网状核和臂旁内、外侧核等。外侧核群主要由小型的肾上腺素或去甲肾上腺素能神经元组成;其树突分支多而长,接受长的上行感觉纤维束的侧支、对侧红核和脊髓网状束的纤维,其轴突较短,主要终止于内侧核群,是脑干网状结构的"感受区"。

2）脑干网状结构的功能组合

Ⅰ.对睡眠、觉醒和意识状态的影响:脑干网状结构通过上行网状激活系统和上行网状抑制系统参与睡眠-觉醒周期和意识状态的调节。

上行网状激活系统 ascending reticular activating system:是维持大脑皮质的觉醒状态的功能系统,包括向脑干网状结构的感觉传入、脑干网状结构内侧核群向间脑的上行投射,以及间脑至大脑皮质的广泛区域投射(图9-46)。

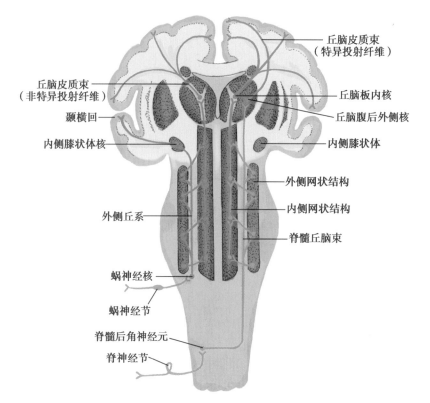

图 9-46　上行网状激活系统示意图

　　经脑干上行的各种特异性感觉传导束,均可发出侧支进入网状结构外侧核群,中继后到达内侧核群,或直接进入内侧核群,由此发出上行纤维终止于背侧丘脑的非特异性核团及下丘脑。如此,各种特异性的痛、温觉以及视、听、嗅觉等信息被转化为非特异性的信息,广泛地投射到大脑皮质。这种非特异性的上行投射系统称为上行网状激活系统。该系统可使大脑皮质保持适度的意识和清醒,从而对各种传入信息有良好的感知能力。该系统损伤,会导致不同程度的意识障碍。

　　上行网状抑制系统 ascending reticular inhibiting system:与上行网状激活系统的动态平衡决定着睡眠-觉醒周期的变化和意识的水平。初步查明,此系统位于延髓孤束核周围和脑桥下部内侧的网状结构内。该区的上行纤维对脑干网状结构的上部有抑制性影响。

　　Ⅱ.对躯体运动的控制:脑干网状结构内侧核群发出的网状脊髓束,与脊髓中间神经元发生突触联系,最终调控脊髓前角运动神经元,对骨骼肌张力产生抑制和易化作用。

　　抑制区位于延髓网状结构的腹内侧部,区域较局限,相当于巨细胞网状核(最上部除外)及部分腹侧网状核,其作用通过延髓网状脊髓束完成。刺激此区可抑制脊髓牵张反射,降低肌张力。易化区位于抑制区的背外侧,范围较大,不仅贯穿整个脑干,而且上达间脑,其作用通过脑桥网状脊髓束实现,刺激此区可增强肌张力和运动。二区均主要作用于伸肌。抑制区不能自动地影响脊髓,而是需要来自大脑皮质的始动作用,如果没有这种启动作用,抑制区就难以发挥抑制作用,但是易化区则不然。在正常情况下,依靠抑制区和易化区的拮抗作用,维持正常的肌张力。当在上、下丘之间横断脑干时,抑制区失去高级中枢的始动作用,抑制作用下降,而易化区作用仍存在,且占优势,再加上前庭脊髓束等的作用,导致肌张力明显增强,表现出四肢伸直、角弓反张,这种现象称为去大脑僵直。

　　Ⅲ.对躯体感觉的调节:网状结构对传入中枢的感觉信息有修正、加强和抑制等方面的影响。网状脊髓束中的 5-羟色胺能、去甲肾上腺素能、脑啡肽能和 P 物质能下行纤维共同调节上行痛觉信息及其他感觉信息的传递过程;初级传入纤维在脊髓和脑干的终点,接受脑干网状结构的突触前或突触后的易化性或抑制性影响;与处理感觉信息有关的丘脑核团和边缘系统等脑区,均接受网状结构的传入影响;网状结构发出的纤维直接至蜗神经核、前庭神经核、顶盖和顶盖前区、内侧和外侧膝状体,间接至大脑皮质的听区、视区和嗅觉区,调控听觉、视觉和嗅觉等特殊感觉。

Ⅳ. 对内脏活动的调节：在脑干网状结构中，存在着许多调节内脏活动的神经元，构成呼吸中枢和心血管运动中枢等重要的生命中枢。故脑干损伤，会导致呼吸、循环障碍，甚至危及生命。脑干网状结构外侧核群中的肾上腺素和去甲肾上腺素能神经元，有的发出纤维投射至迷走神经背核、疑核和孤束核，参与胃肠和呼吸反射；有的发出纤维参与心血管、呼吸、血压和化学感受器的反射活动，并对痛觉的传递进行调控。

3. 脑干各部代表性水平切面观察

（1）延髓的代表性切面

1）锥体交叉水平切面（见图 9-33）：此切面的外形及内部结构配布类似于脊髓。切面中心为中央管及其周围的中央灰质。在切面的腹侧部，锥体束中的皮质脊髓束纤维在中央管的腹侧越过中线交叉形成锥体交叉；在前角区出现副神经核。在背侧部的薄束、楔束中开始出现薄束核和楔束核的神经元群。后角处相当于脊髓胶状质的部位为三叉神经脊束核尾侧亚核，其浅面为三叉神经脊束。其他纤维束继续保持在类似于脊髓的位置上。

2）内侧丘系交叉水平切面（见图 9-34）：此切面位于锥体交叉上方、薄束结节和楔束结节增大处。中央管稍大并向背侧移位，在中央灰质的腹外侧部和外侧部出现舌下神经核和迷走神经背核。在前正中裂两侧为锥体，其深部为锥体束。背侧的薄束和楔束部位已逐渐被薄束核与楔束核所取代，此二核发出内弓状纤维绕中央灰质外侧行向腹侧，在中央管腹侧越中线交叉，形成内侧丘系交叉；交叉后的纤维在中线两侧上行，形成内侧丘系。网状结构位于中央灰质的腹外侧。其余纤维束的位置略同锥体交叉平面。

3）延髓橄榄中部水平切面（见图 9-35）：此平面中央管已移至背侧，并且敞开形成第四脑室底的下半部，可见菱形窝的正中沟和界沟。在室底灰质中线的两侧，由内侧向外侧依次有舌下神经核、迷走神经背核和前庭神经核。前庭神经核外侧的纤维为小脑下脚。小脑下脚的腹内侧为三叉神经脊束及三叉神经脊束核极间亚核。迷走神经背核的腹外侧有孤束及其周围的孤束核。在腹侧部，前正中裂的两侧为锥体，橄榄的深面为巨大的皱褶囊袋状的下橄榄核。在锥体束的背内侧，自腹侧向背侧依次有内侧丘系、顶盖脊髓束和内侧纵束靠中线走行。室底灰质诸核与下橄榄核之间的区域为网状结构，内有疑核出现。舌下神经核发出的纤维行向腹侧经锥体和橄榄之间出延髓形成舌下神经；迷走神经背核和疑核发出的纤维行向腹外侧，于橄榄背外侧出延髓加入迷走神经。

在此切面以舌下神经根和迷走神经根为界，将每侧延髓内部分为 3 部分：舌下神经根以内为内侧部；舌下神经根与迷走神经根之间为外侧部；迷走神经根的后外侧为后部。后两部合称被盖部。

4）延髓橄榄上部水平切面（见图 9-36）：此切面约平对第四脑室外侧隐窝高度。下橄榄核已变小。邻近小脑下脚的背外侧和腹外侧缘分别有蜗背侧核和蜗腹侧核，接受前庭蜗神经的蜗纤维的终支。小脑下脚的腹侧有舌咽神经根丝出脑。在室底灰质内，舌下神经核和迷走神经背核已被舌下前置核所代替。孤束核已移至小脑下脚的内侧、前庭神经核和三叉神经脊束核颅侧亚核之间。其他在中线旁及外侧部的纤维束与延髓橄榄中部水平切面相似。

（2）脑桥的代表性切面：脑桥内部结构以斜方体为界，分为腹侧的**脑桥基底部** basilar part of pons 和背侧的**脑桥被盖部** tegmentum of pons。

1）脑桥下部水平切面（见图 9-37、图 9-38）：此平面通过面神经丘。腹侧的脑桥基底部含纵、横行走的纤维及分散在其内的脑桥核。横行纤维为脑桥小脑纤维，越过中线组成对侧粗大的小脑中脚。纵行纤维为锥体束，被横行纤维分隔成大小不等的小束。在背侧，被盖部正中线两侧的面神经丘深面为面神经膝和展神经核，外侧为前庭神经上核。面神经核位于被盖中央部的网状结构内，其背外侧可见三叉神经脊束和三叉神经脊束核颅侧亚核。内侧丘系穿经斜方体上行，其外侧有脊丘系和三叉丘系，背外侧有脊髓小脑前束、红核脊髓束。内侧纵束和顶盖脊髓束仍居原位。

2）脑桥中部水平切面（见图 9-39）：此切面经过三叉神经根连脑处。在此平面上，脑桥基底部更加膨大，而菱形窝及第四脑室比上一平面缩小，构成第四脑室外侧壁的纤维束是小脑上脚。在被盖部的外侧部，三叉神经脑桥核和三叉神经运动核分居三叉神经纤维的内、外侧，三叉神经运动核的背侧出现了三叉神经中脑核。在此平面,脊髓小脑前束已入小脑上脚。其余纤维束的位置无多大变化。

（3）中脑的代表性切面:中脑的内部结构借**中脑导水管** mesencephalic aqueduct 分为背侧的**顶盖** tectum of midbrain 和腹侧的大脑脚。大脑脚又被黑质分为腹侧的**大脑脚底** crus cerebri 和背侧的**被盖** tegmentum。

1）中脑下丘水平切面(见图 9-41):位于中脑导水管周围的是**中脑导水管周围灰质** periaqueductal gray matter(又称**中脑中央灰质**),其腹侧部中线两旁有左、右滑车神经核,外侧边缘处可见三叉神经中脑核。中央灰质背外侧为下丘及其深面的下丘核。滑车神经核的腹侧有内侧纵束,再腹侧依次有小脑上脚交叉和被盖腹侧交叉,两交叉的外侧为顶盖脊髓束、脊髓丘脑束、三叉丘系及内侧丘系。黑质位于大脑脚底和中脑被盖之间,其腹侧的大脑脚底,自内向外依次有额桥束、锥体束和顶枕颞桥束纤维下行。

2）中脑上丘水平切面(见图 9-42):背侧为一对隆起的上丘,其内有分层的上丘灰质。中央灰质的腹侧部有左、右动眼神经核和动眼神经副核,两核发出的纤维行向腹侧,经脚间窝出脑。红核位于被盖中央,横断面呈圆形,发出纤维左右交叉形成被盖腹侧交叉后下行,组成红核脊髓束。黑质呈半月形,位于被盖和大脑脚底之间。红核的背外侧自前内侧向外侧依次有内侧丘系、三叉丘系和脊髓丘系。大脑脚底的结构同上一切面。

4. 代表性脑干损伤及其临床表现 脑干的损伤除少见的外伤和肿瘤占位性压迫外,多由椎-基底动脉系供血区的血管性病变(梗死或出血)所致(图 9-47),这些血管分支的病变常可累及供血区域若干神经核和纤维束,导致一定的临床表现。典型的脑干损伤及其临床表现如下。

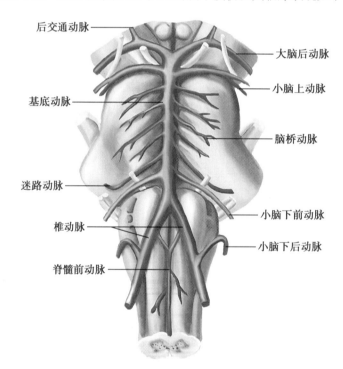

图 9-47 脑干动脉供应概况(腹侧面)

（1）延髓内侧综合征(图 9-47、图 9-48):如为单侧损伤,又称舌下神经交叉性偏瘫。通常由椎动脉的延髓支阻塞所致。主要受损结构及临床表现:①锥体束损伤:对侧上、下肢瘫痪;②内侧丘系损伤:对侧上、下肢及躯干意识性本体感觉和精细触觉障碍;③舌下神经根损伤:同侧半舌肌瘫痪,伸舌时舌尖偏向患侧。

（2）延髓外侧综合征(图 9-48):又称 Wallenberg 综合征,由椎动脉的延髓支或小脑下后动脉阻塞所致。主要受损结构及临床表现:①三叉神经脊束受损:同侧头面部痛、温觉障碍;②脊髓丘脑束受损:对侧上、下肢及躯干痛、温觉障碍;③疑核受损:同侧软腭及咽喉肌麻痹,吞咽困难,声音嘶哑;④下丘脑至脊髓中间带外侧核的交感下行通路受损:同侧 Horner 综合征,表现为瞳孔缩小、上睑轻度下垂、面部皮肤干燥潮红及汗腺分泌障碍;⑤小脑下脚受损:同侧上、下肢共济失调;⑥前庭神经核受损:眩晕,眼球震颤。

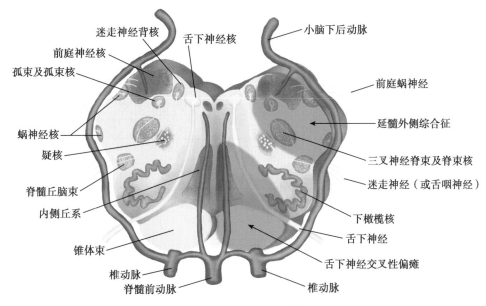

图 9-48　延髓损伤区及相关临床综合征(灰色区域示损伤部位)

（3）脑桥基底部综合征(图 9-49)：如为单侧损伤，又称展神经交叉性偏瘫。由基底动脉的脑桥支阻塞所致。主要受损结构及临床表现：①锥体束受损：对侧上、下肢瘫痪；②展神经根受损：同侧眼球外直肌麻痹，眼球不能外展。

（4）脑桥背侧部综合征(图 9-49)：通常为小脑下前动脉或小脑上动脉的背外侧支阻塞，引起一侧脑桥尾侧或颅侧部的被盖梗死所致。以脑桥尾侧被盖损伤为例，主要受损结构及临床表现：①展神经核受损：同侧眼球外直肌麻痹，双眼患侧凝视麻痹；②面神经核受损：同侧面肌麻痹；③前庭神经核受损：眩晕，眼球震颤；④三叉神经脊束受损：同侧头面部痛、温觉障碍；⑤脊髓丘脑束受损：对侧上、下肢及躯干痛、温觉障碍；⑥内侧丘系受损：对侧上、下肢及躯干意识性本体感觉和精细触觉障碍；⑦下丘脑至脊髓中间带外侧核的交感下行通路受损：同侧 Horner 综合征；⑧小脑下脚和脊髓小脑前束受损：同侧上、下肢共济失调。

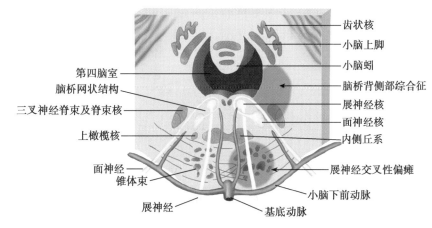

图 9-49　脑桥损伤区及相关临床综合征(灰色区域示损伤部位)

（5）大脑脚底综合征(图 9-50)：如为单侧损伤，又称动眼神经交叉性偏瘫(或 Weber 综合征)。由大脑后动脉的分支阻塞所致。主要受损结构及临床表现：①动眼神经根损伤：同侧除外直肌和上斜肌以外的眼球外肌麻痹，瞳孔散大；②皮质脊髓束受损：对侧上、下肢瘫痪；③皮质核束损伤：对侧面神经和舌下神经的核上瘫。

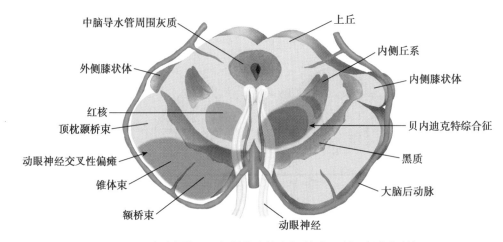

图 9-50　中脑损伤区及相关临床综合征(灰色区域示损伤部位)

（6）贝内迪克特综合征（Benedikt 综合征）（图 9-50）：累及一侧中脑被盖的腹内侧部。主要受损结构及临床表现：①动眼神经根损伤：同侧除外直肌和上斜肌外的眼球外肌麻痹，瞳孔散大；②小脑丘脑纤维（为已交叉的小脑上脚纤维）和红核损伤：对侧上、下肢意向性震颤，共济失调；③内侧丘系损伤：对侧上、下肢及躯干意识性本体感觉和精细触觉障碍。

(二) 小脑

小脑 cerebellum 位居颅后窝，借其上、中、下三对小脑脚连于脑干的背面，其上方借大脑横裂中的小脑幕与大脑分隔。小脑是机体重要的躯体运动调节中枢之一，其功能主要是维持身体平衡、调节肌张力以及协调随意运动。

1. 小脑的外形　小脑两侧的膨大部为**小脑半球** cerebellar hemisphere，中间的狭窄部为**小脑蚓** vermis（图 9-51～图 9-53）。小脑上面稍平坦，其前、后缘凹陷，分别称为**小脑前切迹** anterior cerebellar notch 和**小脑后切迹** posterior cerebellar notch；下面膨隆，其前内侧有一对突起，称**小脑扁桃体** tonsil of cerebellum。小脑扁桃体紧邻延髓和枕骨大孔的两侧（图 9-54），当颅内压增高时，小脑扁桃体可被挤压入枕骨大孔，形成枕骨大孔疝或称小脑扁桃体疝，压迫延髓内的呼吸中枢和心血管运动中枢，危及生命。小脑蚓的上面略高于小脑半球；下面凹陷于两半球之间，从前向后依次为**小结** nodule、**蚓垂** uvula of vermis、**蚓锥体** pyramid of vermis 和**蚓结节** tuber of vermis。小结向两侧借**绒球脚** peduncle of flocculus 与位于小脑半球前缘的**绒球** flocculus 相连。

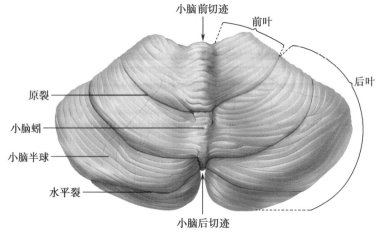

图 9-51　小脑的外形(上面)

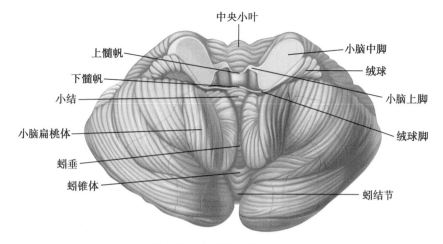

图 9-52　小脑的外形（下面）

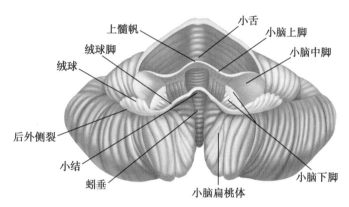

图 9-53　小脑的外形（前面）

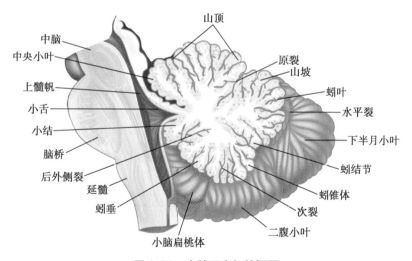

图 9-54　小脑正中矢状切面

　　2. 小脑的分叶、分区　小脑表面有许多平行的浅沟,将其分为许多狭长的小脑叶片(见图 9-51、图 9-52)。其中小脑上面前、中 1/3 交界处有一略呈 V 字形的深沟,称为**原裂** primary fissure;小脑下面绒球和小结的后方有一深沟,为**后外侧裂** posterolateral fissure;原裂和后外侧裂于小脑表面几乎形成一个环,此环的前上部为**小脑前叶** anterior lobe,后下部为**小脑后叶** posterior lobe,占据后外侧裂的绒球、绒球脚和小结合称为**绒球小结叶** flocculonodular lobe。前叶和后叶构成小脑的主体,故又称**小脑体** corpus of cerebellum。

依据小脑皮质内梨状神经元和小脑核之间的投射规律,又可将小脑由内向外分为三个纵区,即**内侧区** medial zone、**中间区** intermediate zone 和**外侧区** lateral zone(图 9-55)。

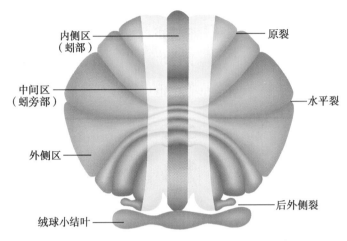

图 9-55　小脑皮质平面示意图(示小脑分区)

小脑的分区(解剖分区和功能分区)与小脑的种系发生密切相关。绒球小结叶在进化上出现最早,构成**原小脑** archicerebellum,主要与前庭神经核和前庭神经相联系,故又称**前庭小脑** vestibulocerebellum。小脑体内侧区和中间区在进化上出现较晚,共同组成**旧小脑** paleocerebellum,因主要接收来自脊髓的信息,又称**脊髓小脑** spinocerebellum。小脑体的外侧区在进化中出现最晚,构成**新小脑** neocerebellum,因其与大脑皮质同步发展并构成纤维联系环路,故称**大脑小脑** cerebrocerebellum。

3. **小脑的内部结构**　小脑包括表面的皮质、小脑核以及深部的髓质。

(1) **小脑皮质** cerebellar cortex:为位于小脑表面的灰质,其细胞构筑分为三层,由浅至深依次为分子层、梨状细胞层和颗粒层(图 9-56、图 9-57)。小脑皮质内的神经元有 5 类:**星形细胞** stellate cell 和**篮细胞** basket cell 位于分子层;**梨状细胞** piriform cell(也称 Purkinje 细胞)位于梨状细胞层;颗粒层则含**颗粒细胞** granular cell 和高尔基Ⅱ型细胞。颗粒细胞为谷氨酸能的兴奋性神经元,其他 4 类均为 γ-氨基丁酸能的抑制性神经元。梨状细胞的轴突是小脑皮质唯一的传出纤维,其余 4 类神经元则均为中间神经元。小脑外的传入纤维和小脑内的中间神经元以梨状细胞为核心,构成小脑感觉运动整合功能的神经调节环路。

1) **颗粒层** granular layer:主要由颗粒细胞构成,并含有抑制性中间神经元(高尔基Ⅱ型细胞)。该层的传入纤维为来自脊髓、脑桥核和脑干网状结构等处的兴奋性**苔藓纤维** mossy fiber,其纤维终末形成花结样膨大,称玫瑰结,与颗粒细胞的树突和高尔基Ⅱ型细胞的轴突终末共同构成**小脑小球** cerebellar glomerulus(图 9-57)。颗粒细胞是兴奋性中间神经元,其轴突进入分子层,成 T 形分叉,形成与小脑叶片长轴平行的**平行纤维** parallel fiber。

2) **梨状细胞层** piriform cell layer:由排列整齐的单层梨状细胞构成(图 9-56、图 9-57)。该细胞的树突分支在分子层内呈扇形展升成树枝状,其扇面方向与半行纤维垂直,并与之形成大量突触。梨状细胞的树突分支还接受来自延髓下橄榄核的另一种兴奋性纤维(**攀缘纤维** climbing fiber)和小脑分子层的两种抑制性神经元(篮细胞和星形细胞)的轴突终末。梨状细胞的轴突向深部穿过颗粒层进入小脑髓质,大部分止于小脑核,少数直接出小脑止于前庭神经核,对这些核团起抑制作用。

3) **分子层** molecular layer:其主要成分是稀疏分布的少量神经元、大量梨状细胞树突、颗粒细胞轴突形成的平行纤维以及来自延髓下橄榄核的攀缘纤维。神经元主要是篮细胞和星形细胞,这两种细胞的轴突与梨状细胞的树突形成抑制性突触(图 9-56、图 9-57)。

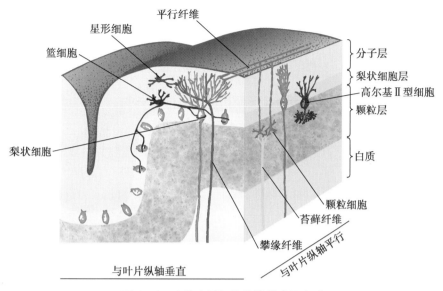

图 9-56　小脑皮质细胞构筑模式图（一）

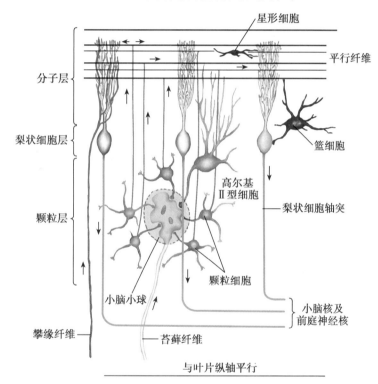

图 9-57　小脑皮质细胞构筑模式图（二）
箭头示神经冲动传递方向；小脑小球由胶质细胞构成囊（虚线所示），内含一
个苔藓纤维玫瑰结、若干颗粒细胞树突及一个高尔基Ⅱ型细胞轴突。

兴奋性冲动由攀缘纤维和苔藓纤维传入，前者直接与梨状细胞树突构成突触，后者与颗粒细胞形成突触。兴奋性冲动转而由颗粒细胞发出的平行纤维传递给梨状细胞树突；梨状细胞是小脑皮质的传出神经元，高尔基Ⅱ型细胞、篮细胞和星形细胞均为抑制性中间神经元。

（2）小脑核 cerebellar nuclei：位于小脑内部髓质内。由内侧向外侧依次为**顶核** fastigial nucleus、**球状核** globus nucleus、**栓状核** emboliform nucleus 和**齿状核** dentate nucleus，共 4 对，其中球状核和栓状核合称为中间核，属于旧小脑。顶核位于第四脑室顶的上方、小脑蚓的白质内，属于原小脑；齿状核位于小脑半球的白质内，最大，呈皱缩的口袋状，袋口朝向前内侧，属于新小脑（图 9-58）。小脑核主要接受相应小脑皮质梨状细胞的轴突，也接受苔藓纤维和攀缘纤维的侧支；其轴突构成小脑的主要传出纤维。

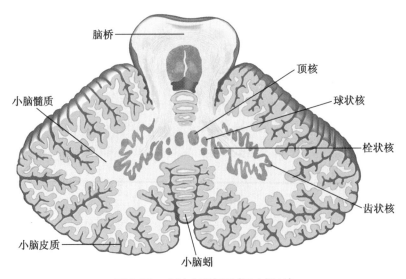

图 9-58　小脑水平切面(示小脑核)

（3）**小脑髓质** cerebellar medulla：由三类纤维构成。包括：①小脑皮质与小脑核之间的往返纤维；②小脑叶片间或小脑各叶之间的联络纤维；③小脑的传入和传出纤维。传入和传出纤维组成小脑上、中、下脚三对脚（图 9-59）。

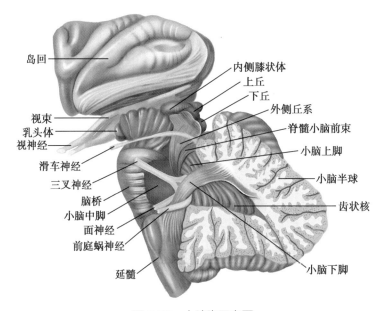

图 9-59　小脑脚示意图

1）**小脑下脚** inferior cerebellar peduncle：又称绳状体，连于小脑和延髓之间，由小脑的传入纤维和传出纤维两部分构成。传入纤维包括：起于前庭神经、前庭神经核、延髓下橄榄核、延髓网状结构进入小脑的纤维；脊髓小脑后束及楔小脑束的纤维。传出纤维包括：发自绒球和部分小脑蚓部皮质，止于前庭神经核的小脑前庭纤维；起于顶核，止于延髓的顶核延髓束纤维（包括顶核前庭纤维和顶核网状纤维）。

2）**小脑中脚** middle cerebellar peduncle：又称脑桥臂，最粗大，位于最外侧，连于小脑和脑桥之间。其主要成分为小脑传入纤维，几乎全部由对侧脑桥核发出的脑桥小脑纤维构成，仅少许脑桥网状核到小脑皮质的纤维；小脑中脚含少量小脑至脑桥的传出纤维。

3）**小脑上脚** superior cerebellar peduncle：又称结合臂，连于小脑和中脑之间。其主要成分为起自小脑核，止于对侧红核和背侧丘脑的小脑传出纤维；小脑传入纤维主要有脊髓小脑前束、三叉小脑束及起自顶盖和红核的顶盖小脑束、红核小脑束等。

4. 小脑的纤维联系和功能

（1）前庭小脑（原小脑）：主要接受同侧前庭神经初级平衡觉纤维和前庭神经核经小脑下脚的传入纤维。传出纤维经顶核中继或直接经小脑下脚终止于同侧前庭神经核和网状结构，之后发出前庭脊髓束和内侧纵束，至脊髓前角运动神经元和脑干的眼外肌运动核。前庭小脑的主要作用为调节躯干肌运动、协调眼球运动以及维持身体平衡（图 9-60）。

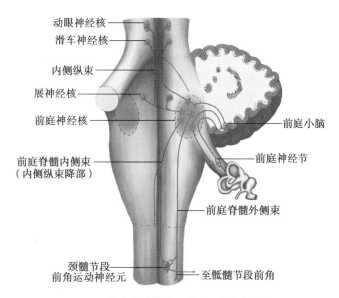

图 9-60　前庭小脑的主要传入、传出纤维联系

（2）脊髓小脑（旧小脑）：主要接受脊髓小脑前、后束经小脑上、下脚传入的本体感觉冲动。传出纤维主要投射至顶核和中间核，中继后发出纤维至前庭神经核、脑干网状结构和红核，再经前庭脊髓束、网状脊髓束以及红核脊髓束影响脊髓前角运动神经元，以调节肌张力（图 9-61）。

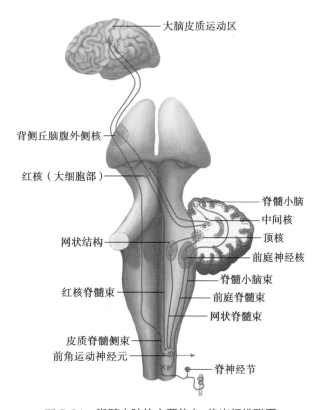

图 9-61　脊髓小脑的主要传入、传出纤维联系

（3）大脑小脑(新小脑)：主要接受皮质脑桥束在脑桥核中继后，交叉到对侧，经小脑中脚传入的纤维。传出纤维由小脑皮质发出，在齿状核中继后，经小脑上脚止于对侧的红核和对侧背侧丘脑腹前核及腹外侧核，后者再发出纤维至大脑皮质躯体运动区，最后经皮质脊髓束下行，交叉至脊髓前角运动神经元，调控骨骼肌的精细运动(图9-62、图9-63)。运动信息从大脑皮质传至脑桥换元后至对侧小脑半球，再经背侧丘脑投射至大脑皮质，构成"内反馈环路"。同时，小脑又接受头颈、躯干、四肢运动过程中的运动感觉信息反馈，此为"外反馈"。小脑汇聚、比较、整合两方面的信息，及时觉察运动指令与运动实施之间的误差，经小脑-大脑反馈，修正大脑皮质运动区有关的起始、方向、速度或终止

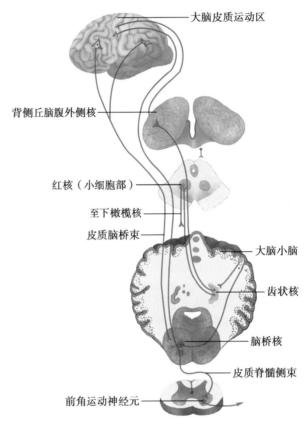

图 9-62　大脑小脑的主要传入、传出纤维联系

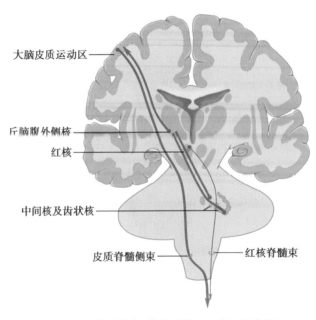

图 9-63　小脑传入、传出纤维二次交叉示意图

的指令,并经小脑传出,影响各级下行通路,以精确调控骨骼肌随意运动的精细和协调。

5. 小脑损伤后的临床表现　小脑作为皮质下感觉与运动的重要调节中枢,其功能主要是维持身体的平衡、调节肌张力以及调控骨骼肌的随意和精细运动。小脑损伤虽然不会引起机体随意运动的丧失(瘫痪),但依据小脑损伤部位的不同,或多或少都会对机体的运动质量产生影响。小脑损伤的典型体征表现为:①平衡失调,走路时两腿间距过宽,东摇西摆,状如醉汉;②共济失调,运动时有控制速度、力量和距离的障碍,如不能闭眼指鼻、不能作快速的轮替动作等;③意向性震颤,肢体运动时,产生不随意的、有节奏的摆动,越接近目标时越剧烈;④眼球震颤,表现为眼球非自主地、有节奏地摆动;⑤肌张力低下,主要为旧小脑损伤所致。

(三) 间脑

间脑 diencephalon 位居中脑与端脑之间,连接大脑半球和中脑。大脑半球掩盖了间脑的两侧和背面,仅腹侧的视交叉、灰结节、漏斗、垂体和乳头体露于脑底。间脑包括背侧丘脑、后丘脑、上丘脑、底丘脑和下丘脑等 5 个部分。虽然间脑的体积不到中枢神经系统的 2%,但其结构和功能却十分复杂,是仅次于端脑的中枢高级部位。

两侧间脑之间有一矢状位的窄腔,为**第三脑室** third ventricle,其顶部为脉络丛;底为视交叉、灰结节、漏斗和乳头体;前界为终板;后经中脑导水管通第四脑室;两侧为背侧丘脑和下丘脑;背侧丘脑与下丘脑以**下丘脑沟** hypothalamic sulcus 为界,此沟的前端有**室间孔** interventricular foramen,为侧脑室通第三脑室处(图 9-64)。

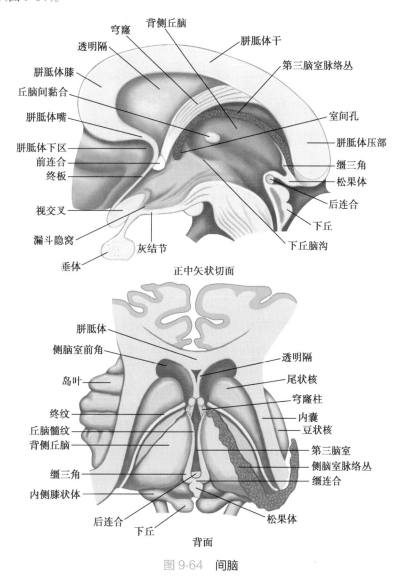

图 9-64　间脑

1. 背侧丘脑　背侧丘脑 dorsal thalamus 又称丘脑,为一对卵圆形的灰质团块,借丘脑间黏合 interthalamic adhesion(约 20% 缺如)相连,其前端窄而突,称**丘脑前结节** anterior thalamic tubercle,后端膨大称**丘脑枕** pulvinar,背外侧面的外侧缘与端脑尾状核之间隔有**终纹** terminal stria(见图 9-64)。

在背侧丘脑灰质内部有一白质构成的**内髓板** internal medullary lamina,在水平面上呈 Y 字形,将背侧丘脑分为三个核群:**前核群** anterior nuclear group、**内侧核群** medial nuclear group 和**外侧核群** lateral nuclear group(图 9-65)。外侧核群分为背、腹两层,背层从前向后分为背外侧核、后外侧核及丘脑枕。腹层由前及后分为**腹前核** ventral anterior nucleus、**腹外侧核** ventral lateral nucleus(又称腹中间核)和**腹后核** ventral posterior nucleus,腹后核又可分为**腹后外侧核** ventral posterolateral nucleus 和**腹后内侧核** ventral posteromedial nucleus。此外,在丘脑内侧面,第三脑室侧壁上的薄层灰质及丘脑间黏合内的核团,合称中线核。内髓板内有若干板内核。在外侧核群与内囊之间的薄层灰质称丘脑网状核,网状核与外侧核群间为**外髓板** external medullary lamina。

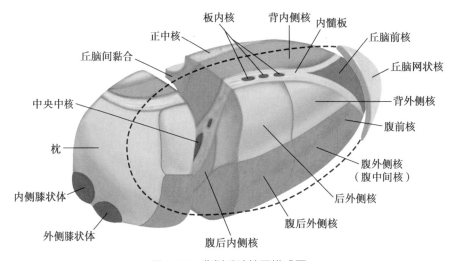

图 9-65　背侧丘脑核团模式图

依进化顺序的先后,背侧丘脑又可分为原丘脑、旧丘脑、新丘脑 3 类核团。

(1)非特异性投射核团(原丘脑):为背侧丘脑内进化上较古老的部分,包括中线核、板内核和网状核。主要接受嗅脑、脑干网状结构的传入纤维,传出纤维至下丘脑和纹状体等结构,并与这些结构形成往返的纤维联系。脑干网状结构汇聚各种感觉纤维,组成上行网状激活系统,其中的上行纤维经此类核团中继后,弥散地投射到大脑皮质广泛区域,维持机体的觉醒状态。

(2)特异性中继核团(旧丘脑):为背侧丘脑内进化上较新的部分,包括腹前核、腹外侧核和腹后核(图 9-65)。主要功能是充当脊髓或脑干等结构的特异性上行传导系统的中继核,再由这些核发出纤维将不同的感觉及与运动有关的信息转送到大脑特定区。腹前核和腹外侧核主要接受小脑齿状核、苍白球和黑质传入纤维,中继后发出纤维投射至躯体运动中枢,调节躯体运动。腹后内侧核接受三叉丘系和由孤束核发出的味觉纤维,腹后外侧核接受内侧丘系和脊髓丘系的纤维。腹后核发出纤维(丘脑中央辐射)经内囊投射至大脑皮质中央后回的躯体感觉中枢。

腹后核的传入和传出纤维均有严格定位关系:传导头面部感觉的纤维投射到腹后内侧核,由腹后内侧核发出纤维投射到大脑皮质中央后回下部头面部躯体感觉中枢;传导上肢、躯干和下肢感觉的纤维由内向外依次投射到腹后外侧核,再由该核发出纤维投射到相应上肢、躯干和下肢大脑皮质躯体感觉中枢代表区。

(3)联络性核团(新丘脑):为背侧丘脑内进化最新的部分,包括前核群、内侧核群和外侧核群背层(图 9-65)。此类核团接受广泛的传入纤维,尤其与大脑皮质形成丰富的纤维联系。功能上与脑的高级神经活动如情感、学习、记忆等有关。

在飞禽类,背侧丘脑是其重要的高级感觉中枢;在人类,其功能虽然降为以传导功能为主,但仍被认为对感觉有一定的整合功能。当背侧丘脑受损时,可引起痛觉过敏、自发性疼痛等,并伴有愉快和不愉快的情绪反应。

2. **后丘脑** 后丘脑 metathalamus 居于背侧丘脑的后下方、中脑顶盖的上方,包括**内侧膝状体** medial geniculate body 和**外侧膝状体** lateral geniculate body(见图 9-65),属特异性中继核。前者是听觉传导通路在丘脑的中继站,接受来自下丘的听觉纤维,发出纤维组成听辐射投射至颞叶的听觉中枢。后者为视觉传导通路的中继站,接受视束的传入纤维,继而发出纤维组成视辐射,投射至枕叶的视觉中枢。

3. **上丘脑** 上丘脑 epithalamus 居第三脑室顶后部的周围,为背侧丘脑与中脑顶盖前区相移行的部分,包括**松果体** pineal body、**缰连合、缰三角、丘脑髓纹和后连合**(见图 9-64)。松果体为内分泌腺,16 岁以后,松果体会逐渐钙化,临床影像学上常把它作为颅内定位标志。缰三角内有缰核,接受丘脑髓纹的纤维,并发出纤维组成缰核脚间束投射至中脑脚间核,故缰核被认为是边缘系统与中脑之间联系的中继站。丘脑髓纹主要由来自隔区的纤维束构成,大部分终止于缰核,也有纤维至中脑导水管周围灰质和其他丘脑核团。

4. **底丘脑** 底丘脑 subthalamus 是间脑和中脑之间的过渡区,位于背侧丘脑与内囊下部之间,主要结构包括**底丘脑核** subthalamic nucleus 和**未定带** zona incerta(图 9-66)。底丘脑核紧邻内囊的内侧、黑质内侧部的上方,与苍白球之间有往返的纤维联系。该纤维束行经内囊,称**底丘脑束** subthalamic fasciculus。底丘脑核与苍白球同源,是锥体外系的重要结构,其主要功能是对苍白球起抑制作用,一侧病变可致对侧半身颤搐。未定带为灰质带,位于底丘脑核的背内侧,是中脑网状结构头端的延续,向外侧过渡到丘脑网状核。

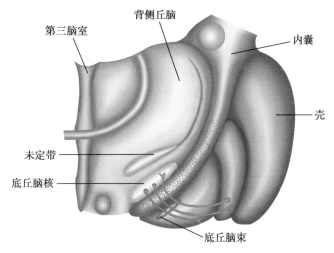

图 9-66 底丘脑(冠状切面)的结构和纤维联系

5. **下丘脑**

(1)下丘脑的位置和外形:**下丘脑** hypothalamus 位于背侧丘脑的前下方,构成第三脑室侧壁的下份和底壁,后上方借下丘脑沟与背侧丘脑为界,其前端达室间孔,后端与中脑被盖相续。从脑底面观察,**终板** lamina terminalis 和**视交叉** optic chiasma 居前部,向后依次为**视束** optic tract、**灰结节** tuber cinereum 和**乳头体** mamillary body。灰结节向前下方形成中空的圆锥状部分称**漏斗** infundibulum,灰结节与漏斗移行部的上端膨大成**正中隆起** median eminence;漏斗下端与垂体相连。

(2)下丘脑的分区及主要核团:下丘脑从前向后分为 4 区,分别为**视前区** preoptic region(位于视交叉前缘)、**视上区** supraoptic region(位于视交叉上方)、**结节区** tuberal region(位于灰结节内及其上方)和**乳头区** mamillary region(位于乳头体内及其上方)。由内向外分为三带:室周带(为位于第三脑室室管膜下的薄层灰质)、内侧带和外侧带(以穿窿柱和乳头丘脑束分界)。

下丘脑主要核团:位于视上区的有**视交叉上核** suprachiasmatic nucleus、**室旁核** paraventricular nucleus 和**视上核** supraoptic nucleus 等；位于结节区的有漏斗核(哺乳动物又称弓状核)、**背内侧核** dorsomedial nucleus 和**腹内侧核** ventromedial nucleus 等；位于乳头区的有乳头体核和**下丘脑后核** posterior hypothalamic nucleus(图 9-67)。

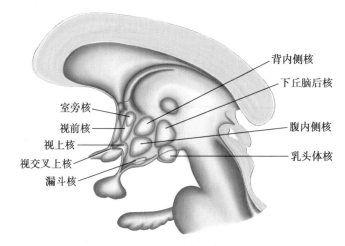

图 9-67　下丘脑(矢状切面)的主要核团

（3）下丘脑的纤维联系：作为内脏活动的高级调控中枢，下丘脑与中枢神经系统其他部位有着复杂的纤维联系。主要包括如下几种纤维联系。

1）与垂体的联系：由视上核和室旁核合成、分泌的抗利尿激素和缩宫素，经**视上垂体束** supraopticohypophyseal tract 投射到神经垂体，在此贮存并在需要时释放入血液；由漏斗核及邻近室周区合成、分泌的多种激素释放因子或抑制因子经**结节漏斗束** tuberoinfundibular tract 投射到垂体门脉系统，调控腺垂体的内分泌功能。

2）与边缘系统的联系：通过**穹窿** fornix 将海马结构和乳头体核相联系；经前脑内侧束 medial forebrain bundle 将隔区、下丘脑(横贯下丘脑外侧区)和中脑被盖相联系；借终纹将隔区、下丘脑和杏仁体相联系。

3）与丘脑、脑干和脊髓的联系：分别通过**乳头丘脑束** mamillothalamic tract、**乳头被盖束** mamillotegmental tract、**背侧纵束** dorsal longitudinal fasciculus、下丘脑脊髓束与丘脑前核、中脑被盖、脑干副交感核、脊髓侧角(交感节前神经元和骶髓的副交感节前神经元)相联系(图 9-68、图 9-69)。

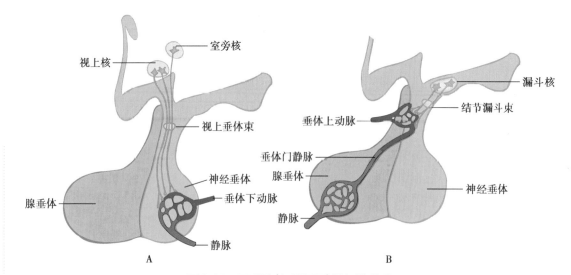

图 9-68　下丘脑(矢状切面)的纤维联系
A.下丘脑与神经垂体的纤维联系；B.下丘脑与腺垂体的纤维联系。

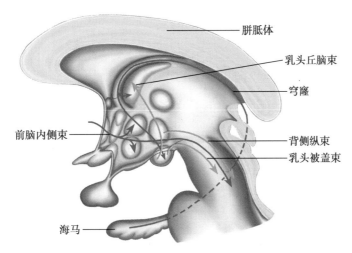

图 9-69　下丘脑(矢状切面)的纤维联系

（4）下丘脑的功能：下丘脑体积虽小，约占脑重量的 0.3%，但功能却十分重要。它既是神经-内分泌的调控中心，又是内脏活动的高级调节中枢，其主要功能如下。

1）神经-内分泌的调节：下丘脑是脑控制内分泌的重要结构，通过其功能性轴系将神经调节与激素调节融为一体。这些功能性轴系主要包括下丘脑-垂体-甲状腺轴系、下丘脑-垂体-性腺轴系和下丘脑-垂体-肾上腺轴系。依据这些轴系的概念有助于临床对某些疾病进行诊断和鉴别诊断。例如突眼可能为下丘脑-垂体-甲状腺轴系病变，作为医生应考虑到甲状腺、垂体、下丘脑的病变均可导致突眼。

2）自主神经的调节：下丘脑是调节交感与副交感活动的主要皮质下中枢。下丘脑前区内侧使副交感神经系统兴奋，下丘脑后区外侧使交感神经系统兴奋，通过背侧纵束和下丘脑脊髓束调控脑干和脊髓的自主神经活动。

3）体温的调节：下丘脑前区（含前核）有热敏神经元，对体温升高敏感，若体温升高，会启动机体的散热机制，包括排汗及扩张表皮血管。损毁此区，可导致高热。下丘脑后区（含后核）有冷敏神经元，对体温降低敏感，若体温下降，会启动产热机制，包括停止发汗和表皮血管收缩。损毁此区，可导致变温症（体温随环境改变）。

4）摄食行为的调节：下丘脑腹内侧核为机体的饱食中枢，下丘脑外侧部为机体的摄食中枢。下丘脑腹内侧核的损毁引起过度饮食而导致肥胖，下丘脑外侧区损毁引起厌食而导致消瘦。

5）昼夜节律的调节：下丘脑的视交叉上核接收来自视网膜的传入信息，通过下丘脑的下行通路达脊髓的交感神经低级中枢，再经交感神经颈上神经节的节后纤维随颈内动脉的分支达上丘脑的松果体，控制褪黑素的分泌，从而调节机体昼夜节律的变化。

6）情绪活动的调节：有研究表明，下丘脑参与情感、学习、记忆等脑的高级神经/精神活动。

（四）端脑

端脑 telencephalon 也称大脑 cerebrum，是脑的最高级部位，由左、右大脑半球 cerebral hemisphere、半球间连合及其内腔构成。端脑由胚胎时的前脑泡演化而来，在演化过程中，前脑泡两侧高度发育，形成端脑即左、右大脑半球，遮盖间脑和中脑，并将小脑推向后下方。每侧大脑半球表面由沟和裂分成 5 叶，其灰质层称大脑皮质 cerebral cortex，深部的白质称大脑髓质 cerebral medulla，埋在大脑髓质内的灰质核团称为基底核 basal nuclei，大脑半球内的腔隙称为侧脑室 lateral ventricle。大脑皮质依据细胞构筑及功能定位，有多种分区方法。常用的 Brodmann 分区法将皮质分成 52 个区。

1. **端脑的外形和分叶**　由于端脑在颅内高度发育，大脑半球的表面积迅速增大，且各部发育不均，受限于颅腔容积，发育快的部分隆起，发育慢的部分内陷折叠，因而形成凹凸不平的外表，凹陷处称大脑沟 cerebral sulci，沟之间形成长短、大小不一的隆起，为大脑回 cerebral gyri（图 9-70）。人脑的这些沟回有明显的个体差异，即使在同一脑的两个半球之间也存在不同。

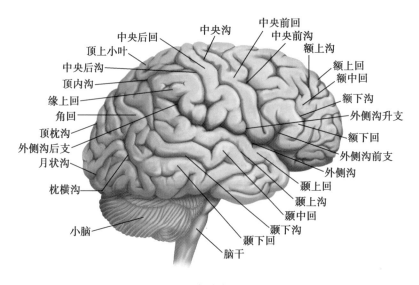

图 9-70　大脑半球外侧面

（1）大脑半球主要的沟和裂：左、右大脑半球之间纵行的裂隙为**大脑纵裂** cerebral longitudinal fissure，纵裂的底面有连接左、右大脑半球的宽厚纤维束板，即**胼胝体** corpus callosum。两侧大脑半球后部与小脑上面之间近似水平位的裂隙为**大脑横裂** cerebral transverse fissure。每侧大脑半球分为圆凸的上外侧面、平坦的内侧面和凹凸不平的下面。半球表面有三条恒定的沟，将每侧大脑分为 5 叶，分别为额叶、顶叶、枕叶、颞叶及岛叶。**外侧沟** lateral sulcus 起于大脑半球下面前份，沿外侧面行向后上方，分为短的前支、升支和长的后支。外侧沟为大脑最明显和最深的沟，近似水平位。**中央沟** central sulcus 起于大脑半球上缘中点稍后方，与上缘约成 72° 角，斜向前下，下端与外侧沟隔一脑回，上端延伸至半球内侧面。**顶枕沟** parietooccipital sulcus 位于大脑半球内侧面的后部，起自距状沟，自下向上至半球上缘，并略转至上外侧面。

（2）大脑半球的分叶：在外侧沟上方和中央沟以前的部分为**额叶** frontal lobe，外侧沟以下的部分为**颞叶** temporal lobe；**枕叶** occipital lobe 位于大脑半球后部，在内侧面为顶枕沟以后的部分；**顶叶** parietal lobe 为外侧沟上方、中央沟后方、枕叶以前的部分；**岛叶** insular lobe 呈三角形岛状，位于外侧沟深面，被额、顶、颞叶所掩盖（图 9-70、图 9-71）。顶、枕、颞叶之间在上外侧面并没有明显的大脑沟或回作为分界，以顶枕沟至枕前切迹（在枕极前方约 4cm 处）连线的顶枕线为界，后面的为枕叶，自顶枕线的中点至外侧沟后端的连线为顶、颞叶的分界。

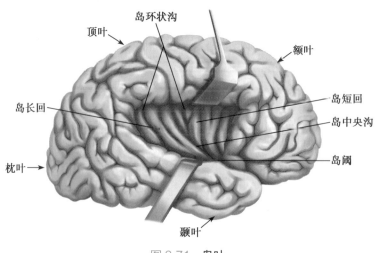

图 9-71　岛叶

（3）大脑半球上外侧面的沟和回：在半球上外侧面，中央沟前方，有与之平行的中央前沟，自中央前沟有两条向前水平走行的沟，为**额上沟** superior frontal sulcus 和**额下沟** inferior frontal sulcus，由上述三沟将额叶分成四个脑回。**中央前回** precentral gyrus 居中央沟和中央前沟之间。**额上回** superior frontal gyrus 居额上沟上方，沿半球上缘并转至半球内侧面。**额中回** middle frontal gyrus 居额上、下沟之间。**额下回** inferior frontal gyrus 居额下沟和外侧沟之间。此回后部被外侧沟的前支和升支分为三部，由前向后分别为**眶部** orbital part、**三角部** triangular part 和**岛盖部** opercular part。在中央沟后方，有与其平行的中央后沟，此沟与中央沟之间为**中央后回** postcentral gyrus。在中央后沟后方有一条与半球上缘平行的顶内沟，顶内沟的上方为顶上小叶，下方为顶下小叶，顶下小叶又分为包绕外侧沟后端的**缘上回** supramarginal gyrus 和围绕颞上沟末端的**角回** angular gyrus。在外侧沟的下方，有与之平行的**颞上沟** superior temporal sulcus 和**颞下沟** inferior temporal sulcus。颞上沟的上方为**颞上回** superior temporal gyrus，其背侧面形成外侧沟的下壁，其后部有两条斜向前外的短回，即**颞横回** transverse temporal gyrus，这两条小回分别是前颞横回和后颞横回。颞上沟与颞下沟之间为**颞中回** middle temporal gyrus。颞下沟的下方为**颞下回** inferior temporal gyrus（见图 9-70）。

（4）大脑半球内侧面的沟和回：在半球的内侧面，自中央前、后回背外侧面延伸到内侧面的部分为**中央旁小叶** paracentral lobule。在中部有前后方向略呈弓形的胼胝体。胼胝体下方的弓形纤维束为穹窿，两者间为薄层的**透明隔** transparent septum。在胼胝体后下方，有呈弓形的**距状沟** calcarine sulcus 向后至枕叶后端，此沟中部与顶枕沟相连。距状沟与顶枕沟之间称**楔叶** cuneus，距状沟下方为**舌回** lingual gyrus。在胼胝体背面有胼胝体沟，此沟绕过胼胝体后方，向前移行于海马沟。在胼胝体沟上方，有与之平行的**扣带沟** cingulate sulcus，扣带沟末端行至中央沟上端后方，弯折向上后，称**边缘支** marginal ramus。扣带沟与胼胝体沟之间为**扣带回** cingulate gyrus（图 9-72）。

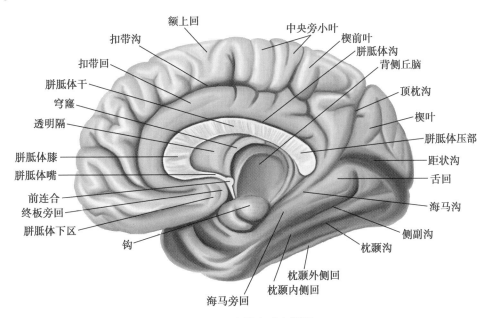

图 9-72　大脑半球内侧面

（5）大脑半球下面的沟和回：在半球下面，额叶内有纵行的沟，称**嗅束沟** olfactory groove，此沟内侧部为**直回** straight gyrus，外侧部总称为**眶回** orbital gyrus。眶回又被一 H 形的沟分为四部，外侧部为眶外侧回，内侧部为眶内侧回，前部为眶前回，后部为眶后回。嗅束沟内容纳嗅束，其前端膨大为嗅球，嗅球与嗅神经相连。嗅束向后扩大为嗅三角。嗅三角与视束之间为前穿质，内有许多小血管穿入脑实质内，其后部邻近视束处，外观光滑，呈斜带状，称斜角带。颞叶下方有与半球下缘平行的枕颞沟，在此沟内侧并与之平行的为**侧副沟** collateral sulcus，侧副沟的内侧为**海马旁回** parahippocampal gyrus（又称海马回），其前端弯曲，称**钩** uncus。侧副沟与枕颞沟间为枕颞内侧回，枕颞沟的外侧为枕颞外侧回。在海马旁回的内侧为海马沟,在沟的上方有呈锯齿状的窄条皮质,称**齿状回** dentate gyrus。从侧脑室内面看,在齿状回的外侧,侧脑室下角底壁上有一弓形隆起,称**海马** hippocampus,海马和齿状回构成**海马结构** hippocampal formation(图 9-73、图 9-74)。

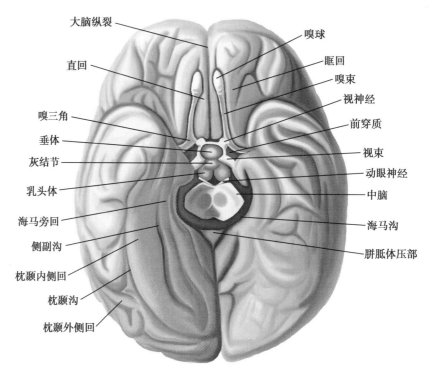

图 9-73　端脑底面

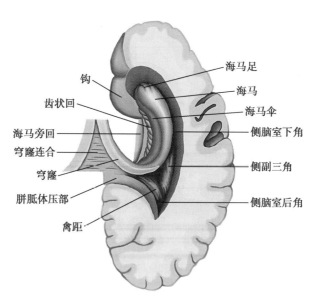

图 9-74　海马结构

在半球的内侧面可见环绕胼胝体周围和侧脑室下角底壁的结构,包括隔区(即胼胝体下区和终板旁回)、扣带回、海马旁回、海马和齿状回等,加上岛叶前部、颞极共同构成**边缘叶** limbic lobe。边缘叶是根据进化和功能划分的,构成边缘叶的结构有的属于上述 5 个脑叶的一部分,如海马旁回、海马和齿状回属于颞叶;有的则不属于上述 5 个脑叶,如扣带回(见图 9-72)。

2. **大脑皮质的功能定位**　大脑皮质是脑的最重要部分,是高级神经活动的物质基础。机体各种功能活动的最高中枢在大脑皮质上具有定位关系,但这些定位中枢只是执行相应功能的核心部分,例如中央前回主要管理全身骨骼肌运动,但也接受部分的感觉冲动;中央后回主要管理全身感觉,但刺激它也可产生少量运动。除了具有特定功能的中枢,还存在着广泛的对各种信息进行加工和整合的脑区,它们不局限于某种功能,而是完成高级的神经精神活动,称联络区,联络区在高等动物显著增加。这些功能区与联络区常占据特定的 Brodmann 分区(图 9-75、图 9-76)。

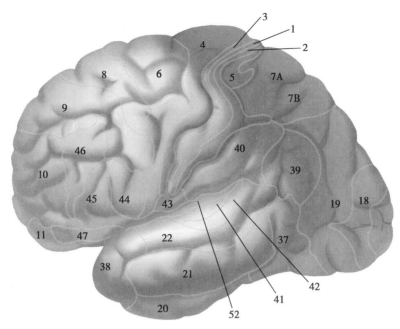

图 9-75　大脑皮质 Brodmann 分区(外侧面)

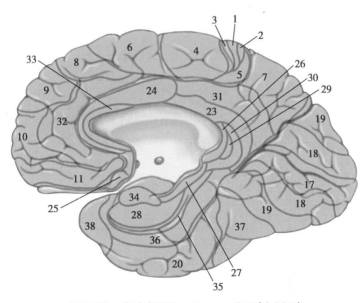

图 9-76　大脑皮质 Brodmann 分区(内侧面)

(1)**第 I 躯体运动区** first somatic motor area:位于中央前回和中央旁小叶前部(Brodmann 分区 4 区和 6 区),该中枢对骨骼肌运动的管理有一定的局部定位关系(图 9-77)。其特点为:①上下颠倒,但头部是正的,中央前回最上部和中央旁小叶前部与下肢、会阴部运动有关,中部与躯干和上肢的运动有关,下部与面、舌、咽、喉的运动有关。②左右交叉,即一侧运动区支配对侧肢体的运动。但一些与联合运动有关的肌则受双侧运动区的支配。如眼球外肌、咽喉肌、咀嚼肌等。③身体各部分投影区的大小与各部形体大小无关,而取决于功能的重要性和复杂程度。该区接受中央后回、背侧丘脑腹前核、腹外侧核和腹后核的纤维,发出纤维组成锥体束,至脑干一般躯体运动核、特殊内脏运动核和脊髓前角。

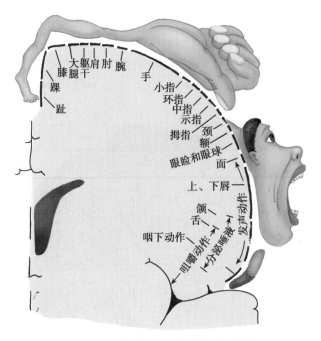

图 9-77　人体各部在第 I 躯体运动区的定位

（2）**第 I 躯体感觉区** first somatic sensory area：位于中央后回和中央旁小叶后部（3、1、2 区），接受背侧丘脑腹后核传来的对侧半身痛、温、触、压以及位置和运动觉，各部投影与第 I 躯体运动区相似。身体各部在此区的投射特点是：①上下颠倒，但头部是正的；②左右交叉；③身体各部在该区投射范围的大小取决于该部感觉敏感程度，例如手指和唇的感受器最密，在感觉区的投射范围就最大（图 9-78）。

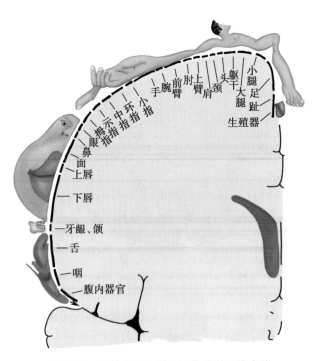

图 9-78　人体各部在第 I 躯体感觉区的定位

在人类还有第 Ⅱ 躯体运动和第 Ⅱ 躯体感觉中枢，它们均位于中央前回和中央后回下面的岛盖皮质，与对侧上、下肢运动和双侧躯体感觉（以对侧为主）有关。

（3）**视区** visual area：位于距状沟上、下方的枕叶皮质，即上方的楔叶和下方的舌回（17 区），接受来自外侧膝状体的纤维。局部定位关系特点是距状沟上方的视皮质接受上部视网膜传入的冲动,下方的视皮质接受下部视网膜传入的冲动。距状沟后 1/3 上、下方接受黄斑区传入的冲动。一侧视区接受双眼同侧半视网膜传入的冲动,主司双眼对侧半视野的视觉,损伤一侧视区可引起双眼对侧视野偏盲,称同向性偏盲。

（4）**听区** auditory area:位于颞横回(41、42 区),接受内侧膝状体传入的纤维。每侧的第 1 听区都接受来自两耳的冲动,因此一侧第 1 听区受损,不引起全聋。

（5）**平衡觉区** vestibular area:位于中央后回下端,头面部感觉区的附近。但关于此中枢的位置存有争议。

（6）**嗅觉区** olfactory area:在海马旁回钩的内侧部及其附近。

（7）**味觉区** gustatory area:在中央后回下部(43 区),舌和咽的一般感觉区附近。

（8）**内脏活动的皮质中枢**:一般位于边缘叶,在该叶的皮质区可找到呼吸、血压、瞳孔、胃肠和膀胱等各种内脏活动的代表区。因此认定,边缘叶是内脏神经功能调节的高级中枢。

（9）**语言中枢**:人类大脑皮质与动物的本质区别是能进行思维和意识等高级活动,并进行语言的表达,故在人类大脑皮质上具有相应的语言中枢,如说话、阅读和书写等中枢(图 9-79)。

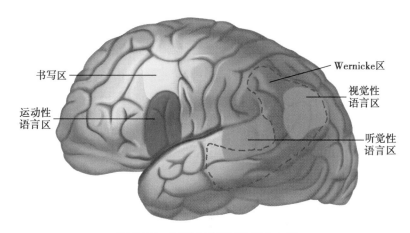

图 9-79　左侧大脑半球的语言中枢

1）**运动性语言区** motor speech area:又称 Broca 区或说话中枢,位于额下回后 1/3 部(44、45 区),即三角部的后部和岛盖部。如果此中枢受损,患者虽能发音,却不能说出具有意义的语言,称运动性失语症。

2）**书写区** writing area:在额中回的后部(6、8 区),紧靠中央前回的管理上肢特别是手肌的运动区。若此中枢受伤,虽然手的运动功能仍然保存,但写字、绘图等精细动作发生障碍,称为失写症。

3）**听觉性语言区** auditory speech area:在颞上回后部(22 区),它能调整自己的语言和听到并能理解别人的语言。此中枢受损后,患者虽能听到别人讲话,但不理解讲话的意思,自己讲的话混乱而割裂,不能正确回答问题和正常说话,称感觉性失语症。

4）**视觉性语言区** visual speech area:又称阅读中枢,在顶下小叶的角回(39 区),靠近视区。此中枢与文字的理解和认图密切相关,受损后尽管视觉无障碍,但对原来认识的字不能阅读,也不理解文字符号的意义,称失读症。

研究表明,听觉性语言中枢和视觉性语言中枢之间没有明显界限,将它们合称为 Wernicke 区,该区包括颞上回、颞中回后部、缘上回以及角回(39、40、22、37 区)。Wernicke 区的损伤,将导致严重的感觉性失语症。此外,各语言中枢不是彼此孤立存在的,它们之间有着密切的联系,语言能力的完成需要大脑皮质有关区域的协调配合。例如,听到别人问话后用口语回答,其路径可能是:首先,听觉冲动传至听区,产生听觉;再由听区与 Wernicke 区联系,理解问话的意义;经过联络区的分析、综合,信息被传到运动性语言中枢,后者通过与头面部运动有关的皮质(中央前回下部)联系,控制唇、舌、喉肌的运动而形成语言,回答问题。

除上述的功能区外,大脑皮质还存在广泛的联络区,如额叶的功能与躯体运动、发音、语言及高级思维运动有关;顶叶的功能与躯体感觉、味觉、语言等有关;枕叶与视觉信息的整合有关;颞叶与听觉、语言和记忆功能有关;边缘叶与内脏活动有关。

在长期的进化和发育过程中,大脑皮质的结构和功能都发生了高度的分化,左、右大脑半球的发育情况不完全相同,呈不对称性。左侧大脑半球与语言、意识、数学分析等密切相关,因此语言中枢主要在左侧大脑半球;右侧大脑半球则主要感知非语言信息、音乐、图形和时空概念。左、右大脑半球各有优势,它们互相协调配合完成各种高级神经精神活动。

3. 端脑的内部结构　大脑半球表层的灰质称大脑皮质,表层下的白质称大脑髓质。埋在髓质深部的灰质核团称基底核(又称基底神经节)。端脑的内腔为侧脑室。

(1)基底核:位于白质内,位置靠近脑底,包括纹状体、屏状核和杏仁体。

1)**纹状体** corpus striatum:由尾状核和豆状核组成,其前端互相连接。**尾状核** caudate nucleus 是由前向后弯曲的圆柱体,分为头、体、尾三部,位于丘脑背外侧,延伸至侧脑室前角、中央部和下角。**豆状核** lentiform nucleus 位于岛叶深部,借内囊与内侧的尾状核和丘脑分开,此核在水平切面上呈三角形,并被两个白质的板层分隔成三部,外侧部最大称**壳** putamen,内侧两部分合称**苍白球** globus pallidus。在种系发生上,尾状核和壳是较新的结构,合称新纹状体。苍白球为较旧的结构,称旧纹状体。纹状体是锥体外系的重要组成部分,在调节躯体运动中起到重要作用,近年来发现苍白球作为基底前脑的一部分参与机体的学习、记忆等活动(图 9-80)。

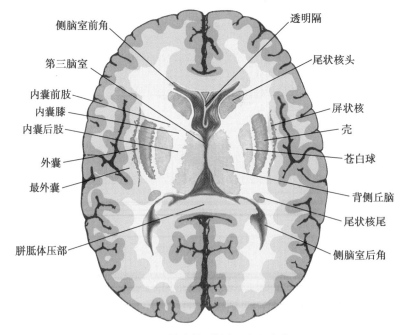

图 9-80　**基底核、背侧丘脑和内囊**

2)**屏状核** claustrum:位于岛叶皮质与豆状核之间,屏状核与豆状核之间的白质称外囊,屏状核与岛叶皮质之间的白质称最外囊。屏状核与大脑皮质有广泛的联系,可能与视觉、听觉功能有关,也与动物性活动有关。人类屏状核的功能尚不清楚。

3)**杏仁体** amygdaloid body:在侧脑室下角前端的上方,海马旁回钩的深面,与尾状核的末端相连,为边缘系统的皮质下中枢,与内脏活动的调节和情绪的产生有关,其纤维联系见"边缘系统"。

形态学通常将尾状核、豆状核、屏状核和杏仁体归为基底核,但功能上又常将与运动功能联系较少的屏状核和杏仁体排除,而将与运动密切联系的黑质和底丘脑核归为基底核。

（2）脑室系统

1）**侧脑室** lateral ventricle：侧脑室左右各一，位于大脑半球内，延伸至半球的各脑叶内。分为四部分：中央部位于顶叶内，是室间孔和胼胝体压部之间的部分；前角伸向额叶，为室间孔以前的部分；后角伸入枕叶；下角最长，向前伸到颞叶内（图 9-81、图 9-82）。侧脑室经左、右**室间孔** interventricular foramen 与第三脑室相通。侧脑室形状不规则，室腔大小因人而异，腔内有脉络丛和脑脊液。

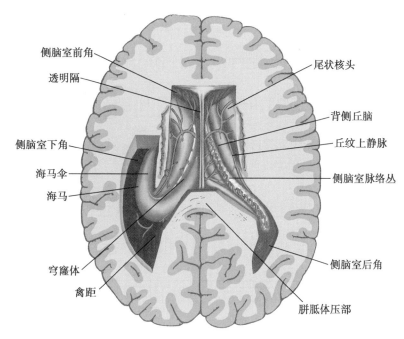

图 9-81　侧脑室

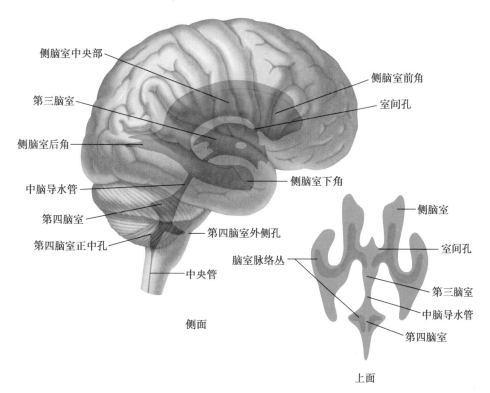

图 9-82　脑室投影图

2）第五脑室和第六脑室：多见于临床影像学描述。第五脑室即透明隔腔，为位于两侧透明隔之间的间隙，一般不通其他脑室。第六脑室又称 Verga 腔，为位于穹窿连合与胼胝体间的一个水平裂隙，不恒定，当它与侧脑室相通时即称为第六脑室。

（3）大脑皮质：大脑皮质是覆盖在大脑半球表面的灰质，人类大脑皮质重演了种系发生的次序，可分为原（古）皮质（海马、齿状回）、旧皮质（嗅脑）和新皮质（其余大部分）。原皮质、旧皮质与嗅觉和内脏活动有关，新皮质高度发展，占大脑半球皮质的 96% 以上，并将原皮质和旧皮质推向半球的内侧面下部和下面。

大脑皮质的神经细胞可分为两类：①传出神经元；②联络神经元。它们依照一定的规律分层排列并组成一个整体。原皮质和旧皮质为三层结构，新皮质基本为六层结构，如海马可分为三个基本层：分子层、锥体细胞层和多形细胞层。海马与海马旁回（内嗅区）至新皮质之间有过渡区域，过渡区域逐渐变成 4 层、5 层、6层。这一区域通常分为尖下托、下托、前下托和旁下托四个带形区，其中前两个带形区属海马，后两个带形区属海马旁回（内嗅区）（图 9-83）。

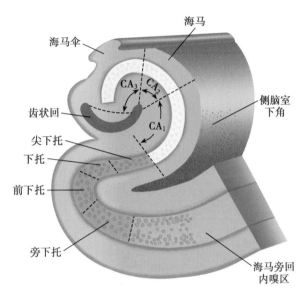

图 9-83 齿状回、海马和内嗅区皮质分层模式图
CA_1～CA_3 为海马细胞区。

1）新皮质典型的六层结构：第 I 层为分子层；第 II 层为外颗粒层；第 III 层为外锥体细胞层；第 IV 层为内颗粒层；第 V 层为内锥体细胞层；第 VI 层为多形细胞层。

分子层 molecular layer 为第 I 层，又称丛状层，主要由深层细胞树突、轴突或传入纤维与表面平行走向形成，有少量的水平细胞和星形细胞。也称切线纤维层，约占皮质厚度的 10%。

外颗粒层 external granular layer 为第 II 层，又称小锥体细胞层，主要由大量密集的颗粒细胞和小锥体细胞组成。此层有髓纤维很少，染色很浅，也称无纤维层，约占皮质厚度的 9%。

外锥体细胞层 external pyramidal layer 为第 III 层，此层含有大量典型的锥体细胞及散在的非锥体细胞，分为两个亚层，浅层以中型锥体细胞为主，深层含有大型锥体细胞。此层有髓纤维较少，主要为垂直排列纤维，按纤维分层称纹上层，约占皮质厚度的 1/3。

内颗粒层 internal granular layer 为第 IV 层，由密集的星形细胞（多数为小星形细胞）构成，有髓神经纤维在此层形成致密横行纤维丛，主要由传入纤维的水平分支组成，又称外纹层。在感觉皮质区此层更厚，约占皮质厚度的 10%。

内锥体细胞层 internal pyramidal layer 为第 V 层，又称节细胞层，由中型和大型锥体细胞、颗粒细胞和马丁诺蒂（Martinotti）细胞组成，其中一些特大的锥体细胞，称为贝兹（Betz）细胞，其轴突组成锥体束纤维。此层按纤维分层称内纹层，约占皮质厚度的 20%。

多形细胞层 polymorphic layer 为第 VI 层，含大量梭形细胞、少量星形细胞和马丁诺蒂细胞，该层的梭形细胞轴突伸入髓质形成投射纤维和联络纤维，此层按纤维分层称纹下层，约占皮质厚度的 20%。

从比较胚胎学看，新皮质的六层结构由古皮质的三层分化而来，所以大脑新皮质也可分为粒上层（第 I～III 层）、内粒层（第 IV 层）和粒下层（第 V、VI 层）。粒上层发展最晚，在人脑最发达，接受和发出联络性纤维，实现皮质内联系。内粒层主要接受来自间脑的特异性传入投射纤维。粒下层则借传出的投射纤维联系皮质下结构，控制躯体和内脏运动功能（图 9-84）。

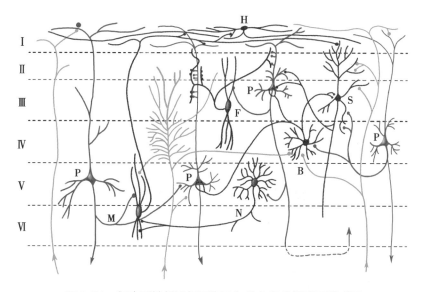

图 9-84　新皮质神经元相互间及与传入纤维间联系模式图

黑色—皮质内固有神经元;红色—传出神经元;蓝色—传入纤维。

右侧和左侧的传入纤维为联络纤维或皮质-皮质联系纤维,中央的传入纤维为特异性感觉纤维。
各层有特定的神经元分布,但某些神经元的胞体不局限于一层内。P—锥体细胞;M—马丁诺蒂细
胞;F—梭形细胞;H—水平细胞;N—神经胶质样细胞;B—篮细胞;S—星形细胞。

　　分六层的新皮质结构只是基本型,不同区域的皮质,各层的厚薄、纤维的疏密以及细胞成分都
不同。依据皮质各部细胞的纤维构筑,将全部皮质分为若干区。目前常用的是将皮质分成 52 区的
Brodmann 分区法(见图 9-75、图 9-76)。

　　2)大脑皮质内神经元的相互作用方式:多种多样,可概括为以下几种。①反馈:例如马丁诺蒂细
胞可从锥体细胞的轴突接收信息,再通过其本身的轴突与锥体细胞的树突形成突触;②同步:如第Ⅰ
层水平细胞的轴突可同时与多个锥体细胞的树突形成突触,产生同步效应;③汇聚:如颗粒细胞可同
时接受传入和传出纤维的侧支,进行整合;④扩散:一根传入纤维可终止于第Ⅱ、Ⅲ、Ⅳ层的不同神经
细胞,导致信息的广泛传播;⑤局部回路:在大脑皮质的各类神经元之间存在着大量的神经回路,这是
协调大脑活动的重要形态学基础(图 9-84)。

　　(4)大脑半球的髓质:大脑半球的髓质主要由联系皮质各部和皮质下结构的神经纤维组成,可分
为三类。

　　1)**联络纤维** association fiber:是联系同侧半球内各部分皮质的纤维,其中短纤维联系相邻脑回,
称弓状纤维。长纤维联系本侧半球各叶(图 9-85),主要有:①钩束:呈钩状绕过外侧裂,连接额、颞两

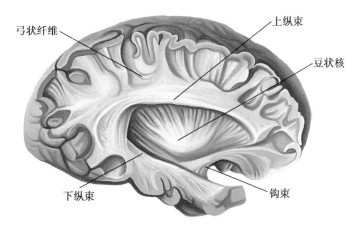

图 9-85　大脑半球联络纤维

叶的前部;②上纵束:在豆状核与岛叶的上方,连接额、顶、枕、颞四个叶;③下纵束:沿侧脑室下角和后角的外侧壁行走,连接枕叶和颞叶;④扣带:位于扣带回和海马旁回的深部,连接边缘叶的各部。

2）连合纤维 commissural fiber:是连合左、右半球皮质的纤维。包括胼胝体、前连合和穹窿连合（图 9-86）。

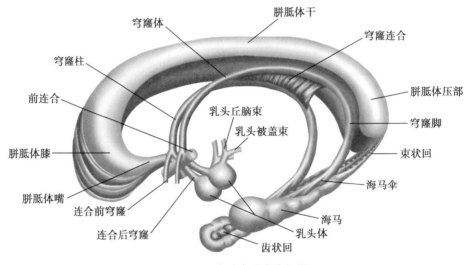

图 9-86　大脑半球连合纤维

胼胝体:位于大脑纵裂底,由连合左、右大脑半球新皮质的纤维构成,其纤维向两半球内部前、后及左、右两侧辐射,广泛联系额、顶、枕、颞叶。在正中矢状切面上,胼胝体很厚。前端为呈钩形的纤维板,由前向后分嘴、膝、干和压部四部分。胼胝体膝的纤维弯向前,连接两侧额叶的前部,称为额钳;经胼胝体干的纤维连接两侧额叶的后部和顶叶;经胼胝体压部的纤维弯向后连接两侧颞叶和枕叶,称枕钳。胼胝体的下面构成侧脑室顶。

前连合 anterior commissure:是在终板上方横过中线的一束连合纤维,主要连接两侧颞叶,小部分联系两侧嗅球。

穹窿 fornix 和穹窿连合 fornical commissure:穹窿是由海马至下丘脑乳头体的弓形纤维束,两侧穹窿经胼胝体的下方前行并互相靠近,其中一部分纤维越至对边,连接对侧的海马,称穹窿连合。

3）投射纤维 projection fiber:由大脑皮质与皮质下各中枢间的上、下行纤维组成。它们大部分经过内囊。

内囊 internal capsule 是位于丘脑、尾状核和豆状核之间的白质板。在水平切面上呈向外开放的 V 字形,分前肢、膝和后肢三部。前肢（又称额部）伸向前外,位于豆状核与尾状核之间。后肢（又称枕部）伸向后外,分为豆丘部（豆状核与丘脑之间）、豆状核后部和豆状核下部。膝介于前、后肢之间,即 V 字形转角处（图 9-87）。

内囊的投射纤维包括:①内囊前肢的投射纤维:主要包括额桥束和由丘脑背内侧核投射到前额叶的丘脑前辐射。②内囊膝部的投射纤维:有皮质核束,该束纤维是从中央前回下 1/3（躯体运动区头面部代表区）发纤维下行到脑干的一般躯体运动核和特殊内脏运动核。③内囊后肢的投射纤维:经豆丘部的下行纤维束为皮质脊髓束、皮质红核束和顶桥束等,上行纤维束是丘脑中央辐射和丘脑后辐射。其中皮质脊髓束是中央前回中上部和中央旁小叶前部至脊髓前角运动核的纤维束。而丘脑中央辐射是丘脑腹后核至中央后回的纤维束,传递皮肤、肌和关节的感觉,如损害此区,对侧躯体将产生感觉障碍。经豆状核后部向后行的纤维是视辐射及枕桥束,前者由外侧膝状体到视皮质,后者由枕叶至脑桥核。经豆状核下部向外侧行的纤维有听辐射及颞桥束,前者由内侧膝状体至听皮质,后者由颞叶至脑桥核。因此,当内囊损伤广泛时,患者会出现对侧偏身感觉丧失（丘脑中央辐射受损）、对侧偏瘫（皮质脊髓束、皮质核束损伤）和对侧同向性偏盲（视辐射受损）的"三偏"症状。

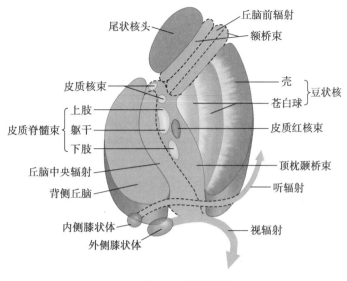

图 9-87　内囊模式图

4. 边缘系统　边缘系统 limbic system 由边缘叶及与其密切相联系的皮质下结构,如杏仁核、隔核、下丘脑、背侧丘脑的前核和中脑被盖的一些结构等共同组成。由于边缘系统组成复杂,大多数结构在前文也已提及,下面仅从海马结构、杏仁体和隔区联系出发说明边缘系统的结构和功能(图 9-88)。

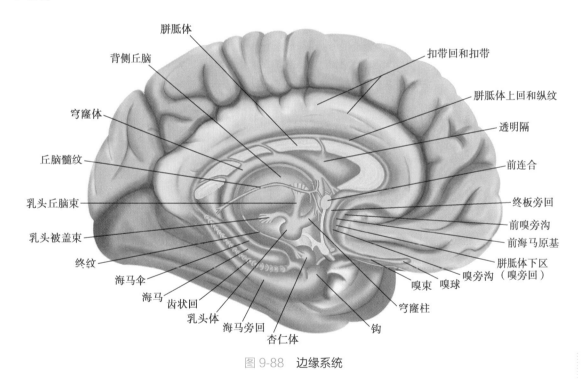

图 9-88　边缘系统

（1）海马结构:海马和齿状回合称为海马结构,海马又可分为 CA_1、CA_2、CA_3、CA_4 区,它们是只有三层结构的古皮质。由于颞叶的新皮质极度发展,海马结构被挤到侧脑室下角中。在海马结构的传入纤维中,一个重要的传入来源是海马旁回。海马结构的主要传出纤维是穹窿,其中多数纤维止于乳头体,也有终止于隔区的纤维。从海马旁回起始,经海马结构、乳头体、丘脑前核、扣带回,再到海马旁回的环路联系,称为 Papez 回路 Papez circle,又称海马环路,与情感、学习和记忆等高级神经活动有关。

（2）杏仁体：位于侧脑室下角前端和豆状核的腹侧。杏仁体的传入纤维来源甚广，来自嗅脑、新皮质、隔核、背侧丘脑和下丘脑。传出纤维经终纹和腹侧杏仁体通路到隔区和下丘脑，主要参与内脏及内分泌活动的调节和情绪活动。

（3）**隔区 septal area**：位于胼胝体嘴的下方，包括胼胝体下区和终板旁回。胼胝体下区的前外部，深陷于沟内，称前海马原基。隔核是隔区的皮质下核团，接受穹窿、终纹、前穿质、扣带回以及前脑内侧束的中脑网状结构上行纤维。隔核发出纤维投射到边缘系统，也投射到脑干网状结构，被认为是各种信息整合中枢，是边缘系统重要核团之一。当刺激或损毁隔核时，可见动物愤怒反应，进食、性与生殖行为的改变。也有研究认为隔核与学习、记忆关系密切。

总之，边缘系统在进化上是脑的古老部分，主要调节内脏功能、情绪反应和性活动等，在维持个体生存和种族生存（延续后代）方面发挥重要作用。同时边缘系统特别是海马，与机体的高级精神活动如学习与记忆密切相关。

5. 基底前脑　基底前脑 basal forebrain 为位于大脑半球前内侧面和下面、间脑的腹侧、前连合下方的若干脑区和核团，包括下丘脑视前区、隔核、斜角带核、Meynert 基底核、伏隔核、嗅结节和杏仁核等。斜角带核位于前穿质后部邻近视束处，呈外观光滑的斜带状，自前上向后下，根据细胞的排列方向分为垂直支和水平支两部分。Meynert 基底核是豆状核下方，位于前穿质与大脑脚之间的一大群细胞。隔核、斜角带核和 Meynert 基底核内含有大量的大中型胆碱能神经元，属于基底前脑的大细胞核群。这些胆碱能神经元的神经纤维广泛投射到大脑新皮质、海马等处，与学习、记忆功能关系密切。

伏隔核 nucleus accumbens 位于隔区与尾状核头之间偏下方，含有多巴胺类神经元，是基底前脑的一个较大的核团，与边缘系统有密切的纤维联系，功能上与躯体运动、内脏活动整合以及镇痛机制等有关。研究认为伏隔核参与多巴胺能奖赏系统，与吸毒成瘾的机制有关。

许多临床、生理、行为学和形态学研究表明：基底前脑有着广泛的功能，包括从最原始的内驱力和情绪反应到高级的认知活动。研究显示精神分裂症、帕金森病和阿尔茨海默病这三个长期困扰人类的神经精神疾病的发病机制与基底前脑的病变有密切关系。

三、脑和脊髓的被膜、血管及脑脊液循环和脑屏障

（一）脊髓和脑的被膜

脑和脊髓的表面包有三层被膜，由外向内依次为硬膜、蛛网膜和软膜，有支持、保护脑和脊髓的作用。

1. 脊髓的被膜　脊髓的被膜由外向内为硬脊膜、脊髓蛛网膜和软脊膜。

（1）**硬脊膜 spinal dura mater**（图 9-89）：由致密结缔组织构成，厚而坚韧。上端附于枕骨大孔边缘，与硬脑膜相延续；在第 2 骶椎水平逐渐变细，包裹终丝；下端附于尾骨。硬脊膜与椎管内面的骨膜之间的间隙称**硬膜外隙 epidural space**，内含疏松结缔组织、脂肪、淋巴管、静脉丛和脊神经根等。此间隙略呈负压，不与颅腔相通。临床上进行硬膜外麻醉，将药物注入此间隙，以阻滞脊神经根内的神经传导。在硬脊膜与脊髓蛛网膜之间有潜在的硬膜下隙。硬脊膜在椎间孔处与脊神经的被膜相延续。

（2）**脊髓蛛网膜 spinal arachnoid mater**：为半透明而无血管的薄膜，向上与脑蛛网膜相延续。脊髓蛛网膜与软脊膜之间有较宽阔的间隙称**蛛网膜下隙 subarachnoid space**，两层膜之间有许多结缔组织小梁相连，间隙内充满脑脊液。脊髓蛛网膜下隙的下部，自脊髓下端至第 2 骶椎之间扩大的蛛网膜下隙，称**终池 terminal cistern**，内容马尾。临床上常在第 3、4 或第 4、5 腰椎间行腰椎穿刺，以抽取脑脊液或注入药物而不伤及脊髓。脊髓蛛网膜下隙向上与脑蛛网膜下隙相通。

（3）**软脊膜 spinal pia mater**：薄而富含血管，紧贴脊髓表面，并延伸至脊髓沟裂中，在脊髓下端移行为终丝。软脊膜在脊髓两侧，脊神经前、后根之间形成**齿状韧带 denticulate ligament**。该韧带呈齿状，其尖端附于硬脊膜。脊髓借齿状韧带和脊神经根固定于椎管内，并浸泡于脑脊液中。上述的固定作用连同硬膜外隙内的脂肪组织和椎内静脉丛的弹性垫作用，使脊髓不易遭受因外界震荡而造成的损伤。齿状韧带还可作为椎管内手术的标志。

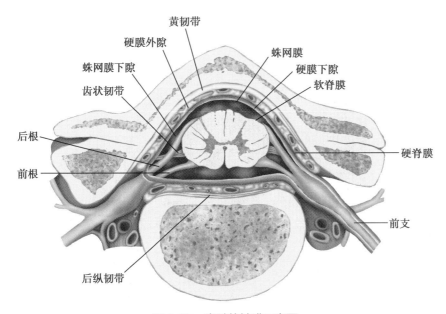

图 9-89 脊髓的被膜示意图

2. 脑的被膜 脑的被膜由外向内为硬脑膜、脑蛛网膜和软脑膜。

（1）**硬脑膜** cerebral dura mater（图 9-90、图 9-91）：是厚而坚韧的双层膜，有丰富的神经和血管行经其间。外层为颅骨内面的骨膜，其与颅盖骨连接疏松，易于分离，当硬脑膜血管损伤时，可在硬脑膜与颅骨之间形成硬膜外血肿。在颅底处硬脑膜则与颅骨结合紧密，故颅底骨折时，易将硬脑膜与脑蛛网膜同时撕裂，使脑脊液外漏。如颅前窝骨折，脑脊液可流入鼻腔，形成鼻漏。硬脑膜在脑神经出颅处移行为神经外膜。硬脑膜内层可折叠形成若干板状突起伸入各脑部之间，更好地保护脑，在枕骨大孔的边缘与硬脊膜相延续。由硬脑膜形成的结构如下。

1）**大脑镰** cerebral falx：呈镰刀形伸入大脑纵裂，分隔两大脑半球。前端连于鸡冠，后端连于小脑幕的顶，下缘游离于胼胝体的上方。

2）**小脑幕** tentorium of cerebellum：呈半月形伸入大脑横裂，分隔大脑和小脑。其后外侧缘附于枕骨横窦沟和颞骨岩部上缘，前内侧缘游离形成**小脑幕切迹** tentorial incisure。切迹与鞍背之间形成一环形孔，称小脑幕裂孔，内有中脑通过。小脑幕将颅腔不完全地分割成上、下两部。当上部颅脑病变引起颅内压增高时，小脑幕切迹上方的海马旁回和钩可受挤压而移位至小脑幕切迹，形成小脑幕切迹疝，压迫大脑脚和动眼神经，导致相应的临床症状和体征。

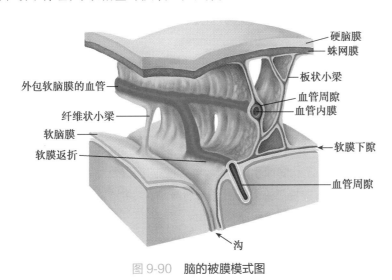

图 9-90 脑的被膜模式图

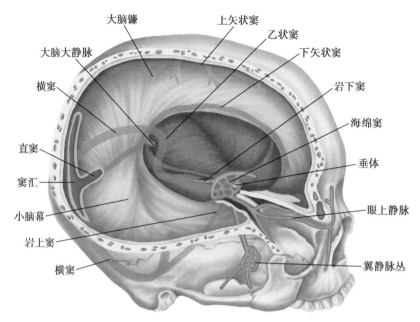

图 9-91　硬脑膜及硬脑膜窦

3）**小脑镰** cerebellar falx：自小脑幕下面正中伸入两小脑半球之间。

4）**鞍膈** diaphragma sellae：位于蝶鞍上方，张于前床突、鞍结节和鞍背上缘之间，封闭垂体窝，中央有一小孔容垂体柄通过。

5）**硬脑膜窦** sinus of dura mater（图 9-91）：由某些部位的硬脑膜两层之间分开、内面衬以内皮细胞而构成，窦内含静脉血，窦壁无平滑肌，不能收缩，故损伤出血时难以止血，容易形成颅内血肿。主要的硬脑膜窦如下。

上矢状窦 superior sagittal sinus 位于大脑镰上缘内，前端起自盲孔，向后流入窦汇。

下矢状窦 inferior sagittal sinus 位于大脑镰下缘内，其走向与上矢状窦一致，向后汇入直窦。

直窦 straight sinus 位于大脑镰与小脑幕连接处，由大脑大静脉和下矢状窦汇合而成，向后通窦汇。

窦汇 confluence of sinus 由上矢状窦与直窦在枕内隆凸处汇合扩大而成，向两侧移行为左、右横窦。

横窦 transverse sinus 成对，位于小脑幕后外侧缘附着处的枕骨横窦沟处，连接窦汇与乙状窦。

乙状窦 sigmoid sinus 成对，位于乙状窦沟内，是横窦的延续，向前下在颈静脉孔处出颅续为颈内静脉。

海绵窦 cavernous sinus 位于蝶鞍两侧，为两层硬脑膜间的不规则腔隙。腔隙内有许多结缔组织小梁，形似海绵而得名（图 9-92），两侧海绵窦借横支相连。窦腔内侧壁有颈内动脉和展神经通过，在窦的外侧壁，自上而下有动眼神经、滑车神经、三叉神经的分支眼神经和上颌神经通过。

海绵窦与周围的静脉有广泛的交通和联系。其前方接受眼静脉，两侧接受大脑中浅静脉，向后外经岩上窦和岩下窦连通横窦、乙状窦或颈内静脉。海绵窦向前借眼静脉与面静脉交通，向下经卵圆孔的小静脉与翼静脉丛相通，故面部感染可经上述交通蔓延至海绵窦，引起海绵窦炎和血栓形成，继而累及经过海绵窦的神经，导致相应的临床症状和体征。

岩上窦 superior petrosal sinus 和**岩下窦** inferior petrosal sinus 分别位于颞骨岩部的上缘和后缘，将海绵窦的血液分别导入横窦、乙状窦或颈内静脉。硬脑膜窦还借导静脉与颅外静脉相交通，故头皮感染也可蔓延至颅内。

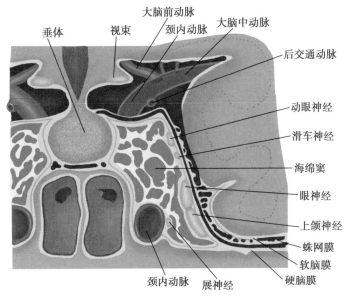

图 9-92　海绵窦

硬脑膜窦内血液流向归纳如下：

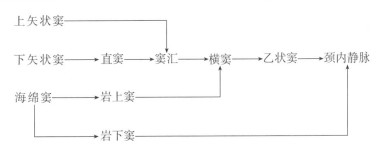

（2）**脑蛛网膜** cerebral arachnoid mater：薄而透明，缺乏血管和神经，与硬脑膜之间有硬膜下隙，与软脑膜之间有蛛网膜下隙。脑蛛网膜下隙内充满脑脊液，此隙向下与脊髓蛛网膜下隙相通。颅内血管或动脉瘤破裂出血，血液流入蛛网膜下隙，称为蛛网膜下隙（腔）出血。脑蛛网膜除在大脑纵裂和大脑横裂处以外，均跨越脑的沟裂而不深入沟内，故蛛网膜下隙大小不一，此隙在某些部位扩大形成**蛛网膜下池** subarachnoid cistern。在小脑与延髓之间有**小脑延髓池** cerebellomedullary cistern，临床上可在此穿刺，抽取脑脊液检查。此外，在视交叉前方有交叉池，两侧大脑脚之间有脚间池，脑桥腹侧有桥池，胼胝体压部下方与小脑上面前上方和中脑背面之间有四叠体上池，内有松果体和大脑大静脉。脑蛛网膜紧贴硬脑膜，在上矢状窦处形成许多绒毛状突起，突入上矢状窦内，称**蛛网膜粒** arachnoid granulations，脑脊液经此结构渗入上矢状窦内（图 9-93）。

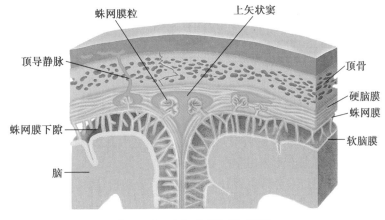

图 9-93　**上矢状窦和蛛网膜粒**

（3）**软脑膜** cerebral pia mater：薄而富有血管和神经,覆盖于脑的表面并伸入沟裂内。在脑室的一定部位,软脑膜及其血管与该部的室管膜上皮共同构成脉络组织。在某些部位,脉络组织的血管反复分支成丛,连同其表面的软脑膜和室管膜上皮一起突入脑室,形成脉络丛。脉络丛是产生脑脊液的主要结构。

（二）脑和脊髓的血管

1. 脑的血管

（1）脑的动脉：脑的动脉来源于颈内动脉和椎动脉(图 9-94)。由于左、右椎动脉入颅后很快合并成一条基底动脉,故可将脑的动脉分为颈内动脉系和椎-基底动脉系。以顶枕沟为界,大脑半球的前2/3 和部分间脑由颈内动脉供应,大脑半球后 1/3 及部分间脑、脑干和小脑由椎动脉供应。这两系动脉在大脑的分支可分为皮质支和中央支。皮质支营养大脑皮质及其深面的髓质,中央支供应基底核、内囊及间脑等。

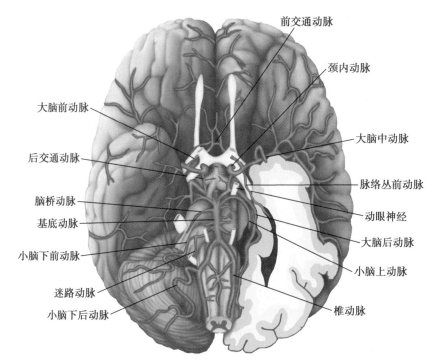

图 9-94　脑底的动脉

1）**颈内动脉** internal carotid artery：起自颈总动脉,自颈部向上至颅底,经颈动脉管进入颅腔,紧贴海绵窦的内侧壁穿海绵窦腔行向前上,至前床突的内侧弯行向上并穿出海绵窦而分支。颈内动脉按其行程可分为 4 部：颈部、岩部、海绵窦部和前床突上部。其中海绵窦部和前床突上部合称为虹吸部,常呈 U 形或 V 形,是动脉硬化的好发部位。临床上的颈动脉海绵窦瘘是指海绵窦部的颈内动脉破裂出血至窦内,导致颈内动脉与海绵窦之间形成异常的动-静脉直接交通,从而出现搏动性突眼、眼球运动障碍等症状。颈内动脉在穿出海绵窦处发出眼动脉(见“视器”)。颈内动脉供应脑的主要分支如下。

大脑前动脉 anterior cerebral artery(图 9-94、图 9-95)在视神经上方行向前内,进入大脑纵裂,与对侧同名动脉借**前交通动脉** anterior communicating artery 相连,后沿胼胝体沟向后行。皮质支由前向后发出额叶底内侧动脉、额叶前内侧支、额叶中间内侧支、额叶后内侧支、胼胝体周围动脉、旁中央动脉、楔前动脉等,分布于顶枕沟以前的半球内侧面、额叶底面的一部分和额、顶两叶上外侧面的上部。中央支自大脑前动脉的近侧段发出,分两组：第一组为内侧豆纹动脉,包括返支和基底支,前者供应壳、尾状核前部和内囊下部,后者供应视交叉的背面及下丘脑;第二组为胼胝体旁支,通常分为 7～20 支细小的胼胝体动脉,分布于胼胝体及透明隔。

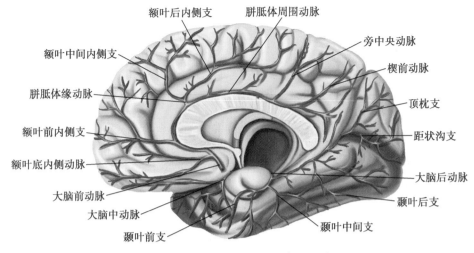

图 9-95　大脑半球的动脉(内侧面)

大脑中动脉 middle cerebral artery 可视为颈内动脉的直接延续,向外行入外侧沟内,分为数条皮质支,包括眶额动脉、中央前沟动脉、中央沟动脉、中央后沟动脉、顶叶后动脉、角回动脉、颞叶后动脉、颞叶中动脉、颞叶前动脉以及颞极动脉等,营养大脑半球外侧面大部分和岛叶(图9-96),其中包括躯体运动区、躯体感觉区和语言中枢。若该动脉发生阻塞,将对机体运动、感觉功能产生严重影响,若左侧大脑中动脉阻塞,还会影响语言功能。

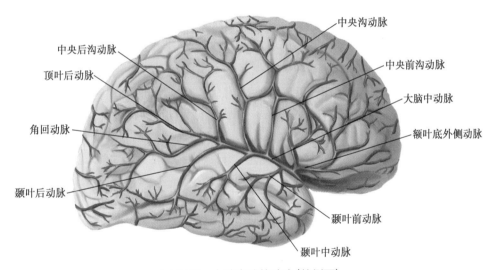

图 9-96　大脑半球的动脉(外侧面)

大脑中动脉途经前穿质时,发出一些细小的中央支(图9-97),又称豆纹动脉,垂直向上穿前穿质进入脑实质,营养尾状核、豆状核、内囊膝和后肢的前部。豆纹动脉行程呈 S 形弯曲,因血流动力关系,在高血压动脉硬化时容易破裂(故又称出血动脉),导致脑出血,出现严重的功能障碍。

脉络丛前动脉 anterior choroidal artery 沿视束下面行向后外,经大脑脚与海马旁回的钩之间进入侧脑室下角,终止于脉络丛。沿途发出分支供应外侧膝状体、内囊后肢的后下部、大脑脚底的中 1/3 及苍白球等结构。此动脉细小且行程较长,易被血栓阻塞。

后交通动脉 posterior communicating artery 在视束下面向后行,与大脑后动脉吻合,是颈内动脉系与椎-基底动脉系的吻合支。

2) **椎动脉** vertebral artery:起自锁骨下动脉,向上穿第6至第1颈椎横突孔,经枕骨大孔进入颅腔,在脑桥与延髓交界处的腹侧面,左、右椎动脉汇合成一条**基底动脉** basilar artery。基底动脉沿脑桥腹侧的基底沟上行,至脑桥上缘分为左、右大脑后动脉。

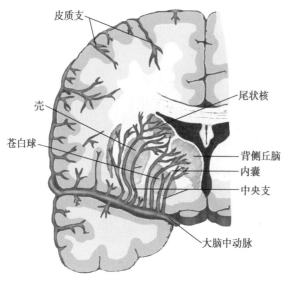

皮质支

尾状核

壳

苍白球

背侧丘脑
内囊
中央支

大脑中动脉

图 9-97　大脑中动脉的皮质支和中央支

椎动脉的主要分支有:①脊髓前、后动脉(见"脊髓的血管")。②小脑下后动脉 posterior inferior cerebellar artery 是椎动脉的最大分支,在平橄榄下端附近发出,向后外行经延髓与小脑扁桃体之间,分支分布于小脑下面的后部和延髓后外侧部(见图 9-94)。该动脉行程弯曲,易发生栓塞,临床上称为延髓外侧综合征(Wallenberg 综合征),表现为同侧面部浅感觉障碍、对侧上下肢及躯干的浅感觉障碍(交叉性感觉麻痹)和小脑共济失调等。

基底动脉的主要分支有:①小脑下前动脉 anterior inferior cerebellar artery 发自基底动脉起始段,经展神经、面神经和前庭蜗神经的腹侧达小脑下面(见图 9-94),供应小脑下部的前份。②迷路动脉 labyrinthine artery 细长,伴随面神经和前庭蜗神经进入内耳道,供应内耳迷路。约 80% 以上的迷路动脉发自小脑下前动脉。③脑桥动脉 pontine artery 是一些细小的动脉分支,供应脑桥基底部。④小脑上动脉 superior cerebellar artery 发自基底动脉的末端处,绕大脑脚向后,供应小脑上部。⑤大脑后动脉 posterior cerebral artery 是基底动脉的终末分支,绕大脑脚向后,沿海马旁回的钩转至颞叶和枕叶的内侧面(见图 9-95)。皮质支主要分支有颞叶前支、颞叶中间支、颞叶后支、距状沟支、顶枕支等,分布于颞叶的内侧面、底面及枕叶;中央支由起始部发出,经后穿质入脑实质,供应背侧丘脑、内侧膝状体、下丘脑和底丘脑等。大脑后动脉起始部与小脑上动脉根部之间有动眼神经穿行(见图 9-94),当颅内压增高时,海马旁回的钩可移至小脑幕切迹下方,使大脑后动脉向下移位,牵拉并压迫动眼神经,从而导致动眼神经麻痹。

3) 大脑动脉环 cerebral arterial circle(Willis 环):由两侧大脑前动脉起始段、两侧颈内动脉末段、两侧大脑后动脉借前、后交通动脉共同组成。位于脑底下方,蝶鞍上方,环绕视交叉、灰结节及乳头体周围(见图 9-94)。此环使两侧颈内动脉系与椎-基底动脉系相交通。正常情况下,大脑动脉环是一种代偿的潜在结构,其两侧的血液不相混合。当此环的某一处发育不良或阻塞时,可在一定程度上通过此环使血液重新分配和代偿,以维持脑的血液供应。据统计,约有 48% 的国人大脑动脉环发育不全或异常,不正常的动脉环易出现动脉瘤,大脑前动脉与前交通动脉的连接处是动脉瘤的好发部位。

(2) 脑的静脉:脑的静脉不与动脉伴行,内无瓣膜,分为浅、深两组,两组之间相互吻合。浅组收集脑皮质以及皮质下髓质的静脉血,直接注入邻近的静脉窦;深组收集大脑深部的髓质、基底核、间脑、脑室脉络丛等处的静脉血,最后汇成一条大脑大静脉注入直窦。两组静脉最终经硬脑膜窦回流至颈内静脉。

浅组静脉以大脑外侧沟为界分为 3 组(图 9-98)。大脑上静脉 superior cerebral vein(Trolard 静脉,外侧沟以上)收集大脑半球上外侧面和内侧面上部的血液,注入上矢状窦。大脑下静脉 inferior cerebral vein(Labbe 静脉,外侧沟以下)收集大脑半球上外侧面下部和半球下面的血液,主要注入横窦和海绵窦。大脑中静脉 middle cerebral vein(Sylvian 静脉)又分为浅、深两组,其中大脑中浅静脉收集半球上外侧面近外侧沟附近的静脉,主干沿外侧沟向前下,注入海绵窦;大脑中深静脉收集大脑岛叶的血液,与大脑前静脉、纹状体静脉汇合成基底静脉 basal vein,再注入大脑大静脉。

深组静脉包括大脑内静脉和大脑大静脉(图 9-99)。大脑内静脉 internal cerebral vein 由脉络丛静脉和丘脑纹静脉在室间孔后上缘合成,向后至松果体后方,与对侧的大脑内静脉汇合成一条大脑大静脉 great cerebral vein,即 Galen 静脉。大脑大静脉很短,收集大脑半球深部髓质、基底核、间脑和脉络丛等处的静脉血,在胼胝体压部的后下方注入直窦。

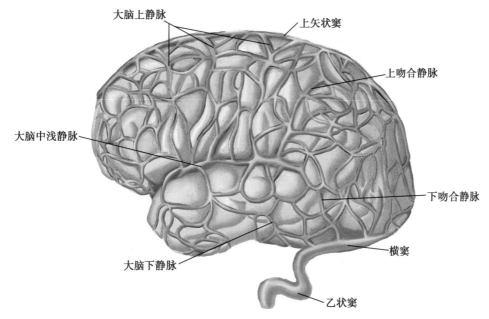

图 9-98　脑的静脉（浅组）

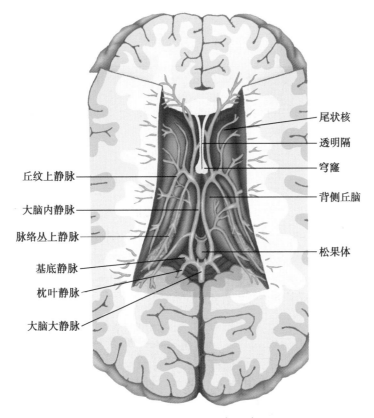

图 9-99　脑的静脉（深组）

2. 脊髓的血管

（1）脊髓的动脉：脊髓的动脉有两个来源，即椎动脉和节段性动脉（图 9-100）。椎动脉发出**脊髓前动脉** anterior spinal artery 和**脊髓后动脉** posterior spinal artery。它们在下行过程中，不断得到节段性动脉（由颈升动脉、肋间后动脉、腰动脉和骶外侧动脉等发出）分支的补充，以保障有足够的血液供应脊髓。

1）脊髓前动脉：由椎动脉末端发出，左、右脊髓前动脉在延髓腹侧合成一干，沿前正中裂下行至脊髓末端。

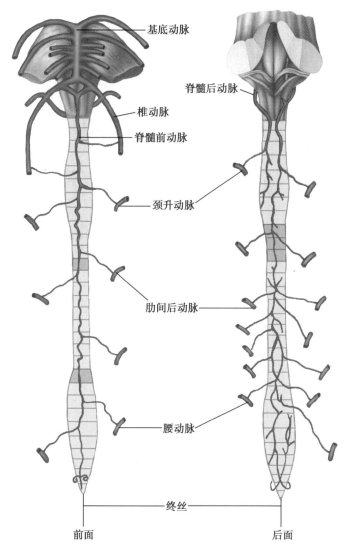

基底动脉

脊髓后动脉

椎动脉

脊髓前动脉

颈升动脉

肋间后动脉

腰动脉

终丝

前面　　　　　后面

图 9-100　脊髓的动脉

2）脊髓后动脉：自椎动脉发出向后行，经枕骨大孔出颅后沿脊髓后外侧沟下行，直至脊髓末端。

脊髓前、后动脉之间借环绕脊髓表面的吻合支互相交通，形成动脉冠（图 9-101），由动脉冠再发分支进入脊髓内部。脊髓前动脉的分支主要分布于脊髓前角、侧角、灰质连合、后角基部、前索和外侧索。脊髓后动脉的分支则分布于脊髓后角的其余部分和后索。

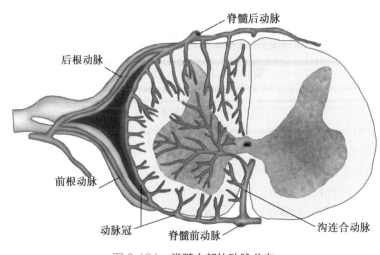

脊髓后动脉

后根动脉

前根动脉

动脉冠　　脊髓前动脉　　沟连合动脉

图 9-101　脊髓内部的动脉分布

NOTES

由于脊髓动脉的来源不同,有些节段因两个来源的动脉吻合薄弱,血液供应不够充分,使脊髓易因缺血而受损害,称为危险区,如第1~4胸节(特别是第4胸节)和第1腰节的腹侧面。

(2)脊髓的静脉:脊髓的静脉较动脉多而粗。脊髓前、后静脉由脊髓内的小静脉汇集而成,通过前、后根静脉注入硬膜外隙的椎内静脉丛。

(三)脑脊液及其循环

脑脊液 cerebrospinal fluid,CSF 是充满脑室系统、蛛网膜下隙和脊髓中央管内的无色透明液体。其内含多种浓度不等的无机离子、葡萄糖、微量蛋白和少量淋巴细胞,pH 为 7.4,对中枢神经系统起缓冲、保护、运输代谢产物和调节颅内压等作用。在成人,脑脊液总量平均约 150ml,处于不断产生、循环和回流的平衡状态中,其循环途径如下(图 9-102)。

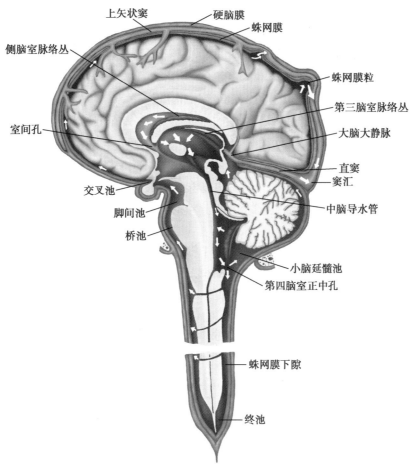

图 9-102 脑脊液循环模式图

脑脊液主要由脑室脉络丛产生,少量由室管膜上皮和毛细血管产生。侧脑室脉络丛产生的脑脊液经室间孔流至第三脑室,与第三脑室脉络丛产生的脑脊液一起,经中脑导水管流入第四脑室,再汇合第四脑室脉络丛产生的脑脊液一起经第四脑室正中孔和两个外侧孔流入脑和脊髓周围的蛛网膜下隙,然后脑脊液再沿此隙流向大脑背面的蛛网膜下隙,经蛛网膜粒渗透到硬脑膜窦内(主要是上矢状窦),回流入血液中。若脑脊液在循环途中发生阻塞,可导致脑积水,引起颅内压升高,使脑组织受压移位,甚至出现脑疝,危及生命。

(四)脑屏障

中枢神经系统内有对物质在毛细血管或脑脊液与脑组织间转运过程中进行一定限制或选择的相应结构,该结构即**脑屏障** brain barrier(图 9-103)。脑屏障对于保持中枢神经系统内神经元的正常活动,维持稳定的微环境,使微环境中的氧、有机物及无机离子浓度维持平衡和稳定,具有重要作用。微环境发生细微变化,都会影响到神经元的活动。脑屏障包括 3 个部分。

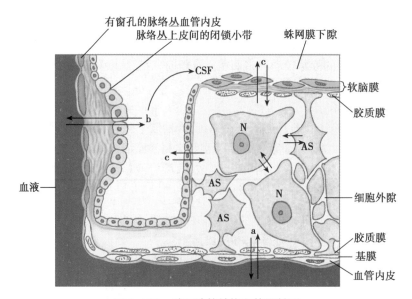

图 9-103　脑屏障的结构和位置关系

a—血-脑屏障;b—血-脑脊液屏障;c—脑脊液-脑屏障;AS—星形胶质细胞;N—神经元;CSF—脑脊液。

1. 血-脑屏障 blood-brain barrier,BBB　位于血液与脑、脊髓的神经细胞之间。其结构基础是:①脑和脊髓内的毛细血管为连续型,内皮细胞无窗孔,内皮细胞之间有紧密连接封闭,使大分子物质不能通过,但水和某些离子却能通过;②完整而连续的毛细血管基膜;③毛细血管基膜外有星形胶质细胞突起形成的胶质膜。

2. 血-脑脊液屏障 blood-CSF barrier　位于脑室脉络丛的血液与脑脊液之间,其结构基础主要是脉络丛上皮细胞之间有闭锁小带相连(属紧密连接)。但脉络丛的毛细血管内皮细胞有窗孔,因而其有一定的通透性。

3. 脑脊液-脑屏障 CSF-brain barrier　位于脑室和蛛网膜下隙的脑脊液与脑、脊髓的神经细胞之间,其结构基础是室管膜上皮、软脑膜和软膜下胶质膜。但脉络膜上皮之间主要为缝隙连接,不能有效地限制大分子通过,软脑膜的屏障作用也很低。因此,脑脊液的化学成分与脑组织细胞外液的成分大致相同。

脑屏障的存在,保证中枢神经系统的神经细胞周围有一个相对稳定的微环境,使脑和脊髓不致受到内、外环境各种化学和物理因素变化的影响,以保障神经细胞的功能得以正常进行。若脑屏障受到损害(如脑或脊髓的外伤、炎症或血管疾病),脑屏障的通透性增高或减低,脑或脊髓的神经细胞则会直接受到各种致病因素的刺激,将导致脑水肿、脑出血、免疫异常等严重后果。

脑屏障的作用也是相对的。脑的某些部位缺乏血-脑屏障(如松果体、神经垂体等),这些部位的毛细血管内皮细胞上有窗孔,因而具有一定的通透性;脑脊液-脑屏障也不完善,脑脊液和脑内神经元的细胞外液能相互交通。因此,认识脑屏障对脑保护和脑疾病治疗药物的选择有重要意义。

脑屏障的相对性,使人体内神经、免疫和内分泌三大调节系统的物质之间能相互调节,形成**神经-免疫-内分泌网络** neuro-immuno-endocrine network,全面调节人体的各种功能活动。当这三大系统的平衡失调时,就会导致疾病的发生,许多疾病的发病机制与其有关,如癫痫、阿尔茨海默病、帕金森病、心血管疾病和肿瘤等。

第三节 │ 周围神经系统

周围神经系统 peripheral nervous system 是指除中枢神经系统以外、分布于全身各处的神经结构和神经组织。周围神经系统在结构上与中枢神经系统的脊髓和脑相连,同时借各种末梢装置分布于全身各处，从而实现中枢神经系统与身体各系统器官和组织的功能联系。周围神经系统虽然是一个完整的结构系统，但是根据其与中枢连接部位的不同一般将其划分为**脊神经** spinal nerves 和**脑神经** cranial nerves 两大部分。前者指的是与脊髓相连的周围神经部分，由 31 对脊神经组成；后者则是指与脑相连的部分，由 12 对脑神经组成。根据周围神经终末分布部位的不同，将其划分为**躯体神经** somatic nerve 和**内脏神经** visceral nerve 两大部分。前者指的是分布于身体皮肤、关节和骨骼肌的周围神经部分，后者则是指分布于脏器、全身心血管和腺体组织的周围神经部分。虽然根据周围神经的结构特点可以将其划分为 4 个部分，但是这 4 个部分并不是绝对独立的，实际上，无论是脊神经还是脑神经都含有躯体神经纤维和内脏神经纤维。因此为了叙述方便，往往将周围神经系统分为 3 部分来描述，即脊神经、脑神经和内脏神经。内脏神经部分是将存在于脊神经和脑神经中的内脏神经周围部分抽提出来，将其和与之相关联的中枢部分组织成一个完整体系来进行描述。

从功能上分析，周围神经系统的任何部分都是由传导感觉信号和传导运动信号的两大部分所构成，因此脊神经、脑神经和内脏神经均可分为**感觉神经** sensory nerve 和**运动神经** motor nerve 两大结构成分。感觉神经将神经冲动由外周感受器向中枢传导，又称为传入神经；运动神经将神经冲动由中枢神经系统传出至外周的效应器，故又称为传出神经。内脏神经的传出神经部分对效应器活动的支配不受大脑意识层面的控制，表现为不受主观意志的调控，故又将该部分称为**自主神经系统** autonomic nervous system 或**植物神经系统** vegetative nervous system。根据内脏运动神经中不同部分的形态学特点及对效应器的不同作用又可以将其分为**交感神经** sympathetic nerve 和**副交感神经** parasympathetic nerve 两大部分。

周围神经系统主要由分布于身体各处的神经、神经节、神经丛和神经终末装置等构成。躯体神经多呈条索状走行并分布于全身的骨骼肌和皮肤，内脏神经大部分以相互交织形成的神经丛分布于平滑肌、心肌和腺体。在周围神经系统的某些特定部位有神经元胞体聚集形成的结构，称为**神经节** ganglion。神经节可分为脑神经节、脊神经节和内脏运动神经节，其中脑、脊神经节属于感觉性神经节，内脏运动神经节又可以分为交感神经节和副交感神经节。

周围神经的损伤与再生：周围神经中的神经纤维因外伤或其他原因与神经细胞胞体离断后，其结构会发生崩解和破坏，这种过程称为神经纤维溃变。神经纤维溃变一般发生在与胞体离断数小时以后，此时其轴突和髓鞘首先出现膨胀和崩解，继而纤维崩裂为碎片、液化为小滴状。自神经纤维损伤离断处向纤维的远侧段发生的溃变称为**顺行溃变** anterograde degeneration；自损伤处向神经纤维近侧段发生的溃变称为**逆行溃变** retrograde degeneration。在神经纤维发生溃变的同时，其胞体也出现损伤性反应，表现为胞体肿胀，细胞核移向胞体一侧，尼氏体发生溶解消失或固缩变形。损伤严重时可导致神经元死亡。

在神经纤维受到损伤、发生溃变后的第 2～3 周，受伤的神经元胞体及其纤维会出现结构的修复和功能的恢复过程，这一现象称为神经纤维的再生。再生的过程首先表现为胞体的尼氏体逐渐恢复正常形态，胞核回到胞体中央，继而与胞体相连的神经纤维的轴突向远侧段生出多条幼芽。这些幼芽穿过损伤处的组织间隙，沿着仍然存活的施万细胞索向远侧段生长，最后到达原来所分布的组织器官。在施万细胞索中生长的轴突幼芽继续增粗，髓鞘也逐渐形成，神经纤维的功能也随之逐渐恢复。与此同时，其余未到达靶器官的幼芽则退化或消失。

周围神经再生受到多种微环境因素的影响。神经损伤后施万细胞的增生是影响再生的最重要条件。当神经受到损伤发生溃变时，施万细胞仍然存活，并不断增生形成细胞索，使断开的神经相互愈合，诱导新生轴突向远侧端生长。同时，施万细胞具有产生多种神经营养因子的作用，这些营养因子包括神经生长因子、脑源性神经生长因子、睫状神经生长因子和成纤维细胞生长因子等，对神经纤维的再生具有重要促进作用。此外，周围神经的基质成分对神经再生也有重要影响，这类基质包括**细胞外基质** extracellular matrix 成分和**细胞黏附分子** cell adhesion molecule 两种，前者为沉积于细胞间的大分子物质，可分为许多亚型，如**层粘连蛋白** laminin、**纤连蛋白** fibronectin 等，主要存在于施万细胞的基底膜内；后者包括神经细胞黏着分子、神经胶质细胞黏着分子和髓鞘相关蛋白等，为分布于施万细胞和星形胶质细胞表面的糖蛋白。这些基质成分对轴突向靶组织的定向生长及轴突髓鞘化过程都有重要影响。另外，交变磁场、电场和氦氖激光等物理因素以及某些中药的有效成分对周围神经的再生也有一定促进作用。

在临床外科手术过程中,对损伤神经的断端之间的复位和连接状况可直接影响周围神经的再生效果。为了保证损伤神经断端之间的对位修复,临床上常采用神经束膜端端吻合缝接。基础性研究中异体或自体神经移植,骨骼肌束、羊膜管和静脉植入术,组织工程学方法构建的神经导管桥接神经缺损等新技术和方法为神经损伤的修复和再生提供了新的策略。

一、脊神经

(一) 概述

1. **脊神经的构成、分部及纤维分布**　脊神经 spinal nerves 为连接于脊髓的周围神经部分,共 31 对。每对脊神经连于一个脊髓节段,由**前根** anterior root 和**后根** posterior root 组成。前根连于脊髓前外侧沟,由运动性神经根丝构成;后根连于脊髓后外侧沟,由感觉性神经根丝构成。前根和后根在椎间孔处合为一条脊神经,由此成为既含感觉纤维又含运动纤维的混合神经。脊神经后根在椎间孔处有椭圆形的膨大,称**脊神经节** spinal ganglion,其中含有假单极感觉神经元。

根据脊神经与脊髓的连接关系,可将其分为 5 部分,分别为**颈神经** cervical nerves 8 对,**胸神经** thoracic nerves 12 对,**腰神经** lumbar nerves 5 对,**骶神经** sacral nerves 5 对,**尾神经** coccygeal nerve 1 对。

所有脊神经都经同序数椎体上方或下方的椎间孔穿出椎管或骶管,形成特定的位置关系。第 1 颈神经在寰椎与枕骨之间的间隙离开椎管,第 2～7 颈神经经同序数颈椎上方的椎间孔穿出椎管,第 8 颈神经则在第 7 颈椎下方的椎间孔穿出椎管,所有胸神经和腰神经都经同序数椎骨下方的椎间孔穿出椎管,第 1～4 骶神经从同序数的骶前孔和骶后孔出骶管,第 5 骶神经和尾神经则经骶管裂孔穿出。

不同部位的脊神经前、后根在椎管内的走行方向和走行距离有明显差别。颈神经根最短,行程近于水平;胸神经根较长,斜向外下走行;腰神经根最长,几近垂直下行,在无脊髓的椎管内形成了**马尾** cauda equina。由脊神经前、后根合成的脊神经均在椎间孔处穿出椎管,因此该部位的损伤和病变都可能累及脊神经,导致感觉和运动障碍。在椎间孔处,脊神经有如下重要毗邻:其前方为椎体及椎间盘,后方为关节突关节和黄韧带,上方是上位椎弓的椎下切迹,下方是下位椎弓的椎上切迹。另外,尚有伴随脊神经一起走行的脊髓动、静脉和脊神经的脊膜支进出椎间孔。

脊神经为混合性神经,由躯体神经纤维和内脏神经纤维合成,而躯体神经和内脏神经都含有运动纤维和感觉纤维,因此,脊神经实际含有 4 种纤维成分(图 9-104)。

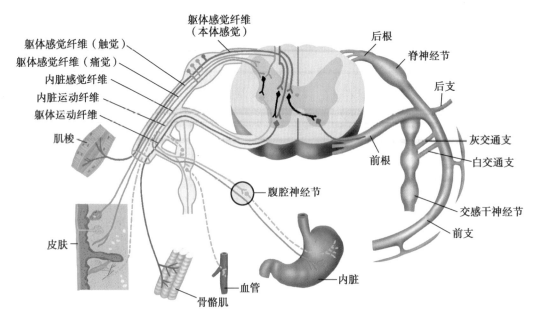

图 9-104　脊神经的组成、分支和分布示意图

（1）**躯体感觉纤维**：来自脊神经节中的假单极神经元，其中枢突构成脊神经后根进入脊髓，周围突则组成脊神经分布于皮肤、骨骼肌、肌腱和关节等身体部位，将皮肤浅感觉(痛、温觉和触觉)以及肌、肌腱和关节的深感觉(运动觉和位置觉)信号传入中枢。

（2）**内脏感觉纤维**：也来自脊神经节的假单极神经元，其中枢突组成后根进入脊髓，周围突则分布于内脏、心血管和腺体的感受器，将这些结构的感觉冲动传入中枢。

（3）**躯体运动纤维**：由位于脊髓灰质前角的运动神经元的轴突构成，分布于躯干和肢体的骨骼肌，支配其随意运动。

（4）**内脏运动纤维**：发自胸髓 12 个节段和腰髓 1～3 节段的中间带外侧核(交感神经中枢)以及骶髓 2～4 节段的骶副交感核。该处神经元的轴突分布于内脏、心血管和腺体的效应器，支配心肌和平滑肌的运动，控制腺体的分泌活动。

2. 脊神经的分支 脊神经的前根和后根在椎间孔处合为脊神经后，立即分为 4 支。这些分支包括前支、后支、脊膜支和交通支。

（1）**前支** anterior branch：是脊神经发出的最粗大分支，为混合性神经支。前支与其他分支相比，神经纤维的含量最多，分布范围最广，主要涉及躯干前、外侧部和四肢的肌及皮肤。人类胸神经前支仍然保持进化早期原有的节段性走行和分布特点，其余各部脊神经前支在到达所支配的器官前，与相邻神经干相互交织成神经丛，并重新编织成新的神经干。除 12 对胸神经外，其余脊神经前支形成 4 个神经丛，即<u>颈丛</u> cervical plexus、<u>臂丛</u> brachial plexus、<u>腰丛</u> lumbar plexus 和<u>骶丛</u> sacral plexus。由这些神经丛发出神经分支分布于身体的效应器和感受器。

（2）**后支** posterior branch：是脊神经干发出的一系列向躯干背面走行，分布于项部、背部和腰骶部的分支，亦为混合性神经支。后支较前支细小，经相邻椎骨横突之间或骶后孔向后走行，绕上关节突外侧向后行至相邻横突之间再分为内侧支和外侧支。骶神经后支则经由骶后孔行至臀区。大部分脊神经后支均可分为肌支和皮支两大类，前者分布于项、背、腰、骶和臀部的深层肌，后者则分布于枕、项、背、腰、骶和臀部的皮肤。脊神经后支的分布具有明显的节段性特点。某些脊神经后支形成较粗大的神经干，分布范围较大，具有明显的临床意义。第 1 颈神经后支又称枕下神经 suboccipital nerve，该支直径粗大，在寰椎后弓上方与椎动脉下方之间穿行，支配椎枕肌。第 2 颈神经后支的皮支称为枕大神经 greater occipital nerve，该支穿斜方肌腱到达皮下，分布于枕、项部皮肤。第 3 颈神经后支的内侧支称为第 3 枕神经 third occipital nerve，该支也穿过斜方肌至皮下，分布于枕部下方皮肤。第 1～3 腰神经后支的外侧支粗大，分布于臀上部皮肤，称为臀上皮神经 superior gluteal nerve。第 1～3 骶神经后支的皮支分布于臀中区域，称为臀中皮神经 middle gluteal nerve。

（3）**交通支** communicating branch：属于交感神经系统的结构，为连于脊神经与交感干之间的细支。可分为两类：**白交通支** white communicating branches 由发自脊神经进入交感干的有髓神经纤维构成，其纤维成分属于内脏运动纤维，源于脊髓灰质侧角的多极神经元；**灰交通支** grey communicating branches 为发自交感干的无髓神经纤维，由起于交感干的节后神经纤维构成。

（4）**脊膜支**：为脊神经出椎间孔后发出的一条返回椎管内的细支。该支返回椎管后，迅速分为横支、升支和降支，分布于脊髓被膜、血管壁、骨膜、韧带和椎间盘等处。每条脊膜支均接受来自邻近灰交通支或胸交感神经节的分支。上 3 对颈神经脊膜支的升支较大，可至颅后窝，分布于硬脑膜。

3. 脊神经走行和分布的一般形态学特点 脊神经在走行和分布上具有一些共同的形态学特点。

（1）较大的神经干多与血管伴行于同一个结缔组织筋膜鞘内，构成血管神经束。在肢体的关节处，神经与血管一样多行于关节的屈侧，并发出浅支和深支。

（2）较大的神经干一般都分为皮支、肌支和关节支。皮支从深面穿过深筋膜浅出于皮下，常与浅静脉伴行分布，主要含躯体感觉纤维和内脏运动纤维，前者与皮肤内的感受器相连，后者分布至皮肤内的血管平滑肌、竖毛肌和汗腺。肌支多从肌肉的近侧端或肌的起点附近发出，并伴随血管一起入肌，该类分支主要含有躯体运动纤维和躯体感觉纤维。关节支多在关节附近发出，一条行程较长的神经往往在其走行途中发出多条分支到达数个关节，一个关节也可同时接受来自多条神经的关节支。

关节支主要由躯体感觉纤维组成。

（3）某些神经在其行程中没有相应血管伴行,如坐骨神经,这是因为在胚胎发育过程中其伴行血管逐渐退化。

（4）某些部位的脊神经仍然保持着进化早期节段性分布的特点,相邻分布区之间可以存在重叠现象。

(二) 颈丛

1. **颈丛的组成和位置**　颈丛 cervical plexus 由第 1~4 颈神经前支相互交织构成(图 9-105)。该丛位于胸锁乳突肌上部的深面,中斜角肌和肩胛提肌起始端的前方。

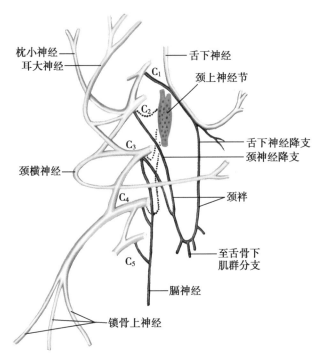

图 9-105　**颈丛的组成及颈袢示意图**

2. **颈丛的分支**　颈丛的分支可以分为三类,即分布于皮肤的皮支、至深层肌的肌支和与其他神经相互连接的交通支(图 9-106、图 9-107)。

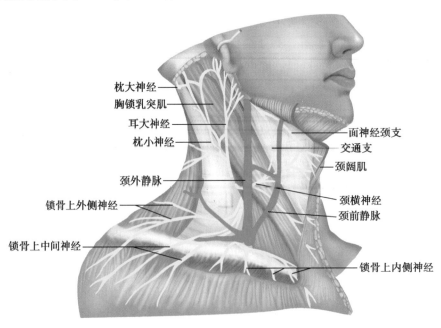

图 9-106　**颈丛皮支的分布**

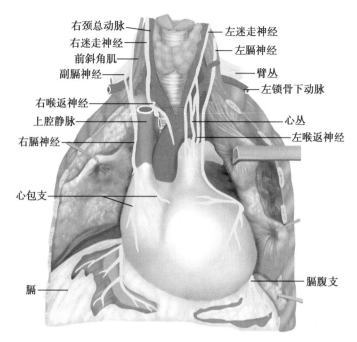

右颈总动脉 —— 左迷走神经

右迷走神经 —— 左膈神经

前斜角肌 ——

副膈神经 —— 臂丛

—— 左锁骨下动脉

右喉返神经 ——

上腔静脉 —— 心丛

—— 左喉返神经

右膈神经 ——

心包支 ——

—— 膈腹支

膈 ——

图 9-107　膈神经

颈丛的皮支在胸锁乳突肌深面集中后,从该肌后缘中点附近浅出,然后散开行向各方,分布于一侧颈部皮肤。颈丛皮支由深面浅出的部位,是颈部浅层结构浸润麻醉的重要阻滞点,故临床又将其称为神经点。颈丛的主要分支有以下几支。

（1）**枕小神经** lesser occipital nerve（C_2）:沿胸锁乳突肌后缘上行,分布于枕部及耳郭背面上部的皮肤。

（2）**耳大神经** great auricular nerve（C_2、C_3）:沿胸锁乳突肌表面向耳垂方向上行,分布于耳郭及附近皮肤。耳大神经由于位置表浅,附近没有重要结构,是临床神经干移植的理想替代物。该神经由枕动脉和耳动脉的分支供血,长度约为 5.5～7.4cm,直径约为 2～4mm。

（3）**颈横神经** transverse nerve of neck（C_2、C_3）:发出后横行跨过胸锁乳突肌表面向前走行,分布于颈前部皮肤。该神经支与面神经分支间常有交通支存在。

（4）**锁骨上神经** supraclavicular nerve（C_3、C_4）:共有 2～4 条分支,呈辐射状行向下方和下外侧,越过锁骨达胸前壁上份及肩部。该神经主要分布于颈侧区下份、胸壁上部和肩部的皮肤。

以上 4 条神经均为皮神经,除此之外,颈丛尚发出一些肌支支配颈部深层肌、肩胛提肌、舌骨下肌群和膈肌。

（5）**膈神经** phrenic nerve（C_3～C_5）:起初在前斜角肌上端的外侧下行,继而沿该肌前面下降至其内侧,在锁骨下动、静脉之间经胸廓上口进入胸腔。入胸腔后有心包膈血管与其伴行,经由肺根前方,在纵隔胸膜与心包之间下行到达膈肌,最后于中心腱附近穿入膈肌纤维中(图 9-107)。膈神经的运动纤维支配膈肌的运动,感觉纤维分布于胸膜、心包以及膈肌下面的部分腹膜。一般认为,右膈神经的感觉纤维尚分布到肝、胆囊和肝外胆道的浆膜。膈神经受到损伤后,主要影响同侧半膈肌的功能,表现为腹式呼吸减弱或消失,严重者可有窒息感。膈神经受到刺激时可发生呃逆。

（6）**副膈神经** accessory phrenic nerve:为颈丛一不恒定分支,国人出现率约为 48%,常见于一侧。该神经发出部位变化较大,多发自第 4、5 颈神经,亦见起自第 6 颈神经。发出后先在膈神经外侧下行,于锁骨下静脉上方或下方加入膈神经。

颈丛与分布在颈部的其他神经分支之间存在一些交通支,颈丛与副神经、迷走神经和交感神经之间均有交通支相连。其中最重要的是颈丛分支与舌下神经之间的交通联系,**颈袢** cervical ansa 是这种交通联系的具体形式(见图 9-105)。第 1 颈神经的部分纤维离开本干后,加入舌下神经,随其一起下行,走行较短距离后又离开舌下神经继续下行,独立构成舌下神经降支。第 2、3 颈神经的部分纤维离开本干后会合组成颈神经降支下行。舌下神经降支与颈神经降支在环状软骨水平结合形成颈袢,从祥上发出分支支配舌骨下肌群。

(三) 臂丛

1. **臂丛的组成和位置**　臂丛 brachial plexus 由第 5～8 颈神经前支和第 1 胸神经前支的大部分纤维交织汇集而成。该神经丛的主要结构先经斜角肌间隙向外侧穿出,继而在锁骨后方行向外下进入腋窝。进入腋窝之前,神经丛与锁骨下动脉关系密切,恰位于该动脉的后上方。组成臂丛的五条脊神经前支经过反复分支、交织和组合后,最后形成三个神经束。在腋窝内,三个神经束分别走行于腋动脉的内侧、外侧和后方,将该动脉的中段夹持、包围在中间。这三个神经束也因此分别被称为臂丛内侧束、臂丛外侧束和臂丛后束,臂丛的主要分支多发源于这三条神经束(图 9-108)。

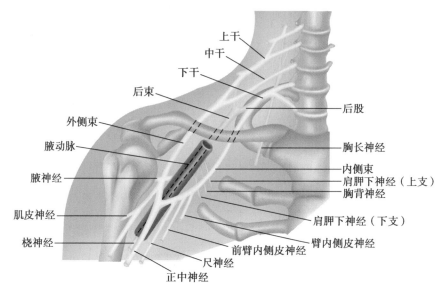

图 9-108　臂丛组成模式图

2. **臂丛的分支**　与其他脊神经丛相比,臂丛的分支最多,分支的分布范围也十分广泛(图 9-109)。为了叙述方便,可根据各分支发出的部位将其分为锁骨上分支和锁骨下分支两大类。锁骨上分支在锁骨上方发自臂丛尚未形成三条神经束之前的各级神经干,锁骨下分支则在锁骨下方发自臂丛的内侧束、外侧束和后束。

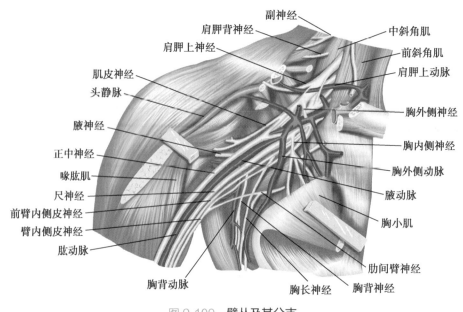

图 9-109　臂丛及其分支

（1）锁骨上分支：多为行程较短的肌支，分布于颈深肌群、背部浅层肌(斜方肌除外)、部分胸上肢肌及上肢带肌。其主要分支如下。

1）**胸长神经** long thoracic nerve（$C_5 \sim C_7$）：起自相应神经根，形成后在臂丛主要结构的后方斜向外下进入腋窝，继而沿胸侧壁前锯肌表面伴随胸外侧动脉下行，分布于前锯肌和乳房外侧份(图 9-110)。此神经的损伤可导致前锯肌瘫痪，出现以肩胛骨内侧缘翘起为特征的"翼状肩"体征。

2）**肩胛背神经** dorsal scapular nerve（C_4、C_5）：自相应脊神经根发出后，穿中斜角肌向后越过肩胛提肌，在肩胛骨和脊柱之间伴肩胛背动脉下行，分布于菱形肌和肩胛提肌(见图 9-109)。

3）**肩胛上神经** suprascapular nerve（C_5、C_6）：起自臂丛的上干，向后走行经肩胛上切迹进入冈上窝，继而伴肩胛上动脉一起绕肩胛冈外侧缘转入冈下窝，分布于冈上肌、冈下肌和肩关节(图 9-111)。肩胛上切迹处该神经最易损伤，损伤后表现出冈上肌和冈下肌无力、肩关节疼痛等症状(见图 9-109)。

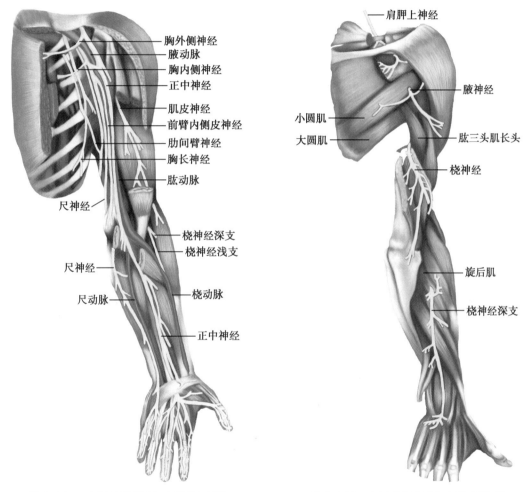

图 9-110 　上肢的神经(左上肢前面观)　　　　图 9-111 　上肢的神经(右上肢后面观)

（2）锁骨下分支：分别发自臂丛的三个束，多为行程较长的分支，分布范围广泛，包括肩部、胸背部、臂部、前臂部和手部的肌、关节及皮肤。

1）**肩胛下神经** subscapular nerve（$C_5 \sim C_7$）：发自臂丛的后束，常分为上支和下支，分别进入肩胛下肌和大圆肌，支配该二肌的运动。

2）**胸内侧神经** medial pectoral nerve（C_8、T_1）：发自臂丛内侧束，穿过腋动脉和腋静脉之间弯曲前行，后与胸外侧神经的一分支会合，从深面进入并支配胸小肌，尚有部分纤维穿出该肌或绕其下缘分布于胸大肌。

3）**胸外侧神经** lateral pectoral nerve（$C_5 \sim C_7$）：起自臂丛外侧束，跨过腋动、静脉的前方，穿过锁胸筋膜后行于胸大肌深面，并分布至该肌。此神经在走行过程中，尚发出一分支与胸内侧神经的分支会合,分布于胸小肌。

4）**胸背神经** thoracodorsal nerve（$C_6 \sim C_8$）：发自臂丛后束,沿肩胛骨外侧缘伴肩胛下血管下行,分支分布于背阔肌。乳腺癌根治术中清除淋巴结时,应注意勿伤及此神经。

5）**腋神经** axillary nerve（C_5、C_6）：从臂丛后束发出,与旋肱后血管伴行向后外方向,穿经腋窝后壁的四边孔后,绕肱骨外科颈至三角肌深面,发出分支支配三角肌和小圆肌。余部纤维自三角肌后缘穿出后延为皮神经,分布于肩部和臂外侧区上部的皮肤,称为臂外侧上皮神经。肱骨外科颈骨折、肩关节脱位和使用腋杖不当所致的重压,都有可能造成腋神经的损伤,导致三角肌瘫痪。此时表现为臂不能外展、肩部和臂外上部皮肤感觉障碍。由于三角肌萎缩,患者肩部亦失去圆隆的外形,称"方肩"。

6）**肌皮神经** musculocutaneous nerve（$C_5 \sim C_7$）：自臂丛外侧束发出后,向外侧斜穿喙肱肌,在肱二头肌与肱肌之间下行,发出分支分布于行进途中的3肌。此外另有纤维在肘关节稍下方,从肱二头肌下端外侧穿出深筋膜,分布于前臂外侧份的皮肤,称为前臂外侧皮神经。肱骨骨折和肩关节损伤时可合并肌皮神经的损伤,此时表现为屈肘无力以及前臂外侧部皮肤感觉的减弱。

7）**正中神经** median nerve（$C_6 \sim T_1$）：由分别发自臂丛内侧束和外侧束的内侧根和外侧根会合而成。两根夹持腋动脉向外下方呈锐角合为正中神经主干后,先行于动脉的外侧,继而在臂部沿肱二头肌内侧沟下行。下行途中,逐渐从外侧跨过肱动脉至其内侧,伴随同名血管一起降至肘窝。从肘窝继续向下穿旋前圆肌和指浅屈肌腱弓后在前臂正中下行,于指浅、深屈肌之间到达腕部,然后行于桡侧腕屈肌腱与掌长肌腱之间,并进入屈肌支持带深面的腕管,最后在掌腱膜深面分布至手掌（见图 9-110）。

正中神经在臂部一般没有分支,在肘部及前臂发出许多肌支,其中沿前臂骨间膜前面下行的骨间前神经较粗大,行程较长。正中神经在前臂的分布范围较广,支配除肱桡肌、尺侧腕屈肌和指深屈肌尺侧半以外的所有前臂屈肌和旋前肌。在腕部屈肌支持带的下方,正中神经发出一粗短的返支,行于桡动脉掌浅支外侧进入鱼际,支配除拇收肌以外的鱼际肌群。在手掌区,正中神经发出数条指掌侧总神经,每一条指掌侧总神经下行至掌骨头附近又分为两支指掌侧固有神经,后者沿手指的相对缘行至指尖。正中神经在手部的分布可概括为:运动纤维支配第1、2蚓状肌和鱼际肌（拇收肌除外）;感觉纤维则分布于桡侧半手掌、桡侧三个半手指掌面皮肤及其中节和远节指背皮肤（图 9-112、图 9-114）。

正中神经极易在前臂和腕部外伤时损伤,此时出现该神经分布区的功能障碍。旋前圆肌综合征为正中神经在穿过旋前圆肌和指浅屈肌起点腱弓处受压损伤后出现的症状,表现为该神经所支配的肌收缩无力和手掌感觉障碍。在腕管内,正中神经也易因周围结构的炎症、肿胀和关节的病变而受压损伤,出现腕管综合征,表现为鱼际肌萎缩、拇指不能外展、不能对掌及对指,同时桡侧三个半手指掌面皮肤及桡侧半手掌出现感觉障碍（图 9-115）。

正中神经的体表投影:在肱二头肌内侧沟上端肱动脉的搏动处确定一点,在肘部肱骨内、外上髁间连线中点稍内侧确定另一点,此两点之间的连线即为正中神经在臂部的投影线。将此投影线延至腕部桡侧腕屈肌腱与掌长肌腱连线的中点,即为正中神经在前臂的投影线。

8）**尺神经** ulnar nerve（C_8、T_1）：自臂丛内侧束发出后,从腋动、静脉之间穿出腋窝,在肱二头肌内侧沟伴行于肱动脉内侧至臂中部。继而穿内侧肌间隔至臂后区内侧,下行进入肱骨内上髁后方的尺神经沟。在此由后向前穿过尺侧腕屈肌的起点,行至前臂前内侧部。到达前臂后,尺神经伴随尺动脉,在其内侧下行于尺侧腕屈肌与指深屈肌之间。在桡腕关节上方尺神经发出手背支后,主干在豌豆骨桡侧、屈肌支持带浅面分为浅支和深支,在掌腱膜深面、腕管浅面进入手掌（见图 9-110）。

尺神经在臂部不发任何分支,在前臂上部发肌支,支配尺侧腕屈肌和指深屈肌尺侧半。从桡腕关节上方发出的手背支,在腕部伸肌支持带浅面转至手背部,发分支分布于手背尺侧半和小指、环指尺侧半指背皮肤,另有分支分布于环指桡侧半及中指尺侧半的近节指背皮肤。浅支分布于小鱼际表面皮肤、小指掌面皮肤和环指尺侧半掌面皮肤。深支分布于小鱼际肌、拇收肌、骨间掌侧肌、骨间背侧肌及第3、4蚓状肌（图 9-112～图 9-114）。

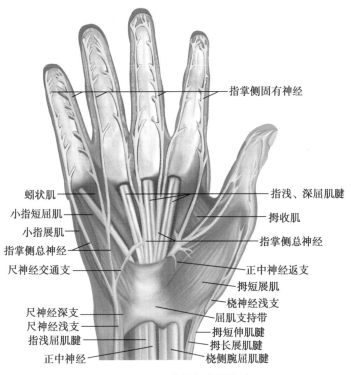

指掌侧固有神经

蚓状肌
小指短屈肌
小指展肌
指掌侧总神经
尺神经交通支

尺神经深支
尺神经浅支
指浅屈肌腱
正中神经

指浅、深屈肌腱
拇收肌
指掌侧总神经
正中神经返支
拇短展肌
桡神经浅支
屈肌支持带
拇短伸肌腱
拇长展肌腱
桡侧腕屈肌腱

图 9-112 手的神经（掌侧面）

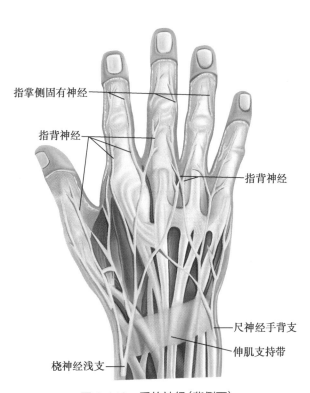

指掌侧固有神经

指背神经

指背神经

尺神经手背支
伸肌支持带

桡神经浅支

图 9-113 手的神经（背侧面）

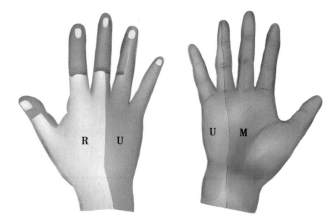

图 9-114　**手部皮肤的神经分布**
M—正中神经;U—尺神经;R—桡神经。

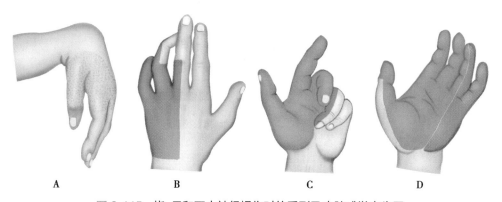

图 9-115　**桡、尺和正中神经损伤时的手形及皮肤感觉丧失区**
A. 垂腕(桡神经损伤);B. 爪形手(尺神经损伤);C. 正中神经损伤手形;D. 猿掌(正中神经合并尺神经损伤)。

尺神经容易受到损伤的部位包括肘部肱骨内上髁后方、尺侧腕屈肌起点处和豌豆骨外侧。尺神经在前两个部位受到损伤时,运动障碍主要表现为屈腕力减弱,环指和小指远节指关节不能屈曲,小鱼际肌和骨间肌萎缩,拇指不能内收,各指不能相互靠拢。同时,掌指关节过伸,出现"爪形手"(图 9-115)。感觉障碍则表现为手掌和手背内侧缘皮肤感觉丧失。若在豌豆骨处受损,由于手的感觉支早已发出,所以手的皮肤感觉不受影响,主要表现为骨间肌的运动障碍。若正中神经合并尺神经损伤,鱼际肌和小鱼际肌萎缩,手掌变平坦称"猿掌"。

尺神经的体表投影:自胸大肌下缘肱动脉起始段搏动点开始,向下内侧到肱骨内上髁与鹰嘴之间的连线为尺神经在臂部的投影线。将此线在前臂的尺侧延至豌豆骨的外侧,则为尺神经在前臂的投影线。尺神经在肱骨内上髁后方的尺神经沟内位置最浅,极易触及。

9)**桡神经** radial nerve($C_5 \sim T_1$):为臂丛后束发出的神经分支。该神经发出后位于腋动脉的后方,与肱深动脉伴行,先经肱三头肌长头和内侧头之间,继而沿桡神经沟绕肱骨中段后面旋行向外下(见图 9-111),在肱骨外上髁上方穿过外侧肌间隔至肱桡肌与肱肌之间,继续下行于肱肌与桡侧腕长伸肌之间。桡神经在肱骨外上髁前方分为浅支和深支两终末支。桡神经**浅支** superficial branch 为皮支,自肱骨外上髁前外侧向下沿桡动脉外侧下行,在前臂中、下 1/3 交界处转向背侧,继续下行至手背部,分为 4～5 支指背神经,分布于手背桡侧半皮肤和桡侧两个半手指近节背面皮肤(见图 9-113、图 9-114)。桡神经**深支** deep branch 较浅支粗大,主要为肌支。该支在桡骨颈外侧穿过旋后肌至前臂后面,沿前臂骨间膜后面,在前臂浅、深伸肌群之间下行达腕关节背面,沿途发出分支分布于前臂伸肌群、桡尺远侧关节、腕关节和掌骨间关节。因其走行及分布的特点,深支又被称为骨间后神经。

桡神经在臂部亦发出较多分支,其中肌支主要分布于肱三头肌、肘肌、肱桡肌和桡侧腕长伸肌。

关节支分布于肘关节。皮支共有三支:臂后皮神经在腋窝发出后分布于臂后区的皮肤;臂外侧下皮神经在三角肌止点远侧浅出,分布于臂下外侧部的皮肤;前臂后皮神经自臂中份外侧浅出下行至前臂后面,后达腕部,沿途分支分布于前臂后面皮肤。

桡神经在肱骨中段和桡骨颈骨折时最易发生损伤。在臂中段的后方,桡神经紧贴肱骨的桡神经沟走行,因此肱骨中段或中、下 1/3 交界处骨折容易合并桡神经的损伤,导致前臂伸肌群的瘫痪,表现为抬前臂时呈"垂腕"状(见图 9-115),同时第 1、2 掌骨间背面皮肤感觉障碍明显。桡骨颈骨折时,可损伤桡神经深支,出现伸腕无力、不能伸指等症状。

桡神经的体表投影:自腋后襞下缘外侧端与臂相交处斜向外下连于肱骨外上髁,此连线即为桡神经在臂背侧面的投影。

10)**臂内侧皮神经** medial brachial cutaneous nerve(C_8、T_1):从臂丛内侧束发出后,在腋静脉内侧下行,继而沿肱动脉和贵要静脉内侧下行至臂中份附近浅出,分布于臂内侧和臂前面的皮肤。该神经在腋窝内常与肋间臂神经有交通。

11)**前臂内侧皮神经** medial antebrachial cutaneous nerve(C_8、T_1):发自臂丛内侧束,初行于腋动、静脉之间,继而沿肱动脉内侧下行,至臂中份浅出后与贵要静脉伴行,终末可远至腕部。该神经在前臂分为前、后两支,分布于前臂内侧部前面和后面的皮肤。

(四) 胸神经前支

胸神经前支共有 12 对,第 1~11 对均位于相应的肋间隙中,称为**肋间神经** intercostal nerves,第 12 对胸神经前支位于第 12 肋的下方,故名**肋下神经** subcostal nerve。肋间神经在肋间内、外肌之间,肋间血管的下方,在肋骨下缘的肋沟内前行至腋前线附近离开肋沟,续行于肋间隙的中间。第 1 胸神经前支除有分支行于第 1 肋间隙外,尚分出较大的分支加入臂丛。第 2~6 肋间神经除主干行于相应肋间隙外,在肋角前方尚分出一侧支向下,于下位肋骨的上缘前行。上 6 对肋间神经的肌支分布于肋间肌、上后锯肌和胸横肌。其皮支有两类:外侧皮支在肋角前方发出,斜穿前锯肌浅出后分为前、后两支,分别向前、向后走行分布于胸外侧壁和肩胛区的皮肤;前皮支在近胸骨侧缘处浅出,分布于胸前壁的皮肤及胸膜壁层的内侧份(图 9-116)。

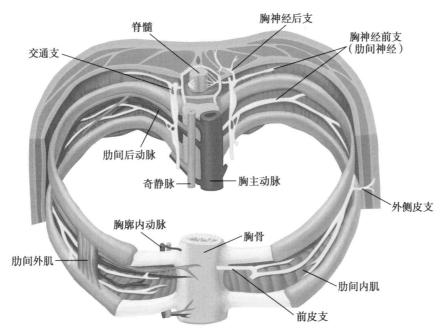

图 9-116　肋间神经走行及分支

第 4～6 肋间神经的外侧皮支和第 2～4 肋间神经的前皮支均向内、外方向发出分支分布于乳房。第 2 肋间神经的外侧皮支又称为**肋间臂神经** intercostobrachial nerve，该神经横行通过腋窝到达臂内侧部与臂内侧皮神经交通，分布于臂上部内侧份皮肤。第 7～11 肋间神经及肋下神经在相应肋间隙内向前下方走行，出肋间隙进入腹壁后，续行于腹横肌和腹内斜肌之间，最后在腹直肌外侧缘穿腹直肌鞘，分布于腹直肌。下 5 对肋间神经发出的肌支分布于肋间肌和腹前外侧壁肌群；肋间神经发出的外侧皮支由上至下分别从深面穿肋间肌和腹外斜肌浅出，其浅出点连接起来呈一上下走行的斜线。肋间神经的前皮支则在白线附近浅出。外侧皮支和前皮支主要分布于胸部和腹部的皮肤，同时也有分支分布至胸膜和腹膜的壁层。

胸神经前支在胸、腹壁皮肤的分布具有非常明显的节段性特点，其分布依胸神经从小到大的序数，由上向下按顺序依次排列（图 9-117）。每一对胸神经前支的皮支在躯干的分布区也是相对恒定的，如 T_2 分布区相当于胸骨角平面，T_4 分布区相当于乳头平面，T_6 分布区相当于剑突平面，T_8 分布区相当于两侧肋弓中点连线的平面，T_{10} 分布区相当于脐平面，T_{12} 分布区则相当于脐与耻骨联合连线中点的平面。临床工作中，可以根据躯体皮肤感觉障碍的发生区域来分析和推断具体的受损胸神经，同时也可以在明确了受损的具体胸神经后，推知躯干皮肤感觉障碍的分布区。

（五）腰丛

1. **腰丛的组成和位置**　腰丛 lumbar plexus 由第 12 胸神经前支的一部分、第 1～3 腰神经前支及第 4 腰神经前支的一部分组成（图 9-118）。腰丛位于腰大肌深面、腰椎横突的前方。该丛发出的分支除就近支配位于附近的髂腰肌和腰方肌外，尚发出许多分支分布于腹股沟区、大腿前部和大腿内侧部（图 9-119）。

2. **腰丛的分支**

（1）**髂腹下神经** iliohypogastric nerve（T_{12}、L_1）：自腰大肌外侧缘穿出后，经肾的后面和腰方肌前面行向外下方，在髂嵴后份上方进入腹横肌与腹内斜肌之间，继续向前由深面穿腹横肌渐行浅出至腹内斜肌与腹外斜肌之间，最后在腹股沟管浅环上方约 3cm 处穿腹外斜肌腱膜达皮下。沿途发出分支分布于腹壁诸肌，同时亦有皮支分布于臀外侧区、腹股沟区及下腹部的皮肤（图 9-119）。

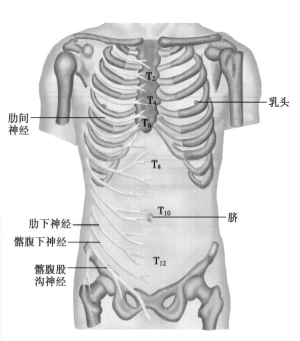

图 9-117　躯干皮神经的节段性分布

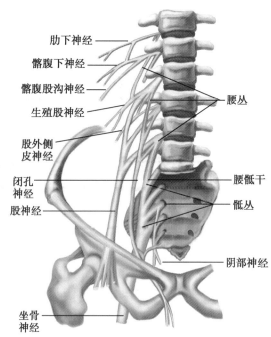

图 9-118　腰、骶丛的组成模式图

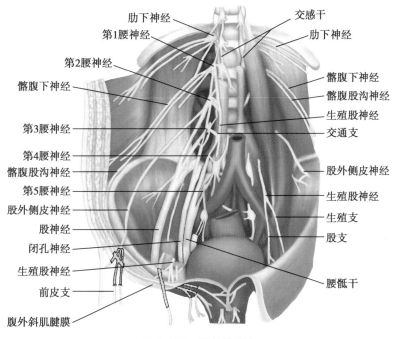

图 9-119　腰丛的分支

（2）**髂腹股沟神经** ilioinguinal nerve（L₁）：在髂腹下神经下方出腰大肌外侧缘,斜行跨过腰方肌和髂肌上部,在髂嵴前端附近穿腹横肌浅出,续行于腹横肌与腹内斜肌之间,前行入腹股沟管,与精索(子宫圆韧带)伴行,从腹股沟管浅环穿出。该支较髂腹下神经细小,其肌支沿途分布于附近的腹壁肌,皮支则分布于腹股沟部、阴囊或大阴唇的皮肤(图 9-119)。

（3）**股外侧皮神经** lateral femoral cutaneous nerve（L₂、L₃）：从腰大肌外侧缘穿出后,向前外侧走行,横过髂肌表面至髂前上棘内侧,继而在腹股沟韧带深面越过该韧带,离开髂窝进入股部。在髂前上棘下方约 5~6cm 处,该神经支穿出深筋膜分布于大腿前外侧部的皮肤(图 9-119)。

（4）**股神经** femoral nerve（L₂~L₄）：为腰丛发出的最大分支。自腰大肌外侧缘发出后,在腰大肌与髂肌之间下行到达腹股沟区,随后在腹股沟韧带中点稍外侧从深面穿经该韧带,于股动脉的外侧进入大腿的股三角区。股神经在股三角内发出数条分支,其中肌支主要分布于髂肌、耻骨肌、股四头肌和缝匠肌。皮支中有行程较短的股中间皮神经和股内侧皮神经,分布于大腿和膝关节前面的皮肤区;皮支中最长的是**隐神经** saphenous nerve,该分支伴随股动脉进入收肌管下行,出此管后在膝关节内侧继续下行,于缝匠肌下端的后方浅出至皮下。随后与大隐静脉伴行沿小腿内侧面下行至足内侧缘,沿途发出分支分布于髌下、小腿内侧面及足内侧缘的皮肤(图 9-120)。除以上分支外,股神经尚有分支至膝关节和股动脉。

股神经受损后主要表现有:屈髋无力,坐位时不能伸膝,行走困难,膝跳反射消失,大腿前面和小腿内侧面皮肤感觉障碍。

（5）**闭孔神经** obturator nerve（L₂~L₄）：自腰丛发出后从腰大肌内侧缘穿出,紧贴盆壁内面前行,与闭孔血管伴行穿闭膜管出盆腔,随后分为前、后两支,分别在短收肌的前、后方浅出至大腿内侧区

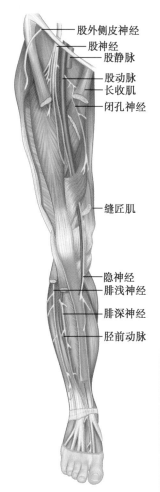

图 9-120　下肢的神经(前面)

（见图 9-118）。闭孔神经发出的肌支主要支配闭孔外肌、长收肌、短收肌、大收肌和股薄肌，偶见发出分支至耻骨肌；其皮支主要分布于大腿内侧部皮肤（见图 9-120）。除这些分支外，闭孔神经也有细小分支分布于髋关节和膝关节。副闭孔神经偶有出现，该神经支一般沿腰大肌内侧缘下行，在耻骨肌后方跨过耻骨上支后分布于耻骨肌和髋关节，并与闭孔神经之间有交通。

闭孔神经在股内侧区中间处由深至浅先入长收肌，然后进入股薄肌。当手术中选用股薄肌替代肛门外括约肌时，应注意保留此分支。

（6）**生殖股神经** genitofemoral nerve（L_1、L_2）：自腰大肌前面穿出后，在该肌的前面下行，不久斜越输尿管的后方行至腹股沟区，在腹股沟韧带上方分为生殖支和股支。生殖支于腹股沟管深环处进入该管，随管内结构分布于提睾肌和阴囊（随子宫圆韧带分布于大阴唇）。股支则穿过股鞘和阔筋膜分布于股三角区的皮肤。

在腹股沟疝修补术和盲肠后位阑尾手术时，应注意勿伤及此神经。

（六）骶丛

1. **骶丛的组成和位置**　骶丛 sacral plexus 由来自腰丛的腰骶干和所有骶、尾神经前支组成。腰骶干由第 4 腰神经前支的部分纤维和第 5 腰神经前支的所有纤维在腰丛下方合成，随后下行越过盆腔上口进入小骨盆，加入骶丛。从参与组成的脊神经数目来看，骶丛是全身最大的脊神经丛（见图 9-118）。

骶丛位于盆腔内，恰在骶骨和梨状肌的前面、髂血管的后方，左侧骶丛前方有乙状结肠，右侧骶丛前方有回肠襻。由于骶丛与盆腔脏器，如直肠和子宫等位置十分邻近，这些器官的恶性肿瘤可浸润、扩散至该神经丛，导致疼痛以及多个神经根受累的体征。

2. **骶丛的分支**　骶丛发出的分支可分为两大类，一类是短距离走行的分支，直接分布于邻近的盆壁肌，如梨状肌、闭孔内肌和股方肌等；另一类为走行距离较长的分支，分布于臀部、会阴、股后部、小腿和足部的肌群及皮肤。后一类分支如下。

（1）**臀上神经** superior gluteal nerve（L_4、L_5、S_1）：由骶丛发出后，伴臀上血管经梨状肌上孔出盆腔至臀部，行于臀中、小肌之间。在两肌之间其主干分为上、下两支，分布于臀中肌、臀小肌和阔筋膜张肌。

（2）**臀下神经** inferior gluteal nerve（L_5、S_1、S_2）：离开骶丛后，伴随臀下血管经梨状肌下孔出盆腔至臀部，行于臀大肌深面，发出分支支配该肌。

（3）**股后皮神经** posterior femoral cutaneous nerve（S_1～S_3）：自骶丛发出后，与臀下神经相伴穿经梨状肌下孔出盆腔至臀部，在臀大肌深面下行，达其下缘后浅出至股后区皮肤。该神经沿途发分支分布于臀区、股后区和腘窝的皮肤。

（4）**阴部神经** pudendal nerve（S_2～S_4）：从骶丛发出后伴随阴部血管穿出梨状肌下孔至臀部，随即绕坐骨棘经坐骨小孔进入会阴部的坐骨肛门窝（图 9-121、图 9-122）。在阴部管内紧贴坐骨肛门窝外侧壁前行，由后向前经过肛三角和尿生殖三角，沿途发出分支分布于会阴部的肌群和皮肤以及外生殖器的皮肤。该神经干在会阴部的主要分支有：肛神经（直肠下神经）、会阴神经和阴茎（阴蒂）背神经。肛

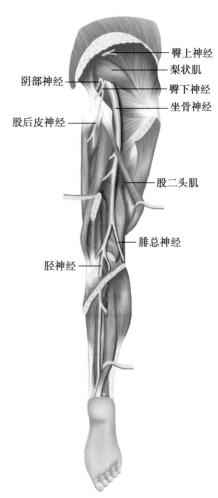

臀上神经
梨状肌
阴部神经
臀下神经
坐骨神经
股后皮神经
股二头肌
腓总神经
胫神经

图 9-121　下肢的神经（后面）

神经分布于肛门外括约肌和肛门部皮肤;会阴神经与阴部血管伴行分布于会阴诸肌以及阴囊或大阴唇的皮肤;阴茎背神经或阴蒂背神经行于阴茎或阴蒂的背侧,分布于阴茎或阴蒂的海绵体及皮肤(图 9-122)。

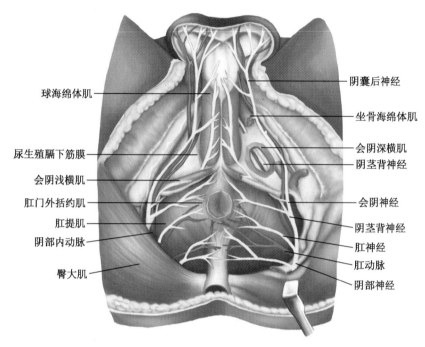

图 9-122　会阴部的神经(男性)

(5) **坐骨神经** sciatic nerve(L_4、L_5、S_1～S_3):为全身直径最大、行程最长的神经。坐骨神经从骶丛发出后,经梨状肌下孔出盆腔至臀大肌深面,在坐骨结节与大转子连线的中点深面下行到达股后区,继而行于股二头肌长头的深面,一般在腘窝上方分为**胫神经** tibial nerve 和**腓总神经** common peroneal nerve 两大终支(见图 9-121)。坐骨神经在股后区发出肌支支配股二头肌、半腱肌和半膜肌,同时也有分支至髋关节。

坐骨神经干的体表投影:从坐骨结节与大转子连线的中点开始,向下至股骨内、外侧髁连线的中点作一直线,此两点间连线的上 2/3 段即为坐骨神经在股后区的投影线。坐骨神经痛时,此连线常出现压痛。

坐骨神经的变异较常见,其变异形式主要表现在坐骨神经出盆腔时与梨状肌的不同关系以及坐骨神经分为两大终支时的不同部位两个方面。根据国人的统计资料,坐骨神经以单干形式从梨状肌下孔出盆腔者占 66.3%,为最常见的形式,而以其他形式出盆腔者则占 33.7%。所谓其他形式包括:以单干穿梨状肌出盆腔者;神经干分为两支,一支穿梨状肌,另一支穿梨状肌下孔出盆腔者;神经干分为两支,一支穿梨状肌上孔,另一支穿梨状肌下孔出盆腔者。在以上三种变异形式中,单干穿梨状肌出盆腔者,对坐骨神经的不利影响最大。坐骨神经长年受梨状肌收缩的压迫,神经干的血液供应因此受到影响,最后出现功能障碍,临床称为"梨状肌综合征"。在大多数情况下,坐骨神经在腘窝上方分为胫神经和腓总神经两大分支,但是,有相当比例的坐骨神经分为两大终支的部位有变化。坐骨神经在出盆腔时即分为两大终支的情形较多见,更有甚者,在盆腔内即分为两大终支。

1) **胫神经** tibial nerve(L_4、L_5、S_1～S_3):为坐骨神经本干的延续,在股后区下份沿中线下行进入腘窝,其后与位于深面的腘血管相伴下行至小腿后区、比目鱼肌深面,继而伴胫后血管至内踝后方,最后在屈肌支持带深面的踝管内分为**足底内侧神经** medial plantar nerve 和**足底外侧神经** lateral plantar nerve 两终支进入足底区(见图 9-121)。足底内侧神经在踇展肌深面、趾短屈肌内侧前行,分支分布于足底内侧肌群,以及足底内侧半皮肤及内侧三个半足趾跖面皮肤。足底外侧神经在踇展肌和趾短屈肌深面行至足底外侧,分支分布于足底中间群和外侧群肌,以及足底外侧半皮肤和外侧一个半趾跖面皮肤(图 9-123)。

胫神经在腘窝和小腿后区尚发出许多分支:①肌支:分布于小腿后群诸肌。②皮支:主要为腓肠内侧皮神经,该皮支伴小隐静脉下行,沿途分支分布于相应区域的皮肤,并在小腿下部与来自腓总神经的腓肠外侧皮神经吻合为腓肠神经。腓肠神经经外踝后方至足的外侧缘前行,分布于足背及小趾外侧缘皮肤。③关节支:分布于膝关节和踝关节。

胫神经的体表投影可用从股骨内、外侧髁连线中点向下连至内踝后方的下行直线来表示。

胫神经损伤后由于小腿后群肌收缩无力,主要表现为足不能跖屈、不能以足尖站立、内翻力减弱。同时出现足底皮肤感觉障碍。由于小腿后群肌功能障碍、收缩无力,小腿前外侧群肌过度牵拉,使足呈背屈和外翻位,出现所谓"钩状足"畸形(图 9-124)。

2)**腓总神经** common peroneal nerve(L$_4$、L$_5$、S$_1$、S$_2$):在腘窝近侧端由坐骨神经发出后,沿构成腘窝上外侧界的股二头肌腱内侧向外下走行,至小腿上段外侧绕腓骨颈向前穿过腓骨长肌,分为腓浅神经和腓深神经两大终末支(见图 9-120、图 9-121)。**腓浅神经** superficial peroneal nerve 分出后初在腓骨长肌深面下行,继而续行于腓骨长、短肌与趾长伸肌之间,沿途发出分支分布于腓骨长肌和腓骨短肌。终支在小腿中、下 1/3 交界处浅出为皮支,分布于小腿外侧、足背和第 2~5 趾背的皮肤。**腓深神经** deep peroneal nerve 分出后在腓骨与腓骨长肌之间斜向前行,伴随胫前血管行于胫骨前肌和趾长伸肌之间,继而在胫骨前肌与𧿹长伸肌之间下行,最后经踝关节前方达足背。沿途发出分支分布于小腿前群肌、足背肌及第 1、2 趾相对缘的皮肤。

腓总神经的分布范围主要包括小腿前、外侧群肌和足背肌以及小腿外侧、足背和趾背的皮肤。除此之外,腓总神经尚有分支至膝关节前外侧部和胫腓关节。腓总神经发出的腓肠外侧皮神经分布于小腿外侧面皮肤,并与来自胫神经的腓肠内侧皮神经吻合。

腓总神经在腓骨颈处的位置最为表浅,易受损伤。受伤后由于小腿前、外侧群肌功能丧失,表现为足不能背屈,趾不能伸,足下垂且内翻,呈"马蹄"内翻足畸形(图 9-124),行走时呈"跨阈步态"。同时小腿前、外侧面及足背区出现明显的感觉障碍。

尾丛 coccygeal plexus 是第 4 和第 5 骶神经前支以及尾神经分支组成的小神经丛。该丛位于尾骨的盆面,其分支分布于尾骨肌、部分肛提肌以及骶尾关节。由此丛发出的肛尾神经穿过骶结节韧带后分布于尾骨背面的小片皮肤区。

(七)皮神经分布的节段性和重叠性特点

在胚胎发育的早期阶段,每个脊髓节段所属的脊神经都分布到特定的体节,包括肌节和皮节。此后随着发育过程的不断进行,相应的肌节和皮节以及由此分化和演变的肌群和皮肤发生了形态改变

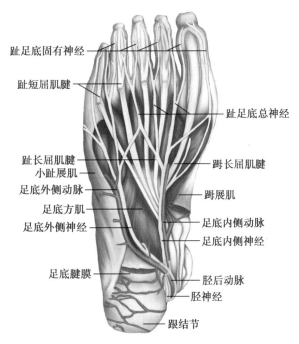

趾足底固有神经
趾短屈肌腱
趾足底总神经
趾长屈肌腱
小趾展肌
足底外侧动脉
足底方肌
足底外侧神经
𧿹长屈肌腱
𧿹展肌
足底内侧动脉
足底内侧神经
胫后动脉
胫神经
足底腱膜
跟结节

图 9-123 足底的神经

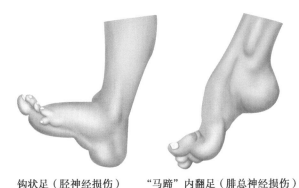

钩状足(胫神经损伤)　　"马蹄"内翻足(腓总神经损伤)

图 9-124 神经损伤后足的畸形

和位置迁移。但是不论这些肌群和皮肤的位置怎样变化,与它们对应的脊神经以及所属的脊髓节段都不会由此改变。因此,每对脊神经的分布范围都是恒定的,存在特定的规律。了解和掌握这些规律,尤其是脊神经皮支的节段性分布规律,具有相当的临床价值。如前述及,大部分出现于躯干背面的脊神经后支具有相对恒定的节段性分布规律,同时,胸神经前支的外侧皮支和前皮支在胸、腹壁的皮肤区亦存在明显的节段性分布特点。

　　由于在四肢胚胎发育过程中肌节和皮节的位置变化很大,因此其典型的节段性分布现象消失,形成了特有的分布规律。胚胎发生过程中肢芽的生长具有方向特点,从而导致了肢体皮神经分布的特殊性。概括地讲,由相邻数支脊神经前支编织组成的脊神经丛发出分支分布至相应肢体,组成该神经丛的最上一支脊神经和最下一支脊神经前支的纤维,往往分布于所支配肢体的近侧端靠近躯干处,而组成该神经丛中间部分的诸支脊神经的纤维则分布于肢体的远侧部分。如分布于上肢的臂丛由第5~8颈神经前支的全部纤维和第1胸神经前支的部分纤维组成,其中第5颈神经和第1胸神经分布至上肢的近侧部分,而第6、7、8颈神经则分布于上肢的远侧段和手部。分布于下肢的腰丛和骶丛发出的脊神经分支在下肢也具有类似的分布特点(图9-125)。

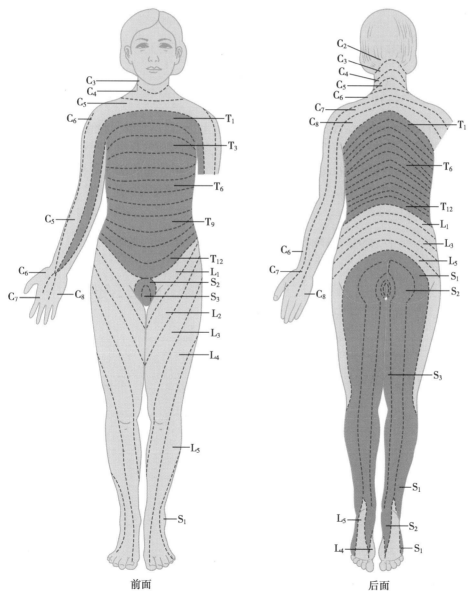

前面　　　　　　　　　后面

图 9-125　脊神经的节段性分布(前面观和后面观)

每一支脊神经皮支的分布区与相邻脊神经皮支的分布区并不是绝对分开的,相反,相邻两条皮神经的分布区域存在一定程度的相互重叠。因此,当一条皮神经受损时,一般不会出现该皮神经分布区的感觉丧失,而仅仅表现为感觉迟钝。两条以上相邻的皮神经受到损伤时,才会出现损伤神经分布区的感觉完全消失的体征(图9-126)。

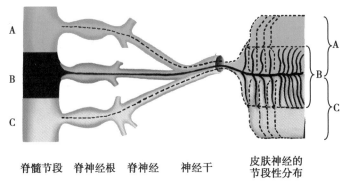

脊髓节段　脊神经根　脊神经　神经干　皮肤神经的节段性分布

图 9-126　皮神经分布的重叠性示意图

了解脊神经在皮肤分布的节段性和重叠性的现象,对临床某些神经系统疾病的定位诊断有重要参考意义。

二、脑神经

脑神经 cranial nerves 是与脑相连的周围神经,共12对。按脑神经与脑相连部位的先后顺序,用罗马数字作为其序号依次描述为:Ⅰ嗅神经、Ⅱ视神经、Ⅲ动眼神经、Ⅳ滑车神经、Ⅴ三叉神经、Ⅵ展神经、Ⅶ面神经、Ⅷ前庭蜗神经、Ⅸ舌咽神经、Ⅹ迷走神经、Ⅺ副神经和Ⅻ舌下神经。其中第Ⅰ对与端脑相连,第Ⅱ对与间脑相连,第Ⅲ～Ⅳ对与中脑相连,第Ⅴ～Ⅷ对与脑桥相连,第Ⅸ～Ⅻ对连于延髓(图9-127,表9-3、表9-4)。

表9-3　脑神经的名称、性质、连脑部位及进出颅腔的部位

顺序及名称	性质	连脑部位	进出颅腔的部位
Ⅰ嗅神经	感觉性	端脑	筛孔
Ⅱ视神经	感觉性	间脑	视神经管
Ⅲ动眼神经	运动性	中脑	眶上裂
Ⅳ滑车神经	运动性	中脑	眶上裂
Ⅴ三叉神经	混合性	脑桥	第1支眼神经经眶上裂 第2支上颌神经经圆孔 第3支下颌神经经卵圆孔
Ⅵ展神经	运动性	脑桥	眶上裂
Ⅶ面神经	混合性	脑桥	内耳门→茎乳孔
Ⅷ前庭蜗神经	感觉性	脑桥	内耳门
Ⅸ舌咽神经	混合性	延髓	颈静脉孔
Ⅹ迷走神经	混合性	延髓	颈静脉孔
Ⅺ副神经	运动性	延髓	颈静脉孔
Ⅻ舌下神经	运动性	延髓	舌下神经管

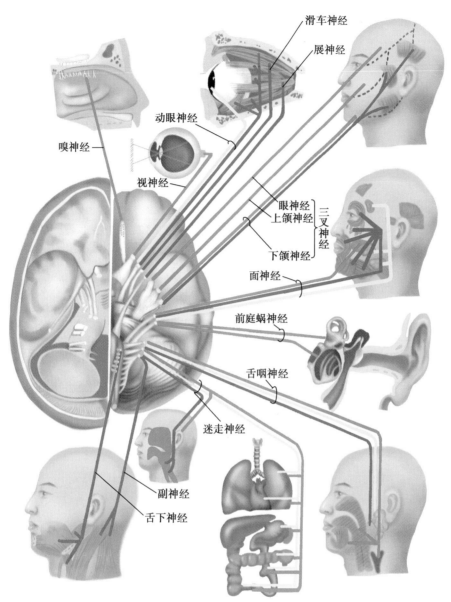

图 9-127　脑神经概况

红色—运动纤维；黄色—副交感纤维；蓝色—感觉纤维。

表 9-4　脑神经简表

顺序及名称	成分	起核	终核	分布	损伤症状
Ⅰ嗅神经	特殊内脏感觉		嗅球	鼻腔嗅黏膜	嗅觉障碍
Ⅱ视神经	特殊躯体感觉		外侧膝状体	眼球视网膜	视觉障碍
Ⅲ动眼神经	一般躯体运动	动眼神经核		上、下、内直肌，下斜肌，上睑提肌	眼外斜视、上睑下垂
	一般内脏运动（副交感）	动眼神经副核（E-W 核）		瞳孔括约肌、睫状肌	对光及调节反射消失
Ⅳ滑车神经	一般躯体运动	滑车神经核		上斜肌	眼不能外下斜视

续表

顺序及名称	成分	起核	终核	分布	损伤症状
V三叉神经	一般躯体感觉		三叉神经脊束核、三叉神经脑桥核、三叉神经中脑核	头面部皮肤、口腔及鼻腔黏膜、牙及牙龈、眼球、硬脑膜	头面部感觉障碍
	特殊内脏运动	三叉神经运动核		咀嚼肌、二腹肌前腹、下颌舌骨肌、鼓膜张肌和腭帆张肌	咀嚼肌瘫痪
VI展神经	一般躯体运动	展神经核		外直肌	眼内斜视
VII面神经	一般躯体感觉		三叉神经脊束核	耳部皮肤	感觉障碍
	特殊内脏运动	面神经核		面肌、颈阔肌、茎突舌骨肌、二腹肌后腹、镫骨肌	额纹消失、眼不能闭合、口角歪向健侧、鼻唇沟变浅
	一般内脏运动（副交感）	上泌涎核		泪腺、下颌下腺、舌下腺及鼻腔和腭部腺体	分泌障碍
	特殊内脏感觉		孤束核上部	舌前2/3味蕾	舌前2/3味觉障碍
VIII前庭蜗神经	特殊躯体感觉		前庭神经核群	膜半规管壶腹嵴、球囊斑和椭圆囊斑	眩晕、眼球震颤等
	特殊躯体感觉		蜗神经核	蜗管螺旋器	听力障碍
IX舌咽神经	特殊内脏运动	疑核		茎突咽肌	
	一般内脏运动（副交感）	下泌涎核		腮腺	分泌障碍
	一般内脏感觉		孤束核	咽、鼓室、咽鼓管、软腭、舌后1/3黏膜、颈动脉窦、颈动脉小球	咽与舌后1/3感觉障碍、咽反射消失
	特殊内脏感觉		孤束核上部	舌后1/3味蕾	舌后1/3味觉丧失
	一般躯体感觉		三叉神经脊束核	耳后皮肤	分布区感觉障碍
X迷走神经	一般内脏运动（副交感）	迷走神经背核		颈、胸、腹内脏平滑肌，心肌，腺体	心动过速、内脏活动障碍
	特殊内脏运动	疑核		咽喉肌	发声困难、声音嘶哑、吞咽障碍
	一般内脏感觉		孤束核	颈、胸、腹腔脏器，咽喉黏膜	分布区感觉障碍
	一般躯体感觉		三叉神经脊束核	硬脑膜、耳郭及外耳道皮肤	分布区感觉障碍
XI副神经	特殊内脏运动	疑核（脑部）		咽喉肌	咽喉肌功能障碍
		副神经核（脊髓部）		胸锁乳突肌、斜方肌	一侧胸锁乳突肌瘫痪，面无力转向对侧；斜方肌瘫痪，肩下垂，提肩无力
XII舌下神经	一般躯体运动	舌下神经核		舌内肌和大部分舌外肌	舌肌瘫痪、萎缩，伸舌时舌尖偏向患侧

同躯干相比,头面部衍化出眼、耳、鼻、咽、喉、口等器官,故脑神经的纤维成分要比脊神经复杂,共含有以下7种纤维成分。

一般躯体感觉纤维分布于皮肤、肌、肌腱、口腔及鼻腔黏膜、眼结膜、角膜和脑膜。

一般内脏感觉纤维分布于头、颈、胸、腹部的内脏器官。

一般躯体运动纤维为脑干内一般躯体运动核发出的轴突,分布于眼外肌和舌肌等肌节衍化而来的骨骼肌。

一般内脏运动纤维为脑干内一般内脏运动核(副交感核)发出的轴突(节前纤维),经位于器官旁或器官内的器官旁节或器官内节(节后纤维)换神经元后,支配心肌、平滑肌的运动以及控制腺体的分泌。

特殊躯体感觉纤维分布于视器和前庭蜗器等特殊感觉器官。

特殊内脏感觉纤维分布于味蕾和嗅器。

特殊内脏运动纤维为脑干内特殊内脏运动核发出的轴突,支配咀嚼肌、面肌、咽喉肌等由鳃弓衍化而来的骨骼肌,因此,称为特殊内脏运动纤维。

脑神经总体上有7种纤维成分,就某一对脑神经而言,则包含一种、两种或多种纤维成分。有些脑神经仅含感觉纤维,称感觉性脑神经(Ⅰ、Ⅱ、Ⅷ);有些仅含运动纤维,称运动性脑神经(Ⅲ、Ⅳ、Ⅵ、Ⅺ、Ⅻ);有些既含感觉纤维,又含运动纤维,则称为混合性脑神经(Ⅴ、Ⅶ、Ⅸ、Ⅹ)。

脑神经与脊神经的不同之处主要有:①脑神经有感觉性脑神经、运动性脑神经和混合性脑神经三种,而每一对脊神经都是混合性的。②由于头部分化出特殊感觉器,因此也出现了与之相联系的第Ⅰ、Ⅱ、Ⅷ对脑神经。③脑神经中的一般内脏运动纤维,属于副交感成分,且仅存在于第Ⅲ、Ⅶ、Ⅸ、Ⅹ等四对脑神经中。而脊神经中的内脏运动纤维,主要是交感成分,存在于12对胸神经和第1、2、3对腰神经中,仅在第2、3、4对骶神经中含有副交感成分。

第Ⅲ、Ⅶ、Ⅸ对脑神经中的一般内脏运动纤维(副交感纤维)从脑干内相应的副交感神经核发出后,先分别终止于颅部四对相应的副交感神经节,节内的神经元再发出纤维分布于平滑肌和腺体。与第Ⅹ对脑神经一般内脏运动纤维相连的副交感神经节多位于所支配的器官近旁或壁内,称器官旁节或壁内节。

脑神经中躯体感觉和内脏感觉纤维的胞体绝大多数是假单极神经元,在脑外集中成神经节,有三叉神经节(Ⅴ)、膝神经节(Ⅶ)、舌咽和迷走神经(Ⅸ和Ⅹ)的上、下神经节。与平衡、听觉传入相关的神经节由双极神经元胞体聚集而成,有前庭神经节和蜗神经节(Ⅷ)(见图9-127)。

(一) 嗅神经

嗅神经 olfactory nerve 为特殊内脏感觉纤维,由上鼻甲和鼻中隔上部黏膜内的嗅细胞中枢突聚集而成20多条嗅丝,穿鼻顶壁的筛板筛孔入颅前窝连于嗅球,传导嗅觉。颅前窝骨折累及筛板时,可撕脱嗅丝和脑膜,造成嗅觉障碍,甚至脑脊液鼻漏(见图9-127)。

(二) 视神经

视神经 optic nerve 为传导视觉信息的特殊躯体感觉纤维,由节细胞轴突于视网膜后部集中形成视神经盘,然后穿巩膜筛板后形成视神经。视神经向后内行经视神经管入颅中窝,移行为间脑的视交叉。由于眼是在胚胎发育过程中由脑向前突出而形成的,因此,脑的三层被膜也延续包裹视神经,脑的蛛网膜下隙也随之延伸至视神经周围(图9-128)。颅内压升高时,压力可经蛛网膜下隙传至视神经,引起视神经盘水肿。

(三) 动眼神经

动眼神经 oculomotor nerve 含一般躯体运动纤维及一般内脏运动(副交感)纤维。一般躯体运动纤维发自中脑的动眼神经核,一般内脏运动纤维发自中脑的动眼神经副核。两种运动纤维合并组成动眼神经。动眼神经由中脑脚间窝出脑,紧贴小脑幕切迹缘和后床突侧面前行进于海绵窦外侧壁上部,穿眶上裂入眶,分成上、下两支。上支细小,分布于上直肌和上睑提肌;下支粗大,支配下直肌、内

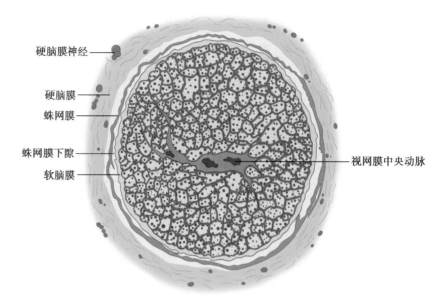

图 9-128　视神经横切面

直肌和下斜肌。动眼神经中的副交感纤维由下斜肌支单独以小支分出,称睫状神经节短根,进入睫状神经节换神经元后,节后纤维进入眼球,支配瞳孔括约肌及睫状肌,参与瞳孔对光反射和眼的调节反射(图 9-129、图 9-130)。

睫状神经节 ciliary ganglion 为副交感神经节,位于视神经与外直肌后份之间,直径约 2mm,由副交感根、交感根和感觉根组成。

1. **副交感根**　即睫状神经节短根,来自动眼神经中的一般内脏运动纤维在此节交换神经元,自节内神经元发出节后纤维加入睫状短神经进入眼球,支配瞳孔括约肌和睫状肌。

2. **交感根**　来自颈内动脉丛,穿过神经节加入睫状短神经,进入眼球后,支配瞳孔开大肌和眼球血管。

3. **感觉根**　来自鼻睫神经,穿过神经节随睫状短神经入眼球,传导眼球的一般躯体感觉。睫状短神经一般有 6~10 条,自睫状神经节发出,经眼球后极,于视神经周围进入眼球。由于随动脉而来的交感神经纤维和鼻睫神经的感觉神经纤维都穿过此节而达眼球,因此,阻滞麻醉此节及其附近的神经根,就可阻断结膜、角膜、眼球中膜各部的感觉传入,此麻醉方式称球后麻醉(图 9-129、图 9-130)。

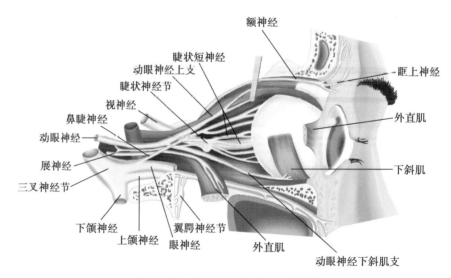

图 9-129　眶内的神经(右外侧面观)

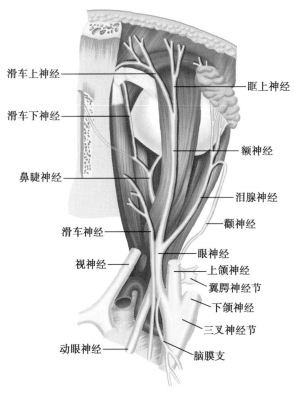

图 9-130 眶内的神经（右上面观）

一侧动眼神经损伤，可致同侧上睑提肌、上直肌、内直肌、下直肌、下斜肌瘫痪；并伴上睑下垂、瞳孔斜向外下方及瞳孔扩大、对光反射消失等症状。

（四）滑车神经

滑车神经 trochlear nerve 为运动性脑神经，细小。起于中脑下丘平面对侧的滑车神经核，自中脑下丘下方出脑，绕过大脑脚外侧前行，穿经海绵窦外侧壁向前，经眶上裂入眶，越过上直肌和上睑提肌向前内侧走行，支配上斜肌（图 9-130）。

（五）三叉神经

三叉神经 trigeminal nerve 为混合性脑神经，含一般躯体感觉和特殊内脏运动 2 种纤维。特殊内脏运动纤维起于脑桥三叉神经运动核，组成三叉神经运动根，自脑桥基底部与小脑中脚交界处出脑，位于感觉根下内侧，纤维并入下颌神经，经卵圆孔出颅，随下颌神经分支分布于咀嚼肌等。运动根内尚含有至三叉神经中脑核的纤维，主要传导咀嚼肌和眼外肌的本体感觉。三叉神经内一般躯体感觉纤维的胞体位于**三叉神经节** trigeminal ganglion 内，该节位于颅中窝颞骨岩部尖端前面的三叉神经压迹处，由硬脑膜形成的美克尔腔包裹。三叉神经节由假单极神经元胞体组成，其中枢突集中成粗大的三叉神经感觉根，自脑桥基底部与小脑中脚交界处入脑，传导头面部痛温觉的纤维主要终止于三叉神经脊束核，传导触觉的纤维主要终止于三叉神经脑桥核；其周围突组成三叉神经三大分支，即眼神经、上颌神经、下颌神经，分布于面部皮肤、眼及眶内、口腔黏膜、鼻腔黏膜、鼻旁窦黏膜、牙齿和脑膜等，传导痛、温、触觉等浅感觉（图 9-130、图 9-131）。

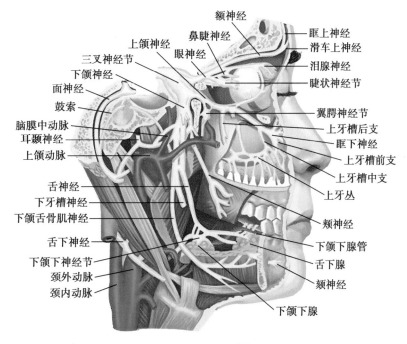

图 9-131 三叉神经

1. 眼神经　眼神经 ophthalmic nerve 仅含躯体感觉纤维,自三叉神经节发出后,穿经海绵窦外侧壁,伴行于动眼神经、滑车神经的下方,经眶上裂入眶,分布于眶内、眼球、泪器、结膜、硬脑膜、部分鼻和鼻旁窦黏膜、额顶部及上睑和鼻背部的皮肤。眼神经分支如下。

（1）额神经 frontal nerve:较粗大,在眶顶骨膜与上睑提肌之间前行,分 2～3 支,其中眶上神经 supraorbital nerve 较大,经眶上切迹伴眶上血管穿出,分布于额顶、上睑部皮肤。另一支向内前经滑车上方出眶,称滑车上神经 supratrochlear nerve,分布于鼻背及内眦附近皮肤(见图 9-130、图 9-131,图 9-132)。

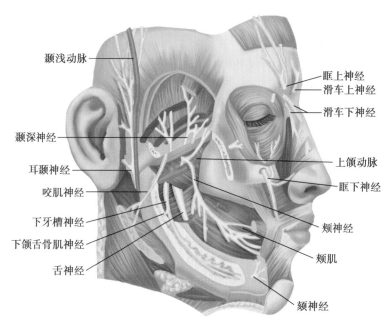

图 9-132　下颌神经

（2）泪腺神经 lacrimal nerve:细小,沿眶外侧壁、外直肌上方行向前外,分支分布于泪腺、上睑、外眦部皮肤,传导上述区域的感觉。来自面神经的副交感纤维加入泪腺神经,控制泪腺分泌(见图 9-130、图 9-131)。

（3）鼻睫神经 nasociliary nerve:在上直肌和视神经之间向前内行达眶内侧壁。其分支有:滑车下神经 infratrochlear nerve 行于上斜肌下方,在滑车下出眶,分布于鼻背、眼睑皮肤及泪囊;筛前、筛后神经分布于筛窦、鼻腔黏膜;睫状长神经在眼球后方穿入眼球,分布于角膜、睫状体、虹膜等,并有分支至睫状神经节,构成其感觉根(见图 9-129～图 9-131)。

2. 上颌神经　上颌神经 maxillary nerve 含一般躯体感觉纤维,经海绵窦外侧壁,穿圆孔出颅,进入翼腭窝上部,再向前经眶下裂入眶,改名为眶下神经。在眶内入眶下沟、眶下管,最后穿出眶下孔达面部。上颌神经在穿出眶下孔前,沿途发出分支分布于上颌牙、牙龈、鼻腔黏膜、软腭黏膜。穿出眶下孔后分支分布于眼睑及睑裂与口裂之间的皮肤(见图 9-131,图 9-132,图 9-133)。上颌神经的主要分支如下。

（1）眶下神经 infraorbital nerve:是上颌神经主干的终末支,经眶下裂入眶,经眶下沟、眶下管出眶下孔分数支,分布于下睑、鼻翼、上唇的皮肤和黏膜。临床作上颌部手术时常于眶下孔处进行麻醉。眶下神经于眶下管内分出上牙槽神经前、中支。

（2）上牙槽神经 superior alveolar nerve:自翼腭窝内的上颌神经本干发出上牙槽后神经,在上颌骨体后方穿入骨质,与上牙槽中、前支在上颌骨内相互吻合形成上牙槽神经丛,由神经丛发支分布于上颌牙、牙龈及上颌窦黏膜。

（3）颧神经 zygomatic nerve:细小,在翼腭窝处发出,经眶下裂入眶后分两支,穿过眶外侧壁分布于颧、颞部皮肤。来自面神经的副交感神经节后纤维经颧神经至泪腺神经,控制泪腺分泌。

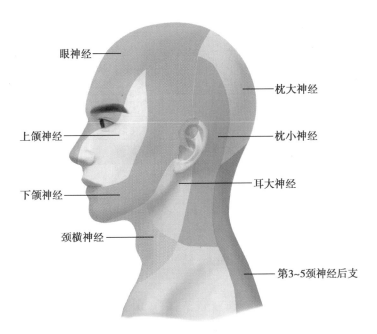

图 9-133　头面部皮神经分布示意图

（4）**翼腭神经** pterygopalatine nerve（或称神经节支）：为 2～3 条细小神经，始于上颌神经行至翼腭窝处，向下连于翼腭神经节（副交感神经节），穿过神经节后分布于腭、鼻腔的黏膜及腭扁桃体，传导这些区域的感觉冲动。

3.**下颌神经**　下颌神经 mandibular nerve 含有一般躯体感觉及特殊内脏运动两种纤维，经卵圆孔出颅后分为数支。其运动纤维支配咀嚼肌、鼓膜张肌、腭帆张肌、下颌舌骨肌和二腹肌前腹；感觉纤维管理颞部、耳前、口裂以下的皮肤，口腔底和舌前 2/3 黏膜及下颌牙和牙龈的一般感觉（见图 9-132，图 9-133），其主要的分支如下。

（1）**耳颞神经** auriculotemporal nerve：两根起自下颌神经，两根间夹持脑膜中动脉，向后两根合成一干，与颞浅动脉伴行，分布于颞区、耳屏、外耳道的皮肤，并分支至腮腺。来自舌咽神经的副交感纤维，经耳神经节换神经元后，通过耳颞神经的腮腺支进入腮腺，控制腮腺的分泌。

（2）**舌神经** lingual nerve：含一般躯体感觉纤维，于下颌支内侧呈弓状下降至口腔底，分布于口腔底和舌前 2/3 的黏膜；此外，舌神经在其行程中还接受面神经的分支鼓索。鼓索含特殊内脏感觉和一般内脏运动两种纤维，其中前者司舌前 2/3 的味蕾，后者即副交感纤维，经下颌下神经节换神经元后，节后纤维控制舌下腺和下颌下腺的分泌。

（3）**下牙槽神经** inferior alveolar nerve：于舌神经的后方走向前下，经下颌孔进入下颌管内，末支出颏孔，为颏神经，分布于下唇以下皮肤。下牙槽神经在下颌管内分支分布于下颌牙及牙龈。下牙槽神经中的运动纤维支配下颌舌骨肌及二腹肌前腹。

（4）**颊神经** buccal nerve：沿颊肌外面行向前下，分布于颊部皮肤及口腔侧壁黏膜。

（5）**咀嚼肌神经** masticatory muscle nerve：属特殊内脏运动纤维，分支有咬肌神经、颞深神经、翼内肌神经、翼外肌神经，支配咬肌、颞肌、翼内肌和翼外肌。

一侧三叉神经损伤，表现为神经损伤侧面部皮肤以及口、鼻腔黏膜感觉障碍，角膜反射消失，咀嚼肌瘫痪。

（六）展神经

展神经 abducent nerve 由一般躯体运动纤维组成，起于脑桥的展神经核，自脑桥延髓沟中线两侧出脑，前行至颞骨岩部尖端，穿入海绵窦，在窦内沿颈内动脉外下方前行，经眶上裂入眶，支配外直肌（见图 9-129，图 9-134）。展神经损伤可引起外直肌瘫痪，导致内斜视。

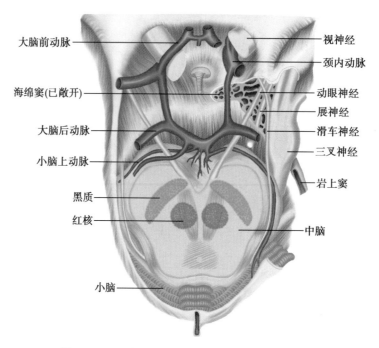

图 9-134　眼外肌的神经与海绵窦的关系（上面观）

（七）面神经

面神经 facial nerve 为含有特殊内脏运动、一般内脏运动、特殊内脏感觉和一般躯体感觉等 4 种纤维成分的混合性脑神经：①特殊内脏运动纤维发自面神经核，主要支配面部表情肌；②一般内脏运动纤维起自上泌涎核，分别经翼腭神经节和下颌下神经节换神经元，节后纤维分布于泪腺、舌下腺、下颌下腺以及鼻腔、口腔黏膜的腺体；③特殊内脏感觉纤维的神经元胞体位于膝神经节，其周围突分布于舌前 2/3 的味蕾，中枢突入脑后止于孤束核；④一般躯体感觉纤维主要传导耳部小块皮肤的浅感觉和面肌的本体感觉。

面神经连于脑桥延髓沟外侧部，经内耳门、内耳道达内耳道底，穿内耳道底入面神经管，最后从茎乳孔出颅。出茎乳孔后进入腮腺深面，分数支经腮腺前缘穿出（图 9-135、图 9-136）。

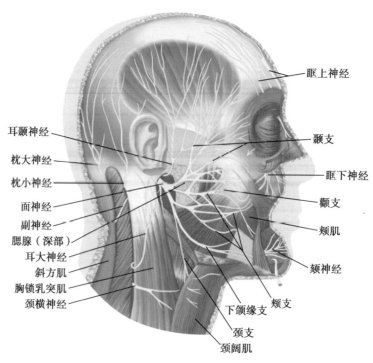

图 9-135　面神经在面部的分支

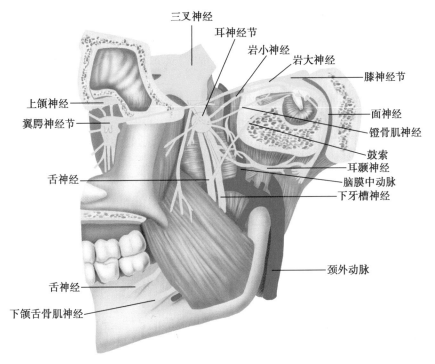

图 9-136　鼓索、翼腭神经节与耳神经节

1. 面神经管内的分支

（1）**鼓索** chorda tympani：为面神经出茎乳孔前发出的分支，返回鼓室，穿岩鼓裂出鼓室，行向前下加入舌神经。鼓索含有味觉纤维和副交感纤维，前者随舌神经分布于舌前 2/3 的味蕾，后者进入下颌下神经节，更换神经元后控制舌下腺和下颌下腺的分泌（图 9-136）。

（2）**岩大神经** greater petrosal nerve：为副交感神经纤维，由膝神经节处发出，于破裂孔附近与颈内动脉交感丛发出的岩深神经合并成翼管神经，穿翼管入翼腭窝内的翼腭神经节，更换神经元后，节后纤维分布至泪腺以及鼻腔、腭的黏膜腺（图 9-136）。

（3）**镫骨肌神经** stapedial nerve：由鼓室处发出，支配镫骨肌。

2. 面神经的颅外分支　面神经出茎乳孔后，发出一些细小分支支配枕额肌枕腹、二腹肌后腹、茎突舌骨肌和耳周围肌，其主干入腮腺，并在腮腺内形成神经丛，然后自腮腺前缘呈放射状分布于面部表情肌（见图 9-135）。

（1）**颞支** temporal branch：多为 3 支，支配额肌、眼轮匝肌等。

（2）**颧支** zygomatic branch：3～4 支，分布于眼轮匝肌和颧肌。

（3）**颊支** buccal branch：2～3 支，沿腮腺管走行，支配颊肌、口轮匝肌及其他口周围肌。

（4）**下颌缘支** marginal branch：支配下唇诸肌。

（5）**颈支** cervical branch：支配颈阔肌。

翼腭神经节 pterygopalatine ganglion 为位于翼腭窝内的副交感神经节，由副交感根、交感根和感觉根组成：①副交感根起自上泌涎核，经面神经的岩大神经达此节，于节内更换神经元；②交感根来自颈内动脉交感丛的岩深神经；③感觉根来自上颌神经的分支翼腭神经。交感根和感觉根仅从该节路过，并不更换神经元。从翼腭神经节发出的分支分布于泪腺、鼻甲、腭的黏膜，司黏膜的一般感觉及控制腺体的分泌（图 9-136）。

下颌下神经节 submandibular ganglion 为副交感神经节，位于舌神经与下颌下腺之间，同样也由副交感根、交感根和感觉根组成：①副交感根起自上泌涎核，经面神经的鼓索加入下颌神经的舌神经，再抵达此节，并于此节内更换神经元；②交感根来自面动脉的交感丛；③感觉根来自舌神经。下颌下神经节的分支分布于舌下腺和下颌下腺。

因面神经的分支有管内、管外之分，故面神经损伤部位不同，表现出不同的症状。面神经管外损伤主要表现为损伤侧表情肌瘫痪,如口角偏向健侧、不能鼓腮,说话时唾液从口角流出,伤侧额纹消失、鼻唇沟变平坦;眼轮匝肌瘫痪导致闭眼困难、角膜反射消失等症状。面神经管内损伤并伤及面神经管段的分支时,除上述面肌瘫痪症状外,还可出现听觉过敏、舌前 2/3 味觉障碍、泪腺和唾液腺分泌障碍等症状。

(八) 前庭蜗神经

前庭蜗神经 vestibulocochlear nerve 连于脑桥延髓沟外侧部,居面神经外侧,由传导平衡觉的前庭神经和传导听觉的蜗神经两部分组成(见图 9-127)。

1. 前庭神经　前庭神经 vestibular nerve 位于内耳道底的**前庭神经节** vestibular ganglion,由双极感觉神经元组成。其周围突穿内耳道底,分布于内耳的椭圆囊斑、球囊斑和壶腹嵴中的毛细胞;中枢突组成前庭神经,经内耳门入颅,在脑桥小脑三角处,经延髓脑桥沟外侧部入脑,终止于前庭神经核群和小脑等部,传导平衡觉。

2. 蜗神经　蜗神经 cochlear nerve 位于耳蜗蜗轴内的**蜗神经节(螺旋神经节)** cochlear ganglion,由双极感觉神经元组成。其周围突分布于内耳螺旋器(Corti 器)的毛细胞;中枢突形成蜗神经,经内耳门入颅,伴前庭神经入脑,终止于蜗神经前、后核,传导听觉。

前庭蜗神经损伤后表现为伤侧耳聋和平衡功能障碍,并伴有恶心、呕吐等症状。

(九) 舌咽神经

舌咽神经 glossopharyngeal nerve 为含有 5 种纤维成分的混合性脑神经:①特殊内脏运动纤维:起于疑核,支配茎突咽肌;②一般内脏运动纤维:起于下泌涎核,在耳神经节内交换神经元后,节后纤维支配腮腺分泌;③一般内脏感觉纤维:其神经元胞体位于颈静脉孔处的舌咽神经下神经节,周围突分布于咽、舌后 1/3、咽鼓管和鼓室等处黏膜,以及颈动脉窦和颈动脉小球,中枢突终于孤束核下部,传导一般内脏感觉;④特殊内脏感觉纤维:其神经元胞体位于颈静脉孔处的舌咽神经下神经节,周围突分布于舌后 1/3 的味蕾,中枢突终止于孤束核上部,传导味觉;⑤一般躯体感觉纤维:其神经元胞体位于颈静脉孔处的舌咽神经上神经节,周围突分布于耳后皮肤,中枢突入脑后止于三叉神经脊束核。

舌咽神经连于延髓橄榄后沟上部,与迷走神经、副神经同穿颈静脉孔前部出入颅腔。颈静脉孔内神经干上有膨大的**上神经节** superior ganglion,孔外有稍大的**下神经节** inferior ganglion。经颈静脉孔出颅腔后,于颈内动、静脉之间下行,然后呈弓形向前绕茎突咽肌外侧,至舌骨舌肌深面达舌根(图 9-137)。其主要分支如下。

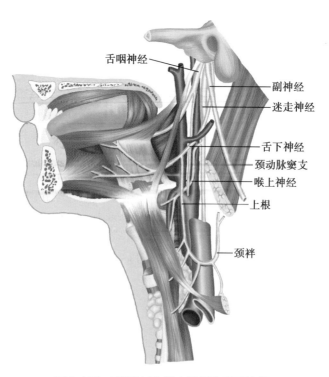

图 9-137　舌咽神经、迷走神经和舌下神经

（1）**鼓室神经** tympanic nerve：来自下神经节，与交感神经组成鼓室丛，分布于鼓室、乳突小房和咽鼓管的黏膜。鼓室丛分出的岩小神经（含副交感纤维），出鼓室入耳神经节，更换神经元后经耳颞神经分布于腮腺，司其分泌。

（2）**颈动脉窦支** carotid sinus branch：为一般内脏感觉纤维，分布于颈动脉窦和颈动脉小球，分别感受颈动脉窦壁的压力变化和血液内二氧化碳浓度的变化，可反射性地调节机体的血压和呼吸。

（3）**舌支** lingual branch：为舌咽神经的终支，分布于舌后 1/3 的黏膜和味蕾。

（4）**咽支** pharyngeal branch：为 3～4 条细神经支，与迷走神经和交感神经的咽支在咽后侧壁交织成丛，由丛发出分支分布于咽壁各层，接受咽壁的感觉传入，与咽反射直接相关。

此外，舌咽神经还发出扁桃体支和茎突咽肌支等。

耳神经节 otic ganglion 为副交感神经节，位于卵圆孔下方，由副交感根、交感根、感觉根和运动根组成：①副交感根起自下泌涎核，经岩小神经到达此节，更换神经元后经耳颞神经分布于腮腺，调控腮腺的分泌（图 9-138）；②交感根来自脑膜中动脉的交感丛；③感觉根来自耳颞神经，分布于腮腺，传导腮腺一般感觉；④运动根起自三叉神经运动核，经下颌神经达此节，分布于鼓膜张肌和腭帆张肌。

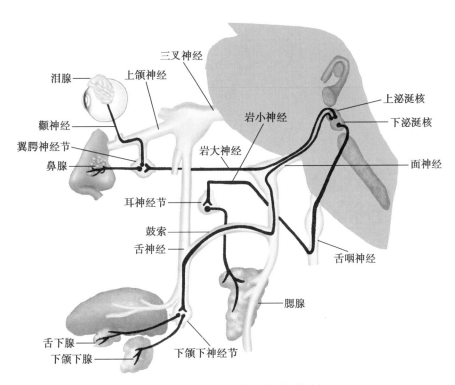

图 9-138 头部腺体的副交感纤维来源

（十）迷走神经

迷走神经 vagus nerve 是行程最长、分布范围最广的脑神经，含有 4 种纤维成分：①一般内脏运动纤维起自迷走神经背核，主要分布到颈部、胸腔脏器和腹腔大部分脏器，其节后神经元胞体位于所支配器官的器官内节，节后纤维支配这些器官的平滑肌、心肌和腺体；②一般内脏感觉纤维的神经元胞体位于颈静脉孔下方的迷走神经下神经节，周围突主要分布于颈部、胸腔脏器和腹腔大部分脏器，中枢突终于孤束核；③特殊内脏运动纤维起自疑核，支配软腭和咽喉肌；④一般躯体感觉纤维的神经元胞体位于颈静脉孔的迷走神经上神经节，周围突主要分布于硬脑膜、耳郭和外耳道，中枢突终于三叉神经脊束核（图 9-139、图 9-140）。

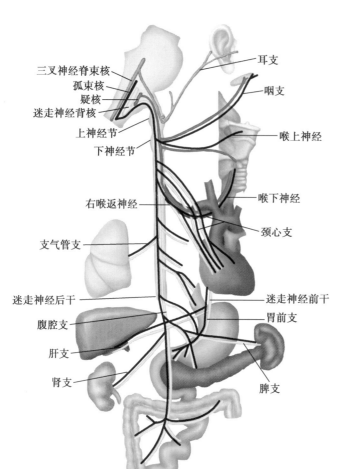

三叉神经脊束核
孤束核
疑核
迷走神经背核
上神经节
下神经节
右喉返神经
支气管支
迷走神经后干
腹腔支
肝支
肾支

耳支
咽支
喉上神经
喉下神经
颈心支
迷走神经前干
胃前支
脾支

图 9-139 迷走神经的纤维成分及分布示意图
红色—特殊内脏运动纤维；黄色——般内脏运动纤维；蓝色——般躯体感觉纤维；黑色——般内脏感觉纤维。

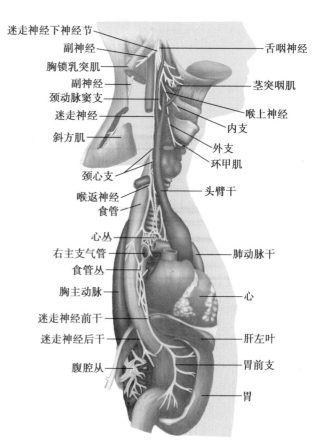

迷走神经下神经节
副神经
胸锁乳突肌
副神经
颈动脉窦支
迷走神经
斜方肌
颈心支
喉返神经
食管
心丛
右主支气管
食管丛
胸主动脉
迷走神经前干
迷走神经后干
腹腔丛

舌咽神经
茎突咽肌
喉上神经
内支
外支
环甲肌
头臂干
肺动脉干
心
肝左叶
胃前支
胃

图 9-140 舌咽神经、迷走神经和副神经

迷走神经连于橄榄后沟、舌咽神经下方,与舌咽神经和副神经一起穿颈静脉孔出颅。在颈部迷走神经行于颈内静脉与颈内动脉或颈总动脉之间的后方,下行经胸廓上口进入胸腔。在胸腔中,左、右迷走神经行程略有不同。左迷走神经在左颈总动脉与左锁骨下动脉之间下行,越过主动脉弓前方,经左肺根后方至食管前面下行并分成许多细支,构成左肺丛和食管前丛,于食管下段延续为**迷走神经前干** anterior vagal trunk。右迷走神经经右锁骨下动、静脉之间下行,沿气管右侧,经右肺根后方达食管后面,分支构成右肺丛和食管后丛,继续下行又集中构成**迷走神经后干** posterior vagal trunk。迷走神经前、后干与食管一同穿膈肌的食管裂孔进入腹腔,在腹腔中分成许多小支分布于自胃至横结肠的消化管及肝、胰、脾、肾等实质性脏器。

迷走神经的主要分支如下。

1. **颈部的分支**

（1）**喉上神经** superior laryngeal nerve:是迷走神经在颈部最大的分支,于颈内动脉内侧下行,在舌骨大角处分为内、外两支。内支与喉上动脉伴行,穿甲状舌骨膜入喉,分布于声门裂以上的喉黏膜及会厌、舌根等处,传导一般内脏感觉,损伤后可引起声门裂以上的感觉障碍或丧失,容易误吞而导致呛咳;外支细小,为特殊内脏运动纤维,伴甲状腺上动脉下行,支配环甲肌,损伤后可引起声带松弛、音调降低。

（2）**颈心支** cervical cardiac branch:分上、下两支,沿气管两侧下行,入胸腔后于心底部与交感神经的节后纤维一起形成心丛,调控心脏活动。其中上支还有分支至主动脉壁内,能感受血压变化和化学刺激,称主动脉神经或减压神经。

（3）**耳支** auricular branch:发自上神经节,含躯体感觉纤维,分布于耳郭后面及外耳道的皮肤,传导一般躯体感觉。

（4）**咽支** pharyngeal branch:发自下神经节,含一般内脏感觉和特殊内脏运动纤维,与舌咽神经和交感神经咽支于咽后壁共同构成咽丛,分布于咽缩肌、软腭肌及咽部黏膜。

（5）**脑膜支**:发自迷走神经上神经节,分布于颅后窝硬脑膜,传导一般躯体感觉冲动。

2. **胸部的分支**

（1）**喉返神经** recurrent laryngeal nerve:为迷走神经入胸腔后的分支。右喉返神经在右迷走神经经过右锁骨下动脉前方处发出,由前向后绕过右锁骨下动脉返回向上;左喉返神经在左迷走神经经过主动脉弓前方处发出,并由前向后勾绕主动脉弓返回至颈部。左、右喉返神经分别行于两侧气管与食管之间的沟内或附近,有甲状腺下动脉与其伴行,其终末支也称喉下神经。在甲状腺两侧叶深面入喉,分布于声门裂以下喉黏膜及除环甲肌外的所有喉肌,为喉肌的主要运动神经。

在甲状腺手术中,钳夹或结扎甲状腺下动脉时,应避免损伤喉返神经。若一侧喉返神经受损,可导致声音嘶哑;若两侧喉返神经同时受损,可引起失音、呼吸困难,甚至窒息。

（2）**支气管支** bronchial branch **和食管支** esophageal branch:为一些细小分支,分别加入肺丛和食管丛,然后再发出分支至支气管、肺和食管等,传导这些器官的内脏感觉和调控这些器官的平滑肌的运动及腺体的分泌。

3. **腹部的分支**

（1）**胃前支和肝支**:迷走神经前干入腹腔后分**胃前支** anterior gastric branch 和**肝支** hepatic branch。胃前支沿胃小弯分布于胃前壁,末梢形似"鸦爪",称鸦爪支,分布于幽门部前壁。肝支行于小网膜内,与交感神经节后纤维一起形成肝丛,随肝固有动脉分布于肝、胆囊和胆道(图 9-141)。

（2）**胃后支和腹腔支**:迷走神经后干入腹腔后分**胃后支** posterior gastric branch 和**腹腔支** celiac branch。胃后支于胃后面与胃前支类似分布。腹腔支与交感神经一起分别于腹腔干、肠系膜上动脉和肾动脉根部形成神经丛,并随这些动脉及其分支分布于胰、脾、肾以及结肠左曲以上的消化管。

迷走神经主干损伤后,表现为脉速、心悸、恶心、呕吐、呼吸深慢和窒息等症状。由于咽喉感觉障碍和肌肉瘫痪,可出现声音嘶哑、语言和吞咽困难、腭垂偏向一侧等症状。

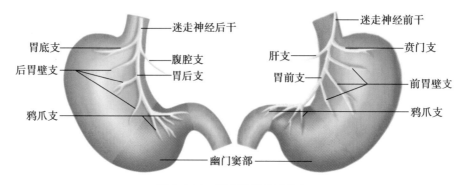

图 9-141 迷走神经的胃分布

（十一）副神经

副神经 accessory nerve 为运动性神经,含特殊内脏运动纤维,起自疑核(延髓根,又称脑根或颅根)和副神经核(脊髓根),连于延髓橄榄后沟下部。

其延髓根加入迷走神经,支配咽喉肌;脊髓根自脊髓前、后根之间出脊髓,在椎管内上行,经枕骨大孔入颅腔,与延髓根合成副神经一起经颈静脉孔出颅。然后绕颈内静脉行向外下,经胸锁乳突肌深面分出一支入该肌后,终支在胸锁乳突肌后缘上、中1/3交点处浅出,继续向外下后斜行,于斜方肌前缘中、下1/3交点处进入该肌深面,分支支配此两肌(图9-142)。

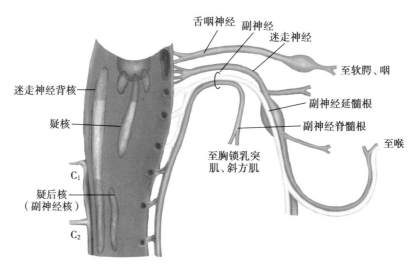

图 9-142 副神经两根示意图

副神经脊髓根损伤时,由于胸锁乳突肌和斜方肌瘫痪,患者头部会出现该二肌损伤的典型症状:头不能向患侧侧屈,也不能使面部转向对侧以及患侧肩胛骨下垂。

（十二）舌下神经

舌下神经 hypoglossal nerve 为运动性神经,含一般躯体运动纤维,起自延髓舌下神经核,在延髓锥体与橄榄体之间出脑,经舌下神经管出颅。出颅后向下行于颈内动、静脉之间至舌骨上方,呈弓形行向前内,沿舌骨舌肌浅面分支进入舌内,支配舌内肌和大部分舌外肌(见图9-137)。

一侧舌下神经完全损伤时,患侧半舌肌瘫痪,伸舌时舌尖偏向患侧;舌肌瘫痪时间过长,则造成舌肌萎缩。

三、内脏神经

内脏神经系统 visceral nervous system 是周围神经系统的组成部分之一,按照分布部位的不同,可分为中枢部和周围部。与躯体神经一样,内脏神经的纤维成分也可分为感觉性和运动性两种。

内脏运动神经调节内脏、心血管的活动以及腺体的分泌,通常不受人的意志控制,是不随意的,故又称为**自主神经系统** autonomic nervous system；又因其主要控制和调节动、植物共有的物质代谢活动，并且不支配动物所特有的骨骼肌运动，也称**植物神经系统** vegetative nervous system。

内脏感觉神经与躯体感觉神经相似，其初级感觉神经元胞体位于感觉性脑神经节和脊神经节内，周围突分布于内脏和心血管等处的内感受器，把接受的刺激传递到各级中枢，也可到达大脑皮质。内脏感觉神经传递的信息经中枢整合后，通过内脏运动神经调节相应器官的活动，维持体内、外环境的动态平衡和机体的正常生命活动。内脏神经系统组成概括如表 9-5。

表 9-5　内脏神经系统的组成

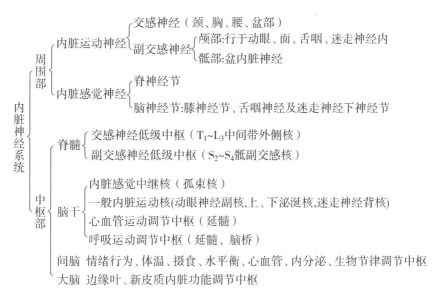

（一）内脏运动神经

内脏运动神经 visceral motor nerve 与躯体运动神经在形态结构和功能上有较大差别(图 9-143)，其形态结构的差异简述如下。

（1）支配的器官不同：躯体运动神经支配骨骼肌，一般都受意志控制；内脏运动神经支配平滑肌、心肌和腺体，通常不受意志控制。

（2）神经元数目不同：躯体运动神经自低级中枢至骨骼肌只有一个神经元。内脏运动神经自低级中枢发出后，需在周围部的内脏运动神经节交换神经元，再由神经节内神经元发出纤维到达效应器，故内脏运动神经从低级中枢到达所支配的器官需经过两个神经元(肾上腺髓质例外，只需要一个神经元)。第一个神经元称**节前神经元** preganglionic neuron，胞体位于脑干或脊髓内，其轴突称**节前纤维** preganglionic fiber。第二个神经元称**节后神经元** postganglionic neuron，胞体位于周围部的内脏神经节内，其轴突称**节后纤维** postganglionic fiber。节后神经元的数目较多，一个节前神经元可与多个节后神经元构成突触(图 9-143、图 9-144)。

（3）纤维成分不同：躯体运动神经只有一种纤维成分；而内脏运动神经则有交感和副交感两种纤维成分，多数内脏器官同时接受这两种神经纤维的双重支配(详见后述)。

（4）纤维粗细不同：躯体运动神经纤维一般是较粗的有髓纤维，内脏运动神经纤维则是薄髓(节前纤维)和无髓(节后纤维)的细纤维。

（5）神经纤维分布形式不同：躯体运动神经以神经干的形式分布；内脏运动神经的节后纤维常攀附脏器或血管形成神经丛，再由神经丛分支至效应器(图 9-144)。

内脏运动神经的效应器，一般是指平滑肌、心肌和外分泌腺。内分泌腺如肾上腺髓质和甲状腺等，也受内脏运动神经支配。内脏运动神经节后纤维的终末与效应器的连接，缺少躯体运动神经独特的末梢装置，而是常以纤细的神经丛分布于肌细胞和腺细胞周围，从末梢释放出来的递质可能以扩散方式发挥作用。

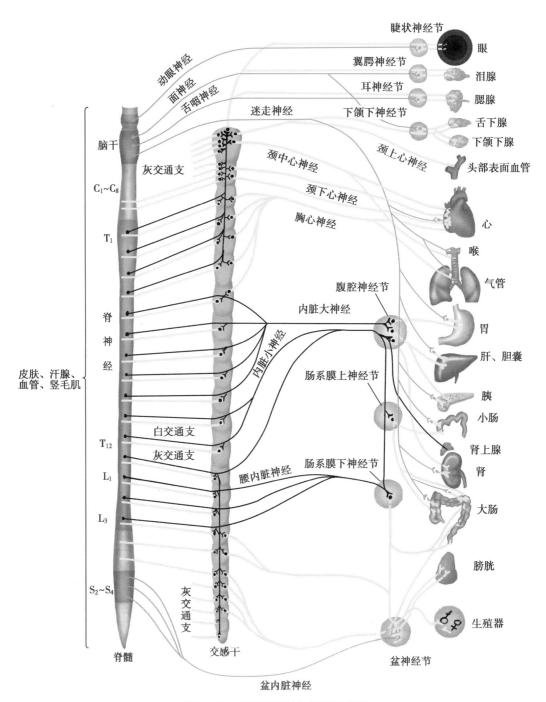

图 9-143　内脏运动神经概况示意图

黑色—交感神经节前纤维；绿色—副交感神经节前纤维；黄色—节后纤维。

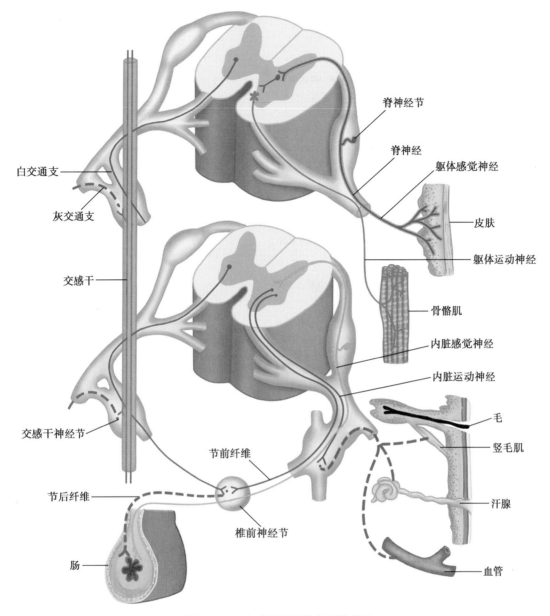

图 9-144　交感神经纤维走行模式图

红色—躯体运动神经;蓝绿色—躯体感觉神经;蓝色实线—节前纤维;蓝色虚线—节后纤维;绿色—内脏感觉神经。

根据形态、功能和药理的特点,内脏运动神经分为交感神经和副交感神经两部分。

1. 交感神经　交感神经 sympathetic nerve(图 9-145)的低级中枢(节前神经元的胞体)位于脊髓 T_1~L_3 节段灰质侧柱的中间带外侧核(又称胸腰部);核内神经元发出节前纤维经脊神经前根和前支到达交感神经节。交感神经的周围部包括交感干、交感神经节,以及由神经节发出的分支和交感神经丛等。

(1)交感神经节:按照所在的位置分为椎旁神经节和椎前神经节。

1) 椎旁神经节 paravertebral ganglion:又称交感干神经节 ganglion of sympathetic trunk,位于脊柱两旁。每侧的椎旁神经节借节间支 interganglionic branch 连成左右两条交感干 sympathetic trunk 沿脊柱两侧走行;两干上端附于颅底,下端至第 3 尾椎前面借奇神经节相连。交感干每侧有 19~24 个椎旁神经节,其中颈部 3~4 个,胸部 10~12 个,腰部 4 个,骶部 2~3 个,尾部两侧合为 1 个(奇神经节)。交感干神经节由多极神经元组成,大小不等,接受部分低级中枢发出的节前纤维,部分交感神经节后

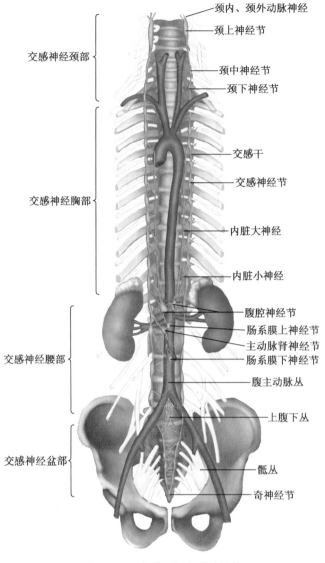

图 9-145　交感干和交感神经节

图中标注：
颈内、颈外动脉神经
颈上神经节
交感神经颈部
颈中神经节
颈下神经节
交感干
交感神经节
交感神经胸部
内脏大神经
内脏小神经
腹腔神经节
肠系膜上神经节
主动脉肾神经节
肠系膜下神经节
交感神经腰部
腹主动脉丛
上腹下丛
交感神经盆部
骶丛
奇神经节

纤维由此发出(图 9-145),其余节后纤维则起自椎前神经节。

2)椎前神经节 prevertebral ganglion:位于脊柱前方,呈不规则的结节状团块,位于同名动脉根部附近,包括**腹腔神经节** celiac ganglion、**主动脉肾神经节** aorticorenal ganglion、**肠系膜上神经节** superior mesenteric ganglion 和**肠系膜下神经节** inferior mesenteric ganglion,由交感神经低级中枢发出的另一部分节前纤维经椎旁神经节后止于上述椎前神经节(图 9-145)。

(2)交感干与交通支:每个椎旁神经节与相应脊神经之间借交通支相连,分为白交通支和灰交通支。白交通支主要由有髓鞘的节前纤维组成,因髓鞘折光、色泽白亮而得名。节前神经元的胞体只存在于脊髓$T_1 \sim L_3$节段的中间带外侧核,故白交通支也只见于相应节段的脊神经前支与对应的椎旁神经节之间,共 15 对。灰交通支由椎旁神经节细胞发出的节后纤维组成,连于交感干与 31 对脊神经前支之间,因多无髓鞘、颜色灰暗而得名。

(3)交感神经节前纤维和节后纤维的走行

1)交感神经节前纤维由脊髓灰质侧柱的中间带外侧核发出,经相应节段的脊神经前根、脊神经、白交通支进入交感干后,有 3 种去向(见图 9-144):①终止于相应的椎旁神经节,并交换神经元。②在交感干内上升或下降后,终止于上方或下方的椎旁神经节。一般来自脊髓上胸段($T_1 \sim T_6$)中间带外侧核的节前纤维,在交感干内上升至颈部的椎旁神经节内换元;中胸段者($T_6 \sim T_{10}$)在交感干内上升或下降,至胸部其他交感神经节换元;下胸段和腰段者($T_{11} \sim L_3$)在交感干内下降,至腰骶部椎旁神经节换元。③穿过椎旁神经节,至椎前神经节换元。

2)交感神经节后纤维也有 3 种去向:①发自交感干神经节的节后纤维经灰交通支返回 31 对脊神经前支,随脊神经分支分布至头颈部、躯干和四肢的血管、汗腺和竖毛肌,故脊神经的分支一般都含有交感神经节后纤维;②攀附动脉走行,在动脉外膜形成神经丛(如颈内、颈外动脉丛,腹腔丛,肠系膜上丛等),并随动脉分布到所支配的器官;③由交感神经节直接发支分布到所支配的脏器。

有研究提示,在交感神经节内存在介于节前神经元和节后神经元之间,并与二者形成突触联系的小细胞中间神经元,其轴突末梢释放多巴胺,可使节后神经元产生抑制性突触后电位,对节前至节后神经元之间的胆碱能突触传递具有抑制性调节作用。交感神经节后神经元除含有经典的神经递质去甲肾上腺素(NA)外,也含神经肽 Y(NPY)等神经肽类物质,而且大部分交感神经节后神经元中 NPY 与 NA 共存,NPY 比 NA 有更强的收缩血管作用。

(4)交感神经的分布

1）颈部：颈交感干位于颈动脉鞘后方、颈椎横突前方,每侧通常有 3～4 个交感干神经节,分别称颈上、中、下神经节（见图 9-145）,多者可达 6 个。

颈上神经节 superior cervical ganglion 最大,呈梭形,位于第 2～3 颈椎横突前方。**颈中神经节** middle cervical ganglion 最小,可缺如或多达 3 个,位于第 6 颈椎横突处。**颈下神经节** inferior cervical ganglion 位于第 7 颈椎横突根部前方、椎动脉起始部后方,常与第 1 胸神经节合并成**颈胸神经节** cervicothoracic ganglion（又称**星状神经节** stellate ganglion）。

颈部交感干无白交通支,胸段脊髓侧柱发出的节前纤维在交感干内上升至相应的交感干神经节换元,发出的节后纤维分布如下：①经灰交通支连于 8 对颈神经,并随颈神经分支分布至头颈部和上肢的血管、汗腺、竖毛肌等;②攀附邻近动脉,形成**颈内动脉丛** internal carotid plexus、**颈外动脉丛** external carotid plexus、**锁骨下动脉丛** subclavian plexus 和**椎动脉丛** vertebral plexus 等,随动脉分支分布至头颈部的腺体（如泪腺、唾液腺、口腔和鼻腔黏膜内腺体、甲状腺等）、竖毛肌、血管、瞳孔开大肌等;③发出的咽支直接进入咽壁,与舌咽神经、迷走神经的咽支共同组成**咽丛** pharyngeal plexus;④3 对颈交感干神经节分别发出颈上、颈中、颈下心神经,下行进入胸腔,加入心丛（图 9-146）。

2）胸部：胸交感干位于肋头前方,每侧有 10～12 个（以 11 个最为多见）**胸神经节** thoracic ganglion（见图 9-145）。胸交感干发出下列分支：①经灰交通支连接 12 对胸神经,并随其分布于胸、腹壁的血管、汗腺、竖毛肌等;②上 5 对胸交感干神经节发出的节后纤维,加入胸主动脉丛、食管丛、肺丛和心丛等;③**内脏大神经** greater splanchnic nerve 由穿过第 5 或第 6～9 胸交感干神经节的节前纤维组成,沿椎体前外侧面倾斜下降并逐渐合成一干,穿过膈脚,终止于腹腔神经节和肠系膜上神经节;④**内脏小神经** lesser splanchnic nerve 由穿过第 10～12 胸交感干神经节的节前纤维组成,下行穿过膈脚,主要终止于主动脉肾神经节;⑤内脏最小神经常缺如,自第 12 胸神经节发出,与交感干伴行,穿过膈入腹腔,加入肾神经丛。以上椎前神经节发出节后纤维分布至肝、胰、脾、肾等实质性脏器和结肠左曲以上的消化管（见图 9-145,图 9-146）。

3）腰部：约有 4 对**腰神经节** lumbar ganglion,位于腰椎椎体前外侧与腰大肌内侧缘之间。腰交感干发出的分支有：①灰交通支连接 5 对腰神经,并随腰神经分布至下腹部及下肢的血管、汗腺和竖毛肌。②**腰内脏神经** lumbar splanchnic nerve 由穿过腰交感干神经节的节前纤维组成,终止于腹主动脉丛和肠系膜下丛内的椎前神经节,交换神经元后的节后纤维分布至结肠左曲以下的消化管和盆腔脏器,并有纤维伴随血管分布至下肢。当下肢血管痉挛时,手术切除腰交感干可缓解症状（见图 9-143,图 9-146）。

4）盆部：骶交感干位于骶骨前面、骶前孔内侧,由 2～3 对**骶神经节** sacral ganglion 和 1 个**奇神经节** impar ganglion 及节间支构成（见

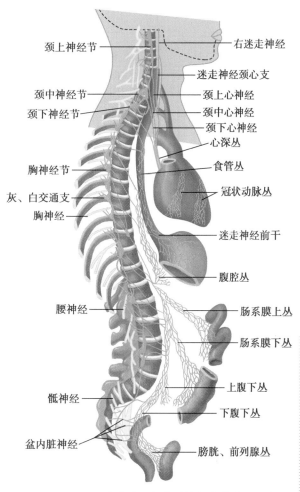

图 9-146　右交感干与内脏神经丛的联系

左侧标注（自上而下）：
颈上神经节
颈中神经节
颈下神经节
胸神经节
灰、白交通支
胸神经
腰神经
骶神经
盆内脏神经

右侧标注（自上而下）：
右迷走神经
迷走神经颈心支
颈上心神经
颈中心神经
颈下心神经
心深丛
食管丛
冠状动脉丛
迷走神经前干
腹腔丛
肠系膜上丛
肠系膜下丛
上腹下丛
下腹下丛
膀胱、前列腺丛

图 9-145）。节后纤维的分支有:①灰交通支连接骶、尾神经,分布于下肢及会阴部的血管、汗腺和竖毛肌。②一些小分支加入盆丛,分布于盆腔脏器。

综上所述,交感神经节前、节后纤维分布均有一定规律,如来自脊髓 T_1~T_5 节段中间带外侧核的节前纤维,交换神经元后,其节后纤维支配头、颈、胸腔脏器和上肢的血管、汗腺和竖毛肌;来自脊髓 T_5~T_{12} 节段中间带外侧核的节前纤维,交换神经元后,其节后纤维支配肝、胰、脾、肾等腹腔实质性器官和结肠左曲以上的消化管;来自脊髓上腰段中间带外侧核的节前纤维,交换神经元后,其节后纤维支配结肠左曲以下的消化管,盆腔脏器和下肢的血管、汗腺和竖毛肌。关于交感神经节段支配的情况,详见表 9-7。

2. 副交感神经　副交感神经 parasympathetic nerve 的低级中枢位于脑干的一般内脏运动核和脊髓侧柱的骶副交感核(S_2~S_4 节段)。周围部包括:低级中枢各核团神经元发出的节前纤维、位于器官周围或器官壁内的副交感神经节(分别称为器官旁节或器官内节)及其发出的节后纤维。颅部的副交感神经节较大,肉眼可见,共 4 对,分别为睫状神经节、翼腭神经节、耳神经节和下颌下神经节。颅部副交感神经节前纤维即在这 4 对神经节内交换神经元,发出节后纤维随相应脑神经到达所支配的器官;这些神经节内还有交感神经纤维及感觉神经纤维穿过(不交换神经元),分别称为交感根及感觉根。此外,位于身体其他部位的副交感神经节很小,需借助显微镜才能看到。例如:位于心丛、肺丛、膀胱丛和子宫阴道丛内的神经节,以及位于支气管和消化管壁内的神经节等。

副交感神经元属于胆碱能神经元,其中多数尚含有血管活性肠肽(VIP)和降钙素基因相关肽(CGRP)等神经肽类物质。

(1)颅部的副交感神经:其节前纤维行于第Ⅲ、Ⅶ、Ⅸ、Ⅹ对脑神经内,概括如下(图 9-147)。

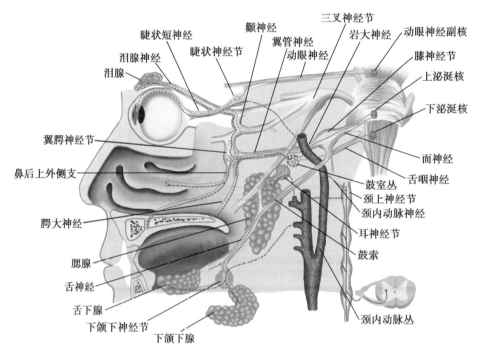

图 9-147　头部的内脏神经分布模式图
红色—交感神经;蓝色—副交感神经。

1)随动眼神经走行的副交感神经节前纤维:由中脑的动眼神经副核发出,随动眼神经进入眼眶后到达睫状神经节内交换神经元,其节后纤维经睫状短神经进入眼球壁,分布于瞳孔括约肌和睫状肌。

2)随面神经走行的副交感神经节前纤维:由脑桥的上泌涎核发出,一部分节前纤维经岩大神经至翼腭窝内的翼腭神经节交换神经元,其节后纤维分布于泪腺、鼻腔、口腔及腭黏膜腺体;另一部分节前纤维经鼓索加入舌神经,至下颌下神经节交换神经元,其节后纤维分布至下颌下腺和舌下腺。

3)随舌咽神经走行的副交感神经节前纤维:由延髓的下泌涎核发出,经鼓室神经至鼓室丛,由鼓室丛发出岩小神经至卵圆孔下方、下颌神经内侧的耳神经节换元,节后纤维经耳颞神经分布于腮腺。

4)随迷走神经走行的副交感神经节前纤维:由延髓的迷走神经背核发出,随迷走神经分支到胸、腹腔脏器附近或器官壁内的副交感神经节内交换神经元,节后纤维分布于胸、腹腔脏器(结肠左曲以下的消化管及盆腔脏器等除外)。

(2)骶部的副交感神经:节前纤维由脊髓 $S_2 \sim S_4$ 节段的骶副交感核发出,随骶神经出骶前孔,而后从骶神经分出组成**盆内脏神经** pelvic splanchnic nerve,加入直肠两侧的盆丛,随盆丛分支分布到盆腔脏器,在脏器附近或器官壁内的副交感神经节交换神经元,节后纤维支配结肠左曲以下的消化管、盆腔脏器(图 9-148)。

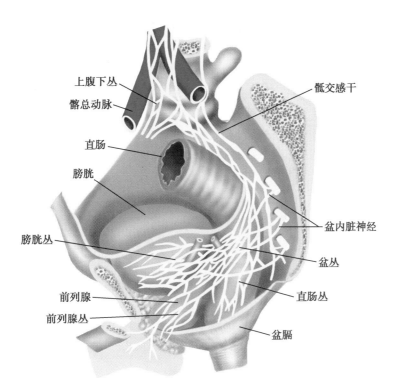

图 9-148　盆部内脏神经丛

3. **交感神经与副交感神经的主要区别**　交感神经和副交感神经都是内脏运动神经,常共同支配同一器官,形成对内脏器官功能的双重支配;但二者在神经来源、形态结构、分布范围和功能上有明显的区别。

(1)低级中枢的部位不同:交感神经低级中枢位于脊髓胸腰部灰质的中间带外侧核,副交感神经的低级中枢则位于脑干的一般内脏运动核和脊髓骶部的骶副交感核。

(2)周围部神经节的位置不同:交感神经节位于脊柱两旁(椎旁神经节)和脊柱前方(椎前神经节),副交感神经节位于所支配的器官附近(器官旁节)或位于器官壁内(器官内节)。因此,副交感神经节前纤维比交感神经长,而其节后纤维则较短。

(3)节前神经元与节后神经元的比例不同:一个交感节前神经元的轴突可与多个节后神经元形成突触,而一个副交感节前神经元的轴突则与较少的节后神经元形成突触。所以交感神经的作用范围较广泛,而副交感神经的作用则较局限。

(4)分布范围不同:交感神经分布范围较广,除至头颈部、胸、腹腔脏器外,尚遍及全身的血管、腺体、竖毛肌等。副交感神经的分布则不如交感神经广泛,一般认为大部分血管、汗腺、竖毛肌、肾上腺髓质只接受交感神经支配。

(5)对同一器官所起的作用不同:交感与副交感神经对同一器官的作用既互相拮抗又互相统一。例如,当机体运动时,交感神经兴奋性增强,副交感神经兴奋减弱、相对抑制,于是出现心跳加快、血压升高、支气管扩张、瞳孔开大、消化活动受抑制等现象。这表明,此时机体的代谢加强,能量消耗加快,以适应环境的剧烈变化。而当机体处于安静或睡眠状态时,副交感神经兴奋加强,交感神经相对抑制,因而出现心跳减慢、血压下降、支气管收缩、瞳孔缩小、消化活动增强等现象,这有利于体力的恢复和能量的储存。可见在交感和副交感神经互相拮抗、相互统一的协调作用下,机体才得以更好地适应环境的变化,在复杂多变的环境中生存。交感和副交感神经的活动,还接受脑的较高级中枢,特别是下丘脑和边缘叶的调控。

4. 内脏神经丛 交感神经、副交感神经和内脏感觉神经在到达所支配脏器的行程中,常在血管及脏器周围相互交织成**内脏神经丛** visceral plexus(见图 9-145、图 9-146)。除颈内动脉丛、颈外动脉丛、锁骨下动脉丛和椎动脉丛等没有副交感神经参与外,其余的内脏神经丛均有交感和副交感神经,以及内脏感觉纤维。这些神经丛发出含多种纤维成分的分支,分布于胸腔、腹腔和盆腔的脏器。

(1)**心丛** cardiac plexus:由两侧交感干的颈上、颈中、颈下神经节的心支(颈上、颈中、颈下心神经),第 1~4 或 5 胸神经节发出的心支(胸心神经)以及迷走神经的心支共同组成,分为心浅丛和心深丛。心浅丛位于主动脉弓前下方、右肺动脉前方;心深丛位于主动脉弓和气管杈之间。心丛内有心神经节(副交感神经节),迷走神经的副交感节前纤维在此交换神经元。心丛的分支组成心房丛和左、右冠状动脉丛,分布至心肌、心传导系统和冠状动脉壁(图 9-149)。

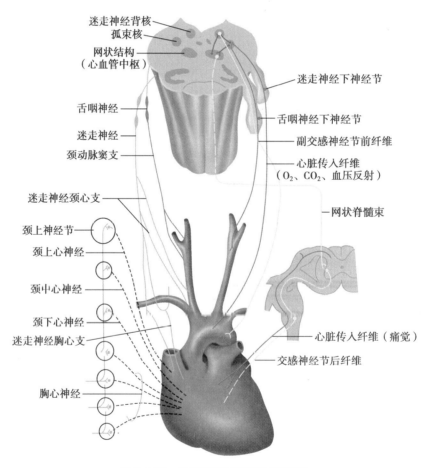

图 9-149 心的神经支配和血压调节

（2）**肺丛** pulmonary plexus：位于肺根的前、后方，称肺前、后丛，由交感干第2～5胸神经节的分支、迷走神经的支气管支以及来自心丛的分支组成。肺丛内含有较小的迷走神经节后神经元。肺丛发出分支随支气管及肺血管入肺。

（3）**腹腔丛** celiac plexus：最大的内脏神经丛，位于腹腔干和肠系膜上动脉根部周围，神经丛内有腹腔神经节、肠系膜上神经节和主动脉肾神经节等。由两侧的内脏大、小神经和迷走神经后干的腹腔支，以及腰上部交感神经节的分支共同组成。内脏大、小神经分别在腹腔丛内神经节内换元，来自迷走神经后干的腹腔支则到所分布的器官旁或器官内交换神经元。腹腔丛及丛内神经节发出的分支伴随动脉的分支分布，分为许多副丛，如肝丛、胃丛、脾丛、肾丛及肠系膜上丛等，各副丛随同名血管分支到达各脏器。

（4）**腹主动脉丛** abdominal aortic plexus：位于腹主动脉前面及两侧，是腹腔丛在腹主动脉表面向下延续的部分，还接受第1～2腰交感神经节发出的节后纤维。此丛分出肠系膜下丛，沿同名动脉分支到结肠左曲至直肠上段的肠管。腹主动脉丛的一部分纤维下行入盆腔，参与组成腹下丛；另一部分纤维沿髂总动脉和髂外动脉组成与动脉同名的神经丛，随动脉分布于下肢血管、汗腺、竖毛肌。

（5）**腹下丛** hypogastric plexus：可分为上腹下丛和下腹下丛。上腹下丛位于第5腰椎椎体前面、腹主动脉末端分叉处，是腹主动脉丛向下延续的部分，由两侧第3～4腰交感神经节发出的腰内脏神经组成，在肠系膜下神经节交换神经元。下腹下丛即**盆丛** pelvic plexus，由上腹下丛延续到直肠的两侧，并接受骶交感干节后纤维和第2～4骶神经的副交感节前纤维（盆内脏神经）。此丛伴随髂内动脉的分支组成直肠丛、膀胱丛、前列腺丛和输精管丛（女性为子宫阴道丛）等，并随动脉分支分布于盆腔脏器（见图9-146、图9-148）。

（二）内脏感觉神经

人体各内脏器官除接受运动神经（交感和副交感神经）支配外，也有感觉神经分布。内脏感受器接受来自内脏的刺激，**内脏感觉神经** visceral sensory nerve 将其转变成神经冲动并传到中枢引起内脏感觉，中枢可直接通过内脏运动神经或间接通过体液调节各内脏器官的活动。

同躯体感觉神经一样，内脏感觉神经元的胞体位于脑神经节和脊神经节内，为假单极神经元，其周围突是粗细不等的有髓或无髓纤维。传导内脏感觉的脑神经节包括膝神经节、舌咽神经下神经节和迷走神经下神经节，节内神经元的周围突随面神经、舌咽神经和迷走神经分布于内脏器官，中枢突随以上神经进入脑干，终止于孤束核。脊神经节内传导内脏感觉神经元的周围突随交感神经和骶部副交感神经分布于内脏器官，中枢突经脊神经后根进入脊髓，终于灰质后角。在中枢内，内脏感觉纤维可直接或经中间神经元与内脏运动神经元联系，完成内脏-内脏反射；或与躯体运动神经元联系，形成内脏-躯体反射；另外可经过一系列复杂的途径传导至大脑皮质，形成内脏感觉。

内脏感觉神经除传导内脏感觉外，尚具有传出功能。现已证明，初级内脏感觉神经节细胞可合成P物质（SP）、神经激肽A（NKA）等速激肽（TKs）和降钙素基因相关肽（CGRP）等神经肽类物质，由节细胞周围突末梢释放至周围组织，参与某些炎性疾病的病理生理过程。同时刺激周围组织产生神经生长因子（NGF），NGF与感觉神经末梢的特异性受体结合，逆行至胞体促进SP等神经肽合成；通过中枢突进入脊髓，参与痛觉传递（图9-150）。

内脏感觉神经在形态结构上虽与躯体感觉神

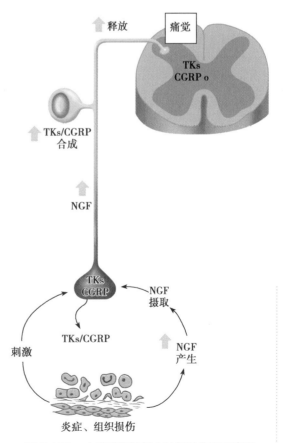

图9-150　内脏感觉神经中神经肽作用示意图

经相似,但仍有些不同之处。

1. 痛阈较高 内脏感觉纤维的数目较少,且多为细纤维,一般强度的刺激不引起主观感觉。例如,在外科手术切割或烧灼内脏时,患者并不感觉疼痛。但脏器活动较强烈时可产生内脏感觉,如外科手术时牵拉脏器、胃的饥饿收缩、直肠和膀胱的充盈等。一般认为,这些感觉纤维多与副交感神经伴行进入脊髓和脑干。此外,在病理条件下或极度强烈刺激下,感觉信息传入的总和达到一定的阈值才产生痛觉。例如,内脏器官过度膨胀受到牵拉,平滑肌痉挛、缺血和缺氧所致的代谢产物积聚等,皆可刺激神经末梢产生内脏痛。一般认为,内脏痛觉纤维多与交感神经伴行进入脊髓。

2. 弥散的内脏痛 内脏感觉的传入途径比较分散,即一个脏器的感觉纤维可经多个节段的脊神经进入中枢,而一条脊神经又包含来自几个脏器的感觉纤维。例如,心的痛觉纤维伴随交感神经,主要是颈中、颈下心神经,经第1~5胸神经进入脊髓。内脏痛觉纤维除和交感神经伴行外,尚有盆腔部分脏器的痛觉冲动通过盆内脏神经(副交感神经)到达脊髓。气管和食管的痛觉纤维可能经迷走神经传入脑干,或伴交感神经走行,经脊神经进入脊髓。因此,内脏痛往往是弥散的,定位亦不准确,腹痛患者常不能说出所发生疼痛的明确位置。内脏感觉神经的中枢传入路径见"内脏感觉传导通路"。

(三) 牵涉性痛

某些内脏器官病变时,常在体表的一定区域产生感觉过敏或疼痛感,这种现象称为**牵涉性痛** referred pain。临床上将内脏病变时体表发生感觉过敏、骨骼肌反射性僵硬、血管运动障碍、汗腺分泌障碍的部位称为**海德带** Head's zone,此带有助于内脏疾病的定位诊断。牵涉性痛有时发生在患病脏器邻近的皮肤区,有时发生在距患病脏器较远的皮肤区。例如,心绞痛时常在胸前区及左上臂内侧皮肤感到疼痛(图 9-151);肝胆疾患时,常在右肩部感到疼痛等。

一般认为,牵涉性痛发生的机制在于病变器官与牵涉性痛体表部位的感觉神经进入同一脊髓节段,并在后角内密切联系。因此,来自病变器官的痛觉冲动可以扩散或影响到邻近的躯体感觉神经元,从而产生牵涉性痛。研究表明,一个脊神经节神经元的周围突分叉至躯体部和内脏器官是牵涉性痛机制的形态学基础(图 9-152,表 9-6)。

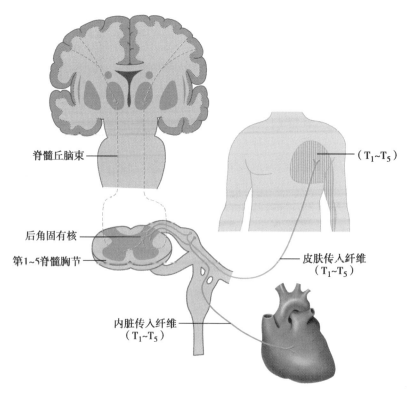

图 9-151 心传入神经与皮肤传入神经的中枢投射联系

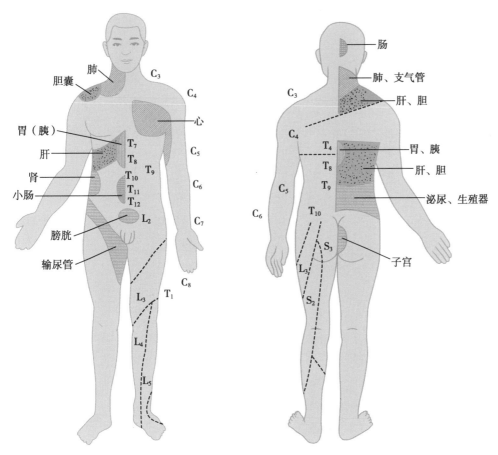

图 9-152 内脏器官疾病时的牵涉性痛区

表 9-6 牵涉性痛内脏器官与脊髓节段的关系

内脏器官	产生疼痛或感觉过敏的脊髓节段	内脏器官	产生疼痛或感觉过敏的脊髓节段
膈	C_4	肾、输尿管	$T_{11} \sim L_1$
心	$C_8 \sim T_5$	膀胱	$S_2 \sim S_4$(沿骶副交感)及 $T_{11} \sim L_2$
胃	$T_6 \sim T_{10}$	睾丸、附睾	$T_{12} \sim L_3$
小肠	$T_7 \sim T_{10}$	卵巢及附件	$L_1 \sim L_3$
阑尾	$T_{(8,9)10} \sim L_1$(右)	子宫体	$T_{10} \sim L_1$
肝、胆囊	$T_7 \sim T_{10}$,有时也沿膈神经至 C_3、C_4	子宫颈	$S_1 \sim S_4$(沿骶副交感)
胰	T_8(左)	直肠	$S_1 \sim S_4$

(四)一些重要器官的神经支配

在系统学习内脏神经的基础上,对人体一些重要器官的神经支配进行总结,有利于对其生理功能的理解,并对临床的诊断和治疗有一定的参考意义(表 9-7)。

1. 眼球

(1)感觉神经:眼球的一般感觉冲动沿睫状长神经→鼻睫神经→眼神经→三叉神经,进入脑干终止于三叉神经感觉核。

(2)交感神经:节前纤维起自脊髓 $T_1 \sim T_2$ 节段侧角,经胸及颈交感干上升至颈上神经节交换神经元后,节后纤维经颈内动脉丛、海绵丛,穿经睫状神经节分布到瞳孔开大肌和血管,另有部分交感神经节后纤维经睫状长神经到达瞳孔开大肌。

(3)副交感神经:节前纤维起自中脑动眼神经副核(E-W 核),随动眼神经走行,在睫状神经节交换神经元后,节后纤维经睫状短神经分布于瞳孔括约肌和睫状肌。

表 9-7　内脏器官的神经支配

器官	神经	沿内脏神经的传入纤维路径	节前纤维		节后纤维		功能
			起源	路径	起源	路径	
眼球	交感		脊髓 T_1～T_2节段侧角	经白交通支→交感干,在干内上升	颈上神经节、颈内动脉丛内神经节	经颈内动脉丛→眼神经、睫状神经节→眼球	瞳孔开大,血管收缩
	副交感		动眼神经副核（E-W核）	动眼神经→睫状神经节短根	睫状神经节	睫状短神经→瞳孔括约肌、睫状肌	瞳孔缩小,睫状肌收缩
心	交感	经颈中、颈下心神经及胸心神经→脊髓 T_1～$T_{4(5)}$节段后角	脊髓 T_1～$T_{4(5)}$节段侧角	经白交通支→交感干,在干内上升或不升	颈上、颈中、颈下神经节和 T_1～T_5胸交感神经节	颈上、颈中、颈下心神经及胸心神经→心丛→冠状动脉丛→心房和心室	心跳加快,心室收缩力加强,冠状动脉扩张
	副交感	迷走神经→延髓孤束核	迷走神经背核和疑核	迷走神经→颈上、颈下心支及喉返神经心支→心丛→冠状动脉丛→心房	心神经节和心房壁内神经节	至心房和心室	心跳减慢,心室收缩力减弱,冠状动脉收缩
支气管和肺	交感	来自胸膜脏层的传入纤维经交感神经肺支→脊髓 T_2～T_5节段后角	脊髓 T_2～T_5节段侧角	经白交通支→交感干,在干内上升或不升	颈下神经节和 T_1～T_5胸神经节	肺支→肺前、后丛→肺	支气管扩张,抑制腺体分泌,血管收缩
	副交感	来自支气管和肺的传入纤维→迷走神经→延髓孤束核	迷走神经背核	迷走神经支气管支→肺丛→肺	肺丛内的神经节和支气管壁内的神经节	到支气管平滑肌和腺体	支气管收缩,促进腺体分泌
胃、小肠、升结肠和横结肠	交感	经腹腔丛→内脏大、小神经→脊髓 T_6～T_{12}节段后角	脊髓 T_6～T_{12}节段侧角	经白交通支→交感干→内脏大、小神经	腹腔节、主动脉肾神经节、肠系膜上神经节	沿各部分血管周围的神经丛分布	减少蠕动,减少肠壁张力,减少分泌,增加括约肌张力,血管收缩
	副交感	迷走神经→延髓孤束核	迷走神经背核	迷走神经→食管丛→胃丛→腹腔丛→肠系膜上丛→胃肠壁	肠肌间丛和黏膜下丛内的神经节	到平滑肌和腺体	促进肠蠕动,增加肠壁张力,增加分泌,减少括约肌张力
降结肠至直肠	交感	腰内脏神经和交感干骶部的分支→脊髓 L_1～L_3节段后角	脊髓 T_{12}～L_3节段侧角	经白交通支→交感干,腰内脏神经、骶内脏神经→腹主动脉丛→肠系膜下丛,腹下丛	肠系膜下丛、腹下丛内神经节,少量在腰交感神经节	沿各部分血管周围的神经丛分布	抑制肠蠕动,促进肛门括约肌收缩
	副交感	经肠系膜下丛、盆丛→盆内脏神经,到脊髓 S_2～S_4节段后角	脊髓 S_2～S_4节段骶副交感核	经第2～4骶神经→盆内脏神经→盆丛→降结肠、直肠	肠肌间丛和黏膜下丛内的神经节	到平滑肌和腺体	促进肠蠕动,促进肛门括约肌松弛

器官	神经	沿内脏神经的传入纤维路径	节前纤维 起源	节前纤维 路径	节后纤维 起源	节后纤维 路径	功能
肝、胆囊、胰腺	交感	经腹腔丛→内脏大、小神经→脊髓T₄~T₁₀节段后角	脊髓T₄~T₁₀节段侧角	经内脏大、小神经→腹腔丛	腹腔神经节、主动脉肾神经节		抑制腺体分泌
	副交感	迷走神经→延髓孤束核	迷走神经背核	迷走神经→腹腔丛	器官内神经节	沿肝、胰血管周围的神经丛分布	促进腺体分泌
肾	交感	经主动脉肾丛→内脏大、小神经→脊髓T₆~T₁₂节段后角	脊髓T₆~T₁₂节段侧角	经内脏大、小神经,腰内脏神经→腹腔丛、主动脉肾丛	腹腔神经节、主动脉肾神经节	沿肾血管周围的神经丛分布	血管收缩
	副交感	迷走神经→延髓孤束核	迷走神经背核	迷走神经→腹腔丛、肾丛	主动脉肾神经节	沿肾血管分布	血管舒张、肾盂收缩
输尿管	交感	脊髓T₁₁~L₂节段后角	脊髓T₁₁~L₂节段侧角	经内脏小神经,腰内脏神经→腹腔丛→肠系膜上、下丛,肾丛	腹腔神经节、主动脉肾神经节	输尿管丛	抑制输尿管蠕动
	副交感	盆内脏神经→脊髓S₂~S₄节段后角	脊髓S₂~S₄节段骶副交感核	经盆内脏神经→输尿管丛	输尿管壁内神经节	沿血管分布	促进输尿管蠕动
膀胱	交感	经盆丛→腹下丛→腰内脏神经,到脊髓L₁~L₂节段后角(传导来自膀胱体的痛觉)	脊髓L₁~L₂节段侧角	经白交通支→交感干→腰内脏神经、腹主动脉丛、肠系膜下丛、腹下丛、盆丛	肠系膜下丛和腹下丛内的神经节,少量在腰交感神经节	经膀胱丛到膀胱	血管收缩、膀胱三角肌收缩、尿道口关闭,对膀胱逼尿肌的作用很小或无作用
	副交感	经盆丛→盆内脏神经,到脊髓S₂~S₄节段后角(传导膀胱的牵张感和膀胱颈的痛觉)	脊髓S₂~S₄节段骶副交感核	经第2~4骶神经→盆内脏神经→盆丛→膀胱丛	膀胱丛和膀胱壁内的神经节	到膀胱平滑肌	逼尿肌收缩,内括约肌松弛
男性生殖器	交感	经盆丛→交感干,到脊髓T₁₁~L₃节段后角	脊髓T₁₁~L₃节段侧角	经白交通支→交感干→腹腔丛→腹下丛→盆丛,或在交感干下行至交感干骶部	腰骶交感神经节和肠系膜下神经节	经盆丛→前列腺丛→盆部生殖器,或从腰神经节发支到睾丸	盆部生殖器平滑肌收缩配合射精;膀胱三角肌同时收缩,关闭尿道内口,防止精液反流,血管收缩
	副交感		脊髓S₂~S₄节段骶副交感核	经骶神经→盆内脏神经→盆丛、前列腺丛	盆丛和前列腺丛的神经节	到前列腺和海绵体的血管	促进海绵体血管舒张,与会阴神经配合使阴茎勃起

续表

器官	神经	沿内脏神经的传入纤维路径	节前纤维		节后纤维		功能
			起源	路径	起源	路径	
子宫	交感	来自子宫底和体的痛觉纤维→子宫阴道丛→腹下丛→腰内脏神经和内脏最小神经,到脊髓 T_{12}～L_2 节段后角	脊髓 T_{12}～L_2 节段侧角	经白交通支→交感干→内脏最小神经和腰内脏神经→腹主动脉丛→腹下丛→盆丛→子宫阴道丛或在交感干下行至交感干盆部	腹下丛内的神经节,骶交感神经节	随子宫阴道丛至子宫壁	血管收缩、妊娠子宫收缩,非妊娠子宫舒张
	副交感	来自子宫颈的痛觉纤维经盆内脏神经到脊髓 S_2～S_4 节段后角	脊髓 S_2～S_4 节段骶副交感核	经骶神经→盆内脏神经→盆丛→子宫阴道丛	子宫阴道丛内的子宫颈神经节及沿子宫血管的神经节	到子宫壁	舒张血管,对子宫肌作用不明
肾上腺	交感		脊髓 T_{10}～$L_{1(2)}$ 节段侧角	经白交通支→交感干→内脏小神经,内脏最小神经,肾上腺髓质	无		分泌肾上腺素
松果体	交感		脊髓交感神经中枢	经白交通支→交感干	颈上神经节	随颈内动脉及分支至松果体	促进 5-羟色胺(5-HT)转化为褪黑素,间接抑制性腺活动
上肢的血管和皮肤	交感	经血管周围丛和脊神经到脊髓 T_2～T_8 节段后角	脊髓 T_2～T_8 节段侧角	经白交通支→交感干	颈中、下神经节和上部胸交感神经节	经灰交通支→脊神经→血管和皮肤	皮肤和肌血管收缩(胆碱能纤维使血管舒张),汗腺分泌,竖毛
下肢的血管和皮肤	交感	经血管周围丛和脊神经到脊髓 T_{10}～L_3 节段后角	脊髓 T_{10}～L_3 节段侧角	经白交通支→交感干	腰交感神经节和骶交感神经节	经灰交通支→脊神经→血管和皮肤	皮肤和肌血管收缩(胆碱能纤维使血管舒张),汗腺分泌,竖毛

　　支配眼球的交感神经兴奋可引起瞳孔开大、虹膜血管收缩,切断这些纤维会出现瞳孔缩小;损伤脊髓颈段、延髓及脑桥的外侧部亦可产生同样结果,是由于交感神经的中枢下行纤维束经过这些部位。临床病例除有瞳孔缩小外,还可出现上眼睑下垂以及同侧汗腺分泌障碍等症状(称 Horner 综合征),是因为交感神经除管理瞳孔外,也管理眼睑平滑肌即睑板肌运动(Müller 肌)和头面部汗腺的分泌。

　　副交感神经兴奋则瞳孔缩小,睫状肌收缩;切断这些纤维可引起瞳孔散大和视物调节功能障碍。临床上损伤动眼神经,除可引起上述副交感神经损伤的症状外,还可引起大部分眼球外肌麻痹的症状。

2. 心

（1）感觉神经：心的痛觉纤维沿交感神经走行（颈上心神经除外），至脊髓 $T_1 \sim T_{4(5)}$ 节段，与心反射有关的感觉纤维沿迷走神经走行，进入脑干（见图 9-149）。

（2）交感神经：脊髓 $T_1 \sim T_{4(5)}$ 节段侧角发出节前纤维，至交感干颈上、颈中、颈下神经节和上部胸神经节换元后，发出颈上、颈中、颈下心神经及胸心神经，至主动脉弓后方及下方，与迷走神经发出的副交感纤维共同构成心丛，由心丛发出分支分布于心。

（3）副交感神经：延髓内迷走神经背核和疑核发出节前纤维，沿迷走神经心支走行，在心丛内的心神经节换元后，发出分支沿动脉分布于心（见图 9-149）。

刺激支配心的交感神经，引起心动过速、冠状动脉舒张；刺激迷走神经，引起心动过缓、冠状动脉收缩。

第四节 | 神经系统的传导通路

神经系统在信息的传递、调节和整合过程中，一方面，感受器接受机体内外环境的各种刺激并将其转变成神经冲动，沿传入神经元传递至中枢神经系统相应部位，最后至大脑皮质高级中枢产生感觉。另一方面，大脑皮质将这些感觉信息分析整合后发出指令，沿传出纤维经脑干和脊髓的运动神经元到达躯体和内脏效应器，引起反应。因此，在神经系统内存在两大类**传导通路** conductive pathway：**感觉（上行）传导通路** sensory（ascending）conductive pathway 和**运动（下行）传导通路** motor（descending）conductive pathway。从总体上说，它们分别是反射弧组成中的传入和传出部，但只有不经过大脑皮质的上、下行传导通路才称为反射通路。

神经系统传导通路见表 9-8。

表 9-8　神经系统传导通路

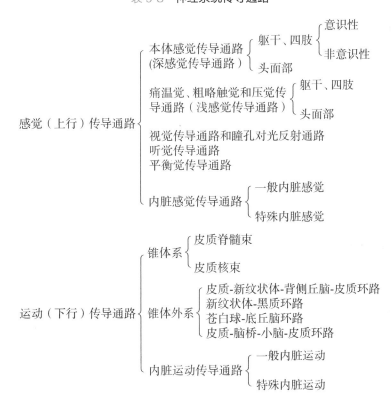

一、感觉传导通路

感觉传导通路包括本体感觉传导通路,痛温觉、粗略触觉和压觉等感觉传导通路,视觉传导通路和瞳孔对光反射通路,听觉传导通路,平衡觉传导通路和内脏感觉传导通路。

(一)本体感觉传导通路

本体感觉是指肌、肌腱、关节等在不同状态(运动或静止)时产生的感觉,包括位置觉、运动觉和振动觉,因其感受器位置较深,故又称深感觉,如闭眼时可感知身体各部位的位置和运动状况。本体感觉传导通路有两条,一条传至大脑皮质,产生意识性感觉,称意识性本体感觉传导通路,该通路还传导皮肤的精细触觉(如辨别两点间距离和物体纹理粗细等);另一条传至小脑,不产生意识性感觉,称非意识性本体感觉传导通路,该通路反射地调节肌张力和协调肌运动以维持身体的姿势和平衡。由于头面部本体感觉传导通路目前尚不清楚,故主要介绍躯干和四肢本体感觉传导通路。

1. **躯干和四肢意识性本体感觉和精细触觉传导通路**　该传导路由 3 级神经元组成。

第 1 级神经元为脊神经节内假单极神经元,胞体多为大、中型,纤维较粗有髓鞘,其周围突分布于肌、肌腱、关节等处的本体感觉感受器和皮肤的精细触觉感受器,中枢突经脊神经后根的内侧部进入脊髓后索,分为长的升支和短的降支。其中,来自第 5 胸节及以下的升支行于后索的内侧部,形成薄束;来自第 4 胸节及以上的升支行于后索的外侧部,形成楔束。两束上行,分别止于延髓的薄束核和楔束核。短的降支至后角或前角,完成脊髓牵张反射。

第 2 级神经元的胞体在薄、楔束核内,由此二核发出的纤维形成内弓状纤维向前绕过延髓中央灰质的腹侧,在中线上与对侧薄、楔束核发出的纤维交叉,称内侧丘系交叉。交叉后的纤维转折向上,在锥体束的背侧呈前后方向排列,行于延髓中线两侧,称内侧丘系。内侧丘系在脑桥呈横位居被盖的前缘,在中脑被盖则居红核的后外侧,最后止于背侧丘脑的腹后外侧核。

第 3 级神经元的胞体在背侧丘脑腹后外侧核,发出纤维参与组成丘脑中央辐射,经内囊后肢主要投射至中央后回的中、上部和中央旁小叶后部,部分纤维投射至中央前回(图 9-153,表 9-9)。

三维模型

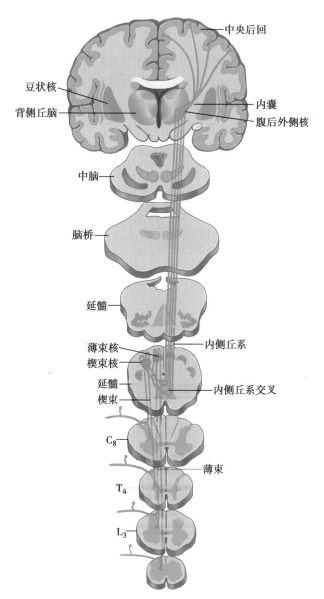

图 9-153　躯干和四肢意识性本体感觉传导通路

表 9-9 躯干和四肢意识性本体感觉传导通路

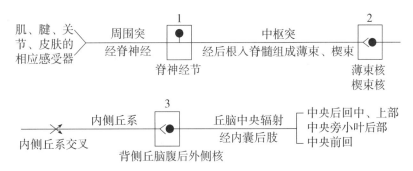

该通路不同部位损伤,产生的症状不同。内侧丘系交叉以上损伤,症状表现在损伤对侧,患者闭眼时不能确定对侧关节的位置和运动方向以及两点间的距离;内侧丘系交叉以下损伤,则症状表现在损伤同侧。此外,患者相应部位皮肤的精细触觉也丧失。

2. **躯干和四肢非意识性本体感觉传导通路** 非意识性本体感觉传导通路实际上是反射通路的上行部分,为传入至小脑的本体感觉,由 2 级神经元组成。

第 1 级神经元为脊神经节内假单极神经元,其周围突分布于肌、肌腱、关节的本体感觉感受器,中枢突经脊神经后根的内侧部进入脊髓,终止于 $C_8 \sim L_2$ 节段胸核和腰骶膨大第 V ～ VII 层外侧部。由胸核发出的第 2 级纤维在同侧脊髓侧索组成脊髓小脑后束,向上经小脑下脚进入旧小脑皮质;由腰骶膨大第 V ～ VII 层外侧部发出的第 2 级纤维组成对侧和同侧的脊髓小脑前束,经小脑上脚止于旧小脑皮质。以上第 2 级神经元传导躯干(除颈部外)和下肢的本体感觉。传导上肢和颈部的本体感觉的第 2 级神经元胞体位于颈膨大部第 VI、VII 层和延髓的楔束副核,这两处神经元发出的第 2 级纤维也经小脑下脚进入小脑皮质(图 9-154)。

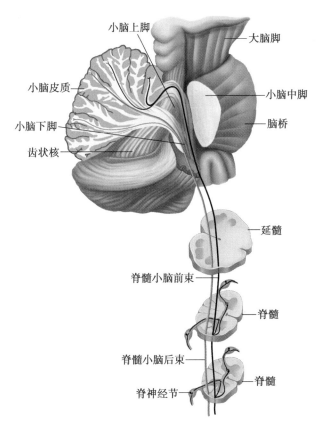

图 9-154 躯干和四肢非意识性本体感觉传导通路

(二) 痛温觉、粗略触觉和压觉传导通路

该通路又称浅感觉传导通路,由 3 级神经元组成(图 9-155,表 9-10)。

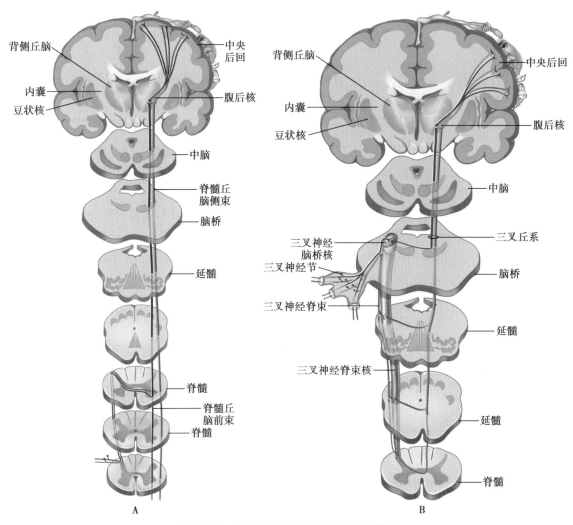

图 9-155　**痛温觉、粗略触觉和压觉传导通路**
A.躯干和四肢痛温觉、粗略触觉和压觉传导通路;B.头面部的痛温觉和触压觉传导通路。

1. 躯干和四肢痛温觉、粗略触觉和压觉传导通路　第 1 级神经元为脊神经节内假单极神经元,胞体为中、小型,突起较细,为薄髓或无髓纤维,其周围突分布于躯干和四肢皮肤内的感受器,中枢突经后根进入脊髓。其中,传导痛温觉的纤维(细纤维)在后根的外侧部入脊髓经背外侧束再终止于第 2 级神经元;传导粗略触觉和压觉的纤维(粗纤维)经后根内侧部进入脊髓后索,再终止于第 2 级神经元。

第 2 级神经元胞体主要位于脊髓第 I、IV 到 VIII 层,它们发出纤维上升 1～2 个节段经白质前连合交叉到对侧的外侧索和前索内上行,组成脊髓丘脑侧束和脊髓丘脑前束(侧束传导痛温觉,前束传导粗略触觉和压觉),两束合称为脊髓丘脑束。脊髓丘脑束上行,经延髓下橄榄核的背外侧、脑桥和中脑内侧丘系的外侧,终止于背侧丘脑的腹后外侧核。

第 3 级神经元的胞体在背侧丘脑的腹后外侧核,它们发出纤维参与组成丘脑中央辐射,经内囊后肢投射到中央后回中、上部和中央旁小叶后部(图 9-155,表 9-10)。

在脊髓内,脊髓丘脑束纤维的排列有一定的顺序:由外侧向内侧、由浅入深,依次排列着来自骶、腰、胸、颈部的纤维。因此,当脊髓内肿瘤压迫一侧脊髓丘脑束时,痛、温觉障碍首先出现在身体对侧上半部(压迫来自颈、胸部的纤维),然后逐渐波及下半部(压迫来自腰骶部的纤维)。若受到脊髓外肿瘤压迫,则感觉障碍的发生顺序相反。

表 9-10 **痛温觉、粗略触觉和压觉传导通路**

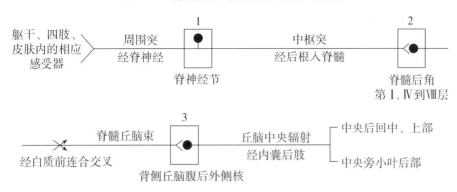

2. **头面部的痛温觉和触压觉传导通路** 第 1 级神经元为三叉神经节(除外耳道和耳甲的皮肤感觉传导外)内假单极神经元,其周围突经相应的三叉神经分支分布于头面部皮肤及口鼻黏膜的相关感受器,中枢突经三叉神经根入脑桥。三叉神经中传导痛温觉的纤维入脑后下降为三叉神经脊束,止于三叉神经脊束核;传导触压觉的纤维终止于三叉神经脑桥核。

第 2 级神经元的胞体在三叉神经脊束核和三叉神经脑桥核内,它们发出纤维交叉到对侧,组成三叉丘脑束,止于背侧丘脑的腹后内侧核。

第 3 级神经元的胞体在背侧丘脑的腹后内侧核,发出纤维参与组成丘脑中央辐射,经内囊后肢,投射到中央后回下部(见图 9-155)。在此通路中,若三叉丘脑束以上受损,则导致对侧头面部痛、温觉和触压觉障碍;若三叉丘脑束以下受损,则同侧头面部痛、温觉和触压觉发生障碍。

(三) 视觉传导通路和瞳孔对光反射通路

1. **视觉传导通路** 视觉传导通路 visual conductive pathway 由 3 级神经元组成。眼球视网膜神经部外层的视锥细胞和视杆细胞为视觉感受器,中层的双极细胞为第 1 级神经元,内层的节细胞为第 2 级神经元,节细胞的轴突在视神经盘处汇集成视神经。视神经由视神经管入颅腔,形成视交叉后,延为视束。在视交叉中,来自两眼视网膜鼻侧半的纤维交叉,加入对侧视束;来自视网膜颞侧半的纤维不交叉,进入同侧视束。因此,左侧视束内含有来自两眼视网膜左侧半的纤维,右侧视束内含有来自两眼视网膜右侧半的纤维。视束绕过大脑脚向后,主要终止于外侧膝状体。第 3 级神经元胞体在外侧膝状体内,由外侧膝状体核发出纤维组成**视辐射** optic radiation 经内囊后肢投射到端脑距状沟上下的视区皮质(**纹状区** striate area),产生视觉(图 9-156,表 9-11)。

视束中尚有少数纤维经上丘臂终止于上丘和顶盖前区。上丘发出的纤维组成顶盖脊髓束,下行至脊髓,完成视觉反射。顶盖前区发出纤维到中脑动眼神经副核,构成瞳孔对光反射通路的一部分。

视野 visual field 是指眼球固定向前平视时所能看到的空间范围。由于眼球屈光装置对光线的折射作用,鼻侧半视野的物像投射到颞侧半视网膜,颞侧半视野的物像投射到鼻侧半视网膜,上半视野的物像投射到下半视网膜,下半视野的物像投射到上半视网膜。

当视觉传导通路的不同部位受损时,可引起不同的视野缺损:①视网膜损伤引起的视野缺损与损伤的位置和范围有关,若损伤在视神经盘则视野中出现较大暗点,若黄斑部受损则中央视野有暗点,其他部位损伤则对应部位有暗点;②一侧视神经损伤可致该侧眼视野全盲;③视交叉中交叉纤维损伤可致双眼视野颞侧半偏盲;④一侧视交叉外侧部的不交叉纤维损伤,则患侧眼视野的鼻侧半偏盲;⑤一侧视束及以后的视觉传导路(视辐射、视区皮质)受损,可致双眼病灶对侧半视野同向性偏盲(如右侧受损则右眼视野鼻侧半和左眼视野颞侧半偏盲)(图 9-156)。

2. **瞳孔对光反射通路** 光照一侧瞳孔,引起双眼瞳孔缩小的反应称为**瞳孔对光反射** pupillary light reflex。光照侧眼的反应称直接对光反射,光未照射侧眼的反应称间接对光反射。瞳孔对光反射的通路如下:视网膜→视神经→视交叉→视束→上丘臂→顶盖前区→两侧动眼神经副核→动眼神经→睫状神经节→节后纤维→瞳孔括约肌收缩→两侧瞳孔缩小(图 9-156)。

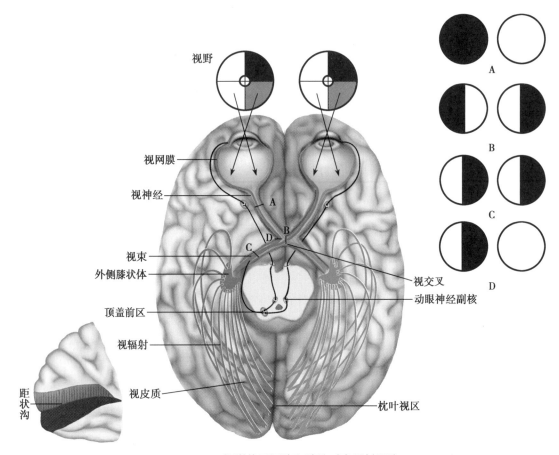

图 9-156　视觉传导通路和瞳孔对光反射通路

表 9-11　视觉传导通路

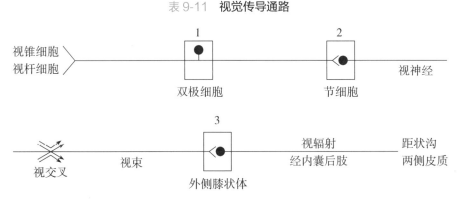

　　瞳孔对光反射在临床上有重要意义,反射消失,可能预示病危。但视神经或动眼神经受损,也能引起瞳孔对光反射的变化。例如,一侧视神经受损时,信息传入中断,光照患侧眼的瞳孔,两侧瞳孔均不反应;但光照健侧眼的瞳孔,则两眼对光反射均存在(此即患侧眼的瞳孔直接对光反射消失,间接对光反射存在)。又如,一侧动眼神经受损时,由于信息传出中断,无论光照哪一侧眼,患侧眼的瞳孔对光反射都消失(患侧眼的瞳孔直接及间接对光反射消失),但健侧眼的瞳孔直接和间接对光反射存在。

(四) 听觉传导通路

　　听觉传导通路 auditory conductive pathway 的第 1 级神经元为蜗神经节内的双极细胞,其周围突分布于内耳的螺旋器(或称 Corti 器);中枢突组成蜗神经,与前庭神经伴行,在延髓和脑桥交界处入脑,止于蜗腹侧核和蜗背侧核(图 9-157)。第 2 级神经元胞体在蜗腹侧核和蜗背侧核内,发出纤维大部分在脑桥内形成斜方体并交叉至对侧,至上橄榄核外侧折向上行,形成外侧丘系。外侧丘系的纤维经中脑被盖的背外侧部大多数止于下丘核。第 3 级神经元胞体在下丘核,其纤维经下丘臂止于内侧膝状

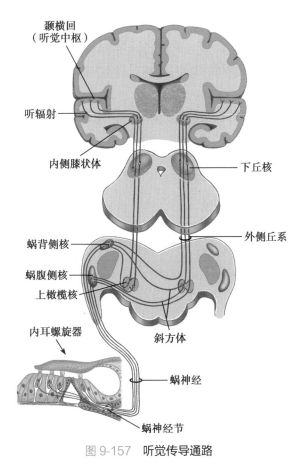

体。第 4 级神经元胞体在内侧膝状体,发出纤维组成**听辐射** acoustic radiation,经内囊后肢,止于大脑皮质颞横回的听区。

少数蜗腹侧核和蜗背侧核的纤维不交叉,进入同侧外侧丘系;还有一些蜗神经核发出的纤维在上橄榄核换神经元,然后加入同侧的外侧丘系。也有少数外侧丘系的纤维直接止于内侧膝状体。因此,听觉冲动是双侧传导的。若一侧通路在外侧丘系以上受损,不会产生明显症状;但若损伤了蜗神经、内耳或中耳,则将导致听觉障碍。

听觉的反射中枢在下丘。下丘内神经元发出纤维到上丘,再由上丘神经元发出纤维,经顶盖脊髓束下行至脊髓的前角细胞,完成听觉反射。

此外,大脑皮质听区还可发出下行纤维,经听觉通路上的各级神经元中继,影响内耳螺旋器的感受功能,形成听觉通路上的负反馈调节。

(五) 平衡觉传导通路

平衡觉传导通路 equilibrium conductive pathway 的第 1 级神经元是前庭神经节内的双极神经元,其周围突分布于内耳半规管的壶腹嵴及前庭内的球囊斑和椭圆囊斑;中枢突组成前庭神经,与蜗神经一起经延髓和脑桥交界处入脑,止于前庭

图 9-157　**听觉传导通路**

神经核群(图 9-158)。第 2 级神经元为前庭神经核群,由此核群发出的纤维向大脑皮质的投射路径尚不清楚,可能是在背侧丘脑的腹后核换神经元,再投射到颞上回前方的大脑皮质。由前庭神经核群发

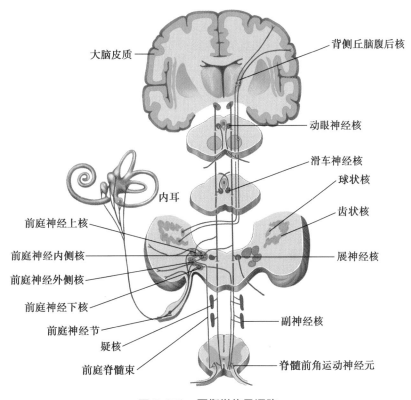

图 9-158　**平衡觉传导通路**

出纤维至中线两侧组成内侧纵束。其中,上升的纤维止于动眼、滑车和展神经核,完成眼肌前庭反射(如眼球震颤);下降的纤维至副神经脊髓核和上段颈髓前角细胞,完成转眼、转头的协调运动。此外,由前庭神经外侧核发出纤维组成前庭脊髓束,完成躯干、四肢的姿势反射(伸肌兴奋、屈肌抑制)。前庭神经核群还发出纤维与部分直接来自前庭神经的纤维,共同经小脑下脚进入小脑,参与平衡调节。前庭神经核群还发出纤维与脑干网状结构、迷走神经背核及疑核联系,故当平衡觉传导通路或前庭器受刺激时,可引起眩晕、恶心、呕吐等症状。

(六)内脏感觉传导通路

1. 一般内脏感觉传导通路　一般内脏感觉是指嗅觉和味觉以外的心、血管、腺体和内脏的感觉,一般内脏感觉传导通路传入路径复杂(表 9-12),至今尚不完全清楚。

表 9-12　一般内脏感觉传导通路

经脑神经　膝神经节、舌咽和迷走神经下神经节中枢突 ⟶ 孤束核换元 ⟶ { 背侧丘脑腹后内侧核 或下丘脑外侧区换元 } ⟶ 岛叶

经脊神经　脊神经节细胞中枢突 ⟶
① 脊髓中央管背外侧的后连合核换元 ⟶ 臂旁核换元 ⟶ 背侧丘脑 ⟶ 大脑皮质
② 后角灰质换元(内脏痛、快痛) ⟶ 伴脊髓丘脑束 ⟶ 背侧丘脑腹后外侧核换元 ⟶ { 大脑皮质中央后回 大脑外侧沟上部 }
③ 脊髓固有束内上行(内脏痛、慢痛) ⟶ 脊髓和脑干网状结构多次换元 ⟶ 背侧丘脑背内侧核换元 ⟶ 大脑皮质边缘叶

2. 特殊内脏感觉传导通路　特殊内脏感觉传导通路指的是传导嗅觉和味觉的通路(表 9-13)。

表 9-13　嗅觉和味觉传导通路

(1)嗅觉　嗅细胞 —中枢突形成嗅丝→ 嗅球换元 —经嗅束、嗅三角和外侧嗅纹→ { 梨状前区、杏仁周区 杏仁体皮质内侧核 }

(2)味觉　膝神经节、舌咽和迷走神经下神经节中枢突 ⟶ 孤束核上段 ⟶ 背侧丘脑腹后内侧核 ⟶ 额叶岛盖、岛叶

二、运动传导通路

运动传导通路是指从大脑皮质至躯体运动和内脏活动效应器的神经联系。从大脑皮质至躯体运动效应器(骨骼肌)的神经通路,称为躯体运动传导通路,包括锥体系和锥体外系。从大脑皮质至内脏活动效应器(心肌、平滑肌、腺体等)的神经通路,称为内脏运动传导通路(详见本章"内脏神经")。

(一)锥体系

锥体系 pyramidal system 由上运动神经元和下运动神经元两级神经元组成。**上运动神经元** upper motor neuron 为位于大脑皮质的传出神经元。**下运动神经元** lower motor neuron 为脑干内的一般躯体和特殊内脏运动核和脊髓前角的运动神经元,它们的胞体和轴突构成传导运动冲动的最后公路。

锥体系的上运动神经元由位于中央前回和中央旁小叶前部的巨型锥体细胞(Betz 细胞)和其他类型的锥体细胞以及位于额、顶叶部分区域的锥体细胞组成。上述神经元的轴突共同组成**锥体束** pyramidal tract,其中,下行至脊髓的纤维束称皮质脊髓束;止于脑干内一般躯体和特殊内脏运动核的纤维束称皮质核束(图 9-159、图 9-160,表 9-14)。

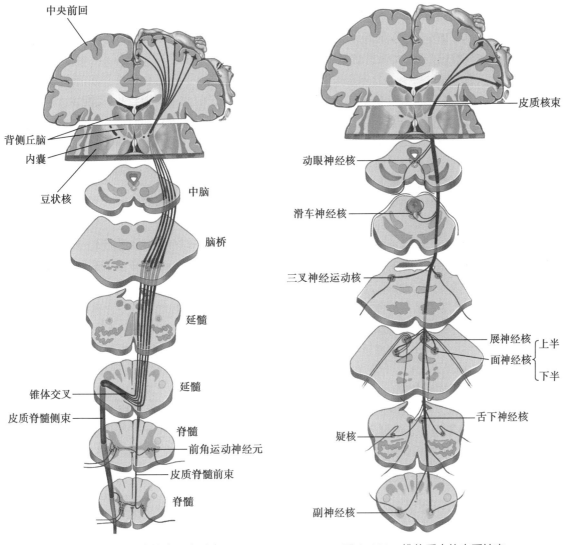

图 9-159　锥体系中的皮质脊髓束　　　　　　图 9-160　锥体系中的皮质核束

表 9-14　锥体系

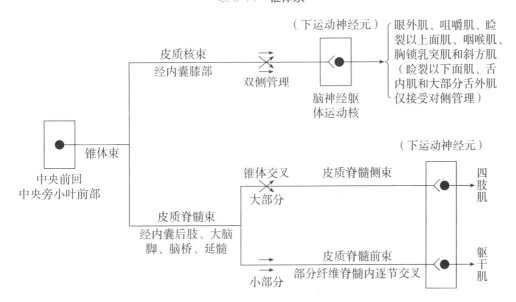

1. **皮质脊髓束** 皮质脊髓束 corticospinal tract 由中央前回上、中部和中央旁小叶前半部等处皮质的锥体细胞轴突集中而成,下行经内囊后肢的前部、大脑脚底中 3/5 的外侧部和脑桥基底部至延髓锥体。在锥体下端,75%~90% 的纤维交叉至对侧,形成锥体交叉。交叉后的纤维继续在对侧脊髓侧索内下行,称皮质脊髓侧束,此束沿途发出侧支,逐节终止于前角细胞(可达骶节),主要支配四肢肌。在延髓锥体,皮质脊髓束中小部分未交叉的纤维在同侧脊髓前索内下行,称皮质脊髓前束,该束终止于颈髓和上胸髓,在终止前经白质前连合逐节交叉至对侧,止于前角运动神经元,支配躯干肌和上肢近端肌的运动。皮质脊髓前束中有一部分纤维始终不交叉而止于同侧脊髓前角运动神经元,主要支配躯干肌(见图 9-159,见表 9-14)。所以,躯干肌受两侧大脑皮质支配,而上、下肢肌只受对侧大脑皮质支配,故一侧皮质脊髓束在锥体交叉前受损,主要引起对侧肢体瘫痪,躯干肌运动不受明显影响;在锥体交叉后受损,主要引起同侧肢体瘫痪。

实际上,皮质脊髓束只有 10%~20% 的纤维直接终止于前角运动神经元,主要支配肢体远端肌,大部分的纤维需经中间神经元与前角神经元联系。

2. **皮质核束** 皮质核束 corticonuclear tract 主要由中央前回下部的锥体细胞的轴突集合而成,下行经内囊膝至大脑脚底中 3/5 的内侧部,由此向下陆续分出纤维,大部分终止于双侧脑神经运动核(动眼神经核、滑车神经核、展神经核、三叉神经运动核、面神经核支配面上部肌的神经元、疑核和副神经脊髓核)。小部分纤维交叉到对侧,终止于面神经核支配面下部肌的神经元和舌下神经核,二者发出的纤维分别支配同侧面下部的面肌和舌肌。因此,除面神经核下部和舌下神经核只接受单侧(对侧)皮质核束支配外,其他脑神经运动核均接受双侧皮质核束的纤维(见图 9-160,见表 9-14)。

一侧上运动神经元受损,可导致对侧眼裂以下的面肌和对侧舌肌瘫痪,表现为病灶对侧鼻唇沟消失,口角低垂并歪向病灶侧,流涎,不能作鼓腮、露齿等动作,伸舌时舌尖偏向病灶对侧,为**核上瘫** supranuclear paralysis。一侧面神经核的神经元受损,可致病灶侧所有的面肌瘫痪,表现为额横纹消失,眼不能闭,口角下垂并歪向健侧,鼻唇沟消失等;一侧舌下神经核的神经元受损,可致病灶侧全部舌肌瘫痪,表现为伸舌时舌尖偏向病灶侧。两者均为下运动神经元损伤,故统称为**核下瘫** infranuclear paralysis(图 9-161、图 9-162)。

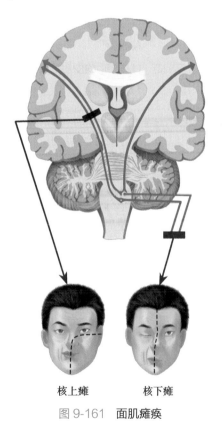

核上瘫　　核下瘫

图 9-161　面肌瘫痪

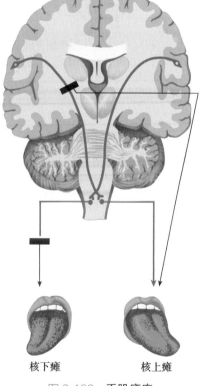

核下瘫　　核上瘫

图 9-162　舌肌瘫痪

锥体系的任何部位损伤都可引起其支配区的随意运动障碍,导致瘫痪。锥体系的损伤表现可分为两类。

上运动神经元损伤指脊髓前角细胞和脑神经运动核以上的锥体系损伤,即锥体细胞或其轴突组成的锥体束的损伤。表现为:①随意运动障碍;②肌张力增高,故称痉挛性瘫痪(硬瘫),这是由于上运动神经元对下运动神经元的抑制作用丧失(脑神经核上瘫时肌张力增高不明显),但早期肌萎缩不明显(因未失去其直接神经支配);③深反射亢进(因失去高级控制),浅反射(如腹壁反射、提睾反射等)减弱或消失(因锥体束的完整性被破坏);④出现病理反射(如 Babinski 征,为锥体束损伤症状之一)等,为锥体束的功能受到破坏所致。

下运动神经元损伤指脑神经运动核和脊髓前角细胞以下的锥体系损伤,即脑神经运动核和脊髓前角细胞以及它们轴突(脑神经和脊神经)的损伤。表现为(为失去神经直接支配所致):①随意运动障碍;②肌张力降低,故又称弛缓性瘫痪(软瘫),由于神经营养障碍,还导致肌萎缩;③浅反射和深反射都消失(因所有反射弧均中断);④不出现病理反射。

(二) 锥体外系

锥体外系 extrapyramidal system 是指锥体系以外影响和控制躯体运动的所有传导路径,其结构十分复杂,包括大脑皮质(主要是躯体运动区和躯体感觉区)、纹状体、背侧丘脑、底丘脑、中脑顶盖、红核、黑质、脑桥核、前庭核、小脑和脑干网状结构等以及它们的纤维联系。锥体外系的纤维最后经红核脊髓束、网状脊髓束等下行终止于脑神经运动核和脊髓前角运动神经元。在种系发生上,锥体外系是较古老的结构,从鱼类开始出现,在鸟类成为控制全身运动的主要系统。但到了哺乳类,尤其是人类,由于大脑皮质和锥体系的高度发达,锥体外系主要协调锥体系的活动,二者协同完成运动功能。人类锥体外系的主要功能是调节肌张力、协调肌肉活动、维持体态姿势和习惯性动作(例如走路时双臂自然协调地摆动)等。锥体系和锥体外系在运动功能上是互相依赖、不可分割的一个整体,只有在锥体外系保持肌张力稳定协调的前提下,锥体系才能完成一切精确的随意运动,如写字、刺绣等;而锥体外系对锥体系也有一定的依赖性,锥体系是运动的发起者,有些习惯性动作开始是由锥体系发起的,然后才处于锥体外系的管理之下,如骑车、游泳等。下面简单介绍主要的锥体外系通路。

1. 皮质-新纹状体-背侧丘脑-皮质环路 该环路对发出锥体束的皮质运动区的活动有重要的反馈调节作用(表 9-15)。

表 9-15 锥体外系通路——皮质-新纹状体-背侧丘脑-皮质环路

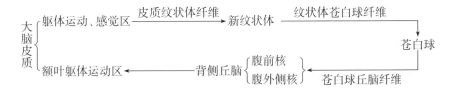

2. 新纹状体-黑质环路 自尾状核和壳发出纤维,止于黑质,再由黑质发出纤维返回尾状核和壳。黑质神经细胞能产生和释放多巴胺,当黑质变性后,则纹状体内的多巴胺含量亦降低,与帕金森病的发生有关。

3. 苍白球-底丘脑环路 苍白球发出纤维止于底丘脑核,后者发出纤维经同一途径返回苍白球,对苍白球发挥抑制性反馈影响。一侧底丘脑核受损,丧失对同侧苍白球的抑制,对侧肢体出现大幅度颤搐。

4. 皮质-脑桥-小脑-皮质环路(表 9-16,图 9-163)

此环路是锥体外系中又一重要的反馈环路,人类最为发达。由于小脑还接受来自脊髓的本体感觉纤维,因而能更好地协调和共济肌肉运动。上述环路的任何部位损伤,都会导致共济失调,如行走蹒跚和醉汉步态等。

表 9-16　锥体外系通路——皮质 - 脑桥 - 小脑 - 皮质环路

大脑皮质 { 额、顶、枕、颞叶广泛皮质 —皮质脑桥纤维→ 脑桥核 —小脑中脚(脑桥小脑束)→ 对侧新小脑皮质

躯体运动区 ← 背侧丘脑(腹前核、腹外侧核) ← 小脑上脚交叉 ← 齿状核

红核

交叉红核脊髓束

脊髓前角运动神经元

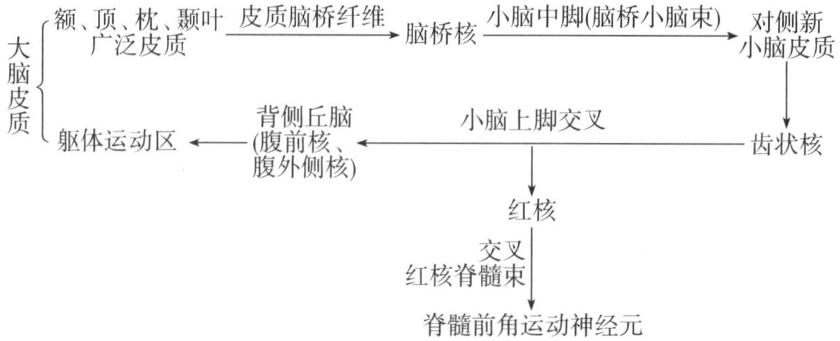

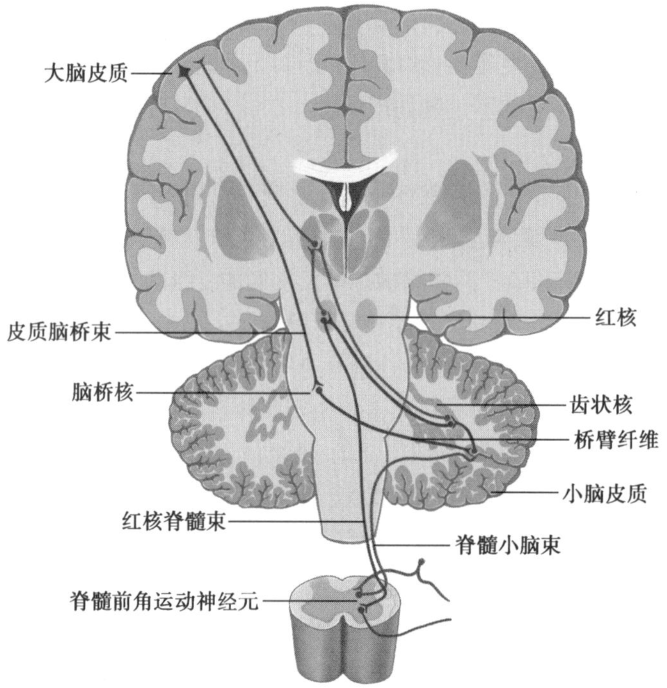

图 9-163　锥体外系的皮质 - 脑桥 - 小脑 - 皮质环路

（图中标注：大脑皮质、皮质脑桥束、脑桥核、红核脊髓束、脊髓前角运动神经元、红核、齿状核、桥臂纤维、小脑皮质、脊髓小脑束）

思考题解题思路

思考题

1. 举例说明神经系统的活动方式。

2. 男,35 岁。近 2 个月来两上肢内侧感觉异常,曾烫伤环指而无痛感。检查发现患者两上肢内侧半的皮肤痛、温觉缺失,而粗略触觉和深感觉尚在。小鱼际肌有较为明显的萎缩,前臂肌略显萎缩,手指不能作收展运动,双侧腕关节的屈伸乏力。试分析该患者最可能的病变部位以及解剖学基础。

3. 男,55 岁。2 个月前突然头晕倒地,但神志尚清醒,随后出现语言不清,右手运动不协调。检查发现:右侧面部和左侧躯干以及四肢的痛、温觉丧失,其他感觉正常;右侧软腭和声带瘫痪,吞咽困难,声音嘶哑;患者右侧的上、下肢出现"共济失调",肌张力和反射异常。试分析该患者最可能的病变部位以及解剖学基础。

4. 女,50 岁。几个月前严重头痛,之后感觉右上、下肢肌力减弱。检查发现:左眼外斜视,上睑下垂,左侧瞳孔散大,左眼瞳孔直接对光反射和调节反应消失;右侧睑裂以下面瘫,伸舌时舌尖偏向右侧,但舌肌不萎缩;右侧上、下肢瘫痪。试分析该患者最可能的病变部位以及解剖学基础。

5. 患者左上肢指鼻试验不准、轮替动作差,左下肢跟-膝-胫试验差,无眩晕、无听力障碍且肌力完好。试分析该患者最可能的病变部位在哪个脑区以及解剖学基础。

6. 从下丘脑的神经核团和纤维联系的解剖学角度,试述如何理解下丘脑作为神经-内分泌调控中心参与对机体的调节作用。

7. 女,58 岁。既往有高血压病史 10 年,今晨在家中突发晕厥摔倒,5 分钟后意识恢复,发现左侧上、下肢不能活动。查体发现:意识尚清,双侧瞳孔等大,对光反射正常;左侧鼻唇沟消失,口角低垂、流涎;左侧上肢和下肢不能自主运动,肌张力增强,腱反射亢进,病理反射阳性;左侧头面部、上下肢和躯干针刺无感觉,深感觉丧失;双眼左侧视野偏盲。CT 检查提示右侧基底节区出血,出血量约 15ml。试分析该患者最可能的损伤部位、此区有哪些重要纤维通过以及解剖学基础。

8. 男,65 岁。晨起排便突发剧烈头痛,伴呕吐 2 次,为胃内容物。急诊入院查体:颈项强直,脑膜刺激征阳性,CT 检查发现在脑沟、脑池和脑裂中出现高密度影,腰椎穿刺见血性脑脊液,诊断为蛛网膜下隙出血。试述蛛网膜下隙位于何处,并分析腰椎穿刺见血性脑脊液的解剖学基础。

9. 男,32 岁。交通事故被撞摔倒,右侧颞顶部着地,急诊入院就诊。患者摔倒后曾出现短暂的意识障碍,清醒后有明显头晕、头痛、恶心等不适。体格检查:血压 135/78mmHg,心率 75 次/分,右颞顶部皮肤擦伤,见有一隆起的包块,神经系统未见阳性体征。头颅 X 线平片提示右颞顶部线性骨折,急诊留观。2 小时后患者出现头痛加重同时伴喷射性呕吐,烦躁不安,随即出现昏迷状态。体格检查:体温 38.2℃,血压 155/96mmHg,心率 66 次/分,深昏迷,左侧瞳孔直径为 3mm,对光反射存在,右侧瞳孔直径为 6mm,对光反射消失。左鼻唇沟变浅,左侧 Babinski 征阳性。头颅 CT 提示右侧颞顶部梭形高密度影,出现椭圆形漩涡征,中线向左移位明显。参考诊断:①急性硬膜外血肿;②颞顶骨线性骨折;③小脑幕切迹疝。试述:(1)颞顶部硬膜外血肿的解剖学基础;(2)颅骨骨折位于什么部位以及可能损伤的血管;(3)该患者两侧瞳孔不等大的原因。

10. 男,56 岁。自述"半身不遂",入院体格检查发现:左侧上肢、下肢瘫痪,肌张力增高,病理反射 Babinski 征阳性;左侧半身浅感觉和深感觉消失;左、右眼左侧半视野偏盲;发笑时口角向右侧偏斜,伸舌时舌尖向左侧偏斜,舌肌无萎缩。MRI 检查发现右侧内囊出血。既往有高血压病史。参考诊断:内囊出血。试分析内囊出血的解剖学基础。

11. 女,25 岁。滑雪时摔倒致右侧胫骨粉碎性骨折,手术复位并采取钢板固定。出院后借助腋杖行走。频繁地使用腋杖约 1 个月后,右肩部疼痛麻木,休息后可缓解。近 2 周麻木症状加重,且梳头时右肩上抬无力。体格检查:右肩无肿胀,肩周无压痛,三角肌萎缩、肌力减弱,右肩关节外展、上抬受限,右肩及臂外上部感觉障碍。试分析该患者病变最可能累及的神经,以及该神经的起始、走行和支配的肌。

12. 男,58 岁。罹患糖尿病 7 年,近期出现双下肢无力,上下楼梯困难。体格检查:股四头肌萎缩、肌力减弱,大腿前内侧和小腿内侧皮肤感觉减退。血糖检测:糖化血红蛋白为 7.8%,空腹血糖为 8.2mmol/L,餐后血糖为 22.7mmol/L。临床诊断为 2 型糖尿病,糖尿病性肌萎缩。试分析该患者病变最可能累及的神经,以及该神经的起始、走行和支配的肌。

13. 男,28岁。摔倒后右小腿疼痛,冰敷后疼痛加剧且右小腿出现肿胀遂入院就诊。体格检查:双下肢等长,股四头肌肌力正常,排除膝关节内部结构损伤;腓骨颈部位压痛明显,右足不能背屈、足趾不能伸,小腿远端外侧面及足背感觉丧失;足背动脉搏动正常,行走呈跨阈步态。试分析该患者病变最可能累及的神经,以及该神经的起始、走行和支配的肌。

14. 某患者出现两侧瞳孔扩大、两眼球不能会聚、晶状体变薄。试分析可能损伤的神经,并简述视器的神经支配情况。

15. 男,58岁。因左侧颊部无力、口角歪向右侧、左眼闭眼困难就诊。检查发现左侧额纹消失、鼻唇沟变浅、左眼闭眼不全及角膜反射消失,听觉和味觉正常,初步诊断为左侧面神经损伤。请根据面神经的行程、纤维成分和功能,试分析该患者面神经损伤的部位以及解剖学基础。

16. 女,36岁。因右侧颈部包块就诊,予以双侧甲状腺切除术,术后患者出现声音嘶哑,经检查为右侧声带麻痹。试分析该患者术后产生右侧声带麻痹的原因,并简述甲状腺上、下动脉与周围神经的走行关系。

17. 目前临床上采用胸腔镜交感神经切断术治疗局灶性多汗(尤其是手掌和腋下),试分析该手术的解剖学基础。

18. 男,34岁。右眼睑下垂1个月。1个月前被重物侧向撞击颈部,当时无头痛,无意识丧失,生命体征正常。伤后第2天右眼睑下垂。体格检查:右侧上睑下垂和瞳孔不等,右颈椎无压痛,颈动脉搏动对称,无杂音。完善颈部CT检查。临床诊断为外伤性Horner综合征。试分析该患者最可能的病变部位以及解剖学基础。

19. 人眼观察物体时,光线进入眼球到最终产生视觉的过程经过了哪些解剖结构?试分析在视网膜、一侧视神经、视交叉中间部、一侧视交叉外侧部以及一侧视束及以后的视觉传导路(视辐射、视区皮质)受损后,分别引起的视野缺损情况。

(廖燕宏　王亚云　李莎　李岩　吕广明　成晓龙　谭国鹤　冉建华　崔慧先)

推荐阅读

[1] 崔慧先,孙晋浩. 系统解剖学[M]. 4 版. 北京:人民卫生出版社,2024.

[2] 丁文龙,刘学政. 系统解剖学[M]. 9 版. 北京:人民卫生出版社,2018.

[3] 崔慧先. 系统解剖学[M]. 7 版. 北京:人民卫生出版社,2014.

[4] 张绍祥,张雅芳. 局部解剖学[M]. 3 版. 北京:人民卫生出版社,2015.

[5] 崔慧先,李瑞锡. 局部解剖学[M]. 9 版. 北京:人民卫生出版社,2018.

[6] 王庭槐. 生理学[M]. 9 版. 北京:人民卫生出版社,2018.

[7] 张朝佑. 人体解剖学[M]. 3 版. 北京:人民卫生出版社,2009.

[8] 李云庆. 神经解剖学[M]. 3 版. 北京:人民卫生出版社,2024.

[9] 李云庆. 神经解剖学[M]. 北京:人民卫生出版社,2024.

[10] 李云庆. 神经科学基础[M]. 3 版. 北京:高等教育出版社,2017.

[11] 人体解剖学与组织胚胎学名词审定委员会. 人体解剖学名词[M]. 2 版. 北京:科学出版社,2014.

[12] STANDRING S. Gray's anatomy: the anatomical basis of clinical practice[M]. 41st ed. London: Elsevier,2015.

[13] MOORE K L,DALLEY A F,AGUR A M R. Clinically oriented anatomy[M]. 8th ed. Philadelphia:Lippincott Williams & Wilkins,2017.

[14] TORTORA G J,NIELSEN M T. Principles of human anatomy[M]. 14th ed. Hoboken:John Wiley & Sons,Inc.,2017.

[15] MALCOLM B C. Core text of neuroanatomy[M]. 4th ed. Baltimore:Williams & Wilkins,1991.

中英文名词对照索引

K